科学出版社“十四五”普通高等教育本科规划教材

生物医学超声基础

牛金海　主编

科学出版社

北　京

内 容 简 介

本书涵盖了医学超声的基础内容，具体包括医学超声的物理基础、压电效应及超声换能器的原理与应用、脉冲回波超声成像系统原理及应用、超声的生物效应及超声治疗学、生物医学超声前沿、医学超声实验等。核心内容围绕超声波在生物组织中的传播特性，A、M、B、D 型超声设备原理与应用，高强度聚焦超声（HIFU）等超声治疗展开。书中每章节都配置了一定量的思考与练习题，以帮助读者巩固书中的内容，夯实本学科的基础，并进一步提高分析解决问题的能力。此外，本书保留了关键专业词汇的中英文对照，供读者参考学习。本书的特点是，在注重基本概念、原理和方法的同时，兼顾一定的工程技术实用性，特色内容如散射声场及换能器声场的数值模拟，超声图像的数字处理，超声波发射/接收电路原理，换能器的匹配技术等。

本书可作为高等院校生物医学相关专业 2～3 年级本科生或者低年级研究生的教材，也可供该领域的医务、科研及工程技术人员参考。

图书在版编目（CIP）数据

生物医学超声基础 / 牛金海主编. —北京：科学出版社，2023.6

科学出版社“十四五”普通高等教育本科规划教材

ISBN 978-7-03-075656-5

Ⅰ. ①生… Ⅱ. ①牛… Ⅲ. ①生物医学工程－超声学－高等学校－教材 Ⅳ. ①R318②R312

中国国家版本馆 CIP 数据核字（2023）第 098907 号

责任编辑：刘 畅 韩书云 / 责任校对：严 娜

责任印制：张 伟 / 封面设计：蓝正设计

科学出版社出版

北京东黄城根北街 16 号

邮政编码：100717

http://www.sciencep.com

北京虎彩文化传播有限公司印刷

科学出版社发行 各地新华书店经销

*

2023 年 6 月第 一 版 开本：720×1000 1/16

2023 年 12 月第三次印刷 印张：20 3/4

字数：406 700

定价：89.00 元

（如有印装质量问题，我社负责调换）

前　言

医学超声是生物医学工程专业的重要方向，经过近百年的发展，该学科已在临床诊断、治疗、理疗、制药、医美等领域得到广泛应用，且新的研究方向与应用仍在不断拓展，如超声药物传送等。同时，医学超声也是一门综合性学科，涉及数学、物理、材料、计算机、微电子、医学和生物学等多门学科领域。目前，关于生物医学超声的参考书不少，但是适合本科生的教材却不多，这也是编者下定决心编写本书的主要原因之一。本书的特色：更加注重基础，力争清晰解释基本概念、基本原理和基本应用；更加注重学科的交叉与融合，将数学、物理、电子技术、生物技术、医学知识等有机地融合到教材中；更加注重教学效果，配置适当的案例、思考与练习题、实验等，引导读者理解和巩固，掌握书中的内容；配套程序设计代码和实验，有助于进一步提升读者的综合能力。为提高读者阅读英文文献的能力，本书保留了关键专业词汇的中英文对照。本书可作为高等院校生物医学相关专业2～3年级本科生或者低年级研究生的教材，也可供该领域的医务、科研及工程技术人员参考。

《论语·述而篇》子曰："述而不作，信而好古，窃比于我老彭。"《论语》与《传习录》分别是孔子及王阳明先生的弟子记录和收集整理先师言行、思想而成，并非两位圣贤亲自所著。著书立说是一件慎之又慎的事，来不得半点马虎，我以王阳明先生"事上练"为指引，尽心竭力把这本书写好，期望能为学科发展贡献自己的微薄之力。《道德经》提到"道，可道也，非恒道也。名，可名也，非恒名也"，老子告诉我们，语言文字对世间万象的表述存在局限性。此外，《易经·系辞》也提到"书不尽言，言不尽意"。再加上编者水平有限，书中若有疏漏，请不吝指正，以便我们再版时修订。如果您对本书有任何疑问，欢迎加微信（13651621236）与编者交流探讨，选用此书作教材的老师，如果对每章节后面思考与练习题的参考答案及源代码有需求，也可以联系编者。

党的二十大描绘了以中国式现代化全面推进中华民族伟大复兴的宏伟蓝图，

我们要牢记二十大精神，空谈误国、实干兴邦，坚定信心、同心同德，埋头苦干、奋勇前进，为全面建设社会主义现代化国家贡献自己的力量。

感谢上海交通大学生物医学工程学院及科学出版社对本书的出版给予的支持和帮助。

牛金海

于上海交通大学生物医学工程学院

2023 年 5 月

目　录

第一章

绪　论

第一节　中国古代声音史话

“声音”是我们日常生活中常见的一个汉语词汇。然而，在我国古代，“声”和“音”有着各自明确的含义。甲骨文的“声”由 4 个独体形象组成，如图 1-1 所示，左上部的三角形是古代的一种打击乐器石磬（qìng）；石磬上部是悬挂石磬的绳索或架子；右半部是“殳”字，表示人手拿槌击磬的样子；下部是“耳”和“口”组成的古文“听”字。整个字表达的意思是，人手拿槌击磬，用耳去听，听到的自然是磬所发出的“声”了。“声”字的字源形象地告诉我们，一个声学系统包含发声的装置（石磬），如何发声（打击），以及声音的接收装置（人耳），足见古人的智慧及中华历史文明的深远。

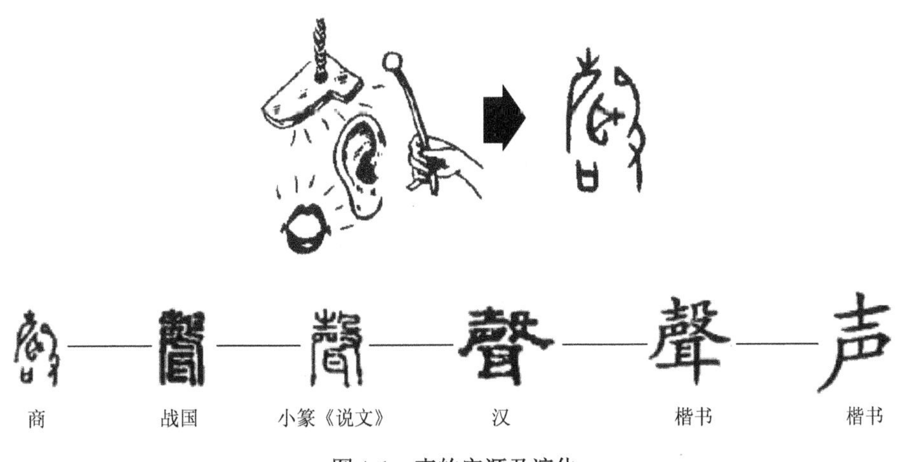

图 1-1　声的字源及演化

“音”的字源与“声”有所不同，“音”字始见于春秋时期，金文和小篆描画的“音”与“言”字相似，在口中加了一点指示符号，表示“音”从口中，经过舌头调制而发出的语音，后来也引申为乐器发出的乐音。用现代科学术语解释，

“声”可以理解为单频率的声波，而“音”则为不同频率（音调）和不同响度声波的混合，可见在中国古代实际上已经区分声波的频率和响度了。老子在《道德经》中提到“大方无隅；大器晚成；大音希声；大象无形”。如果按照上面关于“声”和“音”的造字解释，老子的“大音希声”可能指的是世上最美妙的音乐通常只包含简单的音调和旋律，所谓大道至简。

关于声音的应用，我国古代多见于乐器制作，然而早在2000多年以前，春秋末期墨家思想的代表人物宋国的墨子就将声音技术应用于战场，制作了所谓的“地听器”，用于守城，这也是成语“伏罂（yīng）而听”的由来，如图1-2所示。据《墨子·城守·备穴第六十二》记载：“穿井城内，五步一井，傅城足。高地一丈五尺，下地，得泉三尺而止。令陶者为罂，容四十斗以上，固幎之以薄鞍革，置井中，使聪耳者伏罂而听之，审知穴之所在，凿穴迎之。”“伏罂而听”应该是世界历史上关于声波应用的最早案例。

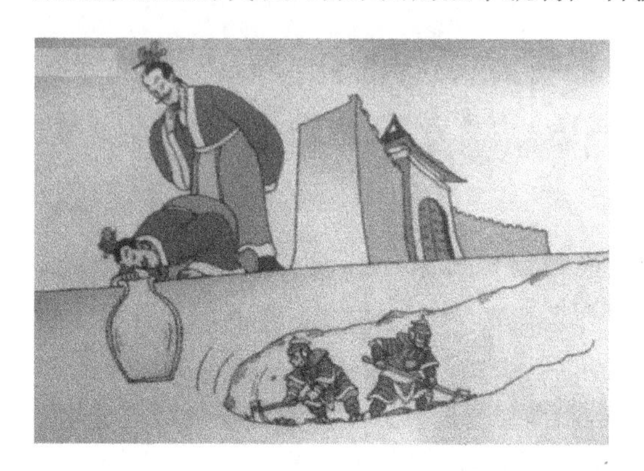

图1-2　声波最早的应用——伏罂而听

第二节　医学超声发展简史

超声是一门古老学科，早在1794年，科学家证实蝙蝠夜间导航能力取决于频率高于人耳响应范围的声波的回音，即我们这里提到的超声波。1877年，Lord Rayleigh出版的《声学理论》（*The Theory of Sound*）首次以数学方程的形式描述声波，构建了实用声学的基础。1880年，Pierre Curie和Jacques Curie发现在石英晶体上施加机械压力会产生电荷，即压电效应，这是制造现代超声换能器的物理原理突破。之后，开启了超声在军事、医疗、工业等领域的研究应用。随着锆钛酸铅（lead zirconate titanate，PZT）压电材料的出现，换能器制造工艺技术获得突破，超声的应用得到飞速发展。20世纪五六十年代，用于临床的A、B、M型超声成像检测设备陆续出现，并在功能和成像性能方面得到不断完善和提升。70年代后期，微型计算机在超声诊断仪器中得到使用，超声图像的数字扫描变换器（digital scan converter，DSC）及图像的数字信号处理（digital signal processor，DSP）等技术的深入应用，使医学超声仪器的成像质量与临床应用迈进了一大步。近年来，超声诊断仪日趋精密化、小型化、自动化、综合化、多功能化，三维立体技术诞生，彩色多普勒超声显像仪出现；超声诊断技术由于具无痛、无损、无离子辐射和可重复检查等一系列优点，当前已经与X线、核医学、磁共振技术并列为四大医学成像手段。

纵观医学超声学科的近代发展史，可谓西方人的天下，国内的医学超声发展起步相对较晚。1958年，上海市第六人民医院与上海第一、第二医科大学的研究人员合作创立了上海市超声医学应用研究小组，为我国超声诊断的开始；1959年7月，第一届全国超声会议在武汉召开；1960年，上海医学院附属中心医院制作了最早的B型扫描仪；1961年7月，中国第一本有关超声的著作《超声诊断学》出版；1984年，中国超声医学研究会成立；1985年正式发行官方刊物《中国超声医学杂志》（*Chinese Journal of Ultrasound in Medicine*），协会更名为“中国超声医学工程学会”；20世纪80年代末到90年代，上海交通大学生物医学工程系的王鸿樟教授等最早开始超声热疗方向的研究。随着时代的发展，我国医学超声的发展正在赶超世界先进水平，有些领域已经开始有原创的突破和进展。

20世纪80年代初，超声体外机械波碎石术和超声外科成为结石症治疗史上的重大突破，如今已在国际范围内推广应用。高强度聚焦超声（high intensity focused ultrasound，HIFU）无创外科，已使超声治疗在当代医疗技术中占据重要位置，HIFU被誉为21世纪治疗肿瘤的最新技术，我国在HIFU领域的研究与临床应用走在世界前列。

第三节 超声波的特点及应用

我们通常用“嗓门大”和“嗓门尖”来区别不同的说话声，所谓“嗓门大”，实际上是指声音的“响度”大，“嗓门尖”是指声音的“音调”高，即频率高。我们常说女性的声音要比男性的尖，就是指女性声音的频率通常比男性的高。人耳能响应的声波的频率一般为20～20 000Hz；频率小于20Hz的声波叫作次声波。次声波不容易衰减，不易被水和空气等吸收。次声波的波长往往很长，因此能发生衍射绕开大型障碍物。1961年，苏联在北极圈内新地岛进行核试验激起的次声波绕地球转了5圈。有些次声波的频率与人体器官的振动频率相近甚至相同，容易与人体器官产生共振，对人体有很强的伤害性，严重时可致人死亡。例如，4～8Hz的次声波可在人的腹腔里产生共振，使心脏出现强烈共振和肺壁受损，地震、核爆、鼓风机等都可能产生次声波。频率高于20kHz的声波为超声波，其频率高于人耳听觉响应上限。人耳的听觉频率上限因人而异，一般认为健康成年人的听觉频率上限是20kHz。次声波和超声波人耳都听不见，但却真实存在，且有着广泛的应用。

一、超声波的特点

超声波频率高于声波，频率高则意味着超声波具有如下特殊的性质。①超声波的方向性好：相对于频率较低的声波及次声波，超声波的能量更易于集中，空间分辨力更高。②携带能量高：在波幅相等的情况下，超声波携带的能量与频率的平方成正比，有利于将超声波能量传递到目标位置。③穿透力强：超声波能在各种不同介质中传播；相对于可见光，超声波可以穿透到人眼看不到的物体内部，探测其内部细节；此外，超声波可以在水中很好地传播，而无线电波在水中的衰减很大，这也是水下探测与通信采用声呐技术的主要原因。④超声波在大部分介质中具有反射、折射、衍射、散射等传播特性；作为波动形式，超声回波承载着被测物的信息，可用于探测及诊断；作为能量形式，当其强度超过一定值时，可与受体介质相互作用，影响、改变甚至破坏后者的状态、性质及结构，可用于理疗、焊接、切割等。超声波的这些特点，成就了它在业界的广泛应用。

二、超声波的应用

超声波在生物医学工程领域有广泛应用，形成生物医学超声学（biomedical ultrasound）。该学科以研究超声作用于生物体的规律并加以利用，取得诊断、治疗效果并以促进人体健康等为目的，包括超声诊断学（diagnostic ultrasound）、超声治疗学（ultrasound theraphy）和生物医学超声工程（biomedical ultrasound engineering）等，其理论基础是振动与波。超声的应用领域与其频率密切相关，从图 1-3 可以看出，诊断超声常采用较高频率，以提高分辨力；而治疗超声，频率相对较低，以降低能量的衰减。

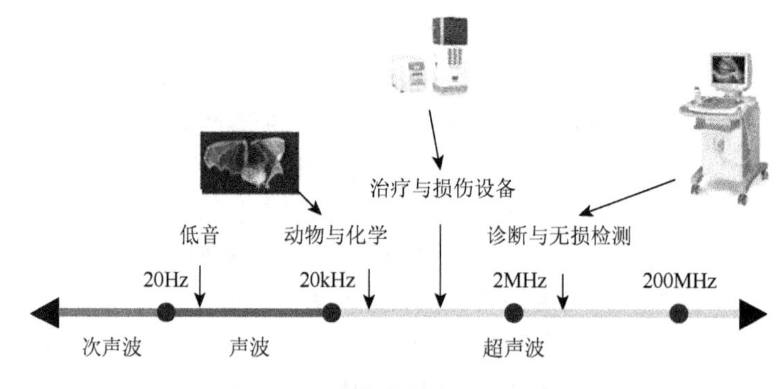

图 1-3　声波频率范围及相应用途

超声波探测应用的基本原理是回声定位，如图 1-4 所示：被检测物体与收发

器的距离 r 等于发射波与接收回波时间差 Δt 乘以声波传播的速度 c，再除以 2，即 $r=\Delta t\cdot c/2$。超声在临床医学上的应用主要有 A、B、M、D 型超声等。

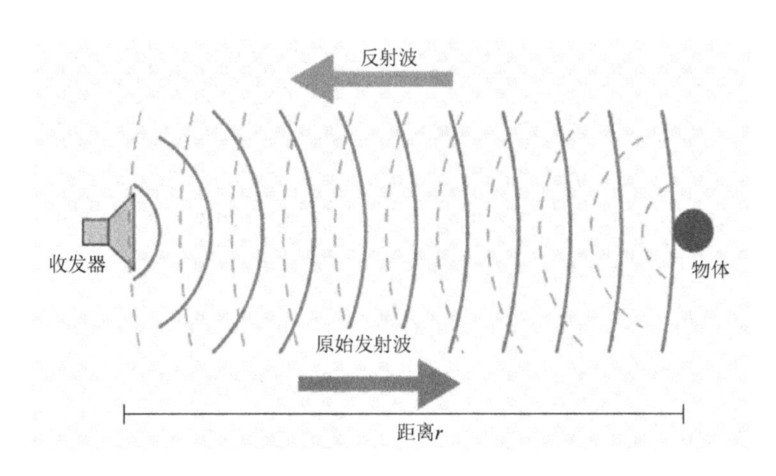

图 1-4　超声波回声定位示意图

（一）A 型超声

通常，超声波在不同生物组织的分界面处会发生反射和透射，回波信号中包含界面的位置、形状、软硬（相对于超声波）等信息，探头（换能器）接收回波信号，经过分析处理可以获得介质界面的细节信息，透射波则继续探测更深组织的奥秘，A 型超声（简称 A 超）就是利用这一原理，探头以固定位置和方向对人体发射并接收超声波。超声在人体内传播时，遇到声特性阻抗不同的界面，便产生反射，探头接收反射回波，将其转换为电信号，经处理后送示波器显示，A 型超声诊断仪属于幅度（amplitude）调制显示型，是最早用于临床的一种超声诊断仪，也是 B、M、D 型超声仪器的基础。

（二）B 型超声

B 型超声（简称 B 超）在 A 超的基础上发展而来，将 A 超的扫描线在一个平面内扫描扩展，并将幅度调制映射为亮度（brightness）调制，形成一幅二维图像，即为 B 超成像的原理，如图 1-5 所示。超声诊断技术主要用于体内液性实质性组织的诊断，对于骨组织、充满气体的脏器（如肺）及被它们遮挡的脏器不适合探及，因此 B 超主要被应用于妇产科、心内科等。

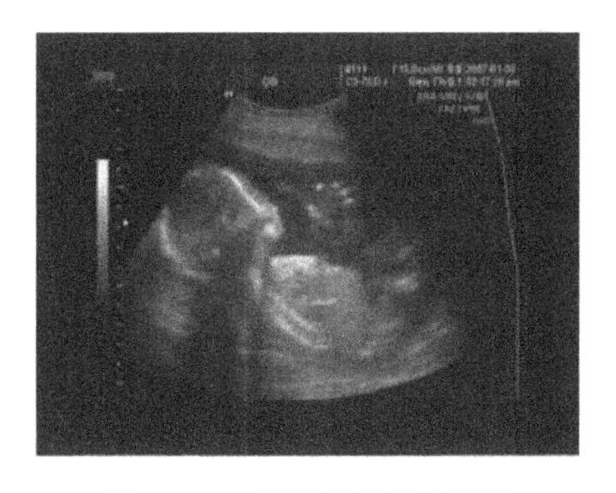

图 1-5　12 周胎儿的超声图像

（三）M型超声

M（motion）型超声（简称M超）也是在A超的基础上发展而来，将A超的扫描线在时间上扩展，同时也将幅度调制映射为亮度调制，即形成M超。M超可以获得回波随时间的变化，进而观察记录脏器（心脏）结构随时间的变化，也称超声心动图，主要被用于心脏疾病的诊断。超声心动图有别于心电图，超声心动图是心脏各组织物理运动轨迹的真实反映，而心电图是心脏运动过程中释放出的微弱电信号的记录，临床上二者可以相互补充，综合诊断心脏疾病。

（四）多普勒超声与血流速度测量

多普勒（Doppler）超声也称D型超声，它利用多普勒效应，通过检测回波信号的多普勒频移获取血流的速度、方向等信息，可实时显示心脏或大血管内某一点一定容积（SV）血流的频谱图，是一种无创检查心内分流和反流的技术。多普勒超声中的三基色为红、绿、蓝；红色表示血流朝向探头；蓝色表示背向探头；湍流显示为绿色；正向湍流为黄色；反向湍流接近深蓝色。目前有脉冲式多普勒、连续式多普勒及彩色多普勒血流显像等，其中脉冲式多普勒的应用范围最广。

（五）超声介入检查与治疗

超声介入检查与治疗作为超声医学的一个重要组成部分，在临床的诊断和治疗中发挥了不可替代的作用。超声介入检查与治疗不仅指在超声引导下的各种穿刺、引流的诊断治疗技术，实际上还包括术中超声、超声造影（contrast-enhanced ultrasound，CEUS）、经腔超声内窥镜技术、超声碎石、超声吸脂术等。下面以B超引导的羊水穿刺为例加以介绍，如图1-6所示。羊水穿刺检查是产前诊断的一种方法，一般适合中期妊娠的产前诊断。做产前诊断最佳穿刺抽取羊水时间是妊娠16～24周，因为这时胎儿小，羊水相对较多，胎儿漂在羊水中，周围有较宽的羊水带，用针穿刺抽取羊水时，不易刺伤胎儿；抽取20mL羊水，只占羊水总量的1/20～1/12，不会引起子宫腔骤然变小而流产；而且这个时期羊水中的活力细胞比例最大，细胞培养成活率高，可供制片、染色，作胎儿染色体核型分析、染色体遗传病诊断和性别判定，也可用羊水细胞DNA做出基因病和代谢病诊断。测定羊水中甲胎蛋白，还可诊断胎儿开放性神经管畸形等。妊娠晚期，羊水穿刺检查可测定血型、胆红素、卵磷脂、鞘磷脂、胎盘催乳素等，了解有无母儿血型不合、溶血，

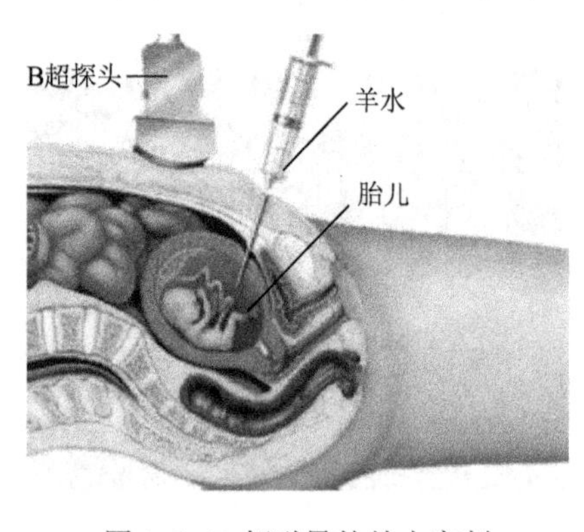

图1-6　B超引导的羊水穿刺

胎儿肺成熟度、皮肤成熟度及胎盘功能等。

此外，超声波在治疗方面也有广泛应用，比如超声神经调控、超声电刀、超声理疗、高强度聚焦超声、超声碎石、超声美容等，其中高强度聚焦超声最为引人注意，超声波在其他领域的应用，这里不再赘述。

思考与练习题

一、问答题

1. 什么是超声波？相对于次声波、声波及电磁波，简述超声波的特点与应用。

2. 超声波在生物医学工程领域有哪些主要应用？

3. 超声波在空气中衰减很严重，而在水中可以很好地传播。这正是跟踪飞机采用发射无线电波的雷达，而在水下跟踪潜艇则使用声呐的原因。但是，为什么蝙蝠可以在空气中用超声波定位并捕食呢？

4. 超声应用与其频率有什么关系？如何理解？

5. 彩色多普勒测血流，其中的不同颜色代表什么？

6. 超声心动图与心电图有什么不同？

7. 从介质的回声中，我们能获知介质的哪些信息？

8. 一个完整的超声应用系统通常包含哪些关键部件？

二、是非题

1. 彩色多普勒成像中的红色表示血液是红色的。(　　)

2. B 超的“B”来自 brightness 的首字母，而 A 超的“A”来自 amplitude 的首字母。(　　)

三、选择题

1. B 超适合____身体部位的诊断。

A. 肺部　　B. 腹部　　C. 四肢　　D. 头部

2. 在空气中传播，____衰减最大。

A. 电磁波　　B. 声波　　C. 超声波　　D. 次声波

3. 设被测物体与探测器的距离为 r，发射波与接收回波时间差为 Δt，声速为 c，那么回声定位中 r 为____。

A. $r=\Delta t\cdot c/2$　　B. $r=2\Delta t\cdot c$　　C. $r=\Delta t\cdot c$　　D. $r=\Delta t\cdot c/3$

4. 中国古代发明“地听器”的思想家是____。

A. 孔子　　B. 墨子　　C. 韩非子　　D. 老子　　E. 孟子

5. 压电效应的发现是____领域取得的重大突破，开启了超声研究应用的篇章。

A. 材料科学　B. 电子技术　C. 物理科学　D. 医学

E. 临床　F. 生物

6. ____的突破，使得超声应用得到飞速发展。

A. 压电效应发现　B. 压电材料

C. 计算机技术　D. 临床医学

第二章

医学超声的物理基础

第一节　超声学基础

一、机械振动与机械波

（一）机械振动

物体沿直线或者曲线在某一平衡位置附近做往复周期性的运动，称为机械振动（mechanical vibration）。自然界中的机械振动频率较低，由此产生的多为声波，超声波的频率较高，一般需要特殊振动源（如换能器等）才能产生。图 2-1 给出了音叉的振动和发声过程。

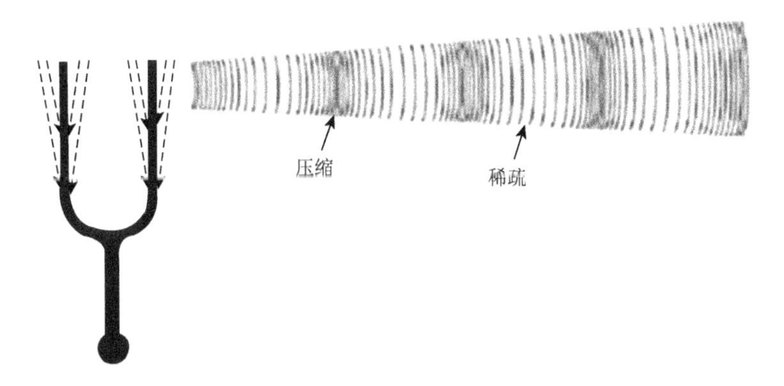

图 2-1　音叉的振动和发声过程

描述振动的参数如下。

1）振动周期 T，指在物体的运动过程中，其某些特征会重复出现，这种运动称为周期运动，其运动特征第一次出现到下次出现的这段时间称为一个“周期”，单位为秒，记作 s。

2）振动频率 f，指单位时间内完成周期性变化的次数，单位为赫兹，记作 Hz，振动周期与频率互为倒数关系，$T = 1/f$。

3）相位 θ，相位描述在振动过程中的某一时刻，振动特征在一个周期中的位置，单位是角度。两个频率和幅度相同的振动可以用相位来区别。如图 2-2（a）所示，弹簧振子的初始位置为 O，其围绕 O 点在 A 与 A'两点之间做周期运动，如果 $t=0$ 时，质点在 O 点，那么质点离开 O 点的距离随时间的变化如图 2-2（b）所示。如果 $t=0$ 时，质点在 A 点，那么质点离开 O 点的距离随时间的变化如图 2-2（c）所示，这时它的相位比图（b）超前 90°。如果 $t=0$ 时，质点在 A'点，那么质点离开 O 点的距离随时间的变化如图 2-2（d）所示，这时它的相位比图（b）落后 90°。

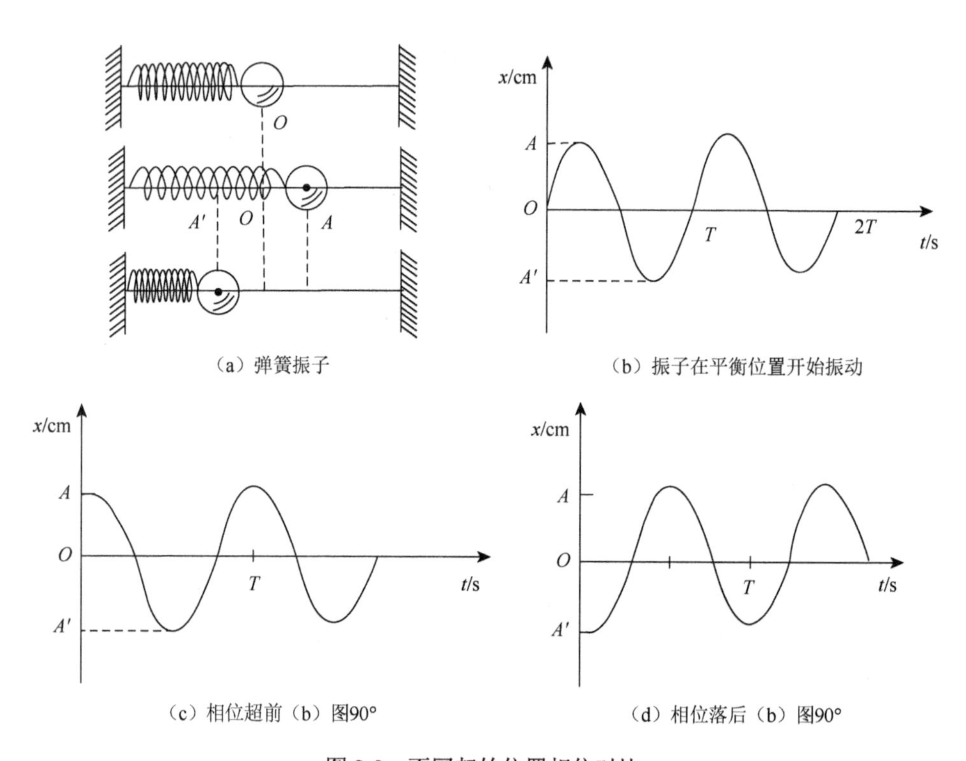

图 2-2　不同起始位置相位对比

（二）机械波

振动的传播过程，称为波动。波动分为机械波（mechanical wave）及电磁波等，声波属于机械波。机械振动在弹性介质中的传播，称为机械波；交变电磁场在空间的传播，称为电磁波。产生机械波需要具备以下两个条件：首先，要有波源，波源的振动系统激发波动；其次，要有能够传播波动的弹性介质。只有通过弹性介质中质点间的相互作用，才能把机械振动向外传播出去，刚性介质及真空无法传播机械波。所谓刚性介质，是指在外力作用下不会发生形变的介质；与之相对应，在外力作用下会发生形变，外力撤除后又能恢复原形的介质称为弹性介质。此外，还有黏弹性介质，这里不再赘述。

（三）波长、频率、波速

1）波长：超声波在介质中传播时，同一波线上振动相位相同的相邻两质点间的距离，称为波长，用 λ 表示。波源或介质中任意一质点完成一个周期的振动，波动正好前进一个波长的距离，波长的单位通常为距离单位，即毫米（mm）或米（m）等。

2）频率：波动过程中任一给定点在 1s 内所通过的完整波的个数，称为波动频率，用 f 表示，单位为 Hz。波动频率高低的差异如图 2-3 所示，通常波动频率等于波源振动频率，但也有例外，比如多普勒频移现象会导致接收频率不等于发射频率。

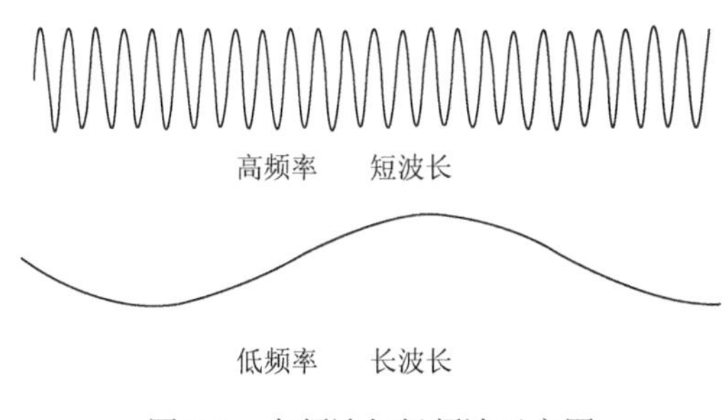

图 2-3　高频波与低频波示意图

3）波速：单位时间内波动形式所传播的距离称为波速，用 c 表示，常用单位为米/秒（m/s）或千米/秒（km/s）。波速、波长和频率的关系为：$c=\lambda\times f$。此外，波动过程还有波动幅度等概念，幅度最大处为波峰，幅度最小处为波谷，各物理量的示意如图 2-4 所示。

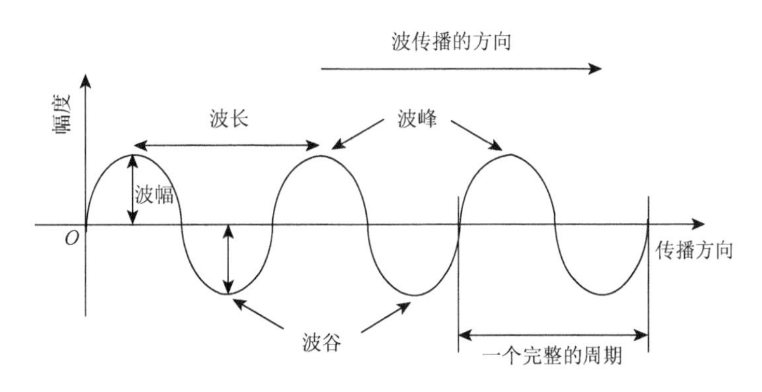

图 2-4　波动传播及各描述参数示意图

二、声波的定义及分类

现代科学认为，声波（sound wave 或 acoustic wave）是声音的传播形式，即声源产生的振动在空气或其他弹性介质中的传播称为声波。声波是一种周期性的机械波，声波的传播空间称为声场。声波可以理解为介质偏离平衡态的扰动的传播，这个传播过程通常只是能量的传递过程，而不发生质量的传递（如果考虑到非线性效应，也有质量传递，比如声冲流现象）。如果扰动量比较小，则声波是线性波，满足经典的线性波动方程。如果扰动很大，则不满足线性的声波方程，会出现波的色散和激波等非线性效应，这时需要用非线性声学理论来解释。人耳可以听到的声波的频率一般为 20Hz～20kHz，低于此频段为次声波，高于此频段为超声波。就声波的波动性来说，它与电磁波、光波具有相似的传播规律，但是就物质性来说，它与电磁波、光波又有区别。声波本质上是机械波，是机械振动在弹性介质中的传播。这意味着形成声波需要两个基本条件：一是要有产生机械振动的声源，二是要有弹性介质作为传播物质。因此，声波除不能在真空和理想刚体中传播外，几乎可以在一切物质，包括气体、液体、固体和凝聚体中传播。

人体结构虽然复杂，但也是由气态、液态和固态组织构成的，其中水是人体的主要成分。从超声学特性来考虑，人体组织可分为肺及胃肠等含气组织、脂肪类组织、似水组织和骨骼等。大部分的生物软组织，如肝脏、脾脏、肾脏等可以归为似水软组织，与水的超声特性相似，所以说超声在这些组织中能很好地传播。

声波从不同的角度考虑有多种分类方式。

（一）根据质点的振动方向分类

纵波（longitudinal wave）：质点的振动方向与波的传播方向相同。凡是能承受拉伸或者压缩应力的介质都可以传播纵波，固体可以承受拉伸应力，所以可以传播纵波；液体或者气体不能承受拉伸应力，但是可以承受压缩应力，所以也可以传播纵波。我们常见的声波多为纵波。

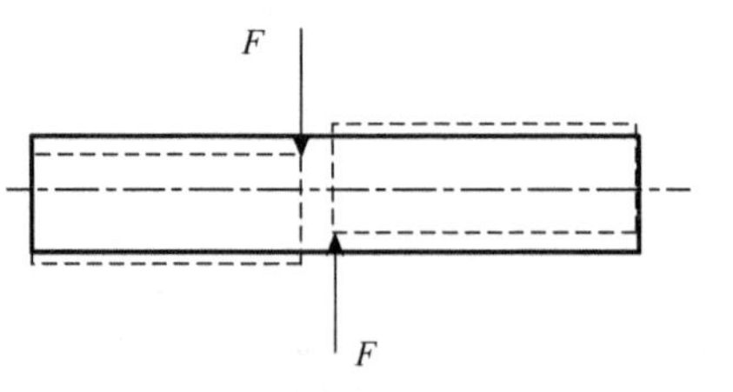

图 2-5　剪切力示意图

横波（shear wave）：质点振动方向与波的传播方向垂直。只有固体才能承受剪切力[①]，所以只有固体才能传播横波，液体与气体不能承受剪切力，所以气体与液体不能传播横波，关于剪切力 F，如图 2-5 所示。

①什么是剪切力？剪切力是指，一对相距很近、大小相同、指向相反、垂直于作用面的力；在剪切力的作用下，材料的横截面沿该外力作用方向发生的相对错动变形现象，称为剪切形变。发生剪切形变的截面称为剪切面。“剪切”的关键是材料的横截面发生相对错动。

表面波（surface wave）：当介质表面受到交变应力作用时，沿介质表面传播的波称为表面波。表面波传播过程中，介质表面质点做椭圆运动，椭圆的长轴垂直于波的传播方向，短轴平行于波的传播方向。表面波由于是瑞利（Rayleigh）最早提出的，所以也叫瑞利波。图 2-6、图 2-7 为横波、纵波及表面波产生的示意图。

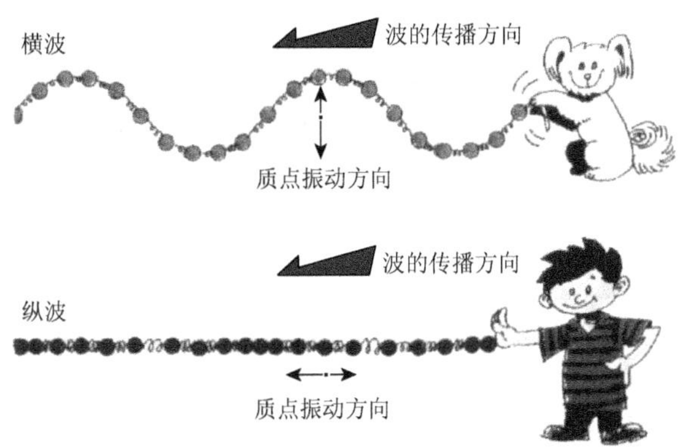

图 2-6　产生横波和纵波的示意图

图 2-7　表面波的质点振动模式

（二）根据波阵面的形状分类（图 2-8）

平面波：波源为一个平面，振幅与传播距离无关。

柱面波：波源为一条直线，振幅与传播距离的平方根成反比。

球面波：波源为一个点，振幅与传播距离成反比。

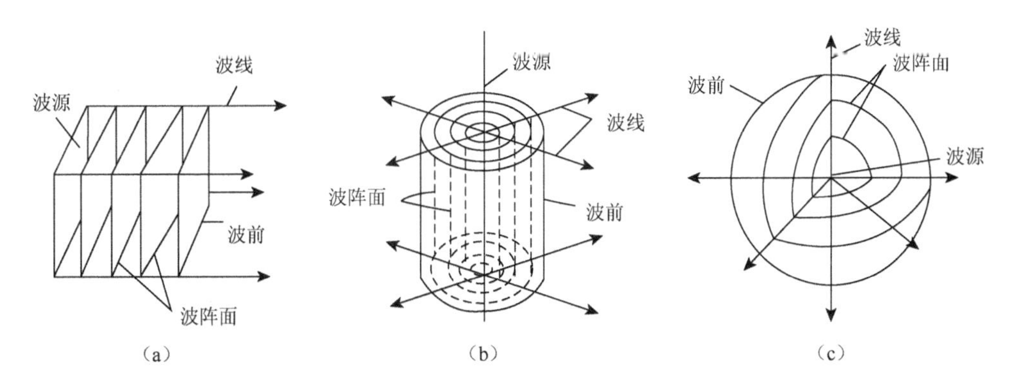

图 2-8　平面波（a）、柱面波（b）和球面波（c）比较

对于平面换能器发射的声场，当传播距离不是很远时，可以近似为平面波，当传播距离较远时可以近似为球面波，如图 2-9 所示。

（三）根据振动持续时间分类

连续波：振源连续不断振动，辐射发出的波为连续波。

脉冲波：振源振动时间很短，间隙辐射的波为脉冲波，如图 2-10 所示。

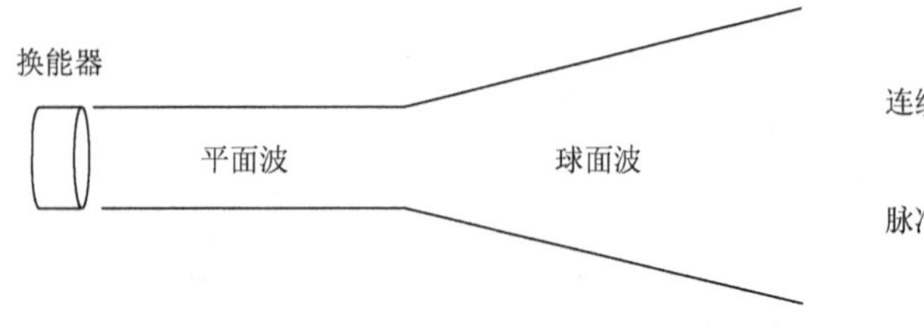

图 2-9　平面换能器的波形近似

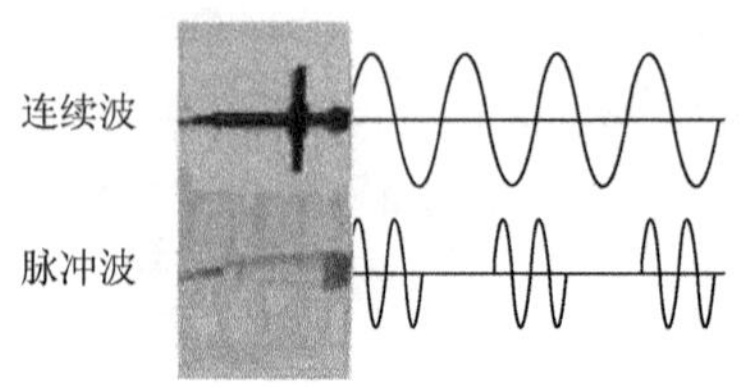

图 2-10　连续波与脉冲波

连续波发射的回波没有时间或距离概念，无法定位目标的位置，而脉冲波可以，所以诊断超声多用脉冲波，如 A、B、M 型超声。但是也有例外，比如超声多普勒可以采用连续波，因为多普勒提取的是频移信号，后面章节会详细介绍；治疗超声多数采用连续波，但是连续波通常也有发射起止时间的控制，以控制输出声功率的大小。

三、超声波的特点

第一章提到超声波具有方向性好、携带能量大、穿透能力强等特点，这里详细给出解释说明。

（一）方向性好

通常，声波在传播过程中会向四周扩散，这说明它的方向性差。但方向性差也未必是坏事。比如，我们之所以都能听到周围的人说话，得益于声波的方向性差，否则，我们需要分别向四面八方喊，周围人才能听到你的声音。研究表明，声波向四周扩散的程度与频率有关，频率越高，扩散程度越差，方向性越好。这也是超声波在工业探测和医学诊断中被广泛应用的主要原因。这里需要强调的是，超声波的方向性好，是相对于频率较低的声波而言，如果与可见光波相比，超声波的方向性就没那么好了，如图 2-11 所示。

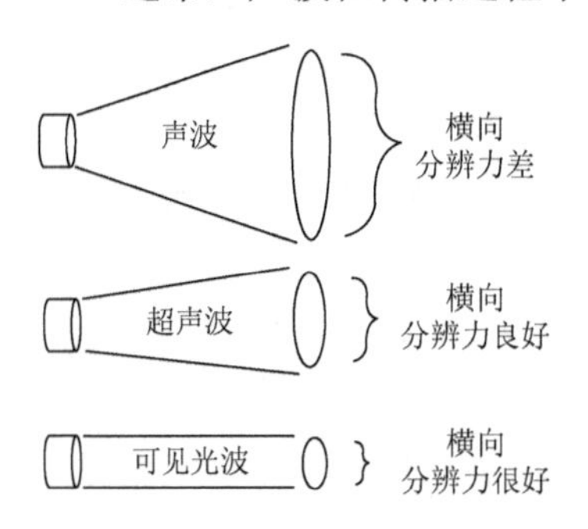

图 2-11　超声波的方向性

（二）携带能量大

通常情况下，波在传播过程中，携带的能量与波的幅度及频率有关，波动幅度大，携带的能量大，这很好理解，比如震耳欲聋的放炮声就是因为其波动幅度大。研究表明，在波动幅度相同的情况下，波动携带的能量还与波动的频率有关。以单频率的平面波为例，其携带的能量与频率的平方成正比，如图 2-12 所示，在幅度相同的情况下，24 倍频率的高频波携带的能量是低频波的 576 倍，在无线通信领域，把低频无线电信号调制在高频信号上发射出去也是同样的道理。在超声治疗领域，通常需要将一定能量的超声波输送到治疗靶区，所以，从这个角度考虑，治疗超声的频率高点好。但又由于频率高，超声波在生物组织中的衰减加大，所以超声治疗选取的超声频率会折中考虑，比如 HIFU 治疗超声通常会选 1MHz 附近的频率，而经颅超声刺激通常选 0.5MHz 左右的频率。

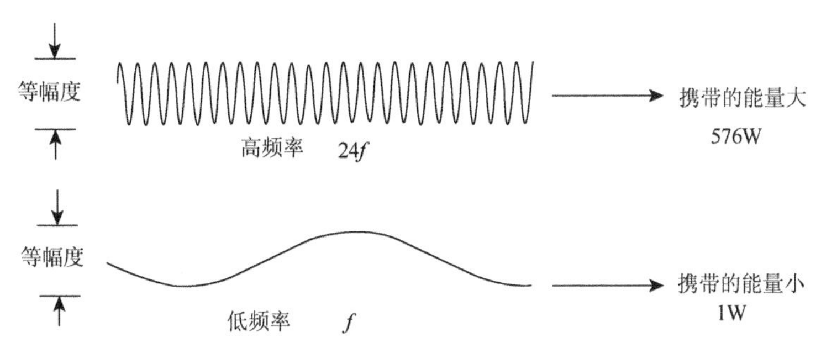

图 2-12　高频波携带的能量大

（三）穿透能力强

超声波的穿透能力强也是相对的。比如，相对于次声波，超声波的穿透能力很弱，而相对于不透光的物体，可见光的穿透能力很差，而超声波的穿透能力就很强，而 X 线的穿透力更强。正是超声波这种恰到好处的穿透能力才使得超声在生物医学领域有广泛的应用，因为次声波（或 X 线）和可见光这两种极端情况都不能通过回波来探测被测物，如图 2-13 所示，次声波由于穿透力很强，没有或者几乎没有回波，自然无法利用回波探测被测物；而可见光，对于不透明物体没有穿透力，只有物体表面的反射波，所以也无法探测物体内部的细节。这有点像儒家的中庸之道“恰到好处”或者“过犹不及”，正是因为超声波在反射和穿透之间做到完美极致，才使得超声波有如此广泛的应用。

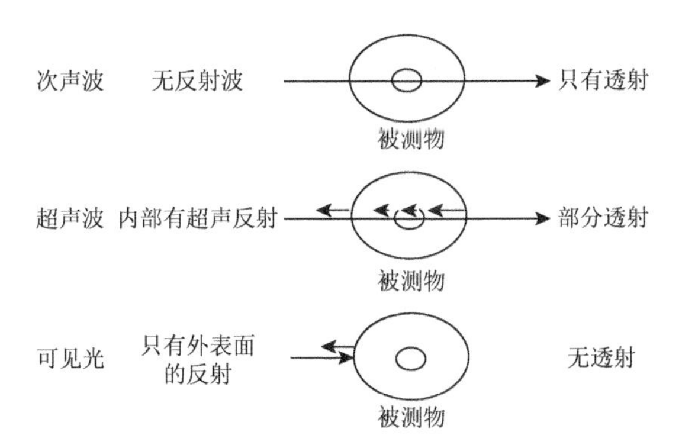

图 2-13　超声波传播过程中反射、透射的特性

通常超声波在液态和固态介质中能较好地传播，特别是在似水生物组织中能很好地传播，这是超声波被广泛应用的主要原因。相对于电磁波，超声波更容易在水中传播。通常情况下，电磁波在大气中的衰减仅为1.5～3dB/Mm（分贝/兆米），而在海水中的衰减为0.2～10dB/m（分贝/米）。如果10kHz的甚低频电磁波在海水中传播，其衰减是3dB/m，意味着每传播1m，其功率衰减一半，幅度衰减到原来的0.7倍；而1MHz（兆赫）的超声波在水中的衰减系数仅为0.2dB/m。这也是水中采用声呐通信，而空气中采用无线电波通信的原因。

第二节　声学物理量

一、声速

通常，声波在介质中的传播速度是一个常数，且只与介质特性有关。比如，声波在空气中的传播速度大约为340m/s，而在水中的速度大约为1500m/s。超声波在介质中的传播速度与介质的弹性模量①和介质的密度有关，对于一定的介质，弹性模量与密度为常数，所以声速也是常数，不同的介质，声速不同；但是，如果我们深入研究，发现很多因素会影响声波传播的速度，比如介质的温度等。

（一）固体中的声速

固体介质不仅可以传播纵波，也可以传播横波及表面波。不同类型的波（如横波、纵波和表面波）在介质中的速度不同，弹性模量越大，密度越小，声速越大。对于同一固体介质，纵波的声速最大，横波的声速次之，表面波的声速最小。地震波通常包含上述三种波形，纵波的传播速度快，最先到达，破坏力较小；表面波的传播速度最慢，最后到达，破坏力最大；两者具有短暂的时间差，所以最先到达纵波引起的震动前兆，为人类提供了短暂的逃生机会。通常固体中的声速大于液体和气体中的声速。比如，骨骼中的声速大约为3400m/s。

（二）液体与气体中的声速

液体与气体介质中只能传播纵波，原因是液体与气体只能承受压缩应力，而不能承受剪切力，液体中的声速通常小于固体中的声速。比如，水中的声速大约为1500m/s。

①一般地讲，对弹性体施加一个外界作用力，弹性体会发生形状的改变（称为“形变”）。弹性模量是指单向应力状态下应力除以该方向的应变。材料在弹性变形阶段，其应力和应变成正比例关系（即符合胡克定律），其比例系数称为弹性模量。弹性模量是描述物质弹性的一个物理量，是一个统称，表示方法可以是杨氏模量、剪切模量、体积模量等。

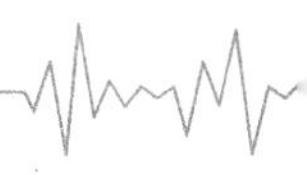

（三）水中声速随温度的变化

研究表明，介质温度影响介质中声波的传播速度。这里以水介质为例介绍声速与介质温度的关系。研究拟合表明，超声波在纯水中的传播速度与水温的关系为

$$c(T) = 1402 + 5.01T - 0.055T^2 + 0.00022T^3 \text{（m/s）}$$

式中，1402m/s 为 $T = 0$℃时的声速，一般来说，每升高 1℃时水中声速增加约 5.01m/s（Del Grosso and Mader，1972）。图 2-14 画出了在标准大气压下蒸馏水中声速与温度的关系，T 是温度。从图中看出，在温度上升接近 100℃之前有一个峰值与拐点。

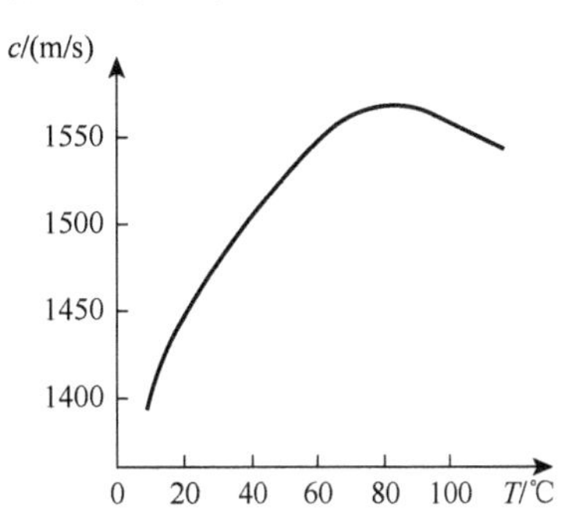

图 2-14 在标准大气压下蒸馏水声速随温度的变化曲线

生物组织中的声速也与温度有关，利用这一关系，可以无损检测组织内部的温度。这为高强度聚焦超声及肿瘤温热疗法提供了无创测温的可能，具有潜在的临床应用价值。设生物组织长度为 $l(T)$，当声波以速度 $c(T)$在该生物组织内传播时，回波所需要的时间为

$$t(T) = 2 \times l(T) / c(T) \tag{2-1}$$

当组织温度发声变化时，接收回波的时间变化可以测量得到，通过上式及组织声速与温度的关系式，就可以反推出组织内部的温度，达到无创测温的目的（王鸿樟，1991；Del Grosso，1974）。

二、声压和质点振动速度

（一）声压

声波在介质中传播时，会引起介质密度的扰动，从而引起介质内部压强的变化，因此，有声波传播时，介质中某点的压强与没有声波传播时的静态压是有差别的，这个压强差即声压（sound pressure）。故声压的定义为，超声场中某一点在某一瞬时所具有的压强 P 与没有超声波传播时同一点的静态压强 P_0之差，称为该点的声压，如图 2-15 所示，用 p 表示，单位为 Pa（帕），$1\text{Pa} = 1\text{N/m}^2$。

$$p = P - P_0 \tag{2-2}$$

声波在传播过程中形成介质密度压缩和稀疏的交替变化，所以瞬时声压的变化量是正负交替的，有正有负。为方便使用，定义有效声压，即一定时间间隔内，瞬时声压对时间取均方根值，故常见的声压指的就是有效声压 p_e，且总是正值，表达式如下：

$$p_e = \sqrt{\frac{1}{T}\int_0^T p^2 \mathrm{d}t} \tag{2-3}$$

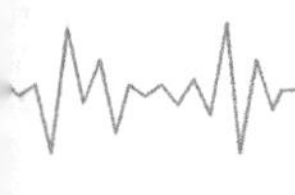

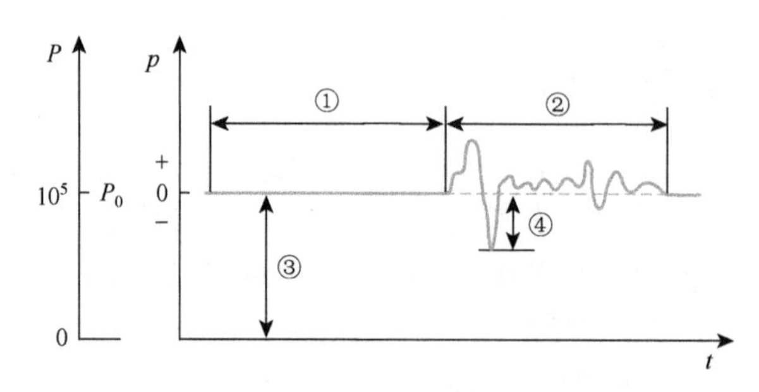

图 2-15　空气中声压示意图

①无声；②可闻声；③大气压；④瞬时声压

对于平面余弦波的声压

$$p = p_a \cos(\omega t - kx + \varphi_0) \qquad (2\text{-}4)$$

式中，p_a 为声压的幅度，且 $p_a = Zv_a = A\omega Z$；v_a 为质点振动速度的幅值；A 为质点位移的幅值；Z 为介质的声阻抗率；$\omega = 2\pi f$，为圆频率；$k = 2\pi/\lambda$ 为波数，λ 为声波的波长；t 为时间；φ_0 为声压的初始相位，一般可设为 0。在这种情况下，通过计算，我们可以求得平面余弦波有效声压：

$$p_e = \frac{\sqrt{2}}{2} p_a \qquad (2\text{-}5)$$

通常，如果用单位 Pa（帕）来表达声压，声压值的动态范围比较大，比如日常生活中声音的声压为 20～1×10^8μPa，使用起来不太方便，如图 2-16 所示，于是引入声压级的概念。声压级的定义：给定声压 p 与参考基准声压 p_0 之比，然后以 10 为底取对数，再乘以 20，以分贝（dB）计，声压级计算：

$$L_P = 20\lg\frac{p}{p_0} \qquad (2\text{-}6)$$

式中，L_P 为声压级（dB）；p 为声压（Pa）；p_0 为参考基准声压，声学中的基准声压通常取 2×10^{-5}Pa，该值对应 1000Hz 声波人耳刚能听到的最低声压。如果用声压级表示，则日常生活中声音的声压为 0～140dB，表达范围得到大幅压缩。在超声的应用过程中，声压级的概念应用非常广泛，基准声压可以根据不同的应用场景选不同的声压作为参考基准，如在研究声波的反射、透射和衰减等问题时，常常以入射波的声压为基准参考声压等。

（二）质点振动速度

在没有声波传播的介质中，介质质点静止在平衡位置，当声波在介质中传播时，质点会围绕平衡位置做往复运动，该运动的速度即质点振动速度，单位为 m/s（米/秒）。物理上，质点振动速度可以表示为质点振动位移对时间的导数，质点运动的位移和质点振动速度都是矢量。

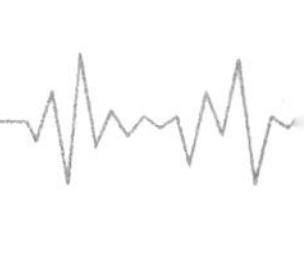

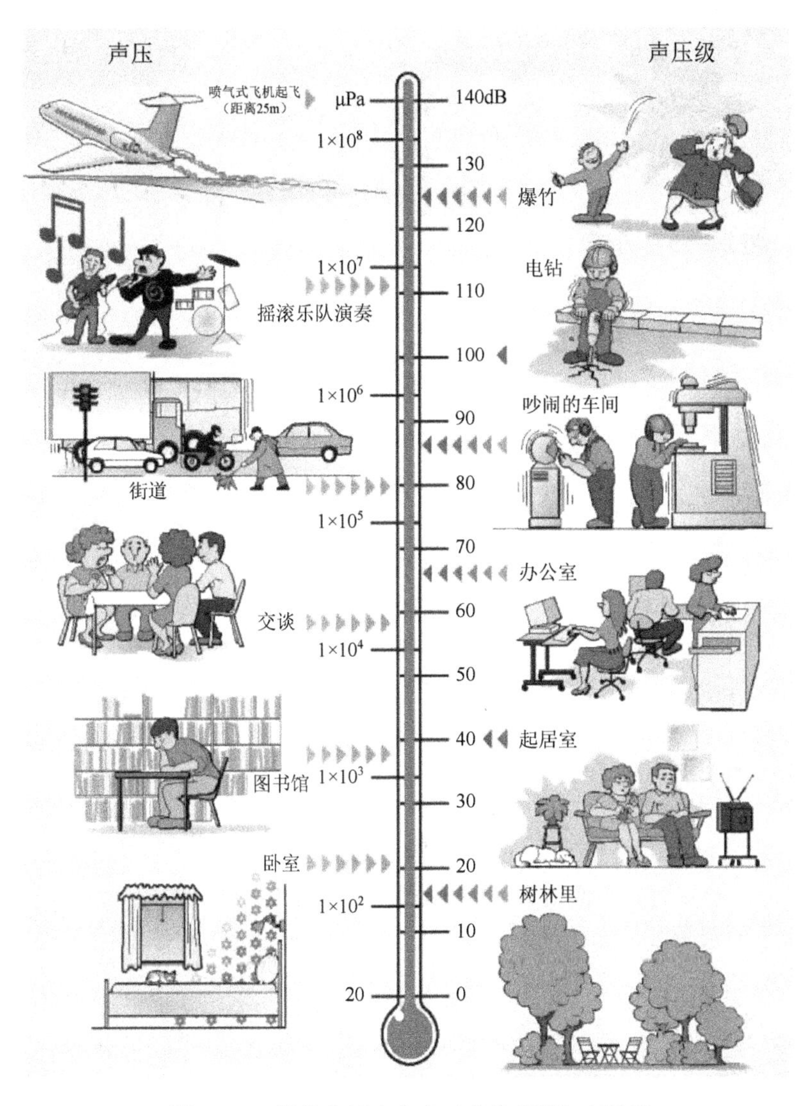

图 2-16　日常生活中声音对应的声压与声压级

如果只考虑 x 方向传播的一维波动，根据牛顿第二定律 $F=ma$，质点振动速度与声压的关系（杜功焕等，2001）为

$$\rho\frac{\mathrm{d}v}{\mathrm{d}t}=-\frac{\mathrm{d}p}{\mathrm{d}x} \tag{2-7}$$

式中，ρ 为介质密度，可表示为静态密度 ρ_0 和声波扰动下密度变化量 ρ_1 之和，在线性近似下 ρ_1 可以忽略，将上式两边对 t 求积分，则有

$$v=-\frac{1}{\rho_0}\int\frac{\mathrm{d}p}{\mathrm{d}x}\mathrm{d}t \tag{2-8}$$

如果波动是平面余弦波，将声压的表达式代入上式，可得（自行练习推导下式）

$$v = \frac{p_a}{\rho_0 c}\cos(\omega t - kx + \varphi_0) \tag{2-9}$$

式中，c 为介质中的声速。

三、声强与声功率

（一）声强

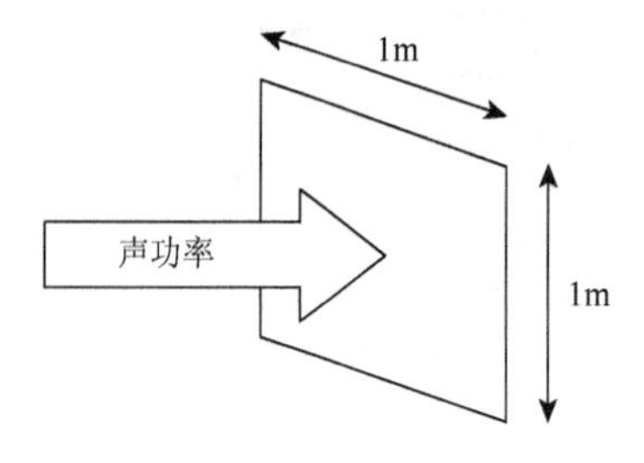

图 2-17　声强是单位面积上的声功率

定义：声场中某处，与声波传播方向垂直的单位面积上单位时间内通过的声能，称为声强（sound intensity），也称为平均声能量流密度。声强的单位是瓦/平方米，符号为 W/m^2，可以理解为单位面积上的声功率，如图 2-17 所示。

瞬时声强的表达式为

$$I(t) = p(t)v(t) \tag{2-10}$$

式中，$I(t)$、$p(t)$、$v(t)$ 分别为声强、声压、质点振动速度的瞬时值。

在稳态声场中，声强 I 还可以用单位时间内、单位面积的声波向前进方向毗邻介质所做的功来表示，即

$$I = \frac{1}{T}\int_0^T I(t)\mathrm{d}t = \frac{1}{T}\int_0^T \mathrm{Re}[p(t)]\cdot\mathrm{Re}[v(t)]\mathrm{d}t \tag{2-11}$$

式中，T 为声波周期的整数倍或者时间长到不影响计算结果的时间段。

对于平面余弦波，如式（2-4）所示，将声压和质点振动速度代入式（2-11），可以得到

$$I = \frac{1}{2}\rho_0 c_0 A^2\omega^2 = \frac{1}{2}\rho_0 c_0 v_a^2 = \frac{p_a^2}{2\rho_0 c_0} = \frac{p_e^2}{\rho_0 c_0} = \rho_0 c_0 v_e^2 = \frac{1}{2}p_a v_a = p_e v_e \tag{2-12}$$

式中，p_a 和 v_a 分别为声压和质点振动速度的幅值，而 p_e 和 v_e 分别为声压和质点振动速度的有效值，且 $p_a^2 = 2p_e^2$，$v_a^2 = 2v_e^2$。从上式可以看出，声波传播伴随着能量的传播，声强除与介质的声阻抗率（$Z = \rho_0 c_0$）有关外，还与频率的平方成正比，与质点振动幅度 A 的平方成正比。这也帮助我们更好地理解为什么频率高的超声波比频率低的声波可以携带更多的能量。即在振幅相同的情况下，频率高的超声波携带的能量大。炸弹爆炸的声强大主要是因为振幅大，而不是频率高，这是两个概念。

（二）声功率

定义：单位时间内通过与声传播方向垂直的面积 S 的声能，单位为瓦，符号为 W，1W = 1J/s，J 是焦耳的符号。声功率（sound power）的表达式为

$$W = \int_S I\mathrm{d}S \tag{2-13}$$

与声压级的定义类似，可以定义声强级 L_I 和声功率级 L_W 分别为

$$L_I = 10\lg\frac{I}{I_0} \tag{2-14}$$

$$L_W = 10\lg\frac{W}{W_0} \tag{2-15}$$

式中，L_I 为声强级（dB）；I 为声强；I_0 为基准声强；L_W 为声功率级（dB）；W 为声功率；W_0 为基准声功率。在噪声检测中，采用 $W_0 = 10^{-12}$ 瓦（W），需要注意的是声压级定义的时候前面的系数是 20，而声功率级和声强级的定义都是 10，其原因是声功率和声强与声压的平方相关。

四、声阻抗与声阻抗率

声阻抗率是医学超声中一个非常重要的概念，它是反映介质声学特性最重要的物理量之一。要了解声阻抗率，先从声阻抗的定义开始。

（一）声阻抗

定义：Z_a，是在波阵面的一定面积 S 上的声压 p 与通过这个面积的体速度 U 的比值。单位为帕・秒/米 ^{3}，符号为 $\mathrm{Pa{\cdot}s/m^3}$，声阻抗（acoustic impedance）的表达式如下：

$$Z_a = \frac{p}{U} = \frac{p}{vS} = R_a + \mathrm{j}X_a \tag{2-16}$$

式中，p 为声压；U 为体速度；v 为质点振动速度；S 为面积。声阻抗以复数表示，有时候也称为声欧姆，它包括两部分，实数部分 R_a 表示声阻，虚数部分 X_a 表示声抗。按照声-电类比原理，声压类比于电压，体速度类比于电流，则声阻抗类比于电阻抗，实部类比于电阻，虚部类比于电抗。不过请注意，声阻表示的是声的能量传递而不是损耗，这一点与电学中的电阻含义不同。声-电类比原理在分析具有一定面积的声源辐射、声在管道中的传播及换能器的等效电路分析中非常有用。声阻抗是衡量介质声学性质的重要参数，因为声阻抗与介质的面积有关，一般情况下我们不用声阻抗这个定义，而是采用声阻抗率的定义，声阻抗率是一个与介质面积无关的量，更能反映介质的声学特性。

（二）声阻抗率

定义：Z_s，介质中某点的声压 p 与质点振动速度 v 之比为声阻抗率（specific acoustic impedance），单位是帕・秒/米，符号为 $\mathrm{Pa{\cdot}s/m}$，声阻抗率可类比于电学中的电阻率。通常简写为 Z 或者 z，如果不作特殊说明，我们用到的 Z 通常指声阻抗率，而不是声阻抗。

$$Z_s = \frac{p}{v} = Z \tag{2-17}$$

同理，一般情况下，声阻抗率也是复数，但是对于无衰减的平面波，声阻抗率是一个与频率无关的实数，它等于介质的密度 ρ 与声速 c 的乘积。这时，声阻抗率完全由介质的性质决定，与位置没有关系，其正负表示声波的传播方向，声阻抗率是否为实数可作为识别平面波的重要特征之一。

$$Z = \frac{p}{v} = \rho c \tag{2-18}$$

由密度和声速共同决定的声阻抗率更能反映介质的声学特性，在不同介质的声学阻抗匹配中，我们可以通过分别调整声速或者密度的方式改变介质的声阻抗率，从而达到阻抗匹配的目的，这在多层介质透声，特别是换能器结构设计等方面非常有用。在水和生物体软组织等似水介质中，可近似地认为式（2-18）成立，在这种情况下，声阻抗率完全由介质的特性决定，所以我们有时候也称声阻抗率为介质的特性声阻抗。在接下来的章节中，我们将看到特性声阻抗在声波传播过程中的重要性，许多超声技术的应用都与特性声阻抗有关。介质的特性声阻抗有两种表示方式：

$$Z = \rho_0 c \quad 或 \quad Z = \sqrt{\frac{\rho_0}{K}} \tag{2-19}$$

式中，K 为绝热压缩系数；ρ_0 为介质静态密度；c 为介质中的声速。其单位也可以是 $N \cdot s/m^3$。人体软组织声阻抗率的平均值约为 $1.5 \times 10^6 N \cdot s/m^3$。

第三节　非线性声学及生物医学工程应用

一、非线性声学的范畴

通常讨论的声学问题多属于线性声学的范畴，线性声学的适用条件是声波波动幅度小；具体包含内容有，质点振动速度远小于声传播速度，质点振动位移远小于波长，介质密度扰动远小于静态密度，且在理想介质中以绝热状态传播，没有热交换等。在数学表达公式推导过程中，具体体现在忽略了介质运动方程、连续性方程、物态方程中二级以上的微量，即进行了线性化简化。线性声学理论可在相当程度上合理解释超声诊断等低能量应用领域的声学问题，然而随着超声的振幅加大，超声能量随之加大，如高强度聚焦超声（HIFU）肿瘤治疗技术，其焦区的声强高达每平方厘米几百瓦甚至上万瓦，被治疗的组织也并非理想介质，此时线性声学理论不再适用，数学表达式中的二次项等就不能忽略，此时必须构建非线性波动方程。在非线性声学理论中，常用非线性参量 B/A 来表示介质的非线性声学特性（钱祖文，2009）。

二、非线性声学参量 *B/A*

下面简要介绍非线性参量 B/A。当声波在介质中传播时，介质的状态变量之间的关系及介质状态变化的规律，可以用物态方程来描述。描述介质状态的参量一般有压强 P、密度 ρ 和熵 S，声波传播过程可以近似看作绝热或者等熵过程，于是状态变量就减少成压强 P 和密度 ρ，所以流体（包括气体及液体）的物态方程可写为（杜功焕等，2001）

$$P = P(\rho) \tag{2-20}$$

在绝热或者等熵的条件下按照泰勒级数展开：

$$\begin{aligned} P &= P_0 + \left(\frac{\partial P}{\partial \rho}\right)_{S,\rho_0}(\rho-\rho_0) + \frac{1}{2!}\left(\frac{\partial^2 P}{\partial \rho^2}\right)_{S,\rho_0}(\rho-\rho_0)^2 + \cdots \\ &= P_0 + \rho_0\left(\frac{\partial P}{\partial \rho}\right)_{S,\rho_0}\frac{\rho-\rho_0}{\rho_0} + \frac{1}{2!}\rho_0^2\left(\frac{\partial^2 P}{\partial \rho^2}\right)_{S,\rho_0}\left(\frac{\rho-\rho_0}{\rho_0}\right)^2 + \cdots \\ &= P_0 + A\left(\frac{\rho-\rho_0}{\rho_0}\right) + \frac{1}{2}B\left(\frac{\rho-\rho_0{}^2}{\rho_0}\right) + \cdots \end{aligned} \tag{2-21}$$

式中，$A = \rho_0\left(\frac{\partial P}{\partial \rho}\right)_{S,\rho_0}$，$B = \rho_0^2\left(\frac{\partial^2 P}{\partial \rho^2}\right)_{S,\rho_0}$，下标 S 表示等熵过程；P_0、ρ_0 分别为介质静态压强与密度。

定义非线性参量 B/A，如式（2-22），用来反映介质的非线性特性。

$$\frac{B}{A} = \rho_0 c_0^{-2}\left(\frac{\partial^2 P}{\partial \rho^2}\right)_{S,\rho_0}, \quad c_0^2 = \left(\frac{\partial P}{\partial \rho}\right)_S \tag{2-22}$$

非线性声学参量 B/A 是非线性声学中的基本参量。它不仅表明了超声波通过介质时产生非线性效应的大小，借助它还可以对高频、高强度、大功率超声导致的波形畸变、输出饱和、谐波滋生等其他非线性现象进行描述并提供解释。特别是近 20 年来，不少研究表明，对于生物组织而言，B/A 参量能较其他线性声学参量（如声速、声阻抗、声衰减等）更灵敏地反映组织性质的变化。不同生物组织 B/A 的实测值，如血液（blood）的 B/A 为 6.0，脑组织（brain）为 6.9，脂肪（fat）为 10，肝（liver）为 6.8，肌肉组织（muscle）为 7.4，水（water）为 5.2。这很可能为生物医学组织定征及占位性病变前的早期诊断提供新的途径。因而，这方面的研究进展格外引人注目。比如，当正常肝变为肝硬化时，其声速、密度、声衰减系数等线性参量的变化不超过 5%，而其非线性参量 B/A 的变化则可达约 30%，非线性参数 B/A 被认为是医学诊断技术的新参量（Azhari，2010）。

三、非线性波的传播特性

在线性声学中，声波在传播过程中，除了幅度的衰减，波形保持不变。而非线性波在传播过程中，其波形会发生畸变，具体数学表达式为（伍于添，2012）

$$c(x)=c_0+\left(1+\frac{1}{2}\frac{B}{A}\right)v(x) \tag{2-23}$$

从上式可以看出，声波在某点 x 的传播速度 $c(x)$与该点的质点振动速度 $v(x)$及非线性参量 B/A 有关。具体影响结果如图 2-18 所示，（a）为声源处的原始声压波形。在 x 轴上方，$v(x)$为正值，声压也为正值，介质处于压缩区，声速传播速度大于线性声波声速，质点振动速度为正最大处，声波传播速度最快；在 x 轴下方，$v(x)$为负值，声压也是负值，介质处于稀疏区，声速小于线性声波声速，质点振动速度为负最大处，传播速度最慢；质点振动速度为零处，传播速度居中，等于线性声波声速。图 2-18（b）为传播中的波形畸变。图 2-18（c）为波形呈锯齿状冲击波。

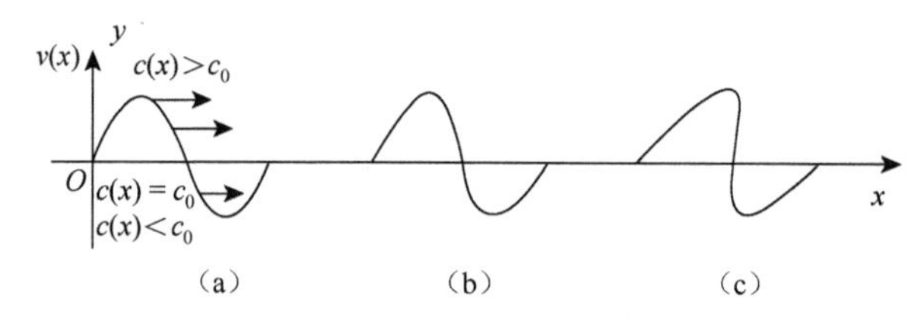

图 2-18　有限振幅声波传播的畸变

而且必须指出，这种畸变效应是随着距离的迁移而逐渐积累的。波的传播距离越大，波形的畸变就越严重。当声强足够大时，这种积累有可能致使在一定距离上形成锯齿波，发生波的间断，引起介质连续性的破坏。至于有限振幅等非线性波为什么会发生畸变，究其原因，可以定性地理解为是由非线性效应滋生的谐波所致。由于波形畸变意味着谐波的滋生，对生物组织的超声回波进行频谱分析，可以从谐波成分的分布分析非线性效应影响的程度（冯若，1993）。

四、声辐射压力

声辐射压力（acoustic radiation pressure），指的是声波在介质中传播引起的单向的恒定的压力，也称为声静态压，可以理解为声压的时间平均值 $\overline{p}$ 乘以作用面积 S。在线性声学条件下，小振幅的简谐振动，其声压的时间平均值为零，所以声辐射压力为 0，但是在非线性条件下，有限振幅声波声压的时间平均值不为 0，形成作用于介质的一种恒定的静态压力，故称为声辐射压力。当非线性声波传播过程中遇到不同介质的界面时，声辐射压力更为明显。下面给出声辐射压力的计算过程，并给出与声功率的关系（Beissner，1987；Rooney and Nyborg，1972）。

推导声辐射压力的表达式有瑞利辐射压力法和朗之万辐射压力法两种。瑞利辐射压力是在封闭空间声场中，由物态方程的非线性导出，而朗之万辐射压力则是在无边界条件的自由声场中，考虑到“对流加速度”（也叫迁移加速度）的影响，他们导出的公式有所不同，但是计算结果大致相近，下面以朗之万辐射压力为例加以讨论（伍于添，2012）。设声场中某点处的密度随声压而变化，呈$\rho = \rho_0 + \rho_1$，代入声压与质点速度关系式

$$p = (\rho_0 + \rho_1)c_0 v \tag{2-24}$$

再将物态方程$p = c_0^2\rho_1$应用于上式，且认为介质密度扰动ρ_1远小于静态密度ρ_0，则有

$$p = c_0\rho_0 v + \frac{pv}{c_0} = c_0\rho_0 v + \rho_1 v^2 + \rho_0 v^2 \approx c_0\rho_0 v + \rho_0 v^2 \tag{2-25}$$

由此可知，式中线性项$c_0\rho_0 v$的时间积分为0；现因引入二级效应项$\rho_0 v^2$，积分不为0；设声压的时间平均值为$\overline{p}$，则有

$$\overline{p} = \frac{1}{T}\int_0^T p\mathrm{d}t = \frac{1}{T}\int_0^T \rho_0 v^2 \mathrm{d}t \tag{2-26}$$

根据声场中能量关系可知，平均声能密度$\overline{\varepsilon}$为

$$\overline{\varepsilon} = \overline{p} = \frac{p_\mathrm{e}^2}{\rho_0 c_0^2} \tag{2-27}$$

p_e为声压的有效值。声辐射压力可表示单位面积上的时间平均声压，当考虑声场中某一面积S所受的声辐射压力时，即

$$F = S\overline{p} \tag{2-28}$$

平均声能密度$\overline{\varepsilon}$与声强I和声功率$\overline{W}$的关系为

$$\overline{W} = IS = \overline{\varepsilon}c_0 S = \overline{p}c_0 S = c_0 F \tag{2-29}$$

当我们在声场中放置一块面积为S，且与声波方向垂直的平板时，假设板的声强反射系数为r_1，则该板所受的声辐射压力可表示为

$$F = S\overline{p} = \frac{IS}{c_0}(1 + r_1) = \frac{\overline{W}}{c_0}(1 + r_1) \tag{2-30}$$

故知，当平板是全吸收靶时，$r_1 = 0$，声辐射压力$F = \frac{\overline{W}}{c_0}$；当平板是全反射靶时，$r_1 = 1$，声辐射压力为

$$F = \frac{2\overline{W}}{c_0} \tag{2-31}$$

尽管辐射压力非常小[例如，在水中的声强为 $10^4\mathrm{W/m^2}$ 时，声压达到 1atm（标准大气压，1atm = 101 325Pa = 760mmHg），而辐射压强只有 1/20 000 个 atm]，但是它却有着很重要的应用价值（冯若，1993），如可用其来测量声源的辐射功

率。由式（2-31）可以看出，只要能测出声场的辐射压力，就可以推算出声功率。通常医疗设备声功率的测定，就是基于辐射压力法这一原理，关于声功率的测量，我们将在后续章节具体探讨。

此外，对于脉冲波，如常采用低频方波调制的脉冲波，考虑非线性效应引起的辐射压力的存在，将在介质中引起断续的单向作用力。特别地，利用脉冲波工作的聚焦换能器，可在其焦点处产生这种断续的推动力，此激励可以使该处软组织同时产生纵向和切向位移，切向位移将形成剪切波。这在弹性成像中已被用作产生剪切波的一种有效方式。

五、医学超声中的非线性及声冲流

非线性波具有的色散、激波、声冲流等非线性效应，在生物医学中也有诸多应用。下面以声冲流为例加以重点介绍。声冲流，简称声流（acoustic streaming），是指声波在介质中传播时引起的介质质量的单向流动。通常，线性声学认为，声波在介质中传播时，质点只在平衡位置做往复运动，向外传播的是振动的能量或者是振动的波形，而介质的质量并没有整体向前传播，而当我们考虑到声传播的非线性时，由于声辐射压力形成对区域流体的整体推动；又由于液体对声波的吸收，声辐射压力形成梯度，液体分子从而形成单向粒子流，如图 2-19 所示。

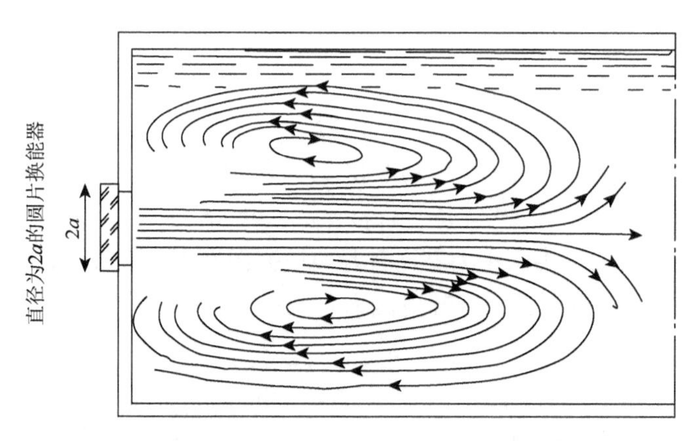

图 2-19　超声换能器在充液容器中产生声流的流线示意图

研究表明，声流的速度与辐射声强及液体的吸收系数、黏滞系数等因素有关。声冲流可以破坏物体表面附近的附面层[①]，加速传热传质过程，这可能有益

① 附面层：流体力学术语，英文为 boundary layer，又称为边界层。在物理和流体力学中，边界层是一个重要的概念，并且是指在黏性影响显著的边界附近的流体层。在地球大气层中，大气边界层是地表附近受到昼夜热量、潮气或动量的影响的地面空气层。在飞机机翼上，边界层是靠近机翼的流体的一部分，其中黏性力扭曲周围的非黏性流动。

于超声药物透入、促进靶向治疗等应用。此外，针状换能器和空化气泡振动也会在其邻近产生声冲流，称为微冲流。已有研究表明，在使用微泡造影剂的情况下，诊断级超声引起的微冲流能促进细胞之间或者细胞与药物之间的相互作用，这为实现超声诊断与微泡载基因治疗的结合提供了可能（伍于添，2012；冯若，1993）。

思考与练习题

一、是非题

1. 声压就是声波在传播过程中，介质中测得的瞬时压强。(　　)
2. 刚体是固体，所以声波也可以在刚体中传播。(　　)
3. 收发一体的连续波可以定位目标的具体位置。(　　)
4. 用线性声学理论也可以很好地解释 HIFU 中的物理现象。(　　)
5. 通常认为线性波在传播过程中，其波形不发生畸变。(　　)
6. 通常，液体中也可以传播横波。(　　)

二、选择题

1. 人耳是否能听到声音取决于____。

A. 声波的频率　　B. 声波的速度

C. 声波的强度　　D. 声波的频率和强度

2. 下列声学参量____最能反映介质的声学特性。

A. 介质密度　　B. 介质中的声速

C. 介质中的声压　　D. 介质中的质点振动速度

E. 声阻抗　　F. 声阻抗率

3. 介质声阻抗率的大小取决于下面哪个（些）选项____。

A. 声压幅值　　B. 质点振动速度

C. 声速和介质密度　　D. 声强

4. 声强级为 40dB 的声音与 20dB 的声音相比较，两者听起来____。

A. 一定前者较响　　B. 一定后者较响　　C. 不一定

5. 下列____是非线性现象。

A. 波形畸变　　B. 衰减　　C. 声冲流　　D. 扩散　　E. 散射

6. 在线性声学条件下，平面正弦声波的平均声压为____。

A. 恒正　　B. 恒负　　C. 为零　　D. 不确定

7. 超声波穿过身体会____。

A. 产生衰减　　B. 产生组织热效应

C. 能被反射　　D. 产生电离

8. 超过50%的能量被反射发生在____。

A. 软组织-骨骼界面　　B. 水-软组织界面

C. 软组织-气体界面　　D. 肌肉-脂肪界面

9. 超声在____中的传播速度最快。

A. 空气　　B. 骨骼　　C. 水　　D. 软组织

10. ____决定了选择诊断超声换能器的频率。

A. 强度和分辨力　　B. 强度和传播速度

C. 散射和声阻抗　　D. 分辨力和透射

三、推导计算题

1. 请计算对于一维平面余弦波的有效声压公式（2-5）。

2. 请从牛顿第二定律出发推导一维平面余弦波质点振动速度与声压的关系，即式（2-7）。

3. 请从质点振动速度与声压的关系式（2-8）推导平面余弦波的质点振动速度式，即式（2-9）。

4. 请根据声强的定义[式（2-10）]，推导一维平面余弦波的声强表达式[式（2-12）]。

5. 请从声阻抗率的原始定义（$Z=p/v$）出发，推导对于单频率的平面行波，其声阻抗率 $Z=\rho c$，式中，ρ 为介质的密度，c 为声波速度。

6. 某介质的超声衰减系数为0.7dB/(cm·MHz)，在其5cm深处有一被测目标，若用3MHz的脉冲超声波探测，请问探测到的回波信号相对于发射信号衰减了多少dB？如果被测目标的深度为1cm，结果又如何？

7. 设水中有一束超声波，测得其声压的峰值为1MPa，请问与之对应的瞬时声强是多少（单位取W/m^2）？设水中的声速和密度分别为1500m/s和1000kg/m^3。

8. 请调研学习用瑞利辐射压力法推导声辐射压力的过程。

9. 设质点振动速度满足平面正弦波，请由式（2-26）推导考虑了非线性项的平均声压公式[式（2-27）]。

四、问答题

1. 介质中的声速与什么有关？请举例说明声速在医疗设备中是如何影响诊断和治疗的。比如：通常反射式超声波设备（如B超）中，都近似认定组织中的声速是一个常数，但是事实上，声速在组织中的传播速度是有细微差异的，请举例具体分析因为声速差异的存在，做上述常数近似可能对超声图像带来什么影响？

2. 辨析横波、纵波和表面波，我们常见的声波是三者中的哪一种？

3. 如何理解声阻抗和声阻抗率？

4. 为什么要引入分贝的概念，如何理解分贝的定义？通常说的–3dB 含义是什么？

5. 表征声场的参数主要有哪些？

6. 如式（2-23）及图 2-18 所示的内容，介绍了关于非线性声波在传播过程中波形发生畸变的现象。而对于弹簧振子，质点振动速度最大的点应该在平衡位置，而质点处于平衡位置，弹簧并没有发生形变，也就是说质点振动速度最大的点，介质并没有发生压缩或者扩张，按照式（2-23），平衡位置的波速应该最大，但是平衡位置介质却没有受到压缩或者扩张，既不属于压缩区也不属于扩张区，波速应该是线性情况下的值。你对此分析有何看法？关于波形畸变的解释是否与弹簧振子的模型相矛盾？

7. 线性声学的适用范围是什么？

8. 为什么 HIFU 治疗超声通常会选 1MHz 附近的频率，而经颅超声刺激通常选 0.5MHz 左右或更低的频率？

9. 在一个完整的波动周期内，质点的振动速度有大有小，即使根据式（2-23），在一个完整的波动周期后，平均下来波形也不会发生畸变。你如何理解这个观点？

参 考 文 献

杜功焕，朱哲民，龚秀芬. 2001. 声学基础. 南京：南京大学出版社

冯若. 1993. 超声诊断设备原理与设计. 北京：中国医药科技出版社

钱祖文. 2009. 非线性声学. 北京：科学出版社

王鸿樟. 1991. 声学及医学超声应用——生物医学声学. 上海：上海交通大学出版社

伍于添. 2012. 医学超声设备原理・设计・应用. 北京：科学技术文献出版社

Azhari H. 2010. Basics of Biomedical Ultrasound for Engineers. New York：John Wiley & Sons，Inc

Beissner K. 1987. Radiation force calculations. ACUSTICA，62：255～263

Del Grosso V A. 1974. New equation for the speed of sound in natural waters（with comparisons to other equations）. The Journal of the Acoustical Society of America，56：1084

Del Grosso V A，Mader C W. 1972. Speed of sound in pure water. The Journal of the Acoustical Society of America，52：1442

Rooney J A，Nyborg W L. 1972. Acoustic radiation pressure in a traveling plane wave. American Journal of Physics，40：1825～1830

第三章

超声波在生物组织中的传播特性

第一节　声学波动方程及其解

超声学的理论基础是振动与波。早在 1877 年，Lord Rayleigh 出版的《声学理论》（*The Theory of Sound*）首次以数学方程的形式描述声波，表达了声学波动物理量之间的时空关系，构建了实用声学的基础，开启了研究超声波在介质中传播规律的先河（Rayleigh，1877）。

所谓声学波动方程，是指通过声场中声压 p、质点振动速度 v、密度 ρ 和声速 c 等物理量随时间和空间的变化来描述声场特性的数理方程。声场中的这些物理量与介质的特性密切相关。为简化起见，这里先考虑理想流体介质，即介质不存在黏滞性，声波在这种理想介质中传播时没有能量的损耗。理想流体中的声波应该满足经典物理学的以下三个基本物理定律：①运动方程，即牛顿第二定律；②连续方程，即质量守恒定律；③物态方程，即热力学定律。

下面以一维平面声压的波动方程（3-1）的推导为例展开讲述。

$$\frac{\partial^2 p}{\partial x^2}=\frac{1}{c^2}\frac{\partial^2 p}{\partial t^2} \tag{3-1}$$

式中，p 为声压；t 为时间；x 为一维空间坐标；c 为声速。为了推导一维平面声压的波动方程，这里先建立声波传播过程中的介质体积元，如图 3-1 所示（白净，1998）。

在推导波动方程之前，先给出推导该波动方程的前提条件：①体积元的尺寸远小于波长；②体积元内的量变忽略不计；③体积元的尺寸远大于原子分子的微观尺寸，同时认为介质是连续的，上述条件也是线性声学满足的条件。

出发点 1：运动方程，即牛顿第二定律。

设体积元 x 轴的坐标为 $(x, x+\Delta x)$，对于介质体积元，应用牛顿第二定律（运动方程）得到

$$F=ma=m\frac{\mathrm{d}v}{\mathrm{d}t}=m\left(\frac{\partial v}{\partial t}+\frac{\partial v}{\partial x}\frac{\mathrm{d}x}{\mathrm{d}t}\right) \tag{3-2}$$

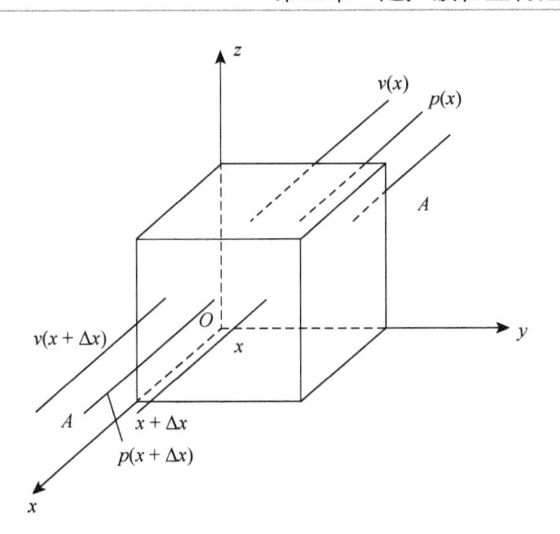

图 3-1　超声波传播中的介质体积元

变换为

$$F = m\left(\frac{\partial v}{\partial t} + v\frac{\partial v}{\partial x}\right) \tag{3-3}$$

同时作用在体积元上的合力又等于体积元两端的压力差：

$$F = \left[p(x) - p(x+\Delta x)\right]A \tag{3-4}$$

式中，A 为体积元与 x 方向垂直的截面积。式（3-3）、式（3-4）合并可得

$$\frac{p(x) - p(x+\Delta x)}{\Delta x} = \rho\left(\frac{\partial v}{\partial t} + v\frac{\partial v}{\partial x}\right) \tag{3-5}$$

当 $\Delta x \to 0$ 时，变为微分形式：

$$-\frac{\partial p}{\partial x} = \rho\left(\frac{\partial v}{\partial t} + v\frac{\partial v}{\partial x}\right) \tag{3-6}$$

当超声波功率较低时，假设体积元的密度变化是一个微小的量 ρ_1，则有

$$\rho = \rho_0 + \rho_1 \quad 且 \quad \rho_1 \ll \rho_0 \tag{3-7}$$

式中，ρ_0 为介质静态密度。将式（3-7）代入式（3-6），假设介质密度扰动很小，且质点振动幅度不大，忽略高级小量，可得

$$\frac{\partial p}{\partial x} + \rho_0\frac{\partial v}{\partial t} = 0 \tag{3-8}$$

出发点 2：连续性方程，即质量守恒定律。

另外，根据质量守恒定律，单位时间内离开体积元的质量，等于体积元质量的减少，有

$$A\left[\rho(x+\Delta x)v(x+\Delta x) - \rho(x)v(x)\right] = -A\Delta x\frac{\partial \rho}{\partial t} \tag{3-9}$$

将式（3-9）整理，令 $\Delta x \to 0$，得

$$\frac{\partial(\rho v)}{\partial x}+\frac{\partial \rho}{\partial t}=0 \tag{3-10}$$

利用式（3-7），略去高级小量，得

$$\rho_0\frac{\partial v}{\partial x}+\frac{\partial \rho_1}{\partial t}=0 \tag{3-11}$$

出发点 3：物态方程，即热力学定律。

由热力学理论可知，在没有声波扰动的情况下，含有一定质量的体积元的状态可用压强 P_0、密度 ρ_0 及温度 T_0 来表征，当声波传过该体积元时，体积元内的压强、密度、温度都会发生变化。这三个物理量的变化不是独立的，这种描述介质状态变化关系的热力学方程即物态方程。在小振幅声波的传播过程中，可以近似认为体积元内介质来不及与周围介质进行热交换，即声波传播过程属于热力学的绝热过程，这时可以认为压强 P 仅是密度 ρ 的函数，即 $P=P(\rho)$，由声传播扰动引起的压强和密度的变化满足如下物态方程（杜功焕等，2001）：

$$\mathrm{d}P=\left(\frac{\mathrm{d}P}{\mathrm{d}\rho}\right)_S\mathrm{d}\rho \tag{3-12}$$

式中，下标 S 表示绝热过程；体积元内压强的变化 $\mathrm{d}P$ 就是声压 p；密度的变化 $\mathrm{d}\rho$ 就是密度的扰动 ρ_1。所以，式（3-12）可以写为

$$p=\rho_1\left(\frac{\mathrm{d}P}{\mathrm{d}\rho}\right)_S \tag{3-13}$$

考虑到介质中声压和密度同向变化，所以 $\mathrm{d}P/\mathrm{d}\rho$ 恒大于零，可以记作

$$c^2=\left(\frac{\mathrm{d}P}{\mathrm{d}\rho}\right)_S \tag{3-14}$$

c 的物理含义是声传播的速度，即声速。从严格意义上讲，声速并非常数，它可能是介质内压强 P 或者密度 ρ 的函数，其值取决于介质内压强 P 对密度 ρ 的依赖程度，反映了介质受声扰动时的压缩特性。如果某种介质可压缩性较大（如气体），即压强的改变引起的密度变化较大，根据定义 c 值较小，在物理上就是因为介质的可压缩性较大，即一个体积元状态的变化需要经过较长的时间才能传到周围相邻的体积元，因而声扰动传播的速度就较慢；反之，如液体，可压缩性较小，所以声速就较大；同理，固体中的声速一般也是大于液体；极限情况是理想刚体，刚体介质不可压缩，声速趋向无穷大，这时物体的各个部分相当于同相位运动。如式（3-14）所示，有时也引入绝热压缩系数 K，$K=1/(c^2\rho_0)$，这里 K 近似为常数。

$$p=\frac{\rho_1}{\rho_0}\frac{1}{K} \tag{3-15}$$

将上式对 t 求偏微分，并代入式（3-11），有

$$\frac{\partial p}{\partial t}+\frac{1}{K}\frac{\partial v}{\partial x}=0 \tag{3-16}$$

合并式（3-8）、式（3-16），可得（请自行练习推导）

$$\frac{\partial^2 p}{\partial x^2}-\frac{1}{c^2}\frac{\partial^2 p}{\partial t^2}=0 \tag{3-17}$$

上式为平面声波的一维波动方程。式中，c 为波动传播的速度，即声速。

对于平面波，波动方程的特解为

$$p=A_1\mathrm{e}^{\mathrm{j}(\omega t-kx)}+A_2\mathrm{e}^{\mathrm{j}(\omega t+kx)} \tag{3-18}$$

式中，A_1 和 A_2 为由边界条件确定的声压幅度常数；ω 为角频率；k 为波数。其他参数的关系为

$$\lambda=\frac{2\pi}{k}=\frac{c}{f} \tag{3-19}$$

式中，λ 为波长；f 为频率。色散关系为

$$\frac{\omega}{k}=c=\frac{1}{\sqrt{\rho_0 K}} \tag{3-20}$$

在应用这个波动方程的时候，切记推导时所用的几个前提条件。①假定介质中传播的横波比起纵波来小得可忽略不计。通常在生物体软组织或水等剪切弹性模量极小的介质中，这个条件是满足的。②假定声强不是太大，因此体积元的密度变化也不是太大。这在超声应用于诊断的情况下都是能够满足的；但在超声治疗等强功率超声情况下，如果直接应用式（3-17）将会产生较大的误差。③在声波的传播过程中无热量的交换。也就是说，声波的传播是在绝热条件下进行的，在超声治疗等强功率情况下，这一点很难满足，也应当注意。④推导出波动方程时，没有考虑介质吸收等引起的衰减。

波动方程的解，以图 3-2 所示的形式表示。图 3-2（a）是在时间 $t=t_0$ 点空间各点的声压分布图，图 3-2（b）是经过 Δt 之后，空间各点的声压分布图。

对于球面波，振源为点，波阵面为球面。简谐球面波的波动方程为

$$\frac{\partial^2 (rp)}{\partial r^2}=\frac{1}{c^2}\frac{\partial^2 (rp)}{\partial t^2} \tag{3-21}$$

其解为

$$p(r,t)=\frac{p_{\mathrm{m}}}{r}\mathrm{e}^{\mathrm{j}(\omega t-kr)} \tag{3-22}$$

其中，声压幅值 $p_{\mathrm{m}}=\mathrm{j}\omega\rho A$；$A$ 为速度势的幅值；ω 为角频率。由上式可以看出，球面波的振幅随距离的增加而减小，且与距离成反比关系。

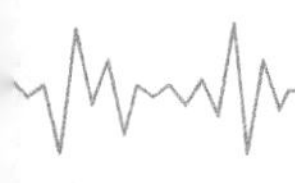

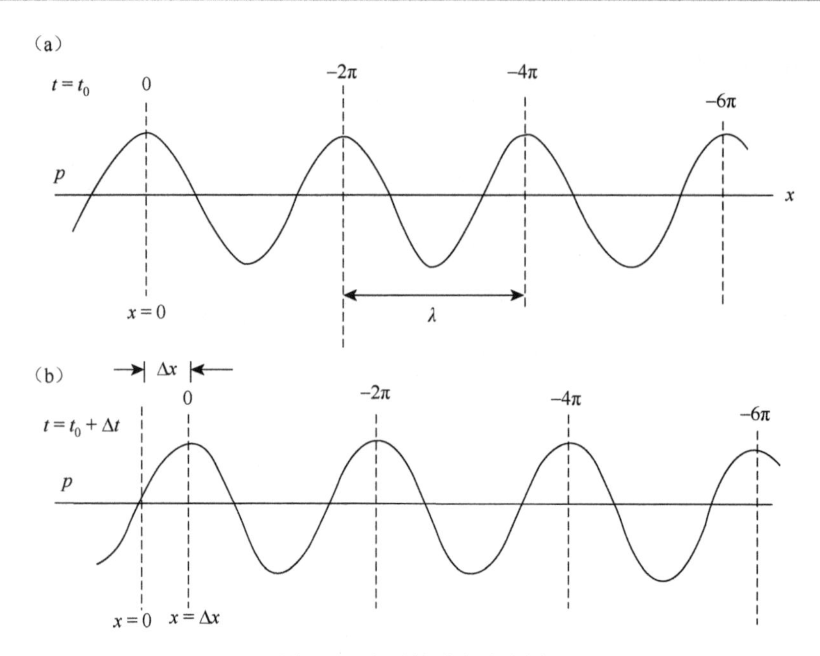

图 3-2　声压的时空分布图

对于柱面波，振源为线，波阵面为同轴圆柱面。对于简谐柱面波，其波动方程为

$$\frac{1}{r}\frac{\partial}{\partial r}\left(r\frac{\partial p}{\partial r}\right)=\frac{1}{c^2}\frac{\partial^2 p}{\partial t^2} \tag{3-23}$$

其远场的解为

$$p(r,t)=\frac{p_{\mathrm{m}}}{\sqrt{r}}\mathrm{e}^{\mathrm{j}(\omega t-kr)} \tag{3-24}$$

式中，$p_{\mathrm{m}}=A\sqrt{\frac{2}{\pi k}}$为声压幅值，$A$ 为速度势的幅值。可以看出，其振幅随着径向距离的增加而减小，与距离的平方根成反比（冯若等，1993）。具体推导过程，这里不再赘述。

第二节　超声波的叠加、干涉、衍射

一、叠加原理

当几列波在同一介质中传播相遇时，相遇点的介质质点的振动是各列波引起的分振动的合成，任一时刻该质点的位移是各列波引起的位移的矢量和，即波的叠加原理（superposition principle）。在理想情况下，相遇后各列波仍然保持它们各自原有的特性，频率、波长、幅度、传播方向等不变，表现出波的独立性，如图 3-3 所示。

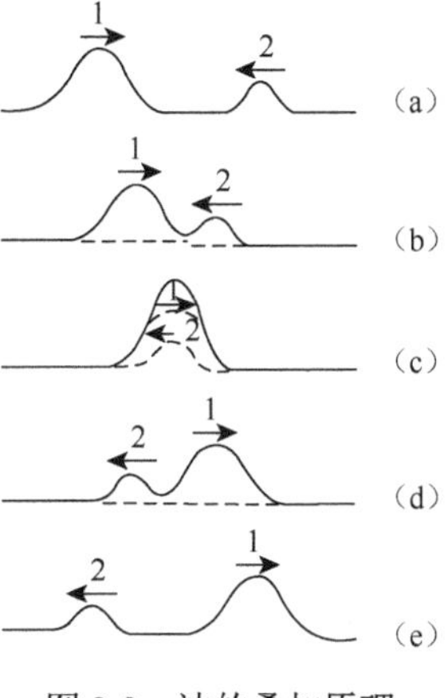

图 3-3 波的叠加原理

二、波的干涉

频率相同，振动方向相同，相位相同或者相差固定的波相遇时，由于波的叠加原理，某些位置的波动加强，另外一些位置的波动减弱或者完全抵消，称为波的干涉（interference of wave），如图 3-4 所示。复杂声源的声场可以理解为其各子声源独立产生声场干涉叠加的结果。

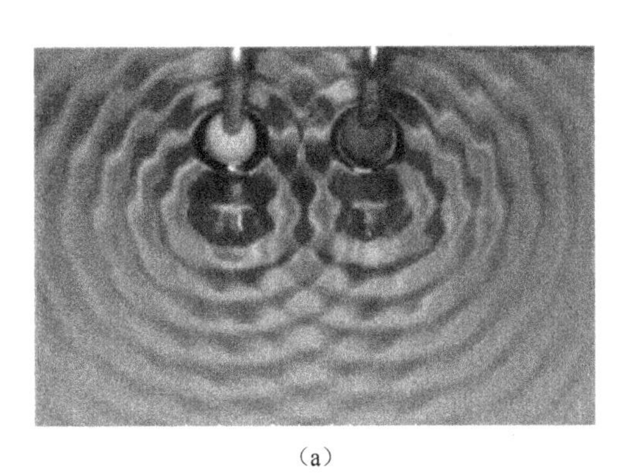

（a）

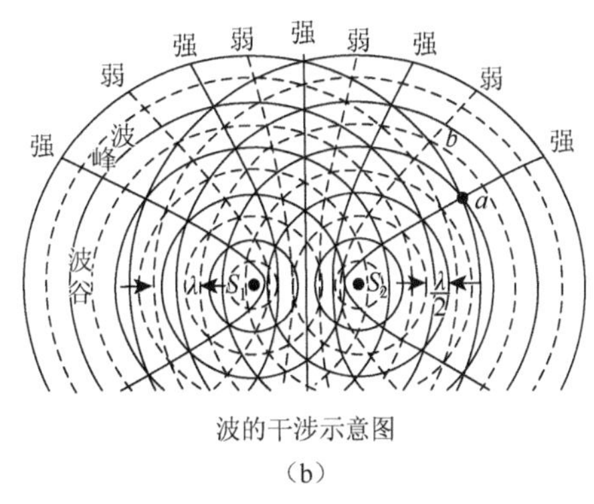

（b）

图 3-4 水波的干涉（a）及干涉条纹（b）

S_1、S_2. 两个点状振源；a. 相干增强点；b. 相干消弱点

三、驻波及声学应用

波在介质中传播时，其波形不断向前推进，故称行波；但是，频率和振幅均相同、振动方向一致、传播方向相反的两列波叠加后形成的波，其波形并不向前推进，故称驻波（standing wave）。两列沿相反方向行进的平面波声压 p_{i}、p_{r} 可以分别表示为

$$p_{\mathrm{i}} = p_{\mathrm{ia}} \mathrm{e}^{\mathrm{j}(\omega t - kx)} \tag{3-25}$$

$$p_{\mathrm{r}} = p_{\mathrm{ra}} \mathrm{e}^{\mathrm{j}(\omega t + kx)} \tag{3-26}$$

式中，p_{ia}、p_{ra} 为其声压幅值。根据叠加原理，合成波声压的表达式为（请由上两式自行推导下式）

$$p = p_{\mathrm{i}} + p_{\mathrm{r}} = 2 p_{\mathrm{ra}} \cos(kx) \mathrm{e}^{\mathrm{j}\omega t} + (p_{\mathrm{ia}} - p_{\mathrm{ra}}) \mathrm{e}^{\mathrm{j}(\omega t - kx)} \tag{3-27}$$

可见合成声场由两部分组成，第一项代表驻波场，表示波场中各个位置的声压相位相同，但是声压幅度却随位置而异，当 x 为 1/2 波长的整数倍时，声压波动幅度最大，称为声压波腹；当 x 为 1/4 波长的奇数倍时，声压波动幅度为 0，称为声压的波节，如图 3-5 所示。第二项代表 x 方向行进的平面行波，其声压幅度为原先两列波的波幅之差；如果两列波的幅度相同或者相差不大，这一项为 0 或接近于 0，可忽略不计，只剩下第一项，这时合成的声场为一个纯粹的驻波，有时也称为定波。实际情况中，当入射波遇到介质边界时产生反射，入射波与反射波在空间叠加，可形成驻波。利用驻波原理，可以测定介质中的声速。

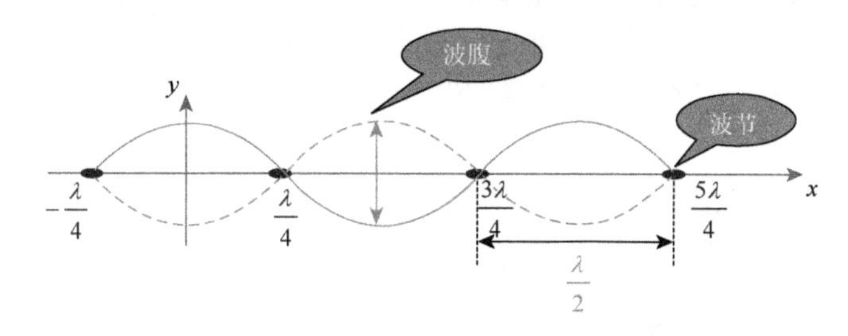

图 3-5　驻波示意图

y 轴表示声压

当声波从波疏（声阻抗率 Z 小）介质垂直入射到波密（声阻抗率 Z 大）介质时，入射波与反射波的质点振动速度在界面处的相位时时相反，合成的波的质点振动速度在界面处形成波节，即反射波的质点振动速度在分界处产生的相位跃变，相当于出现了半个波长的波程差，称为半波损失，如图 3-6（a）所示（杜功焕等，2001）。

当声波从波密介质垂直入射到波疏介质时，如图 3-6（b）所示，入射波与反射波质点振动速度在分界面处时时同相，即反射波质点振动速度在分界处不产生相位跃变，合成波的质点振动速度在界面处形成波腹，也意味着在分界面处介质质点的振幅最大。在这种情况下形成了驻波，同时，我们注意到在距分界面 1/2 波长奇数倍的位置，入射波与反射波的质点振动速度也是同相叠加形成波腹；但是此处质点振动速度的方向与分界面上的质点振动速度方向正好反向，如果以此位置为另外一个界面，则这两个界面同时向外扩张或者向内收缩，两个界面的相对位移达到最大，如图 3-7 所示，这时换能器晶片将以最大的效率向外辐射声能，所以在制作换能器时，换能器压电晶片的厚度应该选择声波在换能器介质中 1/2 波长的奇数倍，1/2 波长对应的谐振频率为换能器工作的基频，1/2 波长奇数倍对应的谐振频率为谐波频率，如图 3-8 所示。

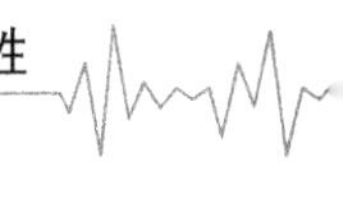

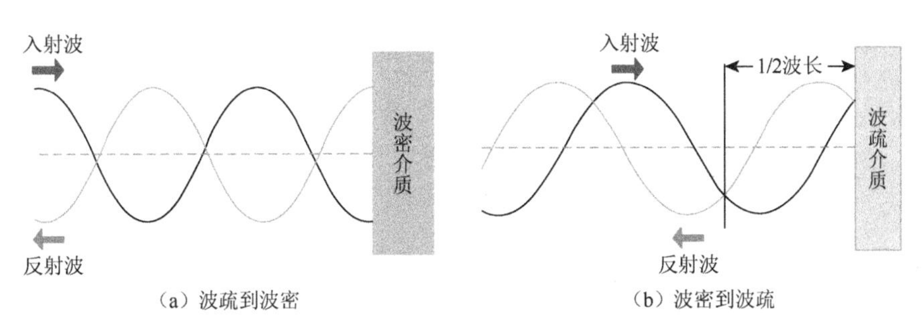

（a）波疏到波密　　（b）波密到波疏

图 3-6　形成驻波时质点振动速度示意图

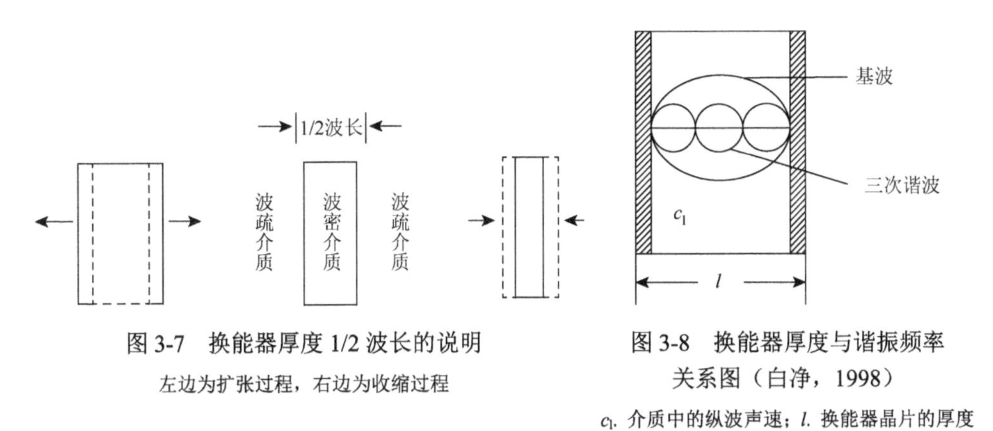

图 3-7　换能器厚度 1/2 波长的说明

左边为扩张过程，右边为收缩过程

图 3-8　换能器厚度与谐振频率关系图（白净，1998）

c_1. 介质中的纵波声速；l. 换能器晶片的厚度

四、波的衍射及声学检测分辨力

波在传播的过程中遇到障碍物时能绕过障碍物继续前进的现象，称为波的绕射或者衍射（diffraction of wave）。衍射的本领取决于障碍物的尺寸与波长的关系，超声波衍射的物理基础与几何光学的相似，仍然是惠更斯原理。

当障碍物的尺寸远远大于波长时，入射波大部分被障碍物反射，在障碍物的后面区域形成声影区，而在障碍物的边缘侧，波阵面发生弯曲，这时可以近似理解为只反射，不衍射，如图 3-9（a）所示；当障碍物的尺寸远远小于波长时，只衍射，不反射，此时入射波的波阵面只在障碍物附近稍有弯曲，基本上不受影响，如图 3-9（b）所示；当障碍物的大小与波长相当时，既反射又衍射。声窗的衍射也与声障类似，当声窗很小时，声波主要是反射，只在声窗附近的声场有细微扭曲；当声窗很大时，声波主要是透射，只在声窗的边缘声场有所扭曲，如图 3-9（c）所示；当声窗的尺寸与波长相当时，声波这时既发生衍射又发生反射。

由此可见，当被测物体的尺寸远远小于探测声波的波长时，衍射导致反射超声信号很弱，所以很难有效探测被测物，通常当障碍物的尺寸小于波长的 1/2 时，衍射已经非常明显，回波信号变得很弱。在临床上，超声探头所能分辨的病灶组织的最小尺寸大约为超声波长的 1/2，其物理依据在于此，1/2 波长也是超声脉冲

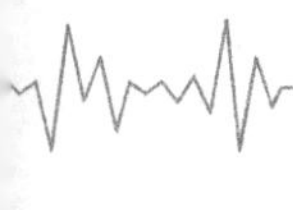

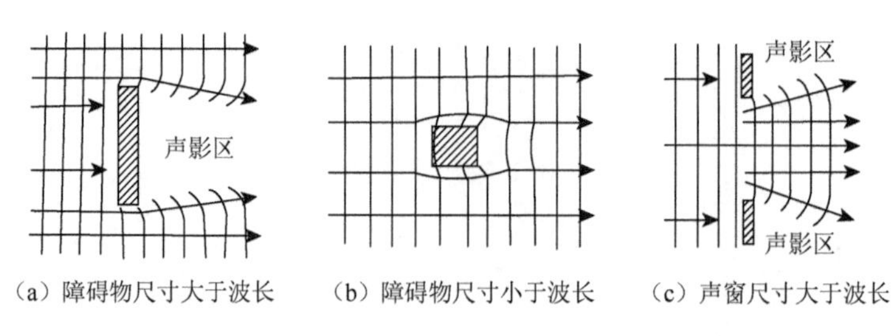

图 3-9 声波衍射与障碍物尺寸的关系（伍于添，2012）

回波设备纵向分辨力的理论极限，由此可知要提升超声设备的分辨力，提高工作频率是最直接有效的途径，然而提高超声脉冲频率也会带来一系列其他问题，比如衰减等，在后续章节我们会逐步展开讨论。

在医学超声中，换能器辐射面、声窗、声挡板、各种形式的声阑等的边缘处都会发生声衍射现象，此外，声衍射也会在超声成像时引起不同情况的伪影，需要临床医生加以甄别。

第三节 声波的反射、折射和透射

声波在有限空间传播时，总会遇到各种各样的界面。例如，当我们用超声探头对人体进行诊断或者治疗时，探头发出的超声波通常会经过声耦合剂、皮肤表面、脂肪层、器官，乃至骨组织等。超声波在不同介质中传播时，其传播方向和能量的分配及变化等都遵循反射、折射和透射等定律，与几何光学相似，本节对此展开具体介绍。超声波从一种介质传播到另外一种介质时，在两种介质的分界面上，一部分能量被反射回原介质，称为反射波，反射波携带着介质界面的位置、形状等重要信息；而另一部分能量透过界面进入第二种介质，称为透射波，透射波继续传播探测更深处的介质特性。在生物医学工程领域，超声检测设备、超声成像设备的原理大多基于声波在不同介质中传播时所呈现出的反射、折射和透射等物理规律。因此，了解并掌握界面上波的反射和透射等原理，对于学好这门课程至关重要。

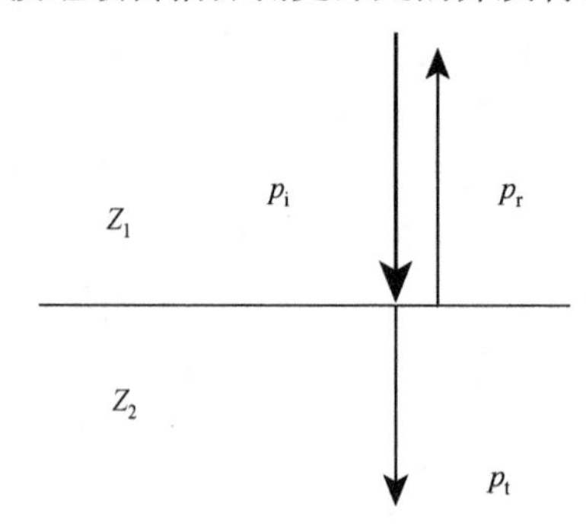

图 3-10 超声波垂直入射到平面界面的反射与透射

一、超声波垂直入射到平界面上的反射与透射

为简化分析，这里讨论超声波从介质 Z_1 通过平面界面垂直入射到介质 Z_2 的反射与透射，其声路如图 3-10 所示，两种介质的分

界面为无限大平界面，在实际情况中，平面界面的线度远远大于声波波长即可，此外，两种介质基于分界面向两边无限延伸，没有其他障碍物的影响。

设入射声波 p_i 从声阻抗率为 Z_1 的介质垂直入射，进入声阻抗率为 Z_2 的介质，产生了反射波 p_r 和透射波 p_t，在分界面上由于声压和质点振动速度的法向是连续的，因此必须满足以下两个边界条件：①界面两侧的声压相等，$p_t = p_r + p_i$；②界面两侧质点振动速度的法向分量相等，$v_i + v_r = v_t$。此时定义声压的反射率 r 和透射率 t，以及声强的反射率 R 和透射率 T，根据基本定义可以自行推得以下公式（杜功焕等，2001）。

$$r = \frac{p_r}{p_i} = \frac{Z_2 - Z_1}{Z_2 + Z_1} \tag{3-28}$$

$$t = \frac{p_t}{p_i} = \frac{2Z_2}{Z_2 + Z_1} \tag{3-29}$$

$$R = \frac{I_r}{I_i} = \frac{\dfrac{p_r^2}{2Z_1}}{\dfrac{p_i^2}{2Z_1}} = \frac{p_r^2}{p_i^2} = r^2 = \left(\frac{Z_2 - Z_1}{Z_2 + Z_1}\right)^2 \tag{3-30}$$

$$T = \frac{I_t}{I_i} = \frac{\dfrac{p_t^2}{2Z_2}}{\dfrac{p_i^2}{2Z_1}} = \frac{Z_1}{Z_2}\frac{p_t^2}{p_i^2} = \frac{4Z_2 Z_1}{(Z_2 + Z_1)^2} \tag{3-31}$$

式中，I_i、I_r、I_t 分别为入射声强、反射声强、透射声强。由以上 4 个公式容易得到

$$t - r = 1 \tag{3-32}$$

$$T + R = 1 \tag{3-33}$$

从以上几式可以看出，在平面声波垂直入射时，声波在两种介质界面的声压和声强的反射与透射系数的大小仅取决于两种介质的特性阻抗。上述关系式虽根据平面正弦波推导出，但对于其他平面波，也能得到同样的结果。下面分析 Z_1 与 Z_2 的相互关系，对声压和声强的反射率与透射率的影响。

1）当 $Z_1 \approx Z_2$ 或者 $Z_1 = Z_2$ 时，$r = 0$，$t = 1$，$R = 0$，$T = 1$，也就是说，只要两种介质的 Z 相等，对于声的传播来说，分界面就像不存在，声波全部透射到另外一种介质，没有反射波。

2）当 $Z_1 > Z_2$ 时，说明介质 2 相比于介质 1，其声学特性比较软。反射波的质点振动速度会“过冲”，与入射波的相位相同，反射波的声压与入射波的声压相位改变 180°，即声压发生了半波损失。

3）当 $Z_2 > Z_1$ 时，说明介质 2 相比于介质 1，其声学特性比较硬，反射波的质

点振动速度与入射波的质点振动速度相位改变 180°，即质点振动速度发生了半波损失；反射波的声压与入射波的声压相位相同。在超声诊断设备中，可以通过比对回波与入射波声压（或者质点振动速度）的相位关系来识别反射来自空腔脏器还是来自骨组织。比如，声压的相位改变 180°，表示来自软边界（如空腔脏器）的反射，而质点振动速度改变 180°，则表示来自硬边界（如骨组织）的反射。

4）当 $Z_2 \gg Z_1$ 时，说明介质 2 相比于介质 1，其声学特性非常硬，这时 $r \approx 1$，$t \approx 2$，$R \approx 1$，$T \approx 0$。振动的质点碰到分界面之后，完全弹回介质 1，所以反射波的质点振动速度与入射波的质点振动速度大小相等、方向相反，结果在界面上合成的质点振动速度为 0，而反射波与入射波的声压大小相等、相位相同，所以，在界面上合成的声压为入射波声压的两倍。实际上，这时发生了全反射。在介质 1 中，入射波与反射波叠加形成驻波，界面上质点振动速度是波节，声压是波腹。这时，在分界面处，介质 1 这一侧声压有疏密交替的变化，但是由于介质 2 的声阻抗率相对很大，介质 2 并没有振动，也没有声波在介质 2 中传播，在考虑非线性效应的情况下，介质 2 这一侧感受到的是数值不为 0 的静态声压。比如，在水下听不到外面人的声音，就是这个原因。

5）$Z_1 \gg Z_2$；类似地，这时，$r = -1$，$t = 0$，$R \approx 1$，$T \approx 0$，表明界面非常柔软，也发生全反射。在界面上，质点的振动速度为波腹，声压为波节。该情况相当于遇到“绝对软边界”，介质 2 相当于“真空”，既无弹性，在其中也无声波传播。

一般情况下，介质分界面处的反射可分为镜面反射与漫反射。镜面反射，反射面光滑平整，入射声波以固定的反射角反射；漫反射面凹凸不平，即使是平行声波入射，反射波的角度也杂乱无章，如图 3-11 所示。漫反射与散射还是有所不同的，漫反射的反射体尺度比较大，仍然遵循反射定律，而散射的散射体尺度更小，且其尺寸与波长相当或者更小于波长。

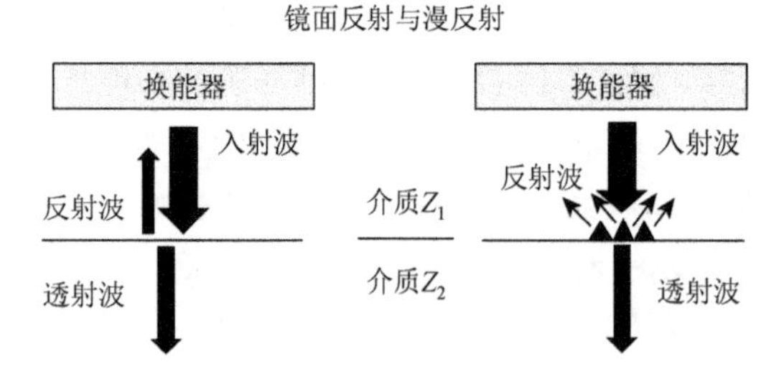

图 3-11　镜面反射与漫反射

图 3-12（a）是胫骨（tibia）的超声图像，三角箭头所指就是镜面反射很好的一个例子。大面积平整光滑的骨骼界面，由于其与周围软组织的声阻抗率差异很大，引起明显的镜面反射。图 3-12（b）是胸大肌（pectoris major muscle）的声像

图，三角箭头所指的位置是很好的漫反射例子。不同声阻抗率的肌纤维结构漫反射，在B超图像中引起各种灰色的暗点及白色的亮点。此外，镜面反射可以产生镜像伪差，在临床诊断时也需要多加注意。如图3-13所示，箭头所指之处，为实际脏器的伪影，伪影与真实声像之间通常有比较强的声反射面。

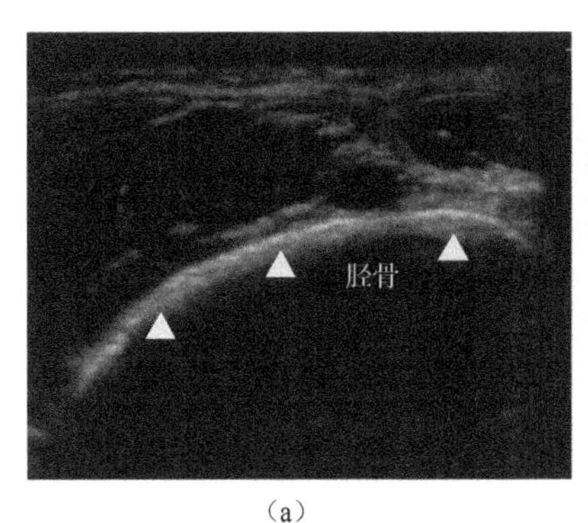

（a）

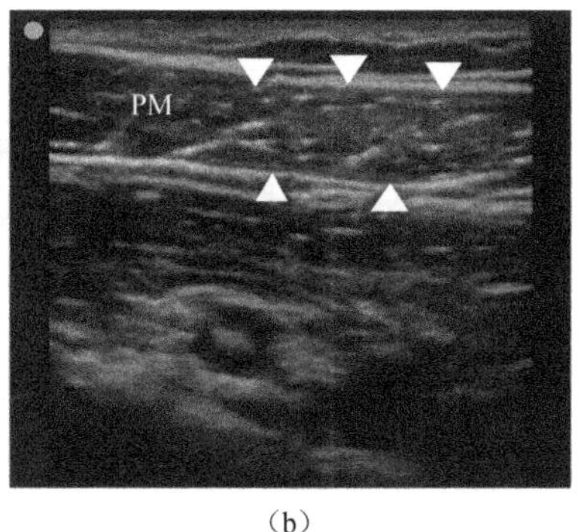

（b）

图3-12　镜面反射（a）与漫反射（b）声像图

PM. 胸大肌

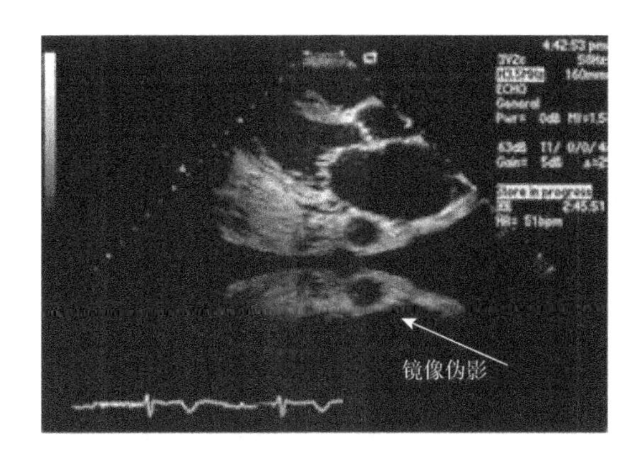

图3-13　镜面反射引起的图像伪差

二、超声波斜入射到平界面上的反射与折射

声波的折射与几何光学中光线的折射类似，也满足折射定律，该定律由荷兰数学家斯内尔发现，故也称为斯内尔定律（Snell law）。

入射波、反射波、折射波的声压 p_{i}、p_{r}、p_{t} 数学表达式分别为

$$
\begin{aligned}
p_{\mathrm{i}} &= p_{\mathrm{ia}}\mathrm{e}^{\mathrm{j}(\omega t-k_1x\cos\theta-k_1y\sin\theta)} \\
p_{\mathrm{r}} &= p_{\mathrm{ra}}\mathrm{e}^{\mathrm{j}(\omega t+k_1x\cos\theta-k_1y\sin\theta)} \\
p_{\mathrm{t}} &= p_{\mathrm{ta}}\mathrm{e}^{\mathrm{j}(\omega t-k_2x\cos\theta-k_2y\sin\theta')}
\end{aligned}
\tag{3-34}
$$

式中，p_{ia}、p_{ra}、p_{ta}分别为入射波、反射波、折射波的声压幅度；k_1、k_2为声波在两种介质中的波数相比垂直入射，超声波斜入射到平界面时必须考虑的入射角的角度，式（3-34）中各参数如图 3-14 所示，入射角 θ 与折射角 θ'的关系为

$$\frac{\sin\theta}{\sin\theta'}=\frac{\lambda_1}{\lambda_2}=\frac{c_1}{c_2}=\frac{k_2}{k_1} \tag{3-35}$$

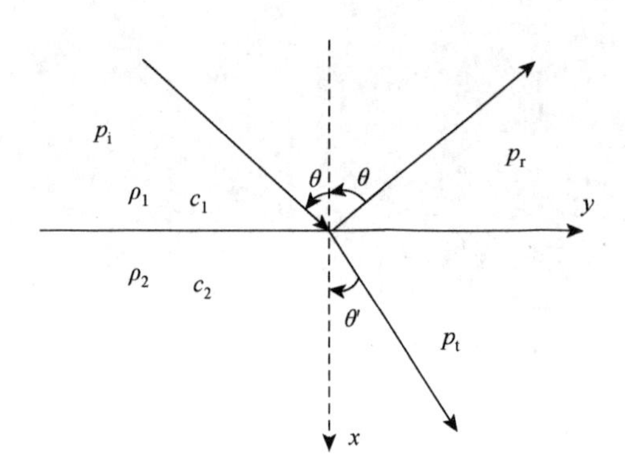

图 3-14　超声波斜入射到平界面的反射与透射

此时声压的反射率与折射率分别为

$$r=\frac{p_r}{p_i}=\frac{\rho_2c_2\cos\theta-\rho_1c_1\cos\theta'}{\rho_2c_2\cos\theta+\rho_1c_1\cos\theta'}=\frac{Z_2\cos\theta-Z_1\cos\theta'}{Z_2\cos\theta+Z_1\cos\theta'} \tag{3-36}$$

$$t=\frac{p_t}{p_i}=\frac{2\rho_2c_2\cos\theta}{\rho_2c_2\cos\theta+\rho_1c_1\cos\theta'}=\frac{2Z_2\cos\theta}{Z_2\cos\theta+Z_1\cos\theta'} \tag{3-37}$$

式中，ρ_1、c_1和ρ_2、c_2分别为介质 1 和介质 2 的密度和声速。

下面探讨斜入射情况下的声强反射率和透射率，如果只从定义计算斜入射情况下的声强反射系数和透射系数，可得声强反射系数为

$$R=\frac{I_r}{I_i}=\left(\frac{Z_2\cos\theta-Z_1\cos\theta'}{Z_2\cos\theta+Z_1\cos\theta'}\right)^2 \tag{3-38}$$

声强透射系数为

$$T'=\frac{I_t}{I_r}=\frac{4Z_1Z_2\cos\theta^2}{(Z_2\cos\theta+Z_1\cos\theta')^2} \tag{3-39}$$

仔细分析会发现，这时 $R+T'$不等于 1，这是什么原因引起的呢？经深入分析发现，这是因为在斜入射情况下，第二种介质中声束截面积发生了变化（图 3-15），由 S_i变成了 S_t，这时需要考察平均声能量流。考虑到平均声能量流密度的声强透射系数为

$$T=\frac{I_tS_t}{I_iS_i}=T'\frac{\cos\theta'}{\cos\theta}=\frac{4Z_1Z_2\cos\theta\cos\theta'}{(Z_2\cos\theta+Z_1\cos\theta')^2} \tag{3-40}$$

式中，S_t和S_i分别为入射波和透射波的声束面积。对于声强反射系数R，因为反射波与入射波在同一种介质中，声束截面积并未发生变化，所以无须考虑这一因素的影响。这时，可以看出$R+T$仍然等于1，这是从能量守恒定律预料到的结果（杜功焕等，2001）。

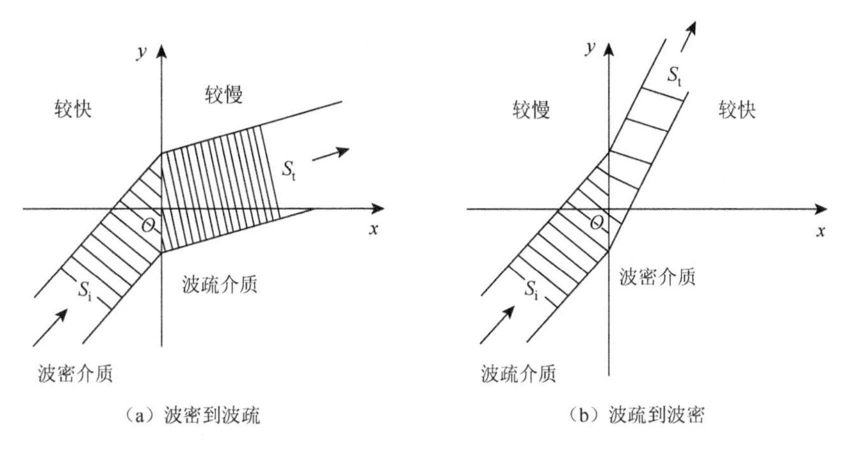

图 3-15　声波在疏密介质中的折射

从以上公式可以看出，垂直入射实际上是斜入射在入射角为0°时的特殊情况。对式（3-40）做简要讨论：

1）垂直入射是斜入射的入射角为0°时的特例。

2）斜入射时，声波的反射和折射，不仅与介质的声阻抗率Z_1、Z_2有关，还与入射角θ有关。

3）全透射，当$Z_2\cos\theta=Z_1\cos\theta'$时，声压反射率$r$为0，入射波全透射。

4）全反射，当$\sin\theta>c_1/c_2$时，折射角θ'大于90°，折射波全部返回原来的介质，即发生了全反射，其中c_1、c_2分别是两种不同介质中的声速。

如上所述，声束在斜入射的情况下，在两种不同介质的界面处会发生折射，折射使得超声的传播方向发生变化，在超声成像系统中产生折射伪影，也称为棱镜效应。图3-16为经腹壁横断面折射产生的伪影示意图，其中A为实物所在位置，B为由折射引起的伪差图像，在临床诊断中要多加注意。

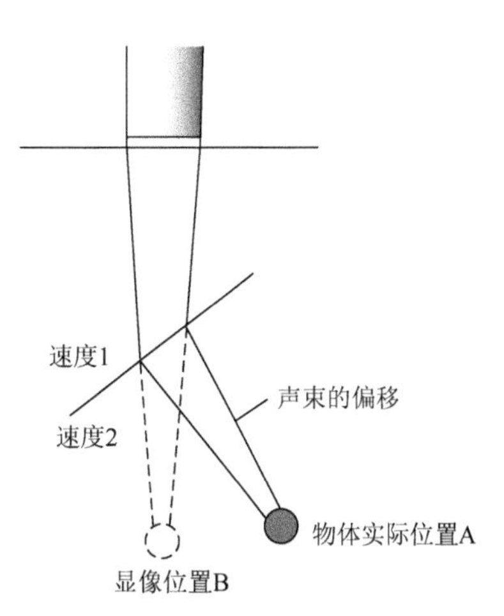

图 3-16　折射引起的伪影

第四节 超声波多层介质透射及声学匹配

本章第三节的内容表明，超声波遇到声阻抗率差异很大的两种介质的界面时，会发生很强的反射，透射声波能量的不足会导致在医学诊断时无法深入探测组织内部结构等。该结论的前提条件是半无限大空间；然而，当超声波在有限空间传播时，在一定条件下，超声波会呈现全透射或者全阻隔等现象，其全透射原理类似于光学透镜中的增透膜原理，本节将介绍三层介质声学传播模型与原理，该内容在隔声及声学匹配方面有广泛应用。声学匹配可以在很大程度上解决由介质声阻抗率差异引起的反射衰减等问题。下面通过三层介质传播模型，重点介绍其在声学匹配的应用。

前面在讨论声波反射与折射时，假定介质Ⅰ与介质Ⅱ都以分界面为限向两边无限延伸，没有其他的边界条件。实际中，声波多在有边界条件影响的多层介质中传播，这里以垂直入射为例加以讨论（杜功焕等，2001）。

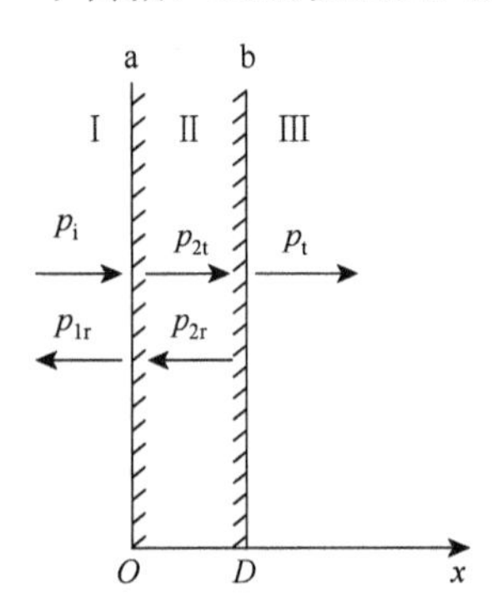

图 3-17 多层介质模型

设有一厚度为 D，特性阻抗为 $Z_2=\rho_2c_2$ 的中间层介质置于特性阻抗为 $Z_1=\rho_1c_1$ 的无限大介质中（图 3-17），当一列平面声波（p_i,v_i）垂直入射到中间层界面上时，一部分发生反射回到介质Ⅰ中，即形成了反射波（p_{1r},v_{1r}）；另一部分透入中间层，记为（p_{2t},v_{2t}）。当声波（p_{2t},v_{2t}）行进到中间层的另一界面上时，由于特性阻抗的改变，又会有一部分反射回中间层，记为（p_{2r},v_{2r}），其余部分就透入中间层后面的 ρ_1c_1 介质中去，记为（p_t,v_t）。由于这里的 ρ_1c_1 介质延伸到无限远，因此透射波（p_t,v_t）不会再发生反射。

如图 3-17 所示选取坐标，各列波可具体表示为

$$p_i=p_{ia}e^{j(wt-k_1x)} \tag{3-41}$$

$$v_i=v_{ia}e^{j(wt-k_1x)} \tag{3-42}$$

$$p_{1r}=p_{1ra}e^{j(wt+k_1x)} \tag{3-43}$$

$$v_{1r}=v_{1ra}e^{j(wt+k_1x)} \tag{3-44}$$

$$p_{2t}=p_{2ta}e^{j(wt-k_2x)} \tag{3-45}$$

$$v_{2t}=v_{2ta}e^{j(wt-k_2x)} \tag{3-46}$$

$$p_{2r}=p_{2ra}e^{j(wt+k_2x)} \tag{3-47}$$

$$v_{2r}=v_{2ra}e^{j(wt+k_2x)} \tag{3-48}$$

式中，$k_1=\omega/c_1$，$k_2=\omega/c_2$。至于透射波（p_t,v_t），它沿正 x 方向传播，只不过现

在相当于坐标原点左移了一段距离 D，因此（ p_t,v_t ）的表达式可写成

$$p_t = p_{ta}e^{j[wt-k_1(x-D)]} \tag{3-49}$$

$$v_t = v_{ta}e^{j[wt-k_1(x-D)]} \tag{3-50}$$

中间层左面介质中的声场就是（ p_i,v_i ）与（ p_{1r},v_{1r} ）的叠加；中间层中的声场就是（ p_{2t},v_{2t} ）与（ p_{2r},v_{2r} ）的叠加；中间层右面介质中的声场就仅为（ p_t,v_t ）。下面就应用 $x=0$，$x=D$ 处的声学边界条件来确定反射及透射的大小。

应用 $x=0$ 的声压连续与质点法向速度连续条件得

$$p_{ia}+p_{1ra}=p_{2ta}+p_{2ra} \tag{3-51}$$

$$v_{ia}+v_{1ra}=v_{2ta}+v_{2ra} \tag{3-52}$$

应用 $x=D$ 处的声压连续与质点法向速度连续条件得

$$p_{2ta}e^{-jk_2D}+p_{2ra}e^{jk_2D}=p_{ta} \tag{3-53}$$

$$v_{2ta}e^{-jk_2D}+v_{2ra}e^{jk_2D}=v_{ta} \tag{3-54}$$

因为各列波都是平面波，所以有

$$v_{ia}=\frac{p_{ia}}{Z_1},\ v_{1ra}=-\frac{p_{1ra}}{Z_1},\ v_{2ta}=\frac{p_{2ta}}{Z_2},\ v_{2ra}=-\frac{p_{2ra}}{Z_2},\ v_{ta}=\frac{p_{ta}}{Z_1} \tag{3-55}$$

将式（3-55）代入式（3-51）～式（3-54），经过一系列代数运算即可求得透射波（ p_t,v_t ）在 $x=D$ 界面上的声压与入射波（ p_i,v_i ）在 $x=0$ 界面上的声压之比 t_p 为

$$t_p=\left|\frac{p_{ta}}{p_{ia}}\right|=\frac{2}{\left[4\cos^2(k_2D)+(Z_{12}+Z_{21})^2\sin^2(k_2D)\right]^{1/2}} \tag{3-56}$$

式中，$Z_{12}=Z_2/Z_1$，$Z_{21}=Z_1/Z_2$，由此也可求得透射波声强与入射波声强之比，即声强透射系数 T_I 为

$$T_I=\frac{I_t}{I_i}=\frac{|p_{ta}|^2/(2\rho_1c_1)}{|p_{ia}|^2/(2\rho_1c_1)}=\frac{4}{4\cos^2(k_2D)+(Z_{12}+Z_{21})^2\sin^2(k_2D)} \tag{3-57}$$

反射波声强与入射波声强大小之比，即声强反射系数 R_I[可自行推导式（3-58）]为

$$R_I=\frac{I_r}{I_i}=\frac{|p_{1ra}|^2/(2\rho_1c_1)}{|p_{ia}|^2/(2\rho_1c_1)}=1-T_I \tag{3-58}$$

式（3-57）及式（3-58）表明，声波通过中间层时的反射波及透射波的大小不仅与两种介质的特性阻抗 Z_1、Z_2 有关，还同中间层的厚度与其中传播的波长之比 D/λ_2 有关。现分几种情况讨论：

1）$k_2D=\dfrac{2\pi D}{\lambda_2}\ll 1$，此时 $\cos k_2D\approx 1$，$\sin k_2D\approx 0$，由式（3-57）得 $T_I\approx 1$。这说明，如果在介质中插入一中间层，而且此中间层的厚度 D 与层中的声波波长

λ_2 相比很小，那么此中间层在声学上就好像是不存在一样，声波仍旧可以全部透过。例如，有一些电声器件，为了防止外界湿气进入，在振膜前加了一层薄膜材料，它既可以防潮，但又不妨碍声波的进入。当然必须注意，中间层的厚度是相对于声波波长 λ_2 而言的，对一定的厚度 D，如果频率高了（即 λ_2 小），那么透声效果就会较差。这一原理在生物医学超声领域也有应用，在用辐射力法测量超声探头的声功率时，通常在超声探头（换能器）前加一层很薄的透声保护膜，这一保护膜将换能器与天平靶隔离开，以防止声流对测量精度的影响等。前提条件是，使薄膜的厚度远小于声波波长，就能达到声能全透射的效果。

2）$k_2D = n\pi(n = 1,2,3,\cdots)$，这种情况相当于 $D = \frac{\lambda_2}{2}n$，即中间层厚度为半波长的整数倍。由式（3-57）得 $T_\mathrm{I} \approx 1$，这说明在这种情况下，声波也可以全部透过，好像不存在隔层一样。这就是在超声技术中常采用的半波透声片的透声原理。

3）$k_2D = (2n-1)\frac{\pi}{2}$，且 $Z_1 \ll Z_2$，这相当于 $D = (2n-1)\frac{\lambda_2}{4}(n = 1,2,3,\cdots)$，即中间层厚度为 1/4 波长的奇数倍。由式（3-57）得 $T_\mathrm{I} \approx 0$。这说明在该情况下，声波全然不能透过去，中间层完全隔绝了声波。

比较 2）、3）两种情况，可以推断，如果用一固定厚度的中间层插入无限介质中去，并且中间层的特性阻抗与无限介质特性阻抗不同，那么中间层的透声本领将随频率而变化，这种变化具有周期性。

另外一种很有实用价值的情况是声波由第一种介质入射，透过第二种介质后再进入第三种介质。采用本节所述的波动方程结合声学边界条件的方法，不难得到类似于式（3-57）的声强透射系数 T_I [可自行推导式（3-59）]

$$T_\mathrm{I} = \frac{I_\mathrm{t}}{I_\mathrm{i}} = \frac{4Z_1Z_3}{(Z_1+Z_3)^2\cos^2(k_2D) + \left(Z_2 + \frac{Z_1Z_3}{Z_2}\right)^2\sin^2(k_2D)} \tag{3-59}$$

仔细分析式（3-59）可以发现：当 $k_2D = (2n-1)\frac{\pi}{2}$，即中间层厚度为 1/4 波长的奇数倍 $D = (2n-1)\frac{\lambda_2}{4}(n = 1,2,3,\cdots)$，且 $Z_2 = \sqrt{Z_1Z_3}$ 时，$T_\mathrm{I} = 1$，这时超声波发生了全透射。根据前面的反射定律，超声波由一种介质进入另一种介质，且它们的声阻抗有差异时，总有一部分声能量反射回第一种介质。然而，这里的结论告诉我们，如果适当加入一片中间匹配层，而且选取合适的匹配层的厚度及声阻抗率，就有可能实现声能量的全透射，这就是超声技术常用的 $\lambda/4$ 波片匹配全透射技术。这一结论与上述 2）和 3）的结论并不矛盾，因为 Z 在声传播过程中扮演着重要的角色，声透射不只是受中间层厚度的影响。

第五节　生物组织中的超声散射及多普勒效应

当介质的表面粗糙、障碍物的尺寸很小（接近或者小于超声波的波长）时，超声波作用在该类介质上时，声波的反射、折射和透射等理论不再适用，这时需要用散射和衍射理论来解释超声波的传播特性。超声波的散射定义为：当超声波与载波介质相互作用时，超声波的幅度、波前方向、相位及频率等由于介质中非均匀体（粒子或界面）对超声波的再辐射而发生变化的现象，由入射波与散射波相干而形成的超声波场称为散射波场。除了吸收及反射，其他原因引起的声场变化大都可以归结为散射。散射和吸收是造成超声波在生物组织中衰减的主要原因。由于人体组织结构复杂，对超声波而言，人体属于非均匀介质，当超声波在生物组织中传播时，其中的非均匀部分会形成二次或高次再辐射波源，产生再辐射波，形成的散射颇为复杂。图 3-18 为生物组织对超声波的散射示意图。

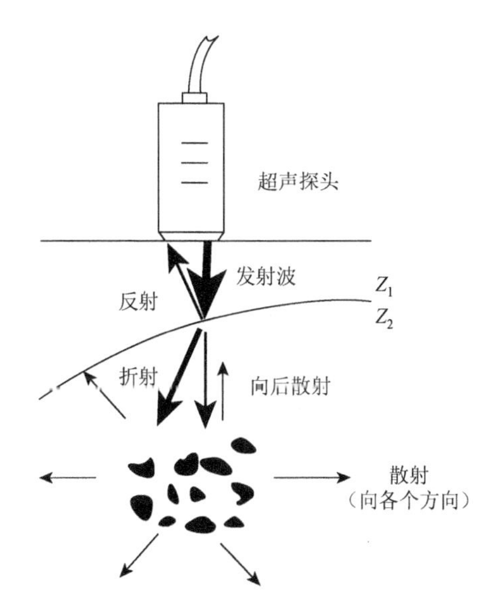

图 3-18　超声波的散射及与反射、折射、衰减等的比较

一、超声散射的表征参数

描述超声散射的参数主要有如下几个。

（一）体积散射系数

设入射波的声强为 I，穿过厚度为 L 的介质层后，因为层中介质起伏引起散射，声强的下降量为 ΔI，定义体积散射系数 α_s 为

$$2\alpha_s = \frac{\Delta I}{IL} = \int_s \overline{|p_s|^2} \mathrm{d}s / (p_{i0}^2 L^3) \quad (3\text{-}60)$$

式中，p_s为散射波声压；p_{i0}为入射波声压的幅值。

对于生物软组织，如果声速起伏相关函数为指数函数，那么有

$$\alpha_s = \frac{4k^4 a^3 \overline{(\Delta c)^2} / c_0^2}{(1+k^2a^2)(1+9k^2a^2)} \quad (3\text{-}61)$$

式中，k 为波数；c_0为介质平均声速；Δc 为声速的扰动；a 为介质的非均匀性统计相关半径；这里 α_s 的单位为距离的倒数（cm^{-1}）（王鸿樟，1991）。

通常，我们采用以奈培（Np）或者分贝（dB）的单位表达计算散射体积厚度为 L 的超声散射系数，1Np/cm = 8.686dB/cm：

$$\alpha_s = -\ln\frac{p_s}{p_i}\mathrm{Np} \text{ 或者 } \alpha_s = -20\lg\frac{p_s}{p_i}\mathrm{dB} \quad (3\text{-}62)$$

（二）散射截面 S_s

散射截面 S_s定义为障碍物所产生的总的散射功率 W_s与入射声强 I_i之比，即

$$S_s = \frac{W_s}{I_i} \quad (3\text{-}63)$$

此外，描述超声散射的参数还有目标强度 T_s，限于篇幅这里不再介绍，可参考文献张揽月（2016）。

二、散射的分类及研究方法

（一）散射的分类

超声遇到障碍物时的声场变化和障碍物大小与波长的相对关系有关，即前面提到的 ka，其中 k 为波数，a 为障碍物的几何尺寸，除吸收引起的声场变化之外，对声场的其他影响因素都可以理解为广义的散射，广义散射可以分为三大类型。

第一类：当散射体的尺寸 a 远大于超声波长 λ 时（$ka \gg 1$，$k = 2\pi/\lambda$），这类散射可视为前面介绍的界面上反射、透射、折射等问题，这时的散射截面为 1。

第二类：当散射体的尺寸与波长相当时（$ka \approx 1$）（1/2 波长），散射比较复杂，可以用衍射理论来研究。假设散射物为一圆盘，如图 3-19 所示，当它受某一光源照射时，所形成的暗影的中心为一亮点，而四周有明暗相间的光圈产生。在这种情况下，超声波的传播特性与光的衍射类似，超声波会绕过障碍物沿着障碍物的边缘向前传播，反射的能量很少。这就是我们多次提到的，超声波的波长越短，发现微小障碍物的能力越强，即分辨力越高，极限为 1/2 波长。

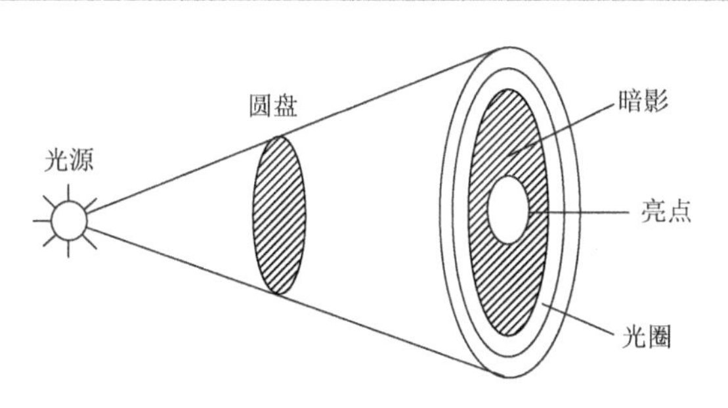

图 3-19　光的衍射

第三类：当散射体的尺寸远远小于波长时（$ka \ll 1$），形成散射辐射，可以用瑞利散射（也称分子散射）模型来近似。如果障碍物为刚性球体，则服从瑞利散射分布，散射截面与波长的 4 次方成反比，与球体半径的 6 次方成正比。

$$S_s \propto k^4 a^6 \tag{3-64}$$

该理论认为：对于小粒子情况，由于分子或粒子的热运动破坏了分子间的位置关系，分子在辐射波之间不再具有相干性，在计算大量小粒子总的散射波强度时，不必用波叠加的方法，只需将各粒子的散射波强度简单求和即可。因此，对于粒子尺度远小于波长的散射波场，只要求出单个粒子的散射强度，即可用叠加的方法求出总的散射强度。

（二）散射的研究方法

非均匀介质的超声散射比较复杂，通常从最简化的刚球散射模型入手加以研究，本章第六节将对此进行详细介绍。刚球只是理想近似，在实际中，散射常是弹性散射。散射应该满足弹性或黏弹性方程，边界条件也比刚球的散射复杂。散射声场包含有目标的特征信息，如几何形状、尺度、材料声学特性、内部结构等信息。严格地求解其散射场，可以应用积分方程方法和分离变量法。分离变量法虽然只能对球、无限长圆柱等规则目标给出严格理论解，但毕竟是一种解析解，以它为基础可以深入研究声散射和回声的形成机理。实际上，目前对于声散射机理的认识都是从 Rayleigh 简正级数解发展出来的。以 Rayleigh 简正级数解为基础发展起来的蠕波分析法、共振散射理论和奇异点展开理论，可从时域和频域两方面深入地阐述声散射机理和回声成分及其特性（范军，2001）。

由于生物组织的复杂结构和时变特性，仅依靠上述理论还不能解决实际问题。随着计算机技术的发展，采用建立生物组织模型的方法，已经成为该领域主要的研究手段，主要有离散模型与连续非均匀介质模型两种（白净，1998）。①离散模型，在该模型中，散射物被视为在均匀物质中分布的离散粒子。对于离散模型，介质的声学特性在特定小区域内是均匀的，而在各子区域分界面上则出现跃变。计算离散模型散射的方法之一是玻恩（Born）近似方法，即认为总散射为每个粒子散射的简单求和，且单个粒子的散射可在不计其余粒子存在的条件下分别求得。②连续非均匀介质模型，该模型认为介质中声学变量是空间变量的连续函数。

三、生物组织中的超声散射及超声造影剂

超声散射在生物医学中的应用很多，最引人注目的是多普勒测血流；超声造影剂也是利用散射原理提高超声成像的质量，且在临床上取得广泛应用。此外，复旦大学他得安等（2005）的研究表明通过超声背向散射系数可以评价骨质疏松等，限于篇幅，这里不再展开介绍。在医学超声诊断领域，超声波的散射和衍射很常见，当障碍物尺寸 d 与超声波波长 λ 可比时，则发生衍射，如胆结石；当 $d \ll \lambda$ 时，则发生瑞利散射，如红细胞，如图 3-20 所示。

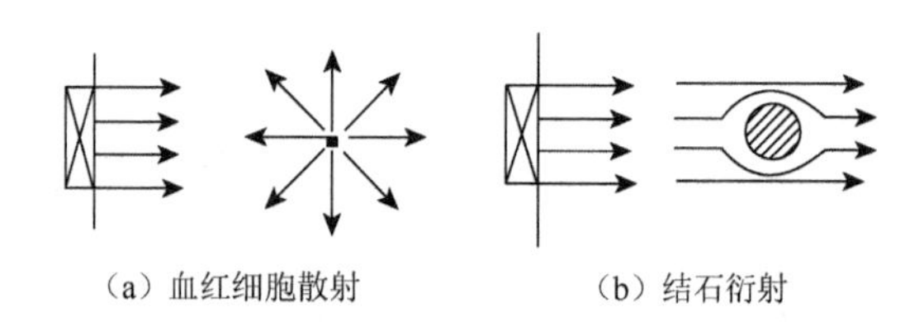

（a）血红细胞散射　　（b）结石衍射

图 3-20　红细胞的散射（a）与结石的衍射（b）模型

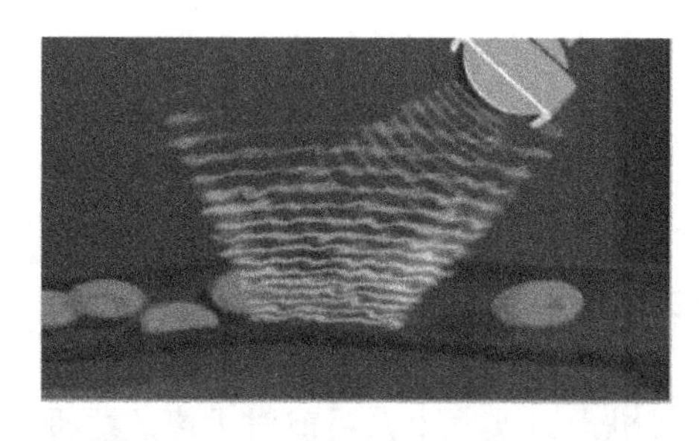

图 3-21　红细胞的散射

红细胞（red blood cell，RBC）的平均直径大约为 7μm，超声的波长大约为 300μm（5MHz），当超声波辐照到血液中时，散射体的几何尺寸远小于声波的波长，几乎没有反射信号，这时发生瑞利散射，散射波分布在四面八方，由于散射体尺寸很小，散射波的强度很弱，能到达换能器的散射波信号很弱，因此，为了获得较强的接收信号，超声多普勒血流仪的发射声功率相对较大，如图 3-21 和图 3-22 所示。散射与 4 个因素有关：①散射粒子尺寸大小；②散射体的数量；③散射体与周围介质的声阻抗率差异程度；④超声的频率。多普勒测血流，主要就是利用了红细胞对超声的散射。红细胞的数量越多，散射信号越强，运动速度快，则多普勒频移大。图 3-23 是左隐静脉（left saphenous vein，SV）、股总静脉（common femoral vein，CFV）、股浅动脉（superficial femoral artery，SFA）、股深动脉（profunda femoral artery，PFA）的声像图。在每条血管中都发生了瑞利散射。

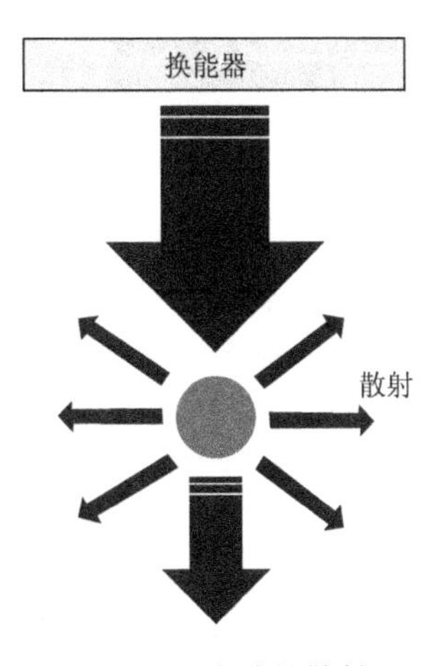

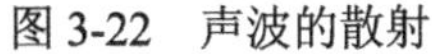

图 3-22　声波的散射

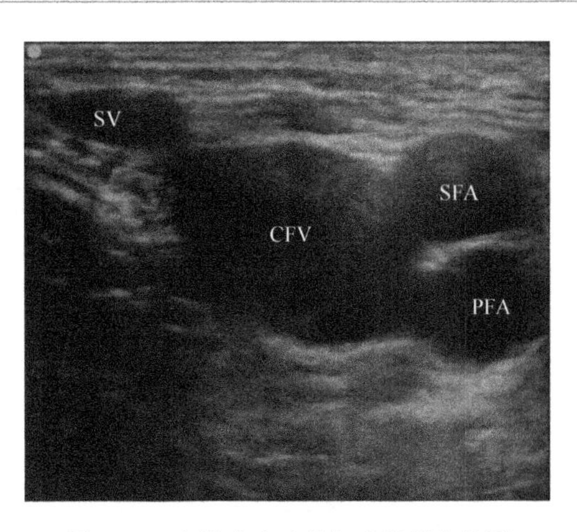

图 3-23　血管中血液的超声散射声像图

超声造影剂（ultrasound contrast agent）是一种直径为微米量级的包膜微气泡，通过静脉注射进入血液循环系统，以增强超声波的散射强度，从而在超声成像中增强图像对比度的一种物质，如图 3-24 所示。将超声造影剂注入血管后，可以改变组织的超声特性（如背向散射系数、衰减系数、声速及非线性效应）而产生造影效果，声像对比度的增强效果取决于超声造影剂的浓度、尺寸及超声波频率。其非线性效应可产生一定能量的谐波分量，利用谐波成像和谐波多普勒技术可测量体内微小血管血流与组织灌流，能抑制不含超声造影剂的组织运动在基频上产生的杂波信号，大大提高信噪比。超声成像系统接收到的超声强度是入射波强度和散射体的散射截面的函数。造影剂微泡的散射服从瑞利散射，即散射截面与超声频率的 4 次方和散射体半径的 6 次方成正比，这对所有的造影剂介质都适用。从理论上，通过简单的计算就可以得到气泡粒子的散射截面要比同样大小的固体粒子（如铁）大很多倍。这也是气泡组成的造影剂的造影效果比其他散射体优越的原因所在。此外，造影剂微气泡在超声的作用下会发生振动，当入射声波的频率与气泡共振频率一致时，入射声波的能量全部被气泡共振吸收，形成共振散射，这时散射截面远大于没有共振时的情况。在临床上，通过往血管中注入超声造影剂，可以在 B 超图像上更清晰地显示血管位置和大小，如图 3-25 所示。

第一代造影剂，如 Albunex 等，包膜较厚，弹性差，而且包裹的空气易溶于水等，决定了它持续时间短，容易破裂，从而限制了临床应用中观察和诊断的时间。第二代造影剂，如 Aerosomes（DMP-115）等，包裹高密度惰性气体（不易溶于水或血液）为主的外膜薄而柔软的气泡，直径一般为 2～5μm，稳定时间长，振动及回波特性好。

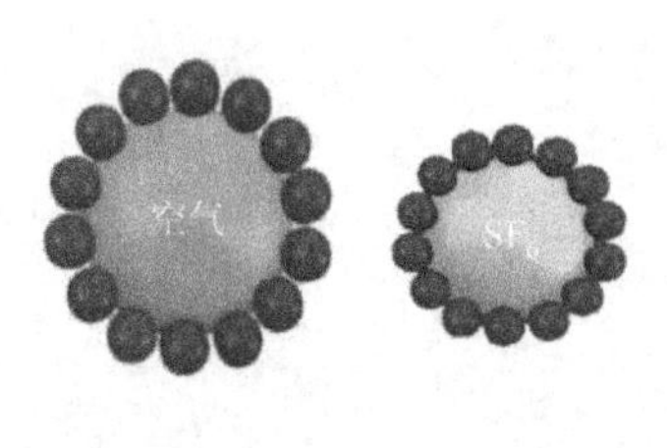

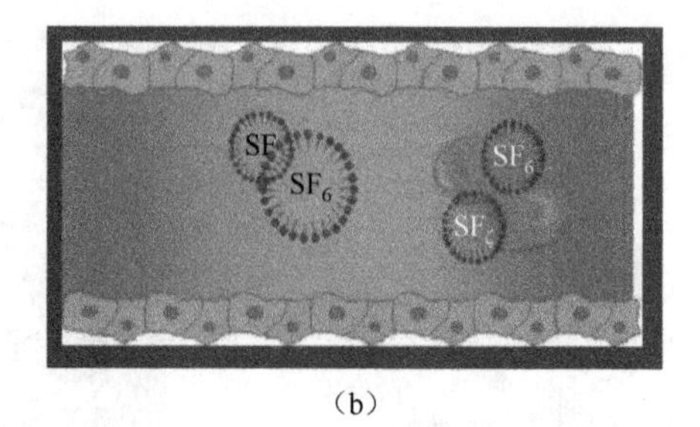

（a）　　（b）

图 3-24　第一、二代超声造影剂结构图（a）及在血液中的示意图（b）

SF. 氟化硫

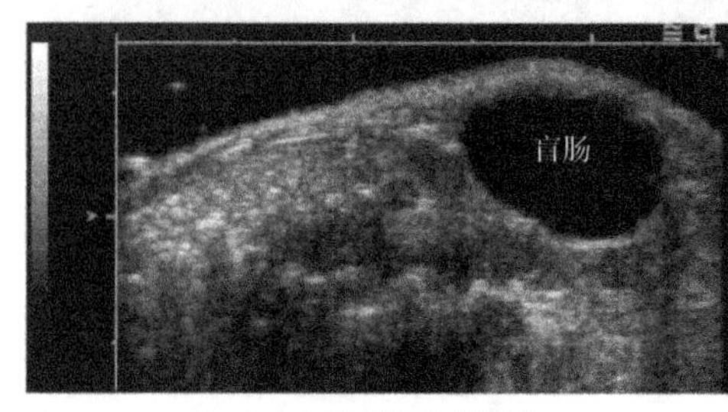

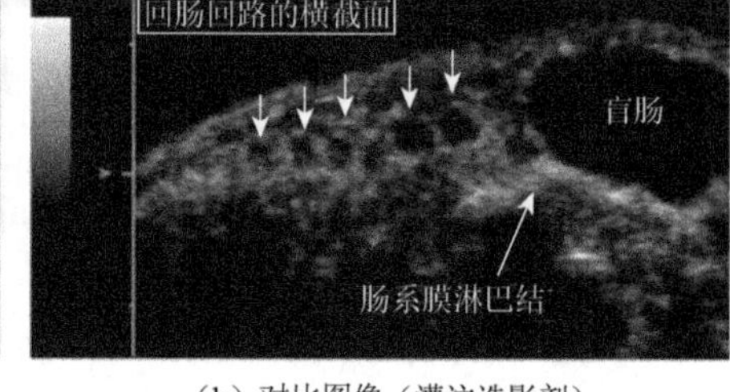

（a）B超（没有造影剂）　　（b）对比图像（灌注造影剂）

图 3-25　有无造影剂的对比图

四、超声多普勒效应及应用

当波源、介质、观察者（接收装置）之间相对静止时，接收到的波的频率并没有发生变化。但在下面几种情况下：①波源相对于介质、观察者之间，②观察者相对于波源、介质之间，③波源、观察者相对于介质之间有运动时，这时观察者发觉接收到的波的频率发生变化，这种现象称为多普勒效应（Doppler effect）。频率的变化（增减）称为多普勒频移。这个现象是奥地利物理学家和数学家克里斯蒂安•多普勒（1803—1853）在 1842 年发现的，后人以他的名字命名。多普勒效应在医学上的应用主要是多普勒测血流。

（一）多普勒效应的发现

1842 年的一天，多普勒正路过铁路交叉处，恰逢一列火车从身旁驰过，他发现火车从远而近时汽笛声变响，音调变尖，而火车从近而远时汽笛声变弱，音调变低。他对这个物理现象极感兴趣，并进行了研究，发现这是由于振源与观察者之间存在着相对运动，观察者听到的声音频率不同于振源频率的现象。当声源离观测者远去时，声波的波长增加，音调变得低沉，当声源接近观测者时，声波的波长减小，音调就变高。音调的变化同声源与观测者间的相对速度和声速的比值有关，这一比值越大，改变就越显著，如图 3-26 所示。

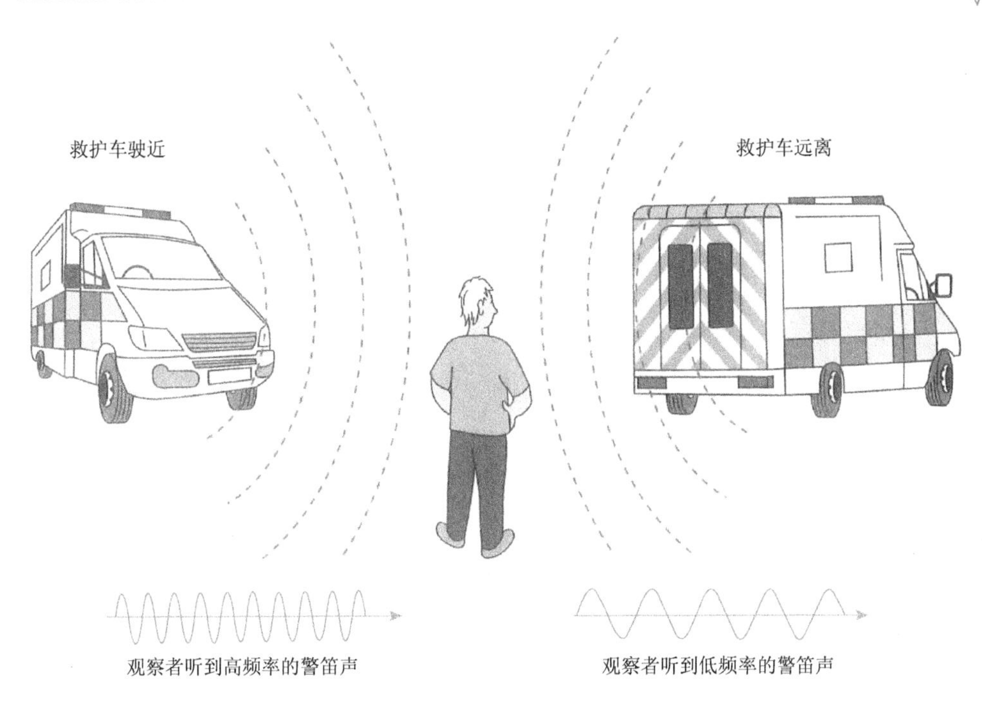

图 3-26　多普勒效应的发现

（二）多普勒频移的几种情况

1）观察者以速度 V 相对于介质运动，波源与介质相对静止。假定观察者向波源运动。此时 1s 内不仅原来位于观察处的波向右传播了 c，还由于观察者本身向左运动了 V，相当于波通过观察者的总距离为 $c+V$，因而观察者在单位时间内接受的波数发生变化。在单位时间内观察者所接收的波数（频率）f'为

$$f' = \frac{c+V}{\lambda} = \frac{c+V}{cT} = \left(1+\frac{V}{c}\right)f \tag{3-65}$$

此时观察者接收到的频率为原来的$\left(1+\frac{V}{c}\right)$倍，其过程如图 3-27（a）所示。

2）波源以速度 V 相对于介质运动，观察者相对于介质静止。波源运动会影响波在介质中的分布，波阵面不再是同心球面。若波源向右运动，则波阵面向右挤紧。当下一个振动从波源发出时，波源已经向前运动了一段距离 VT，这相当于波长缩短了 VT，所以通过观察者所在点的波长 λ'为

$$\lambda' = \lambda - VT = (c-V)T \tag{3-66}$$

但是单位时间内观察者处的波阵面仍旧向前传播了 c，所以观察者接收到的频率 f'为

$$f' = \frac{c}{\lambda'} = \frac{c}{(c-V)T} = \frac{c}{c-V} f \tag{3-67}$$

此时观察者接收到的频率为原来的 $c/(c-V)$倍，其过程如图 3-27（b）所示。

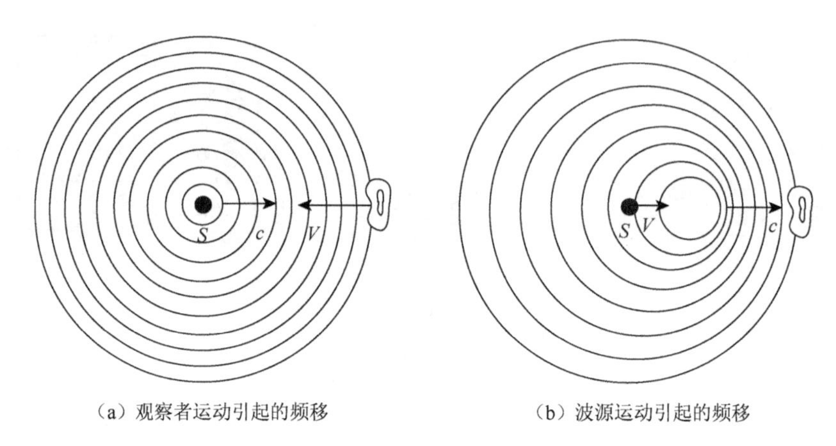

（a）观察者运动引起的频移　　（b）波源运动引起的频移

图 3-27　多普勒效应

第六节　刚球的散射及仿真分析

声波在介质中的散射比较复杂，分析散射问题的基本步骤是：首先，确定散射体的形状，由此选择适合的波动方程和坐标系统；其次，明确边界的性质，以便建立求解的边界条件；最后，分析求解，得出散射体尺寸对散射场的影响。目前对球体、柱体散射的研究比较成熟，限于篇幅，这里以刚性球体（刚球）散射为例加以介绍，球体是最常采用的散射粒子近似形态，具有较大的实用价值。为简化问题，考虑一个球心位于原点，半径为 a 的刚球的散射问题，其中 θ 是入射波与散射波之间的夹角，如图 3-28 所示，平面波从左侧入射。

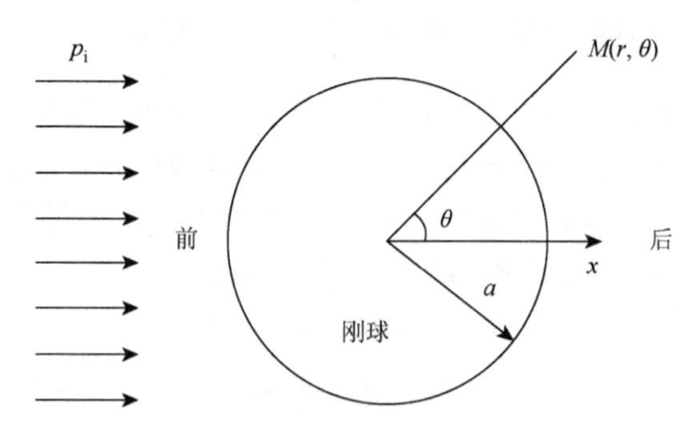

图 3-28　刚球散射模型

关于球面上的边界条件，在 $r=a$ 处，对于刚球，$v_{\mathrm{i}}+v_{\mathrm{s}}=0$；对于柔性球，$p_{\mathrm{i}}+p_{\mathrm{s}}=0$；对于弹性球，$p_{\mathrm{i}}+p_{\mathrm{s}}=p_{\mathrm{t}}$ 和 $v_{\mathrm{i}}+v_{\mathrm{s}}=v_{\mathrm{t}}$。其中，$v_{\mathrm{i}}$、$v_{\mathrm{s}}$ 为入射波与散射波的质点振动速度；p_{i} 和 p_{s} 分别为入射波与散射波的声压；p_{t} 和 v_{t} 为球体内透射波的声压与质点速度（伍于添，2012）。

一、模型建立与数学推导

假设总的声波场为入射和散射声波的叠加，$p_{\mathrm{o}}=p_{\mathrm{i}}+p_{\mathrm{s}}$，总的法向振动速度为 $u_{\mathrm{on}}=u_{\mathrm{in}}+u_{\mathrm{sn}}$，沿 x 方向的入射平面波为（张揽月，2016）

$$p_{\mathrm{i}}(x,t)=p_0\mathrm{e}^{\mathrm{j}(\omega t-kx)}=p_0\mathrm{e}^{\mathrm{j}(\omega t-kr\cos\theta)} \quad (x=r\cos\theta) \tag{3-68}$$

散射波声压应满足波动方程，同时也满足球面上法向振动速度为零的边界条件 $u_{\mathrm{on}}\big|_{r=a}=0$，即

$$u_{\mathrm{sn}}\big|_{r=a}=-u_{\mathrm{in}}\big|_{r=a} \tag{3-69}$$

利用欧拉方程可得到等效的边界条件：

$$\left.\frac{\partial\tilde{p}_{\mathrm{s}}(r)}{\partial n}\right|_{r=a}=-\left.\frac{\partial\tilde{p}_{\mathrm{i}}(r)}{\partial n}\right|_{r=a} \tag{3-70}$$

因此刚球散射的定解问题可表示为

$$\begin{cases}\left.\dfrac{\partial\tilde{p}_{\mathrm{s}}(r)}{\partial n}\right|_{r=a}=-\left.\dfrac{\partial\tilde{p}_{\mathrm{i}}(r)}{\partial n}\right|_{r=a}\\ \nabla^2 p_{\mathrm{s}}(r)+k^2 p_{\mathrm{s}}(r)=0,\quad k=\dfrac{\omega}{c_0}\\ p_{\mathrm{s}}(r)\text{满足无穷远辐射条件}\end{cases} \tag{3-71}$$

在球坐标系下，波动方程的解可表示为球函数的叠加，因此散射场亥姆霍兹方程的解为

$$p_{\mathrm{s}}(r,\theta)=\sum_{l=0}^{\infty}P_{\mathrm{l}}(\cos\theta)\left[a_{\mathrm{l}}h_{\mathrm{l}}^{(2)}(kr)+b_{\mathrm{l}}h_{\mathrm{l}}^{(1)}(kr)\right] \tag{3-72}$$

式中，P_{l} 为 L 阶 Legendre 函数，$h_{\mathrm{l}}^{(1)}$，$h_{\mathrm{l}}^{(2)}$ 分别为 L 阶第一、第二类球汉克尔函数。假设刚球处于无限大介质中，由无穷远边界条件，得 $b_{\mathrm{l}}=0$，所以

$$p_{\mathrm{s}}(r,\theta)=\sum_{l=0}^{\infty}a_{\mathrm{l}}h_{\mathrm{l}}^{(2)}(kr)P_{\mathrm{l}}(\cos\theta) \tag{3-73}$$

通过圆球表面边界条件确定 a_{l}。

将入射平面波分解为

$$p_{\mathrm{i}}(r,\theta)=p_0\mathrm{e}^{-jkr\cos\theta}=p_0\sum_{m=0}^{\infty}(-j)^m(2m+1)j_{\mathrm{m}}(kr)P_{\mathrm{m}}(\cos\theta) \tag{3-74}$$

求 $p_{\mathrm{i}}(r,\theta)$ 的 r 方向空间导数得到

$$\left.\frac{\partial p_{\mathrm{i}}(r,\theta)}{\partial r}\right|_{r=a}=p_0\sum_{m=0}^{\infty}-(-j)^m(2m+1)\left.\frac{\partial j_{\mathrm{m}}(kr)}{\partial r}\right|_{r=a}P_{\mathrm{m}}(\cos\theta) \tag{3-75}$$

求 $p_{\mathrm{s}}(r,\theta)$ 的 r 方向空间导数得

$$\left.\frac{\partial p_{\mathrm{s}}(r,\theta)}{\partial r}\right|_{r=a}=\sum_{l=0}^{\infty}a_1\left.\frac{\partial h_{\mathrm{l}}^{(2)}(kr)}{\partial r}\right|_{r=a}P_{\mathrm{l}}(\cos\theta) \tag{3-76}$$

两式联立代入边界条件 $\left.\frac{\partial p_{\mathrm{s}}(r,\theta)}{\partial r}\right|_{r=a}=-\left.\frac{\partial p_{\mathrm{i}}(r,\theta)}{\partial r}\right|_{r=a}$ 解得

$$a_{\mathrm{m}}=\frac{-(-j)^m(2m+1)\left.\frac{\partial j_{\mathrm{m}}(kr)}{\partial r}\right|_{r=a}}{\left.\frac{\partial h_{\mathrm{m}}^{(2)}(kr)}{\partial r}\right|_{r=a}}p_0 \tag{3-77}$$

因此

$$p_{\mathrm{s}}(r,\theta,t)=p_0\sum_{m=0}^{\infty}\frac{-(-j)^m(2m+1)\left.\frac{\partial j_{\mathrm{m}}(kr)}{\partial r}\right|_{r=a}}{\left.\frac{\partial h_{\mathrm{m}}^{(2)}(kr)}{\partial r}\right|_{r=a}}h_{\mathrm{m}}^{(2)}(kr)P_{\mathrm{m}}(\cos\theta)\mathrm{e}^{\mathrm{j}\omega t} \tag{3-78}$$

式中，j_{m} 表示 m 阶第一类球贝塞尔函数；$h_{\mathrm{m}}^{(2)}$ 表示 m 阶第二类球汉克尔函数。

因此散射场声压的复包络为式（3-79）：

$$\left|\frac{p_{\mathrm{s}}(r,\theta)}{p_0}\right|=\left|\sum_{m=0}^{\infty}\frac{-(-j)^m(2m+1)\left.\frac{\partial j_{\mathrm{m}}(kr)}{\partial r}\right|_{r=a}}{\left.\frac{\partial h_{\mathrm{m}}^{(2)}(kr)}{\partial r}\right|_{r=a}}h_{\mathrm{m}}^{(2)}(kr)P_{\mathrm{m}}(\cos\theta)\right| \tag{3-79}$$

当 $kr\gg1$ 时，第二类球汉克尔函数可表示为 $\left.h_{\mathrm{m}}^{(2)}(x)\right|_{x\to\infty}=\frac{\mathrm{e}^{-\mathrm{j}\left(x-\frac{m+1}{2}\pi\right)}}{x}$，将其代入散射波远场声压解中得

$$p_{\mathrm{s}}(r,\theta,t)=-p_0a\frac{\mathrm{e}^{\mathrm{j}(\omega t-kr)}}{r}R(\theta)$$

式中

$$\left.\begin{aligned}R(\theta)&=\frac{1}{ka}\sum_{m=0}^{\infty}a_{\mathrm{m}}'\mathrm{e}^{\mathrm{j}\frac{m+1}{2}\pi}P_{\mathrm{m}}(\cos\theta)\\ a_{\mathrm{m}}'&=-\frac{a_{\mathrm{m}}}{p_0}=\frac{-(-j)^m(2m+1)\left.\frac{\partial j_{\mathrm{m}}(kr)}{\partial r}\right|_{r=a}}{\left.\frac{\partial h_{\mathrm{m}}^{(2)}(kr)}{\partial r}\right|_{r=a}}\end{aligned}\right\} \tag{3-80}$$

则指向性函数 $R(\theta)$ 如下所示：

$$\left|R(\theta)\right| = \frac{1}{ka}\left|\sum_{m=0}^{\infty}\frac{-(-j)^m(2m+1)\left.\frac{\partial j_m(kr)}{\partial r}\right|_{r=a}}{\left.\frac{\partial h_m^{(2)}(kr)}{\partial r}\right|_{r=a}}\mathrm{e}^{\mathrm{j}\frac{m+1}{2}\pi}P_m(\cos\theta)\right| \tag{3-81}$$

二、散射场数值仿真分析与 Matlab 代码

由 Matlab 进行声场分布重建，假设：$f = 1\text{MHz}$，$c = 1500\text{m/s}$，对不同的 ka 取值，由式（3-79）和式（3-81）对散射场声压分布图重建结果见图 3-29 和图 3-30，读者可扫描二维码下载具体实现算法、Matlab 源代码和彩图。

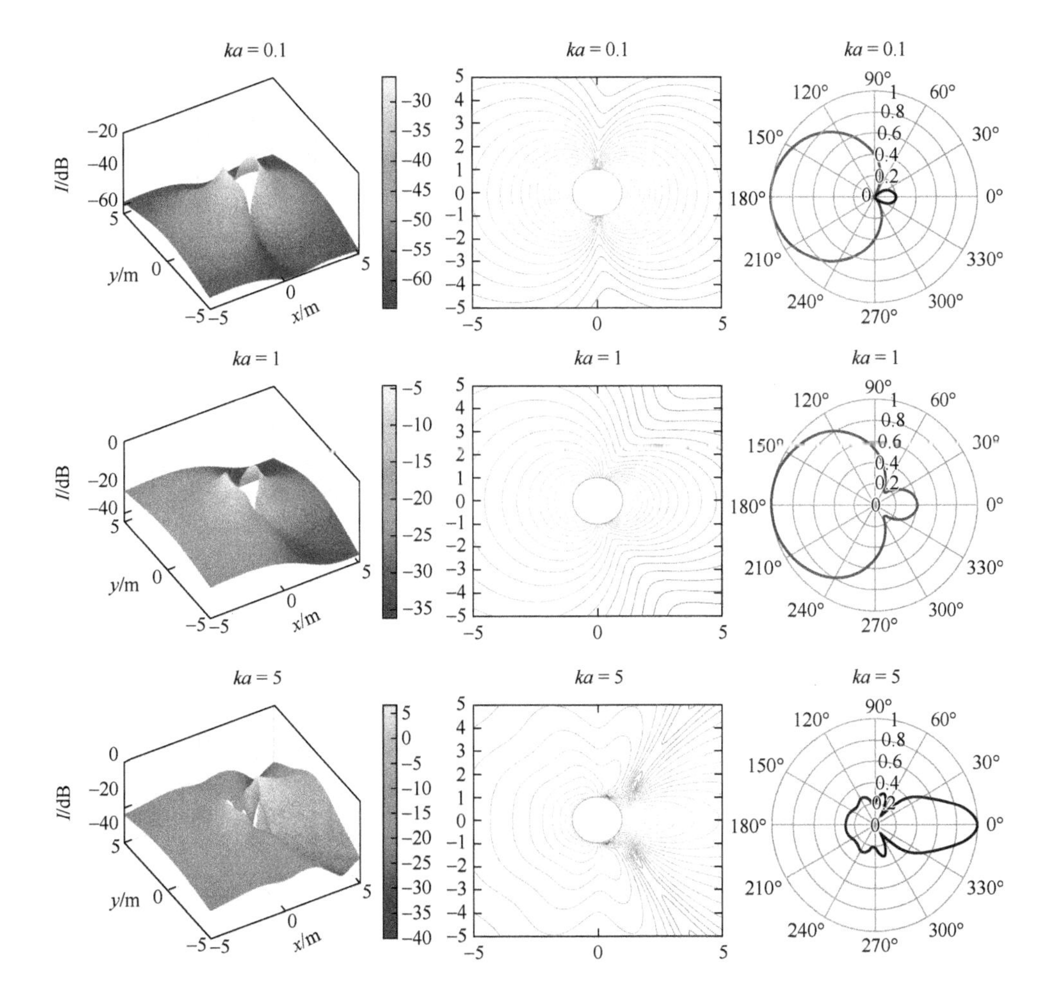

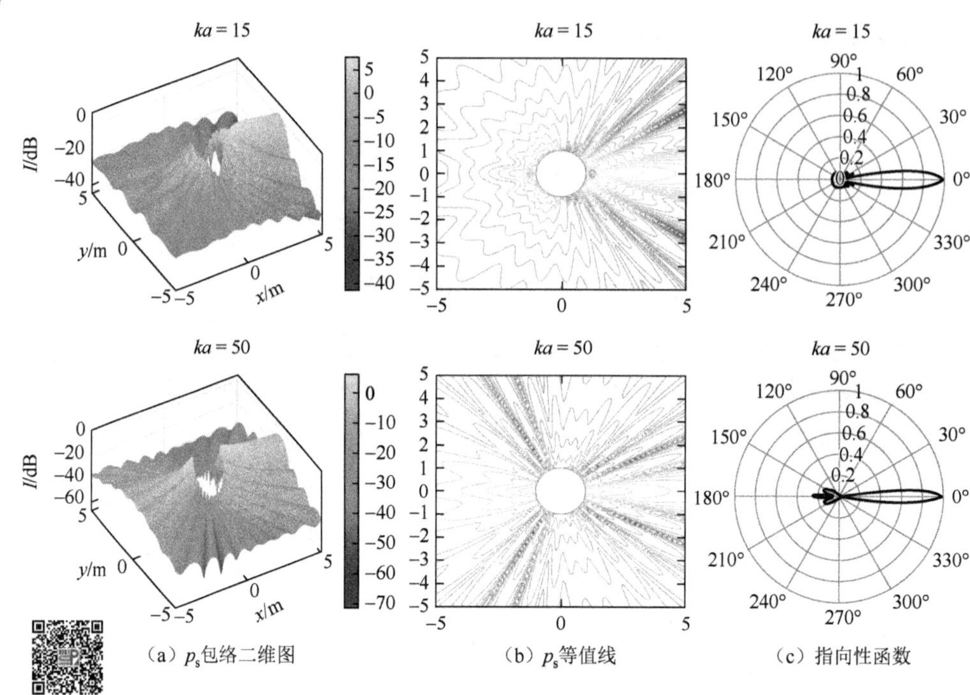

（a）p_s包络二维图　　（b）p_s等值线　　（c）指向性函数

图 3-29　不同 *ka* 情况下散射声场声压分布图

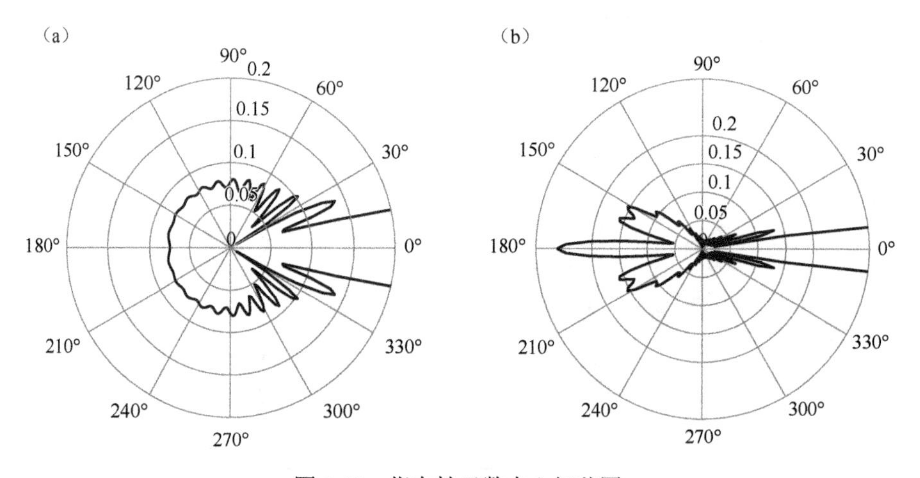

图 3-30　指向性函数中心细节图

（a）*ka* = 15；（b）*ka* = 50

由图 3-29 可以看出，*ka* 不同，散射声场指向性函数的差异很大。当 $ka \ll 1$（如 $ka = 0.1$）时，大部分散射波声压均匀地分布在与入射波相反的方向上（$\theta = 180°$），即刚球的前侧，如图 3-29（$ka = 0.1$）所示；随着 *ka* 的增大，在声波的入射方向上，散射波的声压逐渐加强，指向性也变得越来越复杂；当 *ka* 接近 1

时，散射比较复杂，如图 3-29（$ka=0.5$，1，5）所示；当 $ka \gg 1$ 时（如 $ka=15$，50），通常称为高频近似，散射波声压分布主要集中在入射声波方向上，如图 3-29（$ka=15$，50）所示，但是这部分散射声压与入射声压相干抵消，在刚球的后面形成总声场的阴影区。图 3-30 给出高频散射近似下指向性函数的中心细节。

上述是从散射声压的角度考虑散射声场的分布，接下来我们简要探讨散射声功率的分布情况，散射波的平均散射声功率 $\overline{W}_{\mathrm{S}}$ 为（杜功焕等，2001）

$$\overline{W}_{\mathrm{S}}=\int I_{\mathrm{s}}\mathrm{d}S=\int\frac{1}{2}\mathrm{Re}(p_{\mathrm{s}}\times v_{\mathrm{s}}^{*})\mathrm{d}S \tag{3-82}$$

在 $ka \ll 1$ 的情况下，

$$\overline{W}_{\mathrm{S}}\approx\frac{7}{9}(\pi a^{2})(ka)^{4}I_{\mathrm{p}} \tag{3-83}$$

式中，I_{p} 和 I_{s} 分别为入射波和散射波声强，这种情况下说明散射波的能量占总功率很小的比例，刚球对声波的影响很小，大部分的入射波能量绕过刚球向前传播。

在 $ka \gg 1$ 的情况下

$$\overline{W}_{\mathrm{S}}\approx 2(\pi a^{2})I_{\mathrm{p}} \tag{3-84}$$

在这种情况下，总的散射声功率看上去为入射声功率的两倍，不符合能量守恒定律。实际上，当 ka 远远大于 1 时，散射波分成两部分，散射波的一部分集中在入射波方向（$\theta=0°$，刚球的后方），但是散射波与入射波相干叠加相消，形成声影；另外一半则比较均匀地分散在其他各方向，特别是在球的前侧（$\theta=180°$附近）散射波加强，此时刚球对声波产生镜反射，刚球成了一个良好的反射体，完全挡住了声波的向前传播。

第七节　生物组织的超声特性及衰减吸收

不同生物组织的声速、声阻抗率、超声散射与吸收等参数均存在差异，这些参数的特异性是超声成像的关键。上皮组织、肌肉组织、神经组织、结缔组织和血液及其他体液的声学特性与水的比较接近，称为似水组织。骨头、肺泡、脂肪等组织的声学特性与似水组织的差异较大，其中骨骼呈现固态，与周围软组织的声阻抗率差异较大，且其结构呈多孔等特性，对超声波的反射、吸收都很大，超声波很难穿透骨骼，这与 X 线不同；肺泡中充满空气，对超声的散射衰减也很明显。因此，超声常用于无骨骼遮挡，非空腔的实质性脏器，如心内科、妇产科、泌尿科等，几乎不用于肺、脑、骨骼等的检查。脂肪密度比水小，其声学特性也与其他组织的差异明显，因此，脂肪肝等病症很容易在 B 超图像上反映出来。

一、生物组织中的声速与声阻抗率

人体组织结构复杂，其软组织性质接近流体性质，故超声波在大多数软组织内的传播速度也相差不大，并与超声波在水中的传播速度相近，其平均声速 c 约为1540m/s。在常见的超声医学设备（如B超）中，通常忽略不同生物组织声速的差异，采用组织的平均声速，如1540m/s，而实际上生物软组织之间的声速差异一般会小于5%，虽然这种近似也会带来细微的图像伪差，但是在要求不高的情况下是可以接受的。在超声治疗设备中，声速差异也会影响焦斑的大小及焦点位置的精确测定等。

精确测量表明，不同生物组织中的声速有所不同，如表3-1所示，从中可以看出脂肪的声速比较特殊，小于水中的声速，其他生物组织中的声速与水中的接近且大于水；另外，肺泡和肠胃气泡中的空气也比较特殊，大约为340m/s。人体骨骼的性质与固体接近，故其传播速度也与固体的接近，其声速约为软组织中的3倍。相对于组织中的声速及密度，声阻抗率更能反映组织的声学特性，且通常认为声阻抗率为声速与密度的乘积，所以不同的生物组织，其声阻抗率也有所差异，从表3-1可以看出，脂肪与肝的声阻抗率相差较大，这会引起超声传播特性的改变，因此在B超诊断中，正常肝与脂肪肝比较容易区分开。

表3-1 典型生物组织的密度、声速与声阻抗率（Azhari，2010）

组织或材料	密度/(g/cm^3)	声速/(m/s)	声阻抗率/[$\times10^6$kg/(s·m^2)]
水	1	1480	1.48
血液	1.055	1575	1.66
脂肪	0.95	1450	1.38
肝	1.06	1590	1.69
肾	1.05	1570	1.65
脑	1.03	1550	1.60
心脏	1.045	1570	1.64
肌肉（纵向纤维）	1.065	1575	1.68
肌肉（切向纤维）	1.065	1590	1.69
皮肤	1.15	1730	1.99
眼（晶状体）	1.04	1650	1.72
眼（玻璃体液）	1.01	1525	1.54
中轴骨（纵波）	1.9	4080	7.75
中轴骨（横波）	1.9	2800	5.32
牙（牙本质）	2.2	3600	7.92
牙（牙釉质）	2.9	5500	15.95

注：这些都只是具有代表性的值。在大多数情况下，声速会随温度的变化而变化。

二、生物组织中超声衰减与吸收

只有在理想介质中，我们才认为声波传播过程无声能吸收等损耗。实际上，像生物组织等绝大多数介质，都属于非理想介质，超声波在其中传播时，其幅度（如声压）或者能量（如声强）都会随着传播距离的增加而逐渐减弱，这种现象称为超声波的衰减。造成衰减的因素有多种，其中一部分能量被介质吸收，转化成其他能量，如热能，即超声波的吸收衰减。在研究超声波的衰减时，除扩散衰减与波阵面形状有关，且只有平面波的扩散衰减可以忽略不计外，其他散射衰减和吸收衰减等均近似遵从随距离指数衰减的规律，为此，我们可以归并表达超声波传播的衰减系数为指数衰减，先定义表征介质超声衰减的衰减系数。

（一）衰减系数 α 的定义

设声波沿 x 方向传播，用 α 表示其声压幅度的衰减系数，则从位置 x_1 算起，经过 Δx 的传播距离之后，到达位置 x_2 声压幅度的衰减表达式为

$$p(x_2)=p(x_1)\mathrm{e}^{-\alpha(x_2-x_1)} \tag{3-85}$$

两边取自然对数可得到衰减系数 α 的表达式

$$\alpha=\frac{1}{x_2-x_1}\ln\frac{p(x_1)}{p(x_2)} \tag{3-86}$$

衰减系数 α 可以理解为单位距离上声压振幅比的自然对数，单位是奈培/厘米，符号是 Np/cm。实际使用中，我们通常用分贝（dB）表示声波随距离传播的衰减系数，这时衰减系数的定义如下：

$$\alpha=\frac{20}{x_2-x_1}\lg\frac{p(x_1)}{p(x_2)}=\frac{10}{x_2-x_1}\lg\frac{I(x_1)}{I(x_2)}(\mathrm{dB/cm}) \tag{3-87}$$

奈培和分贝的换算关系为 1Np/cm = 8.686dB/cm（应崇福，1990）。有时，我们也定义声强的衰减系数 μ 为

$$I(x_2)=I(x_1)\mathrm{e}^{-\mu(x_2-x_1)} \tag{3-88}$$

式中，$\mu=2\alpha$。

（二）衰减因素

生物组织中的超声衰减主要由声束扩散、散射、组织吸收和大尺寸界面上的反射等因素引起。

1. 扩散衰减

非平面超声波在均匀理想介质中传播时，衰减主要来自超声波束的扩散，即离声源一定距离后，声场空间扩大、声能分布在更大面积上，导致单位面积上的声能量减弱。以点声源为例，其波阵面为球面波形式传播，声强与距离 r 的平方

成反比；而柱面波传播时，其声强与传播距离 r 成反比。很显然，在扩散衰减过程中，超声的总能量没有损失，只是波阵面的面积发生变化，而导致单位面积通过的声功率降低。对于换能器声场的扩散，我们会在后续平面圆片换能器的章节详细探讨。

2. 散射衰减

实际上，介质多是非均匀的，当声波传播到小尺寸的非均匀界面时将引起散射，散射改变超声的传播方向，使原传播方向的能量变小，引起散射衰减。生物组织中的超声散射较为复杂，它既与散射体的大小、形状、性质及数量有关，又与周围介质的声学特性及超声频率等相关。

3. 吸收衰减

超声在介质中传播时，由振动引起的摩擦将一部分超声能量转变为其他形式的能量（如热能），因而表现为超声能量被介质吸收了，导致原传播方向的超声能量衰减了。吸收衰减的程度与介质的微观结构、超声频率等有关。主要的吸收机理有如下三种（伍于添，2012），总的吸收系数是上述三种情况的吸收系数之和。

1）黏滞吸收。当介质具有黏滞性时，声波引起的质点振动会受到质点间存在的黏滞性阻力的作用，即声波需要克服这种内摩擦力而做功，导致部分声能转化为热能，这称为黏滞吸收。

2）热传导吸收。在均匀弹性介质中，超声波的传播使介质内部出现交替的疏密变化。受压缩的稠密介质将会产生升温，而受拉伸的疏松介质的温度会下降。在假定的理想介质中，认为声波引起介质的压缩与膨胀过程很快，介质小体积元自身的温度变化来不及与周围体积元发生热交换，即所谓的绝热过程。实际上，这只是一种近似，在非理想介质中，不可避免会出现热交换和传导，而且出现不可逆转的能量损失，从而导致声能的损耗，这就是热传导吸收。

3）弛豫吸收。介质静止时，介质的分子外自由度能量（如分子移动、转动等能量）与内自由度能量（如分子的振动能量）处于某种平衡态，当超声波在介质中传播时，这种平衡态被打破，分子内外自由度的能量分配发生改变，向新的平衡态过渡。建立新的平衡，需要一定的时间，这个时间就称为弛豫时间，这个过程就是弛豫过程。在这个过程中，介质分子会消耗部分声能，把它转化为热能，形成弛豫吸收。

4. 界面上反射引起的超声衰减

此外，超声在传播过程中遇到大尺寸的界面，在声阻抗率不同的两种介质的界面上，超声波的反射、折射将使透射进入更深层组织中的声波能量下降，从而引起超声波随距离的增加而衰减。

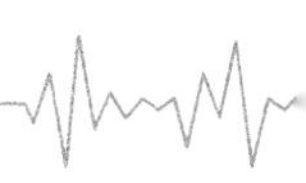

（三）生物组织中的超声衰减与吸收

超声波被介质吸收的程度与介质的性质有关；在没有黏滞性[①]的介质中，超声能量的吸收衰减正相关于频率。对于非肺的人体组织，吸收是主要的衰减因素，大约 80%的超声波被胶原蛋白所吸收，且吸收系数与超声的频率大约成正比（在 1～15MHz 的频段）。人体软组织对超声波的吸收不仅与组织的物理特性有关，而且与其生理状态有关。从临床试验得知，正常组织与病变组织对超声的吸收不同，癌组织对超声的吸收较多，炎症组织次之；血液和眼前房液的吸收最少；肌肉组织的吸收有所增加；纤维组织和软组织则吸收大量的能量，骨质吸收得更多。如果体液中蛋白质成分较多，声吸收也较多；组织中含胶原蛋白和钙质越多，声吸收越多。表 3-2 列出了人体组织对超声波的衰减系数。从表中可知，水的衰减系数很小，超声波在水中可传播较远的距离，骨质的衰减系数最大，故超声很难通过骨质传播。此外，空气衰减系数也很大，而肺气泡内总是储有大量空气，故肺的衰减系数也较大。我们需要注意的是，组织的衰减系数与超声波的频率密切相关，通常衰减系数随着超声频率的增高而增大，衰减是高频超声传播距离短的主要原因。

表 3-2　典型生物组织的衰减系数和非线性参数 *B*/*A*（Azhari，2010）

组织或材料	α/(dB/cm) @fMHz	$\alpha = a \cdot f^b$		非线性参数 *B*/*A*
		a/[dB/(cm·MHz)]	b	
水	—	0.002	2	5.2
血液	—	0.15	1.21	6
脂肪	—	0.6	1	10
肝	—	0.9	1.1	6.8
肾	—	1	1	7.4
脑	—	0.8	1.35	6.9
心脏	2@1MHz	—	—	6.8
肌肉（沿着纤维）	1.3@1MHz	—	—	（所有方向的平均值）7.4
肌肉（穿过纤维）	3.3@1MHz	—	—	
皮肤	9.2@5MHz	—	—	—
眼（晶状体）	7.8@10MHz	2	—	—

① 流体在管道内流动时，在某一断面处的各质点的流速是不相同的。靠近管壁的流速为零，而越靠近管中心流速越大，由于各层流的流速不等，各点层流之间产生相对运动，在相邻的流层之间产生了阻碍相对运动的内摩擦阻力，称为黏滞力。液体具有黏滞力的性质称为黏滞性。

续表

组织或材料	α/(dB/cm) @ƒMHz	$\alpha=a\cdot f^b$		非线性参数 B/A
		a/[dB/(cm·MHz)]	b	
眼（玻璃体液）	0.6@6MHz	—	—	—
骨（颅骨）	—	20	—	—
骨（骨小梁）	2～15 @0.2～1MHz	—	—	—
牙（牙本质）	80@18MHz	—	—	—
牙（牙釉质）	120@18MHz	—	—	—

三、生物组织中非线性参量的差异

从表 3-2 可以看出，不同生物组织非线性参量 *B*/*A* 的差异明显，这很可能为生物医学组织定征及占位性病变前的早期诊癌提供新的途径。因而，对这方面的研究进展格外引人注目。比如，当正常肝变为肝硬化时，其声速、密度、声衰减系数等线性参量的变化不超过 5%，而其非线性参量 *B*/*A* 的变化约可达 30%，非线性参数 *B*/*A* 被认为是医学诊断技术的新参量。

思考与练习题

一、是非题

1. 反射波是否来自空腔，可以通过测量反射波与入射波的质点振动速度的相位是否相差 180°来判断。(　　)

2. 漫反射与散射的差别主要是看障碍物的尺寸，通常障碍物的尺寸远大于波长为漫反射，接近或者小于波长为散射。(　　)

3. 声波的反射是由于介质声阻抗率有差异。(　　)

4. 只要足够薄，薄膜对声传播几乎没什么影响。(　　)

5. 在介质 Z_1 中，插入声阻抗率为 Z_2 的中间层，只要 Z_2 的厚度为波长的 1/2，则声波可以几乎无衰减地全透射。(　　)

二、选择题

1. 线性波动方程推导过程中，基于的条件是____。

A. 既考虑了纵波，也考虑了横波的效应

B. 声强可以很大，可解释 HIFU 中的声学现象

C. 没有考虑声波传播过程的热交换问题

2. 在声学理想介质中传播，声波没有____。

A. 散射　　B. 衰减　　C. 吸收　　D. 多普勒频移

3. 超声波成像纵向分辨力的极限是____。

A. 1/2 波长　　B. 1/10 波长　　C. 10 倍波长

4. 可以不考虑扩散衰减的波是____。

A. 平面波　　B. 球面波　　C. 柱面波　　D. 表面波

5. B 超设备的成像参数是介质的____。

A. 声阻抗率　　B. 衰减系数　　C. 反射系数

D. 组织密度　　E. 声速

6. 超声多普勒利用血液对超声波的____信号。

A. 反射　　B. 散射　　C. 衍射　　D. 折射　　E. 透射

7. 超声造影剂是利用其对超声波的____而增强成像的对比度。

A. 反射　　B. 散射　　C. 衍射　　D. 折射　　E. 透射

8. 作为超声造影剂____介质增强成像的对比度效果更好。

A. 固体　　B. 液体　　C. 气体

9. 下列组织声学参数，____与声波频率密切相关。

A. 声速　　B. 声阻抗率　　C. 衰减系数　　D. 密度

10. 线性声学认为声波振动幅度比较小，而且忽略声学变量中的一阶以上的微量，具体条件是____。

A. 声压远小于静态压　　B. 质点速度远小于声速

C. 质点位移远小于波长　　D. 密度扰动远小于静态密度

三、计算推导题

1. 请结合教材第十七章“低强度聚焦超声经颅超声刺激”的背景，完成如下作业：经颅超声刺激大鼠实验中，通过超声波无创伤刺激大鼠脑区神经，有望为抑郁症、中风等疾病提供新的治疗手段。实验中，采用频率为 0.6MHz，换能器发射超声波声强为 100mW/cm^2 的连续平面超声波，大鼠的大脑皮层神经位于颅骨内，假设头皮 1mm 厚，颅骨厚度为 2mm，请结合大鼠大脑的解剖结构试着估算到达大鼠脑神经的刺激声波的声强大约为多少，并请给出估算的模型、过程和结果，并分析结果的合理性。(这是一道开放题目，没有标准答案。)

2. 如果在没有声扰动时，介质的静态密度不均匀，是超声传播方向 x 的函数 $\rho=\rho(x)$，本章第一节的声压一维波动方程将是什么形式？请推导。

3. 请试着在 Matlab 环境下，在复现本章节刚球散射的散射声压分布的基础上，仿真散射场声强和声功率的分布。

4. 如图所示，一列沿 x 轴正向传播的简谐波方程为

$$y_1 = 10^{-3}\cos\left[200\pi\left(t-\frac{x}{200}\right)\right](\text{m}) \tag{1}$$

在 1、2 两种介质分界面上点 A 与坐标原点 O 相距 $L=2.25\text{m}$。已知介质 2 的波阻大于介质 1 的波阻，假设反射波与入射波的振幅相等，求：

（a）反射波方程；

（b）驻波方程；

（c）在 OA 之间波节和波腹的位置坐标。

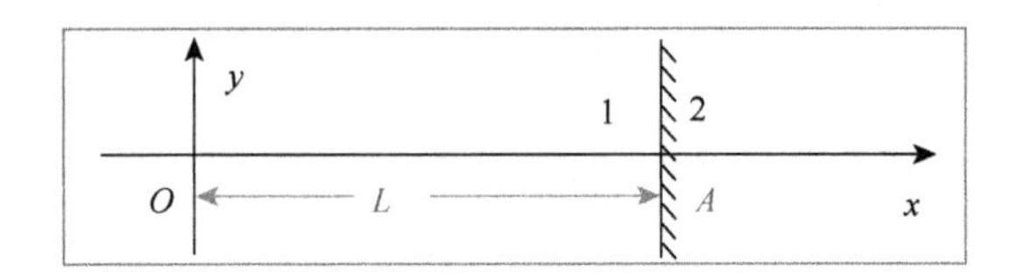

题 4 图

四、问答题

1. 声速的物理含义是什么？声速的大小与介质的什么特性有关？从理论上讲声速可以无穷大，你如何理解？

2. 请结合生物组织简述衰减系数、散射系数、吸收系数的物理含义及相互关系。

3. 根据声速的定义 $c^2=\left(\dfrac{\text{d}P}{\text{d}\rho}\right)_S$ ，是否可以解释非线性波传播过程中波形畸变的现象？

4. 请根据驻波理论，分析压电陶瓷厚度与工作频率的关系，什么条件下陶瓷片有更强的向外辐射能量的能力？

5. 声压反射率用式（3-20）表示，超声波遇到声阻抗率不同的两种介质 Z_1、Z_2 的界面时，会发生反射。声压反射率只与介质的特性阻抗有关。而三层介质的超声传播模型又提到，当满足一定的条件时，即使三种介质的声阻抗率 Z_1、Z_2 和 Z_3 互不相同，也会发生全透射。这一结果是否与超声波在不同介质界面上的反射定律相矛盾？为什么？该如何解释？

6. 水下发出的声波，能不能通过水面传播到空气中？用你学过的知识给出物理解释。

7. 请问从超声回波信号的哪些参量中，能提取被测介质的哪些信息（至少三条）？请图示或者量化分析其中对应的物理含义。（重点）

8. 超声波在遇到障碍物的时候，什么情况下发生散射？什么情况下发生反射？

9. 血液对超声的散射与哪些因素有关？简述这些因素与散射波强度的关系。
10. 超声散射场的表征参数有哪些？各自的定义是什么？
11. 请用瑞利散射原理解释，天为什么是蓝的，而夕阳是红的。
12. 请用你所学过的知识，解释微气泡超声造影剂的原理，要有理有据。（重点）

参考文献

白净. 1998. 医学超声成像机理. 北京：清华大学出版社
杜功焕，朱哲民，龚秀芬. 2001. 声学基础. 南京：南京大学出版社
范军. 2001. 水下复杂目标回声特性研究. 上海：上海交通大学博士学位论文
冯若，刘忠齐，姚锦钟，等. 1993. 超声诊断设备原理与设计. 北京：中国医药科技出版社
他得安，王威琪，汪源源，等. 2005. 超声背向散射系数评价松质骨状况的可行性研究. 航天医学与医学工程，18（5）：365～369
王鸿樟. 1991. 声学及医学超声应用——生物医学声学. 上海：上海交通大学出版社
伍于添. 2012. 医学超声设备原理・设计・应用. 北京：科学技术文献出版社
应崇福. 1990. 超声学. 北京：科学出版社
张揽月. 2016. 振动与声基础. 哈尔滨：哈尔滨工程大学出版社
Azhari H. 2010. Basics of Biomedical Ultrasound for Engineers. New York：John Wiley & Sons，Inc
Rayleigh L. 1877. The Theory of Sound. New York：Cambridge University Press

第四章

声学参量及声场的测量计算

第一节　常用声学参量及声场的测量计算

一、声速的测量

声速是非常重要的声学参数，与介质的密度、弹性模量等物理参量有关。声速通常是常量。声速 c 的值可以通过测量声波的频率 f 和波长 λ 而获得，它们之间的关系为

$$c = \lambda f \tag{4-1}$$

此外，传播速度也可表示为

$$c = L/t \tag{4-2}$$

若测得声波传播所经过的距离 L 和传播时间 t，也可获得声速。测量声速的方法有多种，如干涉共振驻波法、水浸式脉冲插入取代法、脉冲透射时差法、脉冲回波法、相位比较法等，下面重点介绍前两种（万明习，2010a）。

（一）干涉共振驻波法

实验装置如图 4-1 所示，图中 S_1 和 S_2 为压电晶体换能器，S_1 作为声波源，它被高频信号发生器输出的交流电信号激励，发生受迫振动，并向介质中定向发出近似为平面正弦波的超声波；S_2 为超声波接收器，超声波传至它的接收面上时，被反射。当 S_1 和 S_2 的表面近似平行时，超声波就在两个平面间来回反射。

干涉共振驻波法测波长的物理原理：设入射波与反射波的声压 p_1、p_2 在介质（空气或水）中的波动方程分别表达如下，当距离 L 不是很大时，忽略声波传播幅度的衰减：

$$p_1 = A\cos\left[2\pi\left(ft - \frac{x}{\lambda}\right)\right] \tag{4-3}$$

$$p_2 = A\cos\left[2\pi\left(ft + \frac{x}{\lambda}\right)\right] \tag{4-4}$$

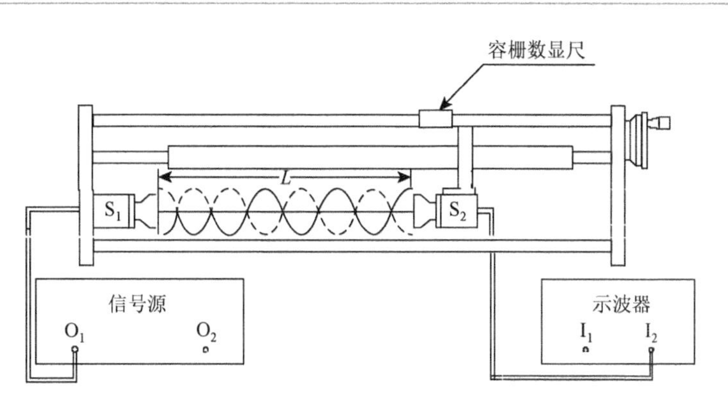

图 4-1　干涉共振驻波法测声速的实验装置图

叠加后合成波 p，经过和差化积公式①处理为

$$p = 2A\cos(2\pi x / \lambda)\cos(2\pi ft) \tag{4-5}$$

根据驻波原理，当 S_2 处在 $x = \pm n\lambda/2$ 时，在 S_2 与中间介质的分界面处，由于入射波与反射波质点振动速度相位相反，所以合成的质点振动速度为 0，形成质点振动速度的波节；同时入射波与反射波的声压同相，形成声压的波腹，p 幅值为 $\pm 2A$；此时，S_2 的压电晶片感受到 2 倍入射声压幅值的压强，反映在接收器上就是一个压强的峰值，对应示波器输出一个电压的峰值。当 $x = \pm(2n+1)\lambda/4$ 时，p 的幅值为 0，产生声压的波节，因此只要测得相邻两波腹（或波节）的位置即可得到波长，如图 4-2 所示。

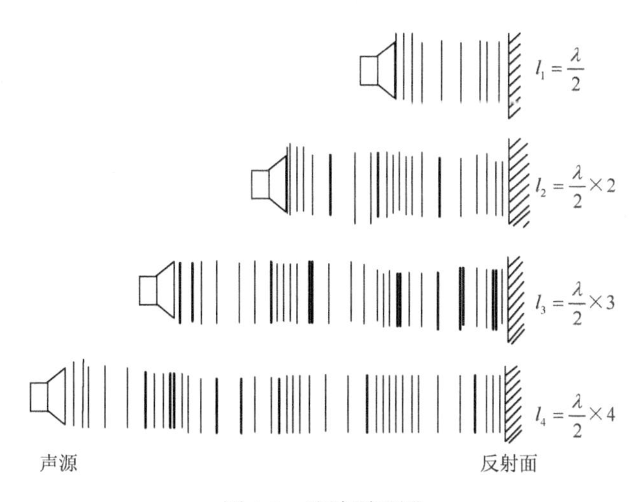

图 4-2　驻波原理图

l. 声源和反射面之间的距离

① 和差化积公式 $\cos\theta + \cos\varphi = 2\cos[(\theta+\varphi)/2]\cos[(\theta-\varphi)/2]$。

如图 4-3 所示，在连续改变接收换能器 S_2 的位置时，从示波器上可以观察到一系列电压信号的极大值和极小值，图中各极大值之间的距离均为 $\lambda/2$，由于散射和其他损耗，各极大值的幅值随距离的增大而逐渐减小。只要测出各极大值对应的接收器 S_2 的位置，就可测出波长。由信号源读出超声波的频率值后，即可由式（4-1）算出声速。

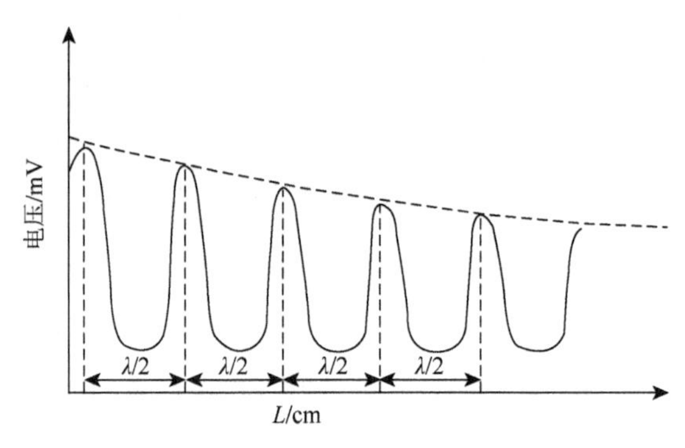

图 4-3　干涉共振峰

本方法常用于频率较低的超声波或者声音在空气或者液体中传播速度的测量，其他介质中声速的测量可以参考其他测量方法。

（二）水浸式脉冲插入取代法

设声波在样品和水中的传播速度分别以 c（y）和 c（w）表示，D 是样品的厚度，置入样品时引起的接收脉冲时移为 Δt，则样品声速为（请自行推导）

$$c(y)=\frac{Dc(w)}{D-\Delta tc(w)} \tag{4-6}$$

由图 4-4 所示，只需要测得插入样品引起的接收脉冲时移 Δt，就能根据式（4-6）算出样品中的声速。水浸式脉冲插入取代法的优点：简单，方便，精确，需要的样品数量少。

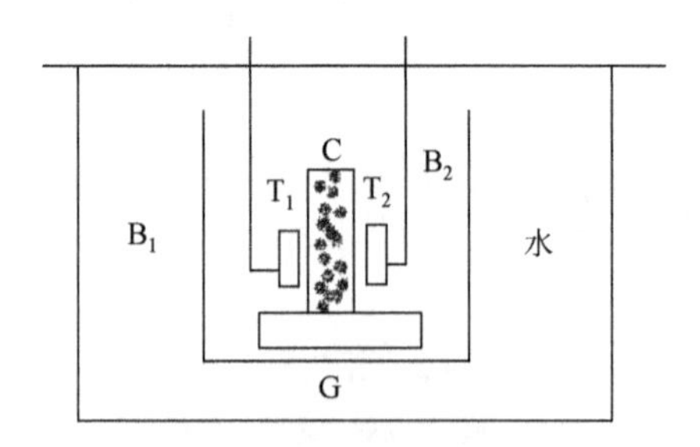

图 4-4　水浸式脉冲插入取代法

C 为样品盒；T_1、T_2 为发射与接收换能器；G 为支架；B_1 为恒温水浴容器；B_2 为除气蒸馏水容器

二、声阻抗率的测量

（一）密度测量方法

通常，声阻抗率 Z 为密度与声速的乘积，根据密度等于质量除以体积，质量可以由天平测量，体积可以用排水法测量，利用公式 $\rho = m/V$，计算样品密度。有了声速和密度的数据，就可以利用公式 $Z = \rho \times c$ 计算出该介质的声阻抗率。

（二）垂直入射反射系数测量方法

声阻抗率的另一种测量方法，是通过测量平面超声波垂直入射条件下的反射系数而实现，如图 4-5 所示。具体步骤为：首先，利用一已知声阻抗率 Z_0 的液体介质（如水），测得水与空气交界面声压反射幅度。由于空气和水的阻抗率相差很大，所以发生全反射，设水中的反射声压为 p_{r0}，如果忽略超声在水中传播时的损耗，则 p_{r0} 和入射波的声压幅度 p_0 应基本相同，$p_{r0} = p_0$。这时再用被测介质代替空气，测出反射声压幅度 p_{rx}。

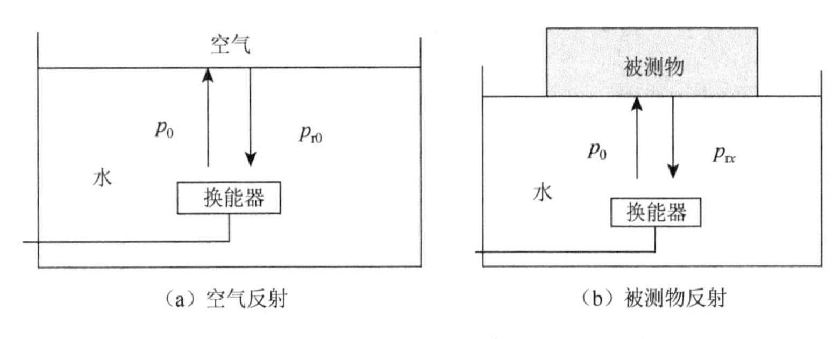

（a）空气反射　　（b）被测物反射

图 4-5　垂直入射反射系数法测量声阻抗率

由声压反射系数计算式：$r = p_{r0}/p_{rx} = (Z_x - Z_0)/(Z_x + Z_0)$，可得声特征阻抗 $Z_x = (1 + r)Z_0/(1 - r)$，式中 p_{r0}、p_{rx} 可以测出，即 r 可测出，Z_0 已知，可以推出样品的特性阻抗率 Z_x。影响该方法测量精度的因素有：①声束垂直入射的条件满足程度；②超声是否是平面波；③介质尺寸是否满足比波长大很多等条件。

三、超声衰减系数的测量

（一）辐射压力法

该方法的测量装置与辐射力法测声功率的装置相同。当平面超声波以入射角 θ 辐照到全反射靶面上时，声强 I 的表达式为

$$I = \frac{Fc}{2A\cos^2\theta} \tag{4-7}$$

式中，F 为测量到的辐射力；c 为介质中的声速；A 为作用在反射靶面上声束的面

积。由上式可以测算出未插入样品接收靶测到的声强 I_1，然后插入被测样本，再测超声波透过生物组织试样后接收到的声强 I_2，可以求出衰减系数 α 为

$$\alpha(\mathrm{dB/cm}) = -10\lg\frac{I_2}{I_1}/D \tag{4-8}$$

式中，D 是试样厚度（cm）。

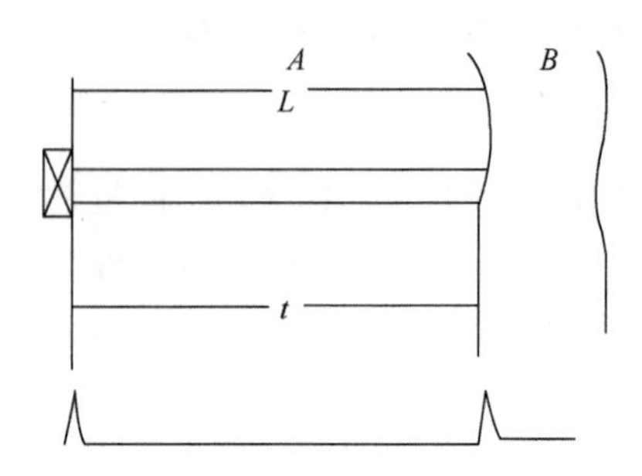

图 4-6　脉冲回波比较法测衰减系数

（二）脉冲回波比较法

目前，许多脉冲反射型诊断中，为了弥补超声通过人体脏器后随着距离增加的衰减，采用了时间增益补偿（TGC）的方法。利用 TGC 法估计：调节不同的 TGC 值使逐渐减小的一系列回波脉冲的幅度都相等，即衰减之后的超声波的幅度与入射声波的幅度相同。则此时的 TGC 值，比如 3dB/cm，就是这个介质的衰减系数。该方法适用于一些衰减不大的、形状比较规则的测试样品，如图 4-6 所示。

四、声功率的测量

声压、声强和声功率是声学测量中非常重要的三个物理量，在超声医学等应用领域中最受关注。设备输出超声功率能否得到准确测量及控制直接关系到医疗设备的安全性与可靠性，是超声设备质量控制的重要依据之一。超声功率的测量方法很多，比如：①基于超声辐射压力的电磁力法、链条法、天平法等；②基于吸收超声辐射而引起的温度和体积变化的量热法和体积法等；③声场空间积分法和声光衍射法等。其中基于辐射力的天平法最为实用；声场空间积分法也称轴向声压法，是空气和水声工程中测量声源功率的基本方法，可以推广到兆赫频段；声光衍射法测量精度高，不扰动声场，能测出距换能器辐射表面很近处的声功率，但局限是只能在透明液体中进行测量（寿文德，1987）。

辐射力天平法由于具有测量速度快、量值准确、容易实现自动化等优势，被广泛采用，其不足之处是辐射力法只适合连续波和长脉冲超声平面波的时间平均功率测量，不太适合测量聚焦声场，对短脉冲反射式超声仪的平均声功率测量精度尚待验证。图 4-7 是基于全反射靶的辐射

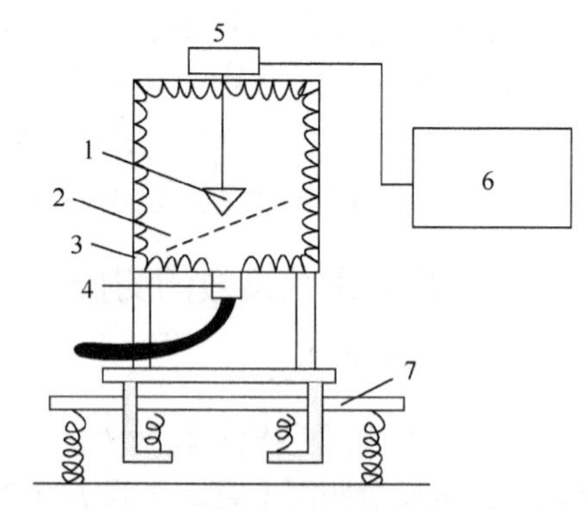

图 4-7　辐射压力天平测量装置

1. 反射靶；2. 薄膜；3. 消声水槽；4. 超声换能器；5. 电子天平的机械横梁装置；6. 电子微量天平；7. 隔振平台

压力天平测量装置图，其中 2 薄膜的作用是将换能器与天平靶隔离开，以防止声流对测量精度的影响等；图中 1 所示的圆锥体靶设计，是为了避免全反射情况下产生驻波，如果测量过程中形成驻波，会使压力大大增加，严重影响测量精度，所以一般采用有一定角度的圆锥体反射声靶（YYT91288-1999 医用超声诊断仪的脉冲声强测量方法），如图 4-8（a）所示。

对于小振幅平面超声波，两种介质的界面处出现的辐射力等于两边声能密度的差值。辐射力与换能器声功率的关系如下：对于全吸收靶，$P=cF$；对于全反射靶，$P=cF/2\cos^2\theta$。式中 P 为声功率，单位是 W；F 为辐射力，单位是 N；c 为声束在介质中的传播速度，单位是 m/s；θ 为入射波传播方向与反射面法线之间的夹角，单位是 rad 或（°）（寿文德等，1998）。对于全吸收靶，吸收靶的形状一般设计为如图 4-8（b）所示的锯齿状，材料选择多孔橡胶等吸声材料。

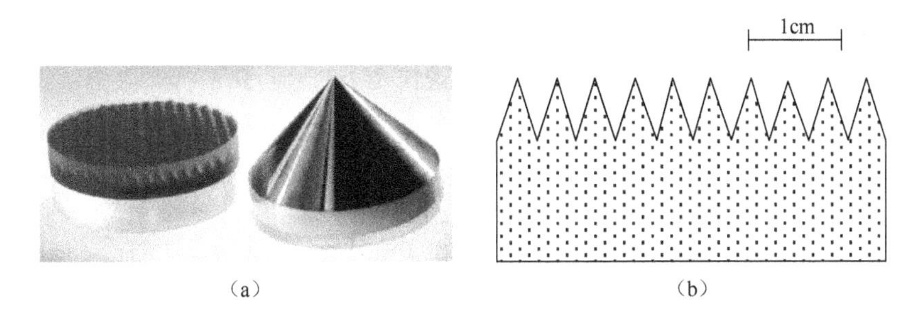

（a）　　　　（b）

图 4-8　吸收靶的剖面图

（a）吸收靶（左）和圆锥反射靶（右）；（b）吸收靶的截面图

五、声光衍射法测量声场

布里渊于 1923 年首次提出声波对光作用会产生衍射效应。随着激光技术的发展，声光相互作用已经成为控制光的强度、传播方向等最实用的方法之一，同时也提供了声场测量新手段，其中声光衍射技术应用最为广泛。声波在气体、液体介质中传播时，会引起介质密度呈疏密交替的变化并形成声场。介质密度的交替变化，同时引起介质光折射率的变化。当光通过这种声场时，就相当于通过一个透射光栅并发生衍射，这种衍射称为声光衍射（图 4-9）。存在着声波场的介质则称为声光栅，当采用超声波时，通常就称为超声光栅（杨霞，2017；He et al., 2016；蓝信钜，2000）。

声光衍射法是我国国标推荐的二级标准方法，其原理是拉曼-奈斯衍射（Raman-Nath diffraction），小振幅超声平面波束在透明液体中产生的相位光栅，调制与其垂直相交的单色光束后引起的 m 级衍射。当一束单色准直光垂直入射到超声光栅上（光的传播方向在光栅的栅面内）时，出射光即衍射光，如图 4-10 所示。

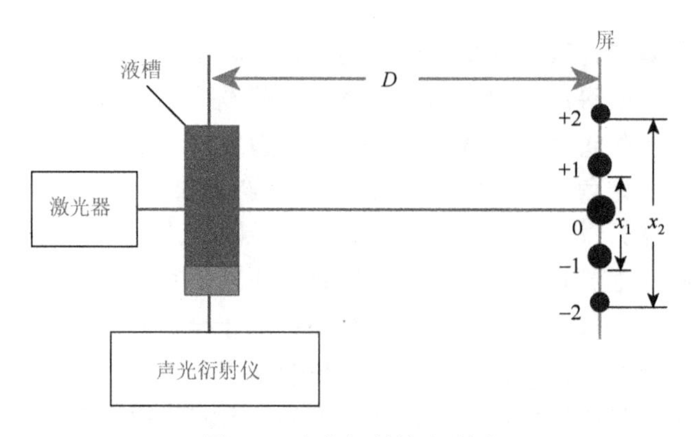

图 4-9　声光衍射的光路图

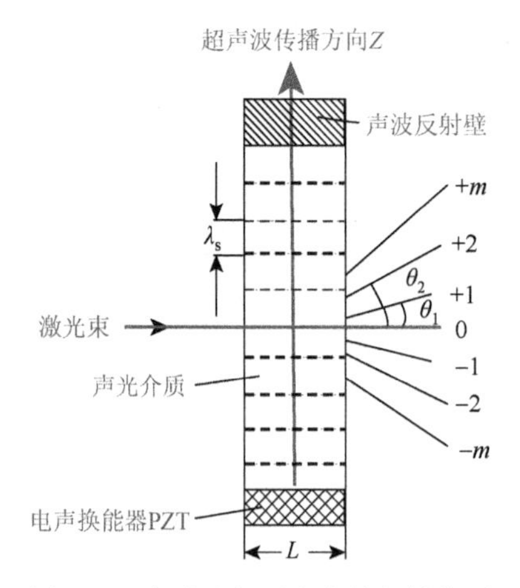

图 4-10　超声光栅对光束的衍射作用

图中 m 为衍射级次数，θ_m 为第 m 级衍射光的衍射角。可以证明，与光学光栅一样，形成各级衍射的条件是

$$\sin\theta_m = \pm m\lambda / \lambda_s \tag{4-9}$$

式中，λ 为入射光波长；λ_s 为超声波波长（$m = 0, \pm1, \pm2, \cdots$）。

衍射光的光强 I_{lm} 与 Raman-Nath 参量的 m 阶贝塞尔函数平方 $J_m^2(v)$ 成正比，即

$$I_{lm} = I_{l0} J_m^2(v) \tag{4-10}$$

$$v = \frac{2\pi}{\lambda}\Delta n L \tag{4-11}$$

式中，I_{l0} 为液体中未施加超声时，直达光的强度；v 为 Raman-Nath 参量，表征光波通过液体后产生的相位调制幅度；λ 为真空中单色光的光波长；Δn 为超声引起的液体中光折射率 n 的最大变化量；L 为声光干涉长度或声场深度。通过测量 m 级衍射光强的相对值 I_{lm}/I_{l0}，用其平方根查贝塞尔函数表得到相应的 v 值。可以计算圆形平面活塞换能器的声功率 W（寿文德和钱德初，1987）为

$$W = \frac{\rho c^3 \lambda^2 v^2}{32\pi(n-1)^2} \tag{4-12}$$

上述式（4-12）的限制条件为

$$\begin{aligned} &Q = k_s^2 L / (nk) \leqslant 0.5 \\ &v \leqslant 6 \\ &Qv \leqslant 2 \end{aligned} \tag{4-13}$$

式中，Q 为 Klein-Cook 参数，$Q<1$ 是发生 Raman-Nath 衍射的条件；v 是

Raman-Nath 参量；ρ 为液体的密度，kg/m^3；c 为介质中的声速；k_s 为液体中的超声波数，rad/m；k 为液体中的光波波数，rad/m；n 为液体中的光折射率。

声光衍射法的实验装置如图 4-11 所示。其中（1）是固态激光器，它产生的光束由扩展器（2）放大，并准直成平行光束，在经过光圈（3）中变成窄的平面光束；中和密度滤光片（4）用于减弱光强度，使 CCD 摄像机（8）不会过载；光线经过水箱时，由于水箱（5）中水在超声的作用下起到光栅的作用，从而产生衍射条纹，其中（6）是超声波换能器；透镜（7）用于将声光作用的衍射图像聚焦在 CCD 摄像机（8）上，最后将图像传递到计算机（9），并使用软件计算超声功率值；其中（10）是超声波信号源，（11）是激光电源。

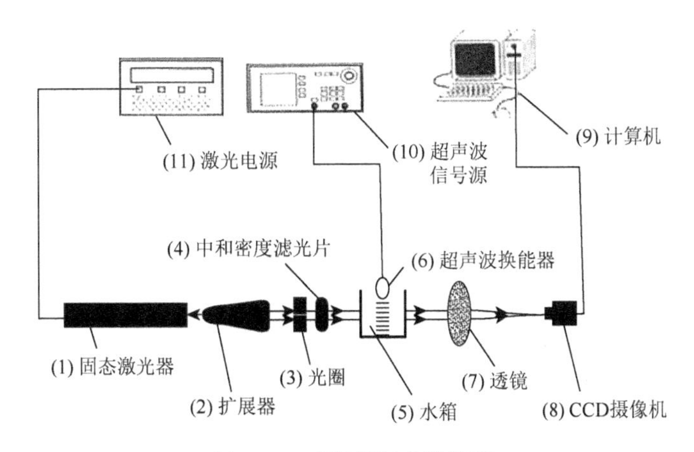

图 4-11　声光衍射实验装置

声光衍射法测量精度高，不扰动声场，能测出距换能器辐射表面很近处的声功率，但被局限在透明液体中进行测量（蓝信钜，2000）。

第二节　脉冲超声波声强的测量计算

超声医疗设备声功率和声强的大小关系到人体的健康安全，是需要严格控制的医学参数。关于超声波对人体的安全剂量问题，最初人们注意的是发射声功率，但随着声聚焦技术的广泛应用，声场中声强的瞬时峰值和空间峰值越来越为人们所重视。多数超声设备（如 B 超）采用脉冲波，脉冲波声强的大小在临床上关系到人体的健康和安全。脉冲超声医疗仪器的相关安全法规对脉冲超声的使用强度做出规定与限制。现已定义了一系列不同声强来描述脉冲声场的特性，这些定义促进了超声剂量学和超声生物效应的研究。本节将重点讨论脉冲声强的定义与计算。超声诊断的安全性（即不使人体发生不希望的生物效应的最大超声强度）至关重要。例如，对孕妇的早期超声诊断，很可能造成胎儿的染色体变异，导致某些先天性疾病。国际电工委员会 IEC1157-92 也做出规定，要求脉冲超声设备的 I_{SPTA}＜100mW/cm^2。如果超声诊断仪的声强超出了这些规定值，必须公布其声强输出的具体值。若超声强度超出规定，将造成若干生物效应，如育龄妇女早熟排卵、受孕率下降、胎儿体重减轻、生产后儿童发育迟缓等现象。美国食品药品监督管理局（FDA）也对脉冲超声的声强做出限制性规定，其中对于升温密切相关的空间峰值-时间平均声强 I_{SPTA} 在体估算值限制如下：外周血管 720（1500）mW/cm^2，心脏 430（730）mW/cm^2，胎儿及其他 94（180）mW/cm^2，眼睛 17（68）mW/cm^2，其中括号内数字是标准化条件下在水中的测值，在体估算值是由水中测值按照规定声衰减系数折算而得；“胎儿及其他”中的其他包括腹部、术中、小器官（乳房、甲状腺、睾丸）、未满月的婴儿头部和成人头部。通常 B 超的 I_{SPTA} 为 15～30mW/cm^2，一般是安全的；M 超的 I_{SPTA} 是 B 超的 2～3 倍，但是声功率要低很多。连续波多普勒超声声强可能会超过 1000mW/cm^2，脉冲多普勒的 I_{SPTA} 为 200～300mW/cm^2。

一、脉冲波声强的定义

脉冲波声强不同形式的定义如下。

空间峰值时间峰值声强（I_{SPTP}，intensity of spatial peak-temporal peak）：声场待测平面内，声强的空间峰值（最大值）和时间峰值（最大值）。

空间峰值时间平均声强（I_{SPTA}，intensity of spatial peak-temporal average）：声场待测平面内，声强的空间峰值和指定时间段内的时间平均值。

空间平均时间峰值声强（I_{SATP}，intensity of spatial average-temporal peak）：声场待测平面内，声强在指定区域内的空间平均值和时间峰值。

空间平均时间平均声强（I_{SATA}，intensity of spatial average-temporal average）：声场待测平面内，声强在指定区域的空间平均值和指定时间内的时间平均值。

空间平均脉冲平均声强（I_{SAPA}，intensity of spatial average-pulse average）：声场在待测平面内，声强指定区域内的空间平均值和脉冲持续时间内的时间平均值。

空间峰值脉冲平均声强（I_{SPPA}，intensity of spatial peak-pulse average）：声场在待测平面内，声强的空间峰值和脉冲持续时间内的时间平均值。

国外对超声生物效应的研究表明：I_{SATA} 小于 0.2mW/cm^2 的超声照射 7.5min，会引起姐妹染色体互换率增高；I_{SATA} 为 2mW/cm^2 的超声照射 30min，会使膜抗原损失；I_{SATA} 为 10mW/cm^2 的超声照射 3min，可致胚胎发育延迟；I_{SATA} 为 1.5mW/cm^2 的超声照射 5min，会造成胚胎体重下降；I_{SATA} 为 10mW/cm^2 的超声照射 30min，可使胚胎骨骼变化；I_{SATA} 为 0.5mW/cm^2 的超声照射 1min，血小板就增加，出现伪足；I_{SATA} 为 3mW/cm^2 的超声照射 0.03s，红细胞释出三磷酸腺苷（ATP）。鉴于上述理由，首先应在产科诊断中对超声应用进行严格限制。例如，对 3 个月以内的孕妇及有习惯性流产家属畸变史和先兆流产症状者，最好不作超声检查；对3个月以上的胎儿的心脏、脑、脊髓、眼等脏器的定点检查应控制在3min以内，其他脏器则在5min以内；等等。

这里先探讨声强时间平均及空间平均的概念。图4-12是时间峰值与时间平均的示意图，假设空间某区域声强的时间峰值为3mW/cm²，该脉冲波的占空比为1∶3，则该声强的时间平均值为1mW/cm²（占空比是指脉冲信号的有效时间与一个完整周期之比。在一串理想的脉冲周期序列（如方波）中，其是指正脉冲的持续时间与脉冲总周期的比值）。接下来，再看空间平均的概念，如图4-13所示，如果声场中单位空间尺度的声强空间峰值为3mW/cm²，那么该声场在5倍空间尺度上的平均值为0.6mW/cm²。实际情况下，声场空间分布及时间变化都没有这么简单，复杂的时空分布情况可以用积分的方式来计算。

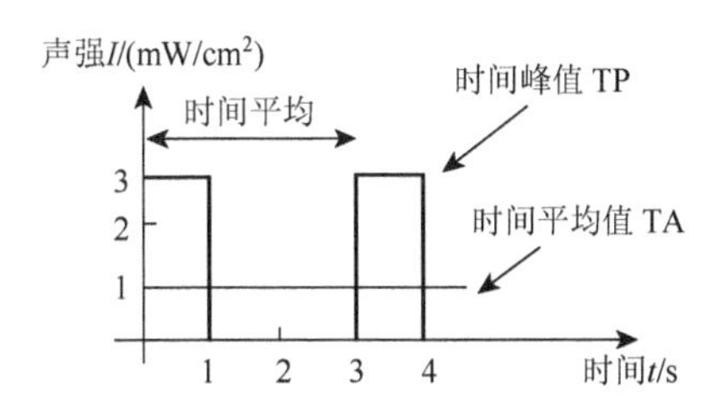

图4-12　脉冲波时间峰值与时间平均

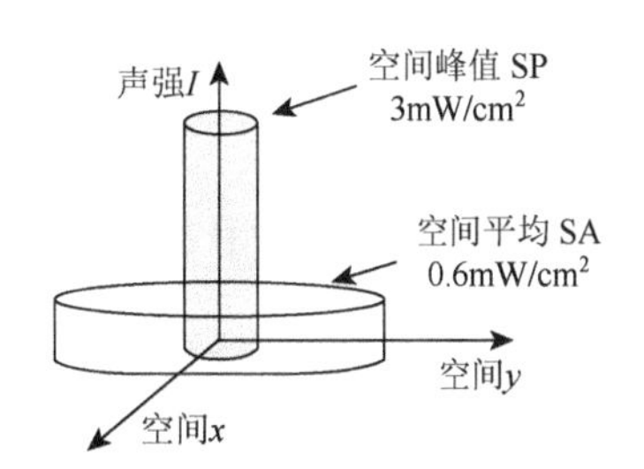

图4-13　脉冲波空间峰值与空间平均

图4-14是沿垂直轴对称的声场空间分布示意图，其中图（a）给出了空间峰值与空间平均的声强示意图，图（b）给出了二维映射图，其中圆中心最亮的部分为声强的空间峰值，而空间平均值为虚线圆圈处的声强值。

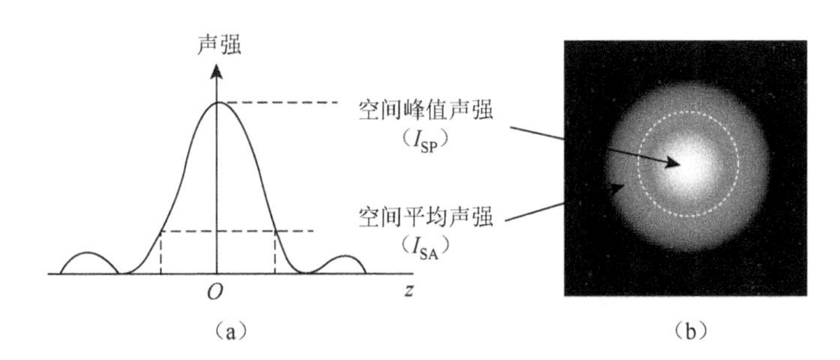

图4-14　声场分布空间峰值（SP）与空间平均（SA）的声强示意图（a）及其二维映射图（b）

下面介绍脉冲波峰值与脉冲平均，通常脉冲波时间分布如图4-15所示，有正向的声压峰值与负向的声压峰值，脉冲平均指的是对整个脉冲持续的时间进行平均。同时图4-16给出了时间平均与脉冲平均的比较图。

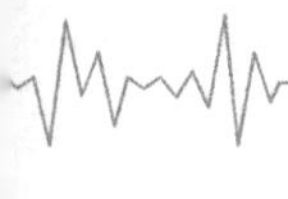

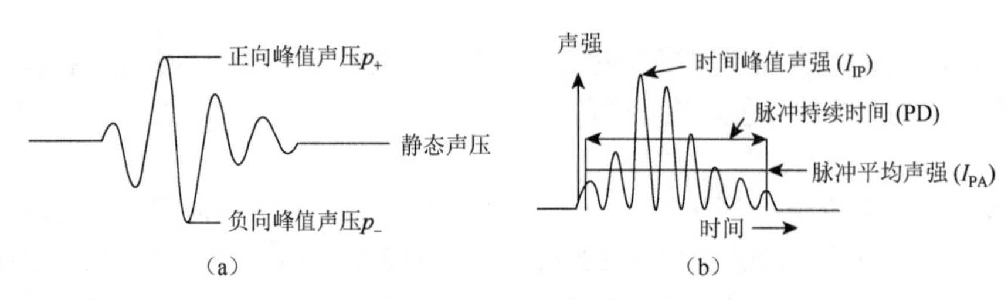

图 4-15　脉冲波（a）及脉冲平均（b）示意图

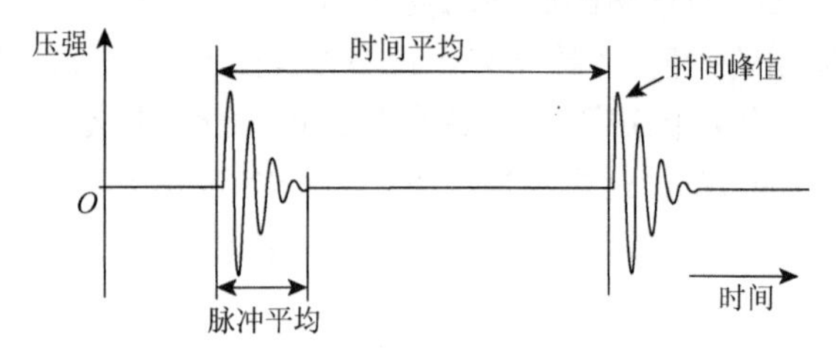

图 4-16　时间平均（TA）与脉冲平均（PA）的比较图

二、脉冲波声场声强的测量计算

在超声诊断仪换能器的脉冲波超声场中，如图 4-17 所示，将三维直角坐标系（x，y，z）的原点设于发射换能器表面声中心处，x 轴为声束的中心轴。在其最大瞬时声压的空间位置（l_P，0，0）处安放兆赫级测量水听器，测得水听器的输出电压最大瞬时值为 U_L（l_P，0，0，t_P），计算空间峰值时间峰值声强（寿文德，1987；万明习，2010b）为

$$I_{SPTP} = U_L^2(l_P,0,0,t_P)/(M_L^2\rho c) \tag{4-14}$$

式中，l_P 为声场中声压幅值最大处与发射换能器辐射面的距离，m；t_P 为声压脉冲波形中最大瞬时值出现的时刻，s；M_L 为水听器灵敏度，V/Pa；ρ 为纯水的密度，kg/m^3；c 为纯水的声速，m/s。

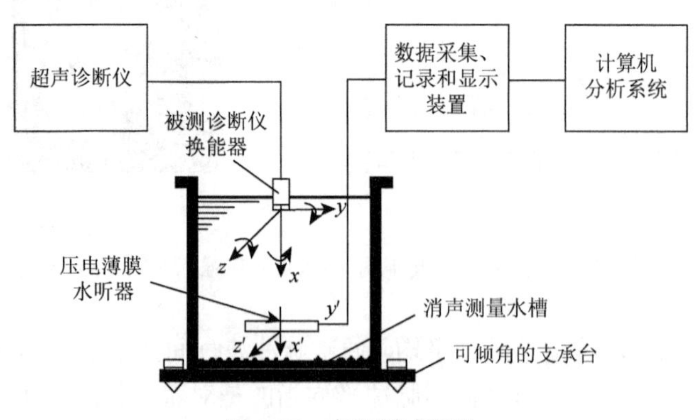

图 4-17　声场测试装置

声压经过水听器接收之后被转换为电压，用示波器记录电压随时间 t 的变化波形，计算空间峰值时间（脉冲）平均声强为

$$I_{\text{SPTA}}=\frac{F}{M_{\text{L}}^{2}\rho c}\int_{t_1}^{t_2}U_{\text{L}}^{2}(l_{\text{P}},0,0,t)\mathrm{d}t \tag{4-15}$$

式中，F 为超声脉冲的重复频率，Hz；t_1 为单个超声脉冲起始的时刻，s；t_2 为同一个超声脉冲终止的时刻，s。式（4-15）得到的是脉冲平均声强，如果拉长平均的时间，则可以得到时间平均声强。

用兆赫频段测量水听器在 $x=l_{\text{P}}$ 平面内做二维扫描，获得所需空间各点处的水听器输出电压波形并在示波器屏幕上记录，计算空间平均时间平均声强为

$$I_{\text{SATA}}=\frac{F}{M_{\text{L}}^{2}\rho cA}\iint_{A}\left[\int_{t_1}^{t_2}U_{\text{L}}^{2}(l_{\text{P}},y,z,t)\mathrm{d}t\right]\mathrm{d}y\mathrm{d}z \tag{4-16}$$

式中，A 为在 $x=l_{\text{P}}$ 处的波束横截面积（所测量的声波空间分布范围），m^2。

思考与练习题

一、是非题

1. 辐射力法更适合测量连续波和长脉冲超声平面波的时间平均功率，不太适合测量聚焦声场，对短脉冲反射式超声仪的平均声功率测量精度尚待验证。（　　）

2. 超声波是一种无电离辐射的绿色诊断技术，可用于3个月之内的胎儿发育和疾病诊断。（　　）

二、选择题

常用的测声功率的方法是____。

A. 辐射力天平法　　B. 量热法

C. 声光衍射法　　D. 声场空间积分法

三、简答题

1. 请简述辐射压力天平法超声功率测量的装置和原理，如图 4-7 所示，为什么要采用锥形靶？薄膜起什么作用？

2. 为什么要引入脉冲波的声强定义？脉冲波的声强是如何定义的？

3. 请推导辐射力法测声功率中，对于全反射靶声功率的表达式：$P=cF/2\cos^2\theta$，式中 P 为声功率，单位是 W；F 为辐射力，单位是 N；c 为声束在介质中的传

播速度，单位是 m/s；θ 为入射波传播方向与反射面法线之间的夹角，单位是 rad 或（°）。

4. 简述声光衍射法测声场的原理与优缺点。

四、计算题

某公司有用于 HIFU 的多元聚焦换能器，阵元数为 160，每个单元换能器发出波束近似为柱形的平面波，柱形波束的截面半径为 3cm；瞬时功率为 5W，发射超声波的占空比为 1∶2（发射 50%时间，间歇 50%时间）；请计算如下几个参数。

1）请计算某个换能器单元柱形波束截面上的 I_{SPTP}、I_{SPTA}、I_{SATP}、I_{SATA}。

2）如果该换能器阵列，以相同的相位发射，且聚焦到同一生物组织区域，产生半径为 3cm 的焦斑。当这一换能器阵列辐照到近似为球形的生物组织上时，其半径为 5cm。试求经过焦区截面的生物组织上的 I_{SATP}、I_{SATA}，以及焦区的 I_{SPTP}、I_{SPTA}。

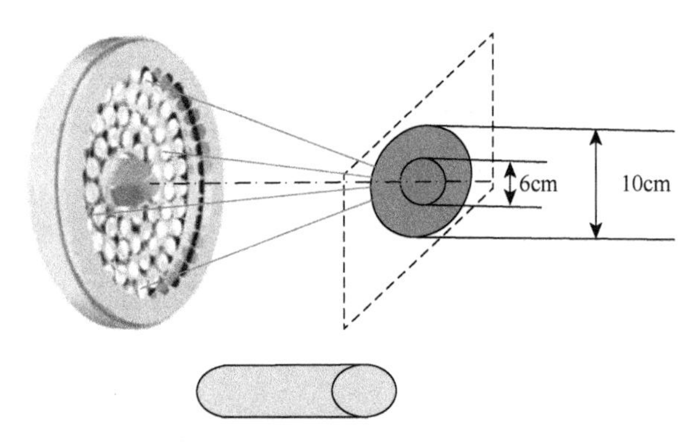

参 考 文 献

蓝信钜. 2000. 激光技术. 北京：科学出版社

寿文德. 1987. 医用超声功率和脉冲超声场特性的测量. 应用声学，(1)：6～12

寿文德，钱德初. 1987. 超声诊断中脉冲声强的测量及其意义. 中国生物医学工程学报，6 (3)：125～131

寿文德，王一抗，钱德初. 1998. 聚焦超声的辐射力计算与高强度聚焦超声功率测量实验. 声学技术，17 (4)：145～147

万明习. 2010a. 生物医学超声学（上）. 北京：科学出版社

万明习. 2010b. 生物医学超声实验. 西安：西安交通大学出版社

杨霞. 2017. 关于声光衍射的教学探讨. 黑龙江科技信息，12：126～128

YYT91288—1999 医用超声诊断仪的脉冲声强测量方法

He L P，Zhu F L，Chen Y M，et al. 2016. Ultrasonic power measurement system based on acousto-optic interaction. Rev. Sci. Instrum，87：054903

第五章

压电效应及压电振子

第一节　压电效应及压电方程

一、压电效应

某些电介质当受到沿一定方向的外力作用而形变时，会在其特定的两个表面产生异号电荷，当外力去除后，又恢复到不带电的状态，这种现象称为正压电效应（positive piezoelectric effect），它属于将机械能转化为电能的一种效应，压电传感器大多是利用正压电效应制成的。相反，在这类电介质的极化方向施加电场，电介质在特定方向上将产生机械形变或机械应力，当外电场去除后，形变或应力也随之消失，这种物理现象称为逆压电效应（reverse piezoelectric effect），也称电致伸缩效应，它属于将电能转化为机械能的一种效应。压电效应是正压电效应和逆压电效应的总称，压电效应习惯上指正压电效应。

压电效应最早在 1880 年，由法国物理学家 P. Curie 和 J. Curie 兄弟发现。一次，Curie 兄弟把重物放在石英晶体上，偶然发现晶体某些表面会产生电荷，这是压电效应的最早发现。随即，Curie 兄弟又发现了逆压电效应，从此掀开了压电学的历史篇章。第一次世界大战期间，Curie 的继承人郎之万，最先制成了水下超声探测器，用于探测潜水艇，开创了压电应用先河。1947 年，美国 Roberts 在 $BaTiO_3$ 陶瓷上施加高压进行极化处理，获得了陶瓷的压电性。随后，日本学者积极开展利用 $BaTiO_3$ 压电陶瓷制作超声换能器等各种压电器件的应用研究。1955 年，美国 Jaffe 等发现了比 $BaTiO_3$ 压电性能更优越的 PZT 压电陶瓷，使压电器件的应用研究又向前推进了一大步。

压电效应与逆压电效应是电致伸缩超声换能器的工作基础。压电效应的物理机理是：具有压电性的晶体对称性较低，当受到外力作用发生形变时，晶胞中正负离子的相对位移使正负电荷中心不再重合，导致晶体发生宏观极化，而晶体表面电荷面密度等于极化强度在表面法向上的投影，所以压电材料受压力作用形变时两端面会出现异号电荷。反之，压电材料在电场中发生极化时，会因电荷中心的位移导致材料变形，如图 5-1 所示。利用压电材料的这些特性可实现机械振动（声波）和交流电的互相转换，因而压电材料被广泛用于传感器元件中，如地震传感器，力、速度和加速度的测量元件及电声传感器等。

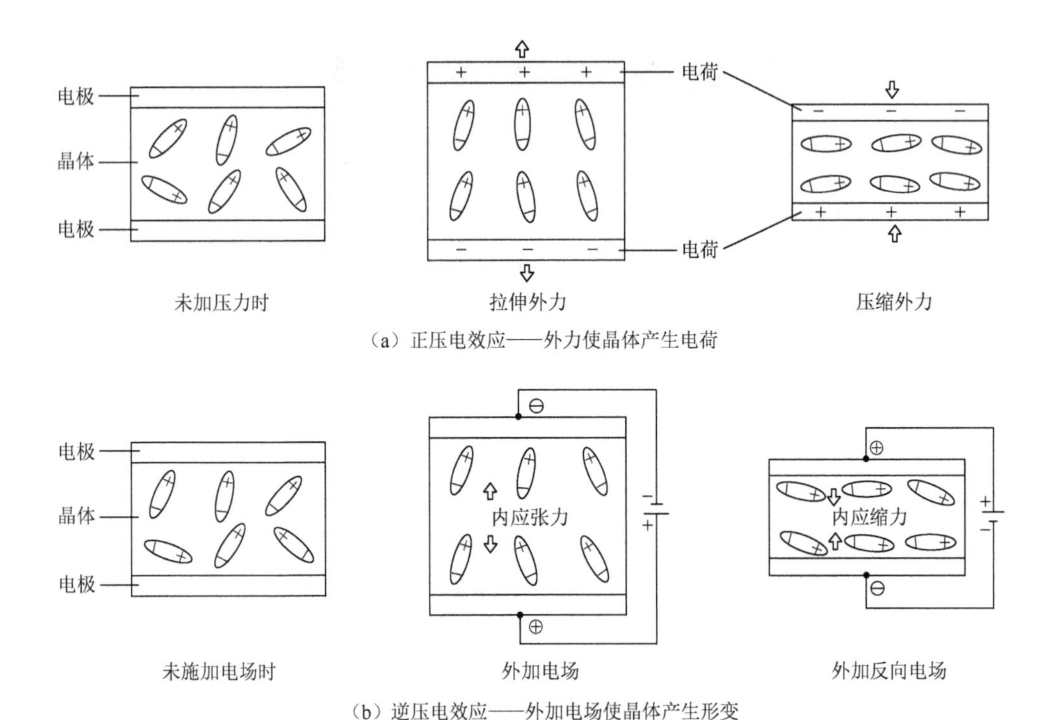

图 5-1　正压电效应（a）与逆压电效应（b）

二、压电方程

压电材料是一种特殊材料，它同时具有弹性体、介电体和压电体的特性。作为弹性体，满足胡克定律，$T/S = c$，c 为弹性模量，T 为应力，S 为应变；作为介电体，满足电介质理论，$D/E = \varepsilon$，ε 为介电常数，E 为电场强度，D 为电位移。而压电体特性指的是弹性量与介电量之间的相互转换，如图 5-2 所示，通常弹性体在受应力作用时会发生形变，而压电体则在施加电场的情况下也会发生形变，这就是我们说的压电特性。通常，压电体是一种非中心对称且各向异性的晶体；中心对称的晶体，多数没有压电特性，因为其形变

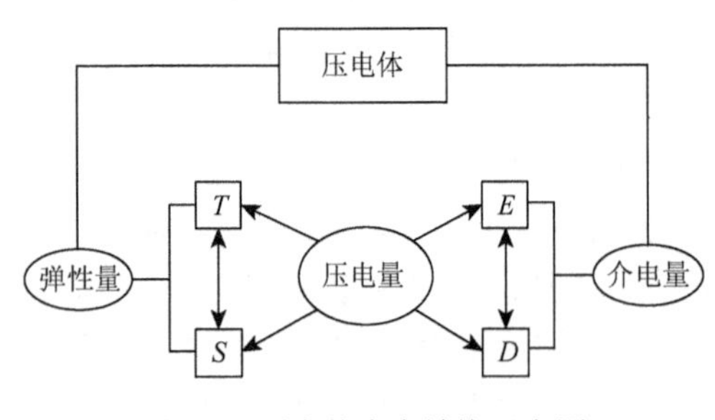

图 5-2　压电体力电转换示意图

后，正负电荷的中心还是重合的；没有极化过的多晶体也不具备压电特性，只有极化之后才有压电特性。

（一）介电特性

对于一块不受外界机械力作用的压电材料施加外电场，它的电学行为可以用电位移和电场强度来描述，如下所示：

$$\begin{Bmatrix} D_1 \\ D_2 \\ D_3 \end{Bmatrix} = \begin{bmatrix} \varepsilon_{11} & \varepsilon_{12} & \varepsilon_{13} \\ \varepsilon_{21} & \varepsilon_{22} & \varepsilon_{23} \\ \varepsilon_{31} & \varepsilon_{32} & \varepsilon_{33} \end{bmatrix} \begin{Bmatrix} E_1 \\ E_2 \\ E_3 \end{Bmatrix}$$

用张量形式表示：

$$D_i = \sum_{j=1}^{3} \varepsilon_{ij} E_j \qquad (i, j = 1,2,3) \tag{5-1}$$

式中，ε_{ij}为介电常数，它是二阶张量，第一个下标 i 表示电位移方向，第二个下标 j 表示电场强度分量的方向。实验证明，$\varepsilon_{ij} = \varepsilon_{ji}$，独立的介电常数只有 6 个。又由于晶体具有对称性，因此大部分晶体独立的介电常数少于 6 个。例如，对于已经极化的压电陶瓷，锆钛酸铅（PZT）、钛酸钡（$BaTiO_3$）等仅有两个独立的介电常数，即 $\varepsilon_{11} = \varepsilon_{22}$ 和 ε_{33}，D_1、D_2、D_3 和 E_1、E_2、E_3 分别表示三个坐标方向（x，y，z）上的电位移和电场强度。

（二）弹性特性

先介绍几个概念。形变指的是物体受到外力作用，大小和形状发生改变，去掉外力后，形变消失，为弹性形变；去掉外力后，残余形变，为塑性形变。线应变也称正应变，指的是物体变形时单位长度的变化量。如图 5-3 所示，形变用 Δu 表示，平均线应变 $S_{\text{平均}} = \Delta u / \Delta x$；线应变，$S = \lim\limits_{\Delta x \to 0} \dfrac{\Delta u}{\Delta x} = \dfrac{\partial u}{\partial x}$。角应变也称切应变，是指物体变形时一个直角的角度变化量。内力指物体受到外力的作用变形时，内部产生引力或斥力。

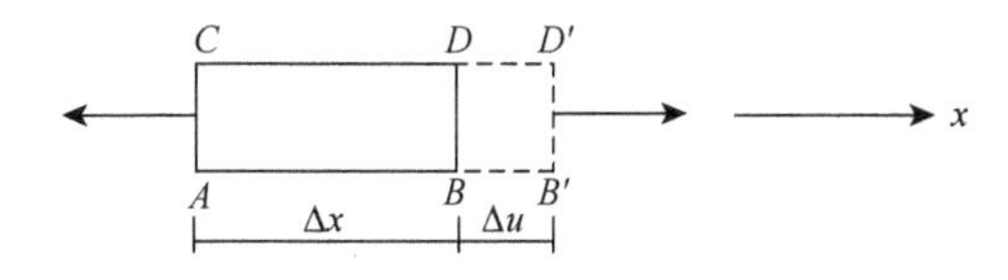

图 5-3　线应变示意图

如图 5-4 所示，应力指的是作用在单位面积上的内力。任意一点的应力状态由 9 个应力分量完全确定，如图 5-5 所示：

$$T=\begin{bmatrix} T_{xx} & T_{xy} & T_{xz} \\ T_{yx} & T_{yy} & T_{yz} \\ T_{zx} & T_{zy} & T_{zz} \end{bmatrix}$$

应力分量的第一个下标表示作用平面的法向；第二个下标表示应力作用的方向。根据切应力互易定律：$T_{zx}=T_{xz}$，$T_{xy}=T_{yx}$，$T_{yz}=T_{zy}$，所以，只有 6 个应力分量是独立的。其中 T_{xx}、T_{yy}、T_{zz} 为正应力，T_{yz}、T_{zx}、T_{xy} 为切应力。在不同坐标系下，应力和应变编号所对应的关系如表 5-1 所示。

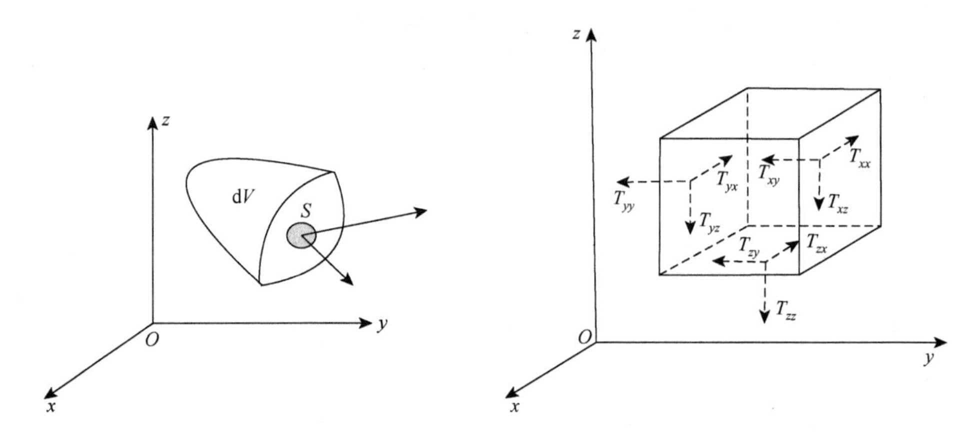

图 5-4　应力示意图　　　　图 5-5　应力张量图

表 5-1　应力和应变编号在不同坐标系中所对应的关系

编号	T_1	T_2	T_3	T_4	T_5	T_6	S_1	S_2	S_3	S_4	S_5	S_6
直角坐标	T_{xx}	T_{yy}	T_{zz}	T_{yz}	T_{zx}	T_{xy}	S_{xx}	S_{yy}	S_{zz}	S_{yz}	S_{zx}	S_{xy}
柱坐标	T_{rr}	$T_{\theta\theta}$	T_{zz}	$T_{\theta z}$	T_{zr}	$T_{r\theta}$	S_{rr}	$S_{\theta\theta}$	S_{zz}	$S_{\theta z}$	S_{zr}	$S_{r\theta}$
极坐标	T_{rr}	$T_{\theta\theta}$	$T_{\varphi\varphi}$	$T_{\theta\varphi}$	$T_{\varphi r}$	$T_{r\theta}$	S_{rr}	$S_{\theta\theta}$	$S_{\varphi\varphi}$	$S_{\theta\varphi}$	$S_{\varphi r}$	$S_{r\theta}$
对应名称	正应力			切应力			线应变（正应变）			角应变（切应变）		

弹性体所遵从的力学规律为胡克定律，用应力张量 T（单位为 N/m^2）与应变张量 S 之间的关系式（5-2）、（5-3）来表述。例如，

$$S_i=\sum_{j=1}^{6}s_{ij}T_j,\qquad i=1,2,3,4,5,6 \tag{5-2}$$

$$T_i=\sum_{j=1}^{6}c_{ij}S_j,\qquad i=1,2,3,4,5,6 \tag{5-3}$$

压电材料的力学行为可以用应变 S 和应力 T 之间的关系表示：

$$\begin{Bmatrix} S_1 \\ S_2 \\ S_3 \\ S_4 \\ S_5 \\ S_6 \end{Bmatrix} = \begin{bmatrix} s_{11} & s_{12} & s_{13} & s_{14} & s_{15} & s_{16} \\ s_{21} & s_{22} & s_{23} & s_{24} & s_{25} & s_{26} \\ s_{31} & s_{32} & s_{33} & s_{34} & s_{35} & s_{36} \\ s_{41} & s_{42} & s_{43} & s_{44} & s_{45} & s_{46} \\ s_{51} & s_{52} & s_{53} & s_{54} & s_{55} & s_{56} \\ s_{61} & s_{62} & s_{63} & s_{64} & s_{65} & s_{66} \end{bmatrix} \begin{Bmatrix} T_1 \\ T_2 \\ T_3 \\ T_4 \\ T_5 \\ T_6 \end{Bmatrix}, \quad \begin{Bmatrix} T_1 \\ T_2 \\ T_3 \\ T_4 \\ T_5 \\ T_6 \end{Bmatrix} = \begin{bmatrix} c_{11} & c_{12} & c_{13} & c_{14} & c_{15} & c_{16} \\ c_{21} & c_{22} & c_{23} & c_{24} & c_{25} & c_{26} \\ c_{31} & c_{32} & c_{33} & c_{34} & c_{35} & c_{36} \\ c_{41} & c_{42} & c_{43} & c_{44} & c_{45} & c_{46} \\ c_{51} & c_{52} & c_{53} & c_{54} & c_{55} & c_{56} \\ c_{61} & c_{62} & c_{63} & c_{64} & c_{65} & c_{66} \end{bmatrix} \begin{Bmatrix} S_1 \\ S_2 \\ S_3 \\ S_4 \\ S_5 \\ S_6 \end{Bmatrix}$$

式中，s_{ij} 为柔顺系数，m^2/N；c_{ij} 为弹性系数，N/m^2。应变和应力表示法与 x、y 和 z 坐标轴对应如表 5-1 所示。

（三）压电特性

对于压电材料来说，除了具备上述弹性特性和介电特性，还具有压电特性，即力与电之间的转换特性。这里先从正压电效应开始讨论，即给压电体施加一定的压力，其表面会聚集一定的电荷，形成电场，用数学公式表达为

$$D_i = \sum_{j=1}^{6} d_{ij} \cdot T_j = \sum_{j=1}^{6} d_{ij} \cdot \frac{F_j}{S} \tag{5-4}$$

式中，T_j 为 j 方向的应力，N/m^2；d_{ij} 为 j 方向的应力使得 i 面产生电荷的压电常数；D_i 为应力在 i 面产生的电荷密度。其中 $i = 1, 2, 3$，$j = 1, 2, 3, 4, 5, 6$。

压电特性的矩阵如下所示：

$$\begin{Bmatrix} D_1 \\ D_2 \\ D_3 \end{Bmatrix} = \begin{bmatrix} d_{11} & d_{12} & d_{13} & d_{14} & d_{15} & d_{16} \\ d_{21} & d_{22} & d_{23} & d_{24} & d_{25} & d_{26} \\ d_{31} & d_{32} & d_{33} & d_{34} & d_{35} & d_{36} \end{bmatrix} \begin{Bmatrix} T_1 \\ T_2 \\ T_3 \\ T_4 \\ T_5 \\ T_6 \end{Bmatrix} \tag{5-5}$$

根据胡克定律，将应力用应变替换，可以得到另外一类压电方程，如下所示：

$$\begin{Bmatrix} D_1 \\ D_2 \\ D_3 \end{Bmatrix} = \begin{bmatrix} e_{11} & e_{12} & e_{13} & e_{14} & e_{15} & e_{16} \\ e_{21} & e_{22} & e_{23} & e_{24} & e_{25} & e_{26} \\ e_{31} & e_{32} & e_{33} & e_{34} & e_{35} & e_{36} \end{bmatrix} \begin{Bmatrix} S_1 \\ S_2 \\ S_3 \\ S_4 \\ S_5 \\ S_6 \end{Bmatrix} \tag{5-6}$$

（四）边界条件与压电方程

对于压电体来说，它兼有弹性材料和介电材料的特性，也就是说压力可以使其产生形变，电场也可以使其产生形变。如果压电晶体同时受到压力和电场作用，

在小幅度情况下，总的形变等于它们各自产生的形变的线性叠加。同理，对于压电晶体，电场和压力都可以产生面电荷。如果压电体同时受到电场和压力的作用，总的面电荷也应该是它们各自产生的面电荷的线性相加。由此，可以得到压电晶体的一种状态方程组，如下所示：

$$S_i = \sum_{j=1}^{6} s_{ij}^E T_j + \sum_{k=1}^{3} d_{ki} E_k \qquad (i,j=1,2,3,4,5,6;\ k=1,2,3) \tag{5-7}$$

上式的物理意义为：压电材料的应变是由它所承受的应力和电场两部分的影响叠加而组成的。第一项表示电场强度 E_i 为零或常数时，应力 T_i 对总体应变 S_i 的贡献；第二项表示电场对总体应变的贡献。

压电材料应用的场景多种多样，因而它所处的机械和电学边界条件也有多种形式。为了计算方便，在处理这些边界条件时，往往选择适当的自变量和因变量表示压电方程。压电元件的机械边界条件一般来说有两种，即机械自由状态（$T=0$）和机械夹持状态（$S=0$），同样电学边界条件也有两种，即电学开路（$D=0$）和电学短路（$E=0$）。组合可以得到如表 5-2 所示 4 类的边界条件。

表 5-2　压电材料的 4 类边界条件

编号	边界条件类别	边界条件名称	参数解释
1	第一类边界条件	机械自由和电学短路	$T=0$；$E=0$；$S\neq 0$；$D\neq 0$
2	第二类边界条件	机械夹持和电学短路	$S=0$；$E=0$；$T\neq 0$；$D\neq 0$
3	第三类边界条件	机械自由和电学开路	$T=0$；$D=0$；$S\neq 0$；$E\neq 0$
4	第四类边界条件	机械夹持和电学开路	$S=0$；$D=0$；$T\neq 0$；$E\neq 0$

类似地，可以写出一共 4 组描述压电材料的状态方程。

1）d 型，对应第一类边界条件，如下所示：

$$\begin{aligned} \{S\} &= [s^E]\{T\} + [d]^{\mathrm{T}}\{E\} \\ \{D\} &= [d]\{T\} + [\varepsilon^T]\{E\} \end{aligned} \tag{5-8}$$

式中，$[s^E]$为电场恒定（电学短路，$E=0$）下的柔顺系数；$[\varepsilon^T]$为应力恒定（机械自由，$T=0$）条件下的介电常数；$[d]^{\mathrm{T}}$ 为$[d]$的转置，d 为压电应变常数；$\{\cdots\}$为矢量；$[\cdots]$为张量。

2）e 型，对应第二类边界条件，如下所示：

$$\begin{aligned} \{T\} &= [c^E]\{S\} - [e]^{\mathrm{T}}\{E\} \\ \{D\} &= [e]\{S\} + [\varepsilon^S]\{E\} \end{aligned} \tag{5-9}$$

式中，$[c^E]$为电场恒定（电学短路，$E=0$）下的弹性系数；$[\varepsilon^S]$为应变恒定（机械夹持，$S=0$）条件下的介电常数；$[e]^{\mathrm{T}}$ 为$[e]$的转置。

3）g 型，对应第三类边界条件，如下所示：

$$\begin{aligned}\{S\} &= [s^D]\{T\} + [g]^{\mathrm{T}}\{D\} \\ \{E\} &= -[g]\{T\} + [\beta^T]\{D\}\end{aligned} \tag{5-10}$$

式中，$[s^D]$为电位移恒定（电学开路，$D=0$）下的柔顺系数；$[\beta^T]$表示应力恒定（机械自由，$T=0$）条件下的介电隔离率；$[g]^{\mathrm{T}}$为$[g]$的转置。

4）h 型，对应第四类边界条件，如下所示：

$$\begin{aligned}\{T\} &= [c^D]\{S\} - [h]^{\mathrm{T}}\{D\} \\ \{E\} &= -[h]\{S\} + [\beta^S]\{D\}\end{aligned} \tag{5-11}$$

式中，$[c^D]$为电位移恒定（电学开路，$D=0$）下的弹性系数；$[\beta^S]$为应变恒定（机械夹持，$S=0$）条件下的介电隔离率；$[h]^{\mathrm{T}}$为$[h]$的转置。

这 4 组方程不是相互独立的，它们之间可以相互转换，不能同时并用，根据使用的场合，选择一种较为方便适合的使用（陈桂生，1984）。

第二节　压电材料及其表征参数

一、压电材料

常见的压电材料主要有以下五大类，其中压电陶瓷应用最广。

（一）压电单晶体

压电单晶体有天然单晶体石英、电石等，人工制造的单晶体有硫酸锂、铌酸锂等，它们都具有压电特性，如图 5-6 所示。石英最明显的优点是它的介电和压电常数的温度稳定性好，适于做工作温度范围很宽的传感器；但石英材料价格昂贵，需要使用几千伏以上的高电压，而且加工精度要求高，机电耦合系数（灵敏度）低，且压电系数比压电陶瓷低得多，故很少使用。通常压电陶瓷取代了大部分压电单晶体，但是在高频和超高频应用中多用单晶体，因为陶瓷的高频损耗太大。

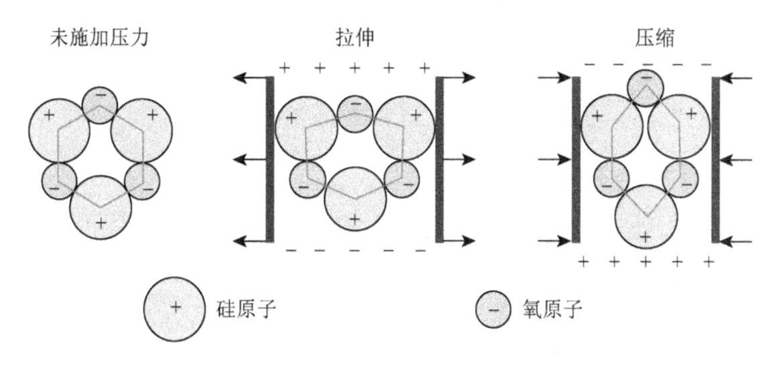

图 5-6　石英的压电效应原理

（二）压电多晶体（压电陶瓷）

某些经过极化处理的陶瓷，如钛酸钡（BT）、锆钛酸铅（PZT）、改性锆钛酸铅、偏铌酸铅、铌酸铅钡锂（PBLN）、改性钛酸铅（PT）等具有压电特性。极化陶瓷需要很高的电场和相当长的极化时间，而极化完成之后，有剩余电极化，这种经过极化处理的陶瓷称为压电陶瓷，使用时只需较小的交流电压信号就能振动，无须再加直流极化电压，该特性使得压电陶瓷相对于石英等压电单晶体具有更好的压电性能（王鸿樟，1996）。这类材料的成功研制，改善了各种压电器件的性能，促进了市场应用，如图 5-7 所示。

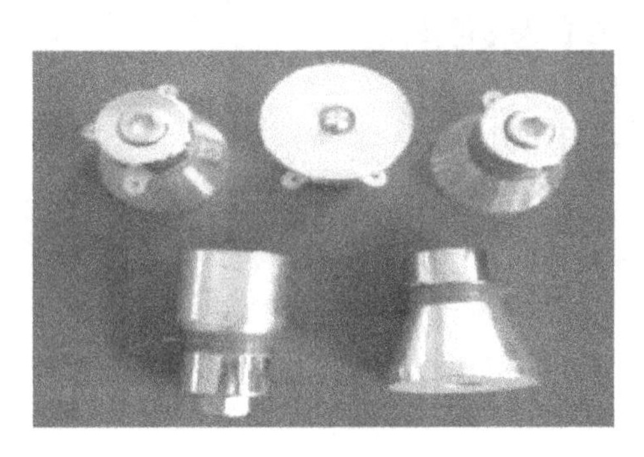

图 5-7　压电陶瓷超声换能器

压电陶瓷只在某一温度范围内才具有压电性能，当温度达到某一临界值时，压电陶瓷内部的电畴结构即解体，失去压电性能，此临界温度称为居里点。另外，在极低温度情况下，压电性能也会恶化。钛酸钡是最先制造出来的人造压电陶瓷材料，与钛酸钡相比，后来合成的锆钛酸铅（PZT）的压电系数更大，居里点在 300℃以上，其他各项机电参数受温度的影响小，时间稳定性好，故自 1955 年起，已成为使用最广泛的压电材料之一。

压电陶瓷的最大优点是它可以制成任何所需要的形状，并能在所需要的方向进行极化处理。压电陶瓷的生产工序比较复杂，其频率、阻抗、机电耦合系数等性能参数可以用阻抗分析仪完成测定。常用的压电陶瓷为锆钛酸铅（PZT），$Pb(Zr_xTi_{1-x})O_3$ 的特性如下：压电性能优异；居里点高达 300～400℃，温度稳定性好，机械强度大，化学惰性，制作方便，可改变化学组分，添加杂质，适合各种需求。其中 PZT4（发射型）的机械损耗和介电损耗低，交流退极化场、介电常数、机电耦合系数、压电常数大，适合强电场、大振幅激励，用作发射；PZT5（接收型）的耦合系数、压电应变常数高，时间稳定性优异；PZT8（大功率发射型）的抗张强度和稳定性高，机械 Q 值高，适合大振幅激励。

（三）压电高分子聚合物

某些经过极化处理的高分子化合物，如聚偏氟乙烯（PVDF）也具有压电效应。后来发现，聚偏二氟乙烯（PVF_2）是目前压电效应较强的聚合物薄膜，这种合成高分子薄膜就其对称性来看，不应存在压电效应，但是它们具有“平面锯齿”结构，存在抵消不了的偶极子。经延展和拉伸后可以使分子链轴成规则排列，并在与分子轴垂直方向上产生自发极化偶极子。当在膜厚方向加直流高压电场极化后，就可以成为具有压电性能的高分子薄膜。这种薄膜有可挠性，并容易制成大面积压电元件，且耐冲击、不易破碎、稳定性好、弹性刚度小、机械损耗小、Q_m低，适合宽带换能器。另外，PVF_2材料的声阻抗接近人体组织的声阻抗，容易获得良好匹配。基于PVDF压电薄膜，可以制成医用心率传感器、脉象传感器、胎心音探测传感器等，在生物医学工程领域有广泛应用，如图5-8所示。PVDF的不足之处是其压电应变常数（d）偏低，使之作为有源发射换能器受到很大的限制，适合作为分辨力高的窄脉冲接收超声换能器。为提高其压电性能，还可以掺入压电陶瓷粉末，制成混合复合材料（PVF_2-PZT）。

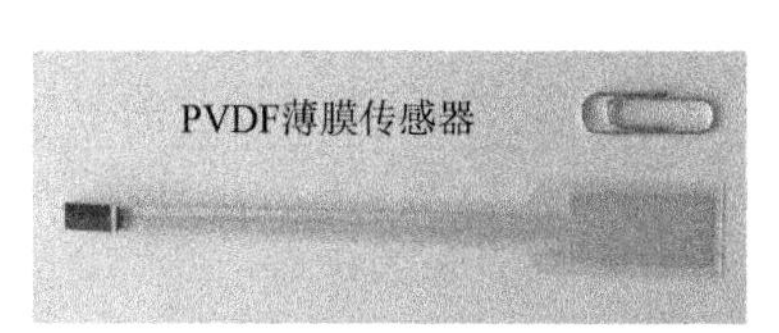

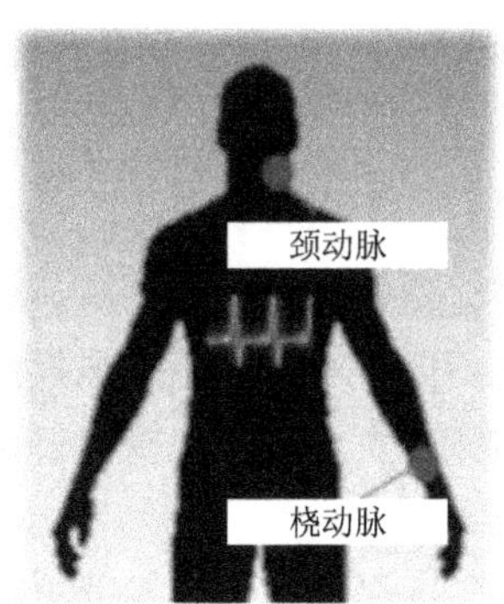

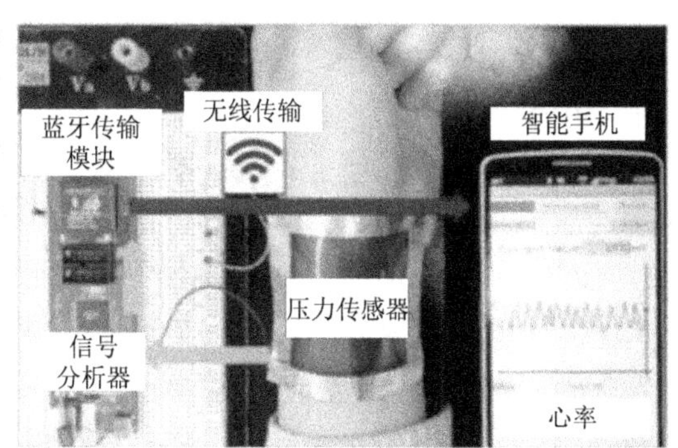

图5-8　PVDF压电薄膜传感器及制成的心率传感器

（四）压电复合材料

这类材料是在有机聚合物基底材料中嵌入片状、棒状、杆状或粉末状压电材料构成的，至今已在水声、电声、超声、医学等领域得到广泛的应用。如果用它制成水声换能器，不仅具有高的静水压响应速率，而且耐冲击，不易受损，且可用于不同的深度。现在B超诊断仪探头里所使用的换能器几乎全部是压电复合材料。

（五）压电半导体

压电半导体（piezoelectric semiconductor）是兼有压电性质的半导体材料，如CdS、CdSe、ZnO等Ⅱ-Ⅵ族化合物及GaAs、GaSb、InAs等Ⅲ-Ⅴ族化合物都属于压电半导体。当施以应变时，正负离子会分开一定的距离，产生电极化，形成电场，发生压电效应。声波在这些压电材料中传播时也会产生压电电场，载流子便会受到该电场的作用。压电半导体兼有半导体和压电两种物理性能，因此，既可用它的压电性能研制压电式力敏传感器，又可利用其半导体性能加工成电子器件，将两者结合起来，就可研制出传感器与电子线路一体化的新型压电传感测试系统。

二、压电体的主要表征参数

（一）机械品质因数 Q_m 和机械损耗因子

机械品质因数是衡量压电材料的一个重要参数。它表示压电材料在振动过程中克服内部摩擦而消耗的能量的程度。机械品质因数与机械损耗成反比，机械品质因数 Q_m 越大，能量的损耗越小，能量衰减越慢，它可定义为

$$Q_m = 2\pi \frac{\text{谐振时压电体贮存的机械能量}}{\text{压电体谐振时每周期损耗的机械能量}}$$

机械品质因数可以根据压电材料的等效电路（图 5-19）计算而得，如下所示：

$$Q_m = \frac{1}{\omega_s C_m R_T} \tag{5-12}$$

式中，R_T 为压电振子等效电路中的动态电阻；ω_s 为串联谐振角频率；C_m 为压电振子等效电路中的动态电容（栾桂冬等，1987）。

不同的压电元器件对 Q_m 值有不同的要求，多数陶瓷滤波器要求压电陶瓷的 Q_m 要高，而音响元器件及接收型换能器则要求 Q_m 要低。对于一个压电换能器而言，它的 Q_m 和 Q_e 并不是常量，它们与工作频率、频带宽度、压电换能器的制作工艺、结构、辐射介质（负载）等有关。

在实际应用中，若 Q_m 值较大，将会有“振铃”现象存在，导致波形失真、分辨力降低，这都不利于声学检测。Q_m 值大意味着压电效应过程中能量消耗小，在大功率和高频应用或者纯发射功率应用的情况下能减少发热量，这是有利的一面；但是对于以检测为目的的换能器，Q_m 值大则对于展宽频带、改善波形、提高分辨力等都是不利的。因此，从检测技术的需要出发，为了真实反映回波信号特征，保证检测分辨力满足检测要求的前提下，一般不希望 Q_m 太大，除了在选材时予以考虑，在设计制作换能器时，常常需要通过在结构上加大阻尼，在电路上改变阻抗等办法来适当降低 Q_m 值。当然，降低 Q_m 值是以牺牲灵敏度（降低输出功率）为代价的。因此，应按实际应用的需要来选择和调节适当的 Q_m 值，根据经验，超声检测换能器的实际 Q_m 值不宜大于 10。

此外，由于 Q_m 值的大小还随负载性质而改变（例如，水浸探头、接触法探头所面临的负载介质是不同的），在设计换能器时还必须考虑到负载媒介的影响（辐射阻抗问题）。Q_m 的值可以通过传输线方法测得。对应于机械品质因数 Q_m 有机械损耗因子 $\tan\delta_m$，它们的关系为 $Q_m = 1/\tan\delta_m$。

（二）介质损耗角因子 $\tan\delta$ 和电学品质因数 Q_e

理想电介质在正弦交变电场作用下无介质损耗，因为流过理解电介质的电流的相位比电压的相位超前 90°，电流与电压的乘积为 0。但是在压电陶瓷试样中，电流超前的相位角 ψ 小于 90°，它的余角 δ（$\delta+\psi=90°$）称为损耗角。δ 的存在导致压电体在工作过程中产生能量损耗，它是一个无量纲的物理量，人们通常用损耗角正切 $\tan\delta$ 来表示介电损耗的大小，并称为介质损耗角因子，它表示电介质的有功功率（损失功率）与无功功率之比。

$$\tan\delta=\frac{I_R}{I_C}=\frac{1}{\omega C_0 R_0} \tag{5-13}$$

式中，ω 为交变电场的角频率；R_0 为压电振子等效电路中表示介质损耗的并联电阻；C_0 为换能器静态电容。介质损耗是包括压电陶瓷在内的任何介质材料所具有的重要品质指标之一。在交变电场下，介质所积蓄的电荷有两部分：一部分为有功部分（同相）；另一部分为无功部分（异相）。介质损耗表示为同相分量与异相分量的比值，如图 5-9 所示，I_c 为异相分量，I_R 为同相分量。由式（5-13）可以看出，I_R 大时，$\tan\delta$ 也大；I_R 小时，$\tan\delta$ 也小。

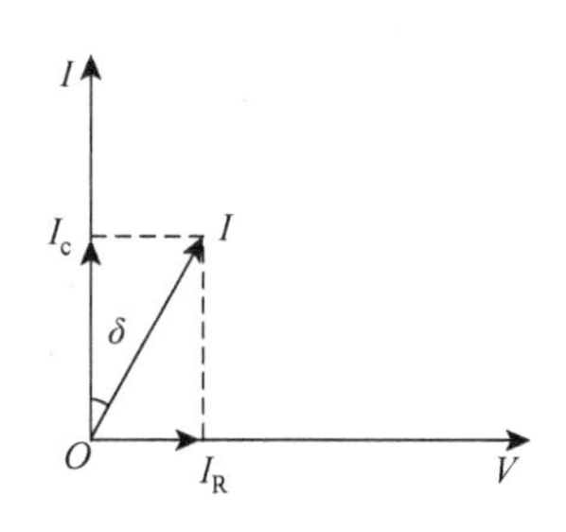

图 5-9　交流电路中电流、电压矢量图（有损耗）

压电材料同时也是介电材料，在交变电场的作用下，介电材料温度会升高，说明这个过程中有一部分电能转化为热能，这种损耗就是上述提到的介电损耗。产生介电损耗的原因比较复杂，一是处于交变电场中的介质，与其在外电场的作用下的极化过程有关。极化过程中介质的交变电场建立得非常快，而电畴的取向极化相对较慢，产生滞后，这个现象是极化弛豫。极化弛豫导致动态介电常数和静态介电常数之间的差异，从而产生介电损耗。具体而言就是供给电介质的能量有一部分消耗在强迫偶极矩的转向上，并变为热量消耗掉。二是即使处于静电场中，在压电陶瓷材料中还存在着介质的漏电流，也是介质损耗的原因之一。此外，具有铁电性的压电陶瓷的介质损耗，还与畴壁的运动过程有关，但情况比较复杂，在此不再详述。

$\tan\delta$ 的值可用交流阻抗电桥来测量，$\tan\delta$ 越大，材料的压电性能越差。特别是大功率发射换能器和以大振幅工作的换能器，宁可牺牲其他参数的性能指标也要选择较小的 $\tan\delta$，否则发热会带来一系列不利因素。而对于接收型换能器，对该参数的要求不高，其值可以比发射型的材料高一个数量级。

电学品质因数 Q_e（electrical quality factor），其值等于试样的损耗角正切值的倒数，它是一个无量纲的物理量，$Q_e=1/\tan\delta$。

（三）机电耦合系数 K

压电材料在工作过程中，其内部的机械能和电能之间会产生相互耦合和转换，能量转换的强弱可以用机电耦合系数来表示，它是一个无量纲量。机电耦合系数的定义为：在压电效应中，转换输出的能量（如电能）与输入的能量（如机械能）之比的平方根。它是衡量压电材料机电能量转换效率的一个重要参数，定义如下所示。

$$K^2=\frac{\text{电能转变的机械能}}{\text{输入的电能}}=\frac{\text{机械能转变的电能}}{\text{输入的机械能}} \tag{5-14}$$

压电陶瓷材料的机电耦合系数不仅与材料有关系，还与振子的振动模式有关系。通常，对于沿长度方向极化的压电陶瓷细长棒，轴向振动模式的机电耦合系数为 K_{33}；对于沿厚度方向极化的压电陶瓷薄圆盘，其径向振动模式的机电耦合系数为 K_p，其厚度振动模式的机电耦合系数为 K_t；K_{31} 代表薄长片长度振动模式的机电耦合系数；K_{15} 代表长方片厚度切变振动模式下的机电耦合系数。除此之外，在实际工作中还经常用到有效机电耦合系数的概念，其定义为

$$k_{\text{eff}}^2=\frac{f_p^2-f_s^2}{f_p^2}=\frac{C_m}{C_0-C_m} \tag{5-15}$$

式中，f_s、f_p 分别为压电陶瓷振子的串联谐振频率和并联谐振频率；C_m、C_0 分别为压电振子的动态电容和并联钳定电容（静态电容）。从式（5-15）可以看出，有效机电耦合系数与振子的相对频率带宽有关。另外，有效机电耦合系数与机电耦合系数是有区别的。对于集中参数的振动模式，如薄圆环的径向振动模式和薄球壳的径向振动模式，其有效机电耦合系数等于材料的机电耦合系数。对于其他的振动模式，由于振动体内存在驻波，弹性和介电能量不是均匀地耦合，因而有效机电耦合系数总是小于材料的机电耦合系数。不论是接收换能器，还是发射换能器，都要求机电耦合系数尽量高。

（四）压电系数

压电体把机械能转变为电能或把电能转变为机械能的转换系数叫压电系数，具体可分为下述 4 种表达：发射系数，包含压电应变系数 d 和压电应力系数 e；接收系数，包含压电电压系数 g 和压电劲度系数 h。

1. 发射系数

1）压电应变系数 d：是指在压电体处于应力恒定的情况下，单位电场强度变化所引起的应变变化；或电场恒定时，单位应力变化所引起的电位移变化，单位是米/伏（m/V）或库/牛（C/N），如下所示：

$$d = \left(\frac{\partial S}{\partial E}\right)_T = \left(\frac{\partial D}{\partial T}\right)_E \tag{5-16}$$

d 通常也称为发射系数，当 d 大时，易于制造发射型换能器。

2）压电应力系数 e：是指压电体在应变恒定时，单位电场所引起的应力变化，或电场恒定时，单位应变所引起的电位移变化，单位是牛/（伏·米）[N/(V·m)]或库/米²（C/m^2），如下所示：

$$e = -\left(\frac{\partial T}{\partial E}\right)_S = \left(\frac{\partial D}{\partial S}\right)_E \tag{5-17}$$

如果把压电材料作为发射换能器用，e 越大，越能用较低的电压产生较大的声压，所以常将 e 称为压电发射系数。

2. 接收系数

1）压电电压系数 g：是指当压电体的电位移恒定时，单位应力变化引起的场强变化；或应力恒定时，单位电位移变化所引起的应变变化，单位是伏·米/牛（V·m/N）或米²/库（m^2/C），如下所示：

$$g = -\left(\frac{\partial E}{\partial T}\right)_D = \left(\frac{\partial S}{\partial D}\right)_T \tag{5-18}$$

如作为接收换能器的压电材料，g 越大，在同样的声压条件下，可使压电材料出现较大的电场强度，因而能对外输送较大的电信号，所以 g 又称为压电接收系数，它表征了接收性能的好坏。

2）压电劲度系数 h：是指压电体在应变恒定时，单位电位移引起的应力变化；或电位移恒定时，单位应变引起的电场强度变化，单位为牛/库（N/C）或者伏/米（V/m），如下所示：

$$h = -\left(\frac{\partial T}{\partial D}\right)_S = -\left(\frac{\partial E}{\partial S}\right)_D \tag{5-19}$$

（五）频率常数 N_t

由驻波理论可知，压电晶片在高频电脉冲激励下产生共振的条件是

$$t = \frac{\lambda_L}{2} = \frac{c_L}{2f_0} \tag{5-20}$$

式中，t 为晶片厚度；λ_L 为晶片中纵波的波长；c_L 为晶片中纵波的波速；f_0 为晶片固有频率，则

$$N_t = tf_0 = \frac{c_L}{2} \tag{5-21}$$

这说明压电片的厚度与固有频率的乘积是一个常数，这个常数称为频率常数 N_t。

因此，同样的材料，制作高频探头时，晶片厚度较小；制作低频探头时，晶片厚度较大。频率常数 N_t 是确定压电体几何尺寸的一个重要参数，它只与材料性质有关，与几何尺寸无关。当材料选定后，N_t 即确定。

（六）居里点

居里点是表征压电体可承受的温度极限值。当超过此温度时，电畴结构解体，介电、弹性及热学等性质均出现反常现象，压电性能消失，这一临界温度称为居里点。压电材料的上居里点（高温临界点）和下居里点（低温临界点）相差愈大愈好，即工作温度区域宽。由于压电体的压电性能及热膨胀性能都具有各向异性，因而即使它能工作在高温环境中，也不能承受突然的温度变化，故使用时（如焊接）应避免温度突变。超声诊断中一般不会出现极低或者极高的温度和温度突变的情况。表 5-3 给出了常用压电晶体和陶瓷材料的主要性能。

表 5-3　PVDF 材料与其他压电陶瓷材料的性能比较（冯若，1993）

压电材料	K_{33}	d_{33}/(10^{-12}C/N)	g_{33}/(10^{-12}V·m/N)	Q_m	tanδ	相对电容率 $\varepsilon_{33}/\varepsilon_0$	声速/(m/s)	声阻抗率/[10^6kg/(s·cm^2)]	密度/(10^3kg/m^3)	居里点/℃
PVDF	0.192	35	330	10	0.1	12	1960	1.3	1.79	120
石英（SiO_2）	0.095	2.3	57.3		10^{-5}	4.5	5750	15	2.65	573
$BaTiO_3$	0.50	190	12.6		0.01	1700	4385	23	5.70	115
PZT-4	0.70	289	26.1	500	0.005	1300	4600		7.60	328
PZT-5A	0.71	374	24.8	75	0.020	1730			7.70	365
PVDF + PZT						55		26	3.50	

对于接收型的水声换能器，要求压电常数 g_{33} 或 g_{31} 和 K_p（K_p 代表薄圆片径向振动模式的机电耦合系数，也称为平面耦合系数）或 K_{31}（K_{31} 代表薄长片的长度伸缩模式下的机电耦合系数）高，以保证较高的灵敏度。如果希望在低频段有良好的频率响应，则必须要求介电常数高，而对于高频接收器介电常数不是很重要。对于大功率发射型换能器或大振幅超声换能器，要求介电损耗正切尽可能小，Q_m 尽可能大；此外，还要求压电常数 d_{31} 或 d_{33} 和机电耦合系数 K_{31} 或 K_p 值高。对于大功率发射超声换能器还要求介电常数高；而对于大振幅超声换能器，则介电常数低一点好，因为它们的介电损耗和机械损耗功率随介电常数的升高而增大。作滤波器用的材料，要求其时间温度稳定性好，Q_m 高，介电损耗角正切 tanδ_m 适当小一些好。

第三节　压电振子的振动模式及等效电路

一、压电振子的振动模式

压电材料机械能和电能之间的相互转换是通过某一尺寸和几何形状的压电振子，在某一特定的条件（极化方向、激励情况等）下，以振动的方式实现。压电振子的振动方式为振动模式，常见的振动模式及分类有：伸缩振动、切变振动、弯曲振动和能陷振动，其中以伸缩振动的厚度振动最为常见。引起压电振子振动的力的模式有多种，图 5-10 给出了常见的几种引起振动的力的模式，如伸缩、剪切、弯曲和扭转等。

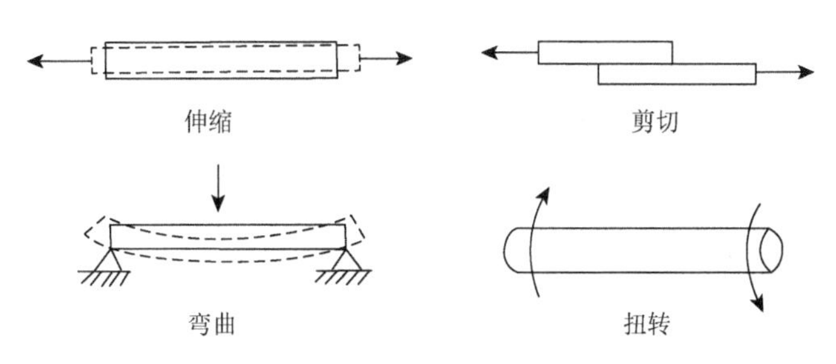

图 5-10　振动模式

要使外加电场能激发压电体的某种振动模式，就需要选择适当的机电耦合途径把电场能转换成与该种振动模式相对应的弹性能。当在压电体的某一方向上加电场时，可根据与该方向相对应的非零压电系数来判断何种振动方式有可能被激发。例如，对于经过极化处理的压电陶瓷，共有三个非零的压电系数：d_{31}（$=d_{32}$）、d_{33}、d_{15}（$=d_{24}$），因此若沿极化轴 Z（或方向 3）加电场，则通过 d_{33} 的耦合在 Z 方向上激发纵向振动，并通过 d_{31} 和 d_{32} 在垂直于极化方向的 X 轴（或方向 1）和 Y 轴（或方向 2）上激发起相应的横向振动。而在垂直于极化方向的 X 轴或 Y 轴上加电场，则通过 d_{15} 和 d_{24} 激发起绕 Y 轴或 X 轴的剪切振动。压电常数的 18 个分量能激发的振动可分成四大类，如图 5-11 所示，它们是：①垂直于电场方向的伸缩振动，用 LE（length expansion）表示；②平行于电场方向的伸缩振动，用 TE（thickness expansion）表示；③垂直于电场平面内的剪切振动，用 FS（face shear）表示；④平行于电场平面内的剪切振动，用 TS（thickness shear）表示。

前面提及过纵波与横波的概念，按照外加电场与弹性被传播方向间的关系，压电振动又可分为纵向效应与横向效应两大类。当弹性波的传播方向平行于电场

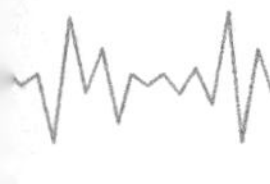

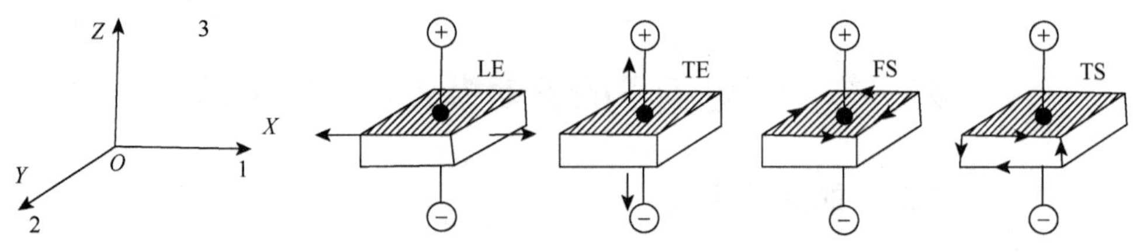

图 5-11　4 种压电振动模式

方向时为纵向效应，而二者互相垂直时为横向效应。压电体中能被外电场激发的振动模式还与压电体的形状和尺寸有着密切的关系。压电体的形状应该有利于所需振动模式的机电能量转换。

在医学超声工程中，多采用厚度伸缩振动模式为主。极化方向（P）与电场方向（E）平行时，振动方向与电场方向一致，产生伸缩振动，振动方向与超声传播方向一致，产生纵波。圆片振子厚度伸缩振动模式的几何形状、极化和激励方式见图 5-12。沿厚度方向极化，极化方向取 3 方向。当沿厚度方向施加交变电场时，电场垂直于薄片平面，振动方向和超声波的传播方向均与电极面垂直。谐振频率 f 与厚度 δ 的关系为 $f=N_t/\delta$，N_t 为频率常数。为了抑制其他振动模式，要求压电体的直径 d 在 10 倍 δ 以上。

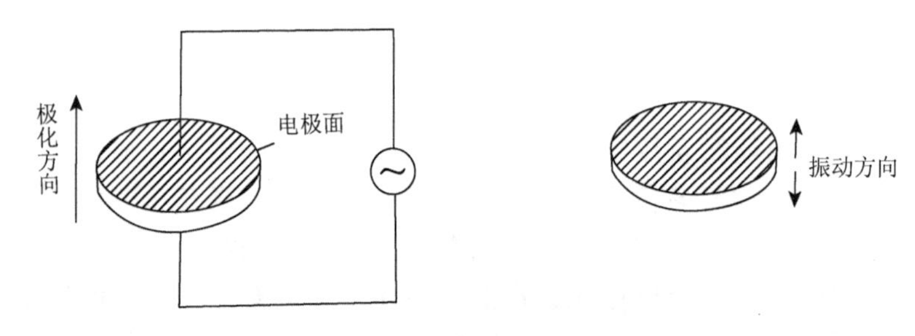

图 5-12　厚度伸缩振动模式

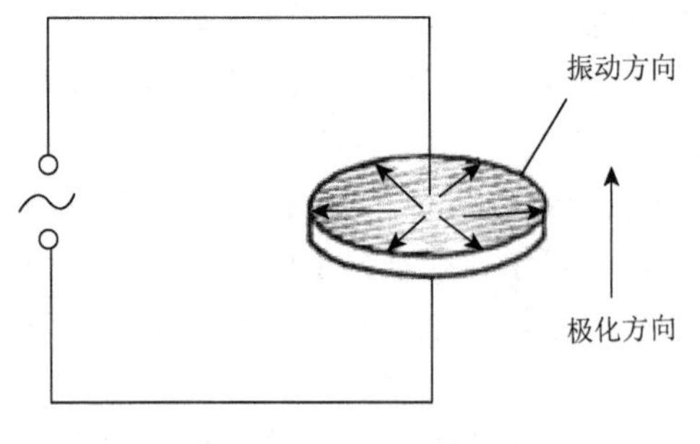

图 5-13　径向振动模式

常见的还有薄圆片的径向振动，如图 5-13 所示，薄板长度伸缩振动如图 5-14 所示，厚度切变振动如图 5-15 所示，极化为 3 方向，外加电场为 1 方向（厚度方向），振动时 A_2 面产生切变，振动方向与 3 方向平行，而波的传播方向则与 1 方向平行，是横波（林书玉，2004）。

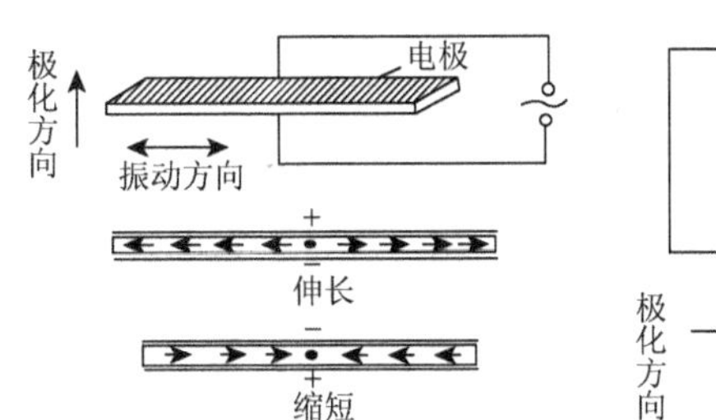

图 5-14　长度伸缩振动模式

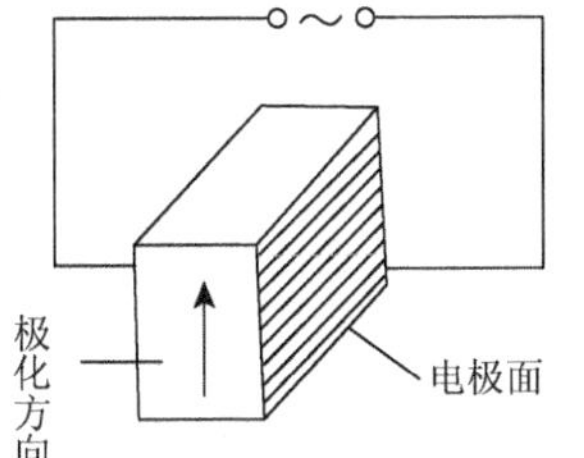

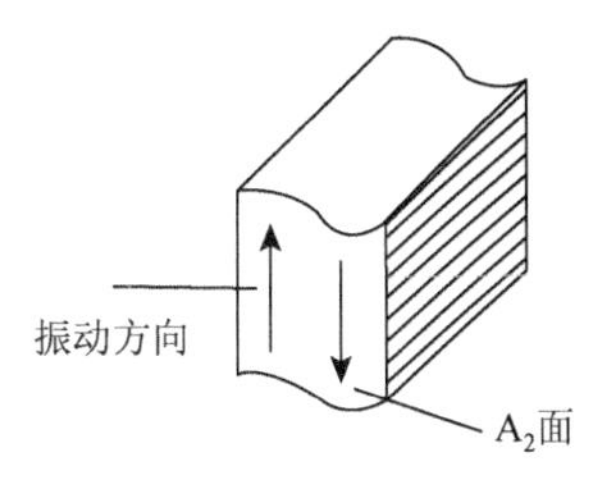

图 5-15　厚度切变振动产生横波示意图

二、压电振子的等效电路及动态特性

在实际应用中，换能器需要与发射机的末级回路和接收机的输入电路连接并相匹配，所以在设计换能器时，计算出换能器的等效输入电阻抗十分重要。压电换能器的等效电路与它的振动模式有关。一般情况下，单一振动模式的压电换能器，在其谐振频率附近的等效电路如图 5-16（a）、（b）所示。一个压电换能器，在忽略电损耗 R_0 的情况下，它的静态（未经激励振动的状态）等效电路，是一个纯电容 C_0，C_0 是两极之间的静态电容，也称为钳定电容。当换能器振动辐射声能时，还存在动态阻抗。动态阻抗也称为反应阻抗或者动生阻抗，它是由换能器振动部分的力阻抗和介质对振动部分的反作用而产生的，包括动态电容 C_m、动态电感 L_m 和动态电阻 R_T，动态电阻包含 R_m 和 R_L 两部分，其中 R_m 是摩擦阻尼力阻反应的动态电阻，R_L 是辐射阻尼力阻反应的动态电阻（如果换能器不带负载，如在真空中 $R_L = 0$）。R_0 表示换能器介质损耗的并联电阻，$R_0 = (2\pi f_s C_0 \tan\delta_e)^{-1}$，其中 f_s 为串联谐振频率，C_0 为静态电容，$\tan\delta_e$ 为损耗角正切。一般情况下，$R_0 \gg R_m$，且与其他器件是并联关系，为简化起见，有时可以理解 R_0 为无穷大，即开路状态。换能器的简化等效电路如图 5-16（c）所示。

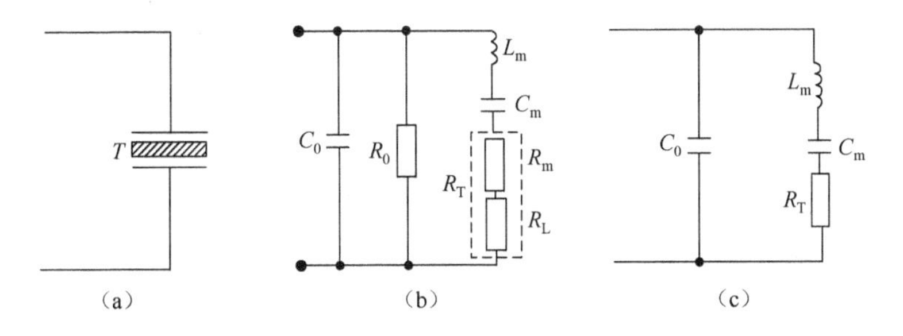

图 5-16　换能器（a）、等效电路（b）及简化等效电路（c）

为研究压电振子的频率响应特性，建立如图 5-17（a）所示的电路，给压电振子加激励信号，并测量流过压电振子的电流随激励信号频率的变化趋势，可以得出如图 5-17（b）所示的曲线。如果将纵坐标换成压电振子的等效阻抗，则可以得到压电振子阻抗随频率变化的特性。

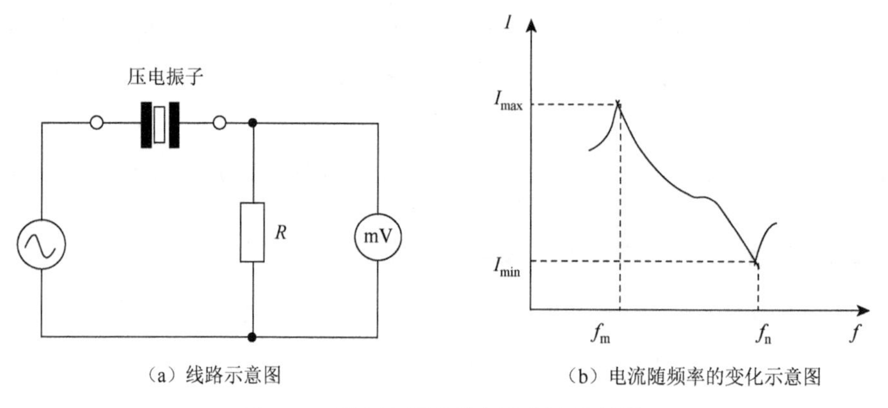

（a）线路示意图　　（b）电流随频率的变化示意图

图 5-17　压电陶瓷振子电流-频率特性图

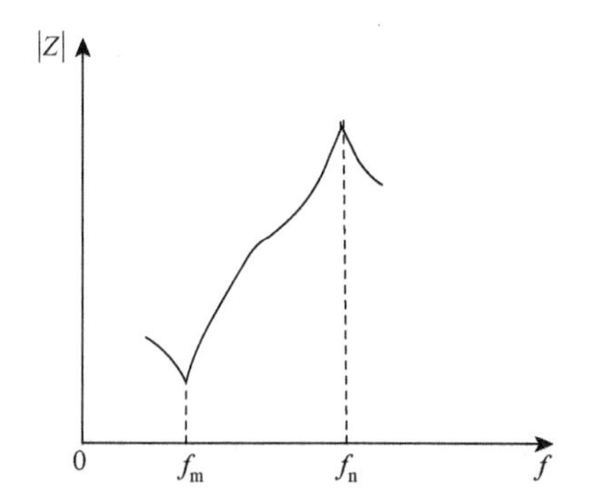

图 5-18　压电陶瓷振子阻抗-频率特性图

从图 5-18 中可以看出，当信号频率等于 f_m 时，通过压电陶瓷振子的电流最大，即其等效阻抗最小，导纳最大，通常称为最大导纳频率（即最大传输频率）。当信号频率等于 f_n 时，通过压电陶瓷振子的电流最小，即其等效阻抗最大，导纳最小，通常称为最小导纳频率（即最小传输频率）。如果继续提高信号源的频率，还能得到一系列电流的次极大值和次极小值，这些频率成分分别对应其他振动模式的谐振频率及压电陶瓷振子的高次振动模式的谐振频率。通常压电振子工作在基波谐振频率下。

当压电陶瓷振子的机械损耗等于 0 时，振子的等效动态阻抗 $R_T = 0$，在这种情况下，当激励信号的频率为

$$f_s = \frac{1}{2\pi\sqrt{L_m C_m}} \tag{5-22}$$

时，LC 回路出现串联谐振现象，将此时的频率记作 f_s，称为串联谐振频率。发射型超声换能器多工作在串联谐振频率下。

当信号的频率为

$$f_p = \frac{1}{2\pi\sqrt{L_m\left(\frac{C_0 C_m}{C_0 + C_m}\right)}} \tag{5-23}$$

时，LC 回路出现并联谐振现象，将此时的频率记作 f_p，称为并联谐振频率。接收型超声换能器多工作在并联谐振频率下。

当压电振子的机械损耗不等于 0 时，压电振子等效电路的阻抗与频率的关系比较复杂，此外还有谐振频率和反谐振频率等概念，限于篇幅，有关内容可以参考相关文献（牛金海，2020）。

思考与练习题

一、简答题

1. 什么是压电效应？压电材料主要有哪几类，各自的特点是什么？

2. 表征压电体特性的参数有哪些，如何理解？什么是居里点？

3. 简述压电材料介质损耗的定义。在制作换能器时，损耗角正切的选择原则是什么？

4. 压电方程中的短路、开路、自由和夹持 4 种边界条件各代表什么含义？

5. 如何理解压电振子的等效电路及阻抗的频率特性？

6. 简述压电材料的机械品质因数 Q_m 的含义。Q_m 大或小意味着什么？对于一个给定的换能器 Q_m 的大小与哪些因素有关？在实际工程应用中对 Q_m 的选取有什么要求？

7. 如何理解最大导纳频率 f_m、串联谐振频率 f_s、最小导纳频率 f_n、并联谐振频率 f_p 等？

8. 对于接收型换能器，一般不希望 Q_m 太大，除了在选材时予以考虑，在设计制作换能器时，常常需要通过在结构上加大阻尼，或在电路上改变阻抗等办法来适当降低 Q_m 值，请问在电路上通过改变阻抗来降低 Q_m 具体如何实现？

9. 如何理解压电体的弹性特性、介电特性及压电特性？

10. 厚度极化的压电圆片（PZT4）半径 r 为 50mm，厚度 t 为 5mm，求：（1）施加 1000V 电压后产生的静态位移；（2）厚度方向加 10N 力后产生的电压；（3）厚度方向加 20MPa 预应力后产生的电压。

扫一扫　看答案

二、是非题

1. 压电超声换能器发射超声波是利用了压电晶体的正压电效应。（　　）

2. 只要在居里点范围内，压电陶瓷就可以承受温度的突变，可以稳定工作。（　　）

3. 以 B 超为代表的检测设备，机械品质因数 Q_m 大对检测性能没啥影响。（　　）

4. 通常，对于大功率设备，机械品质因数 Q_m 大点好。(　　)
5. 不管是接收换能器还是发射换能器，机电耦合系数 K 大点都好。(　　)
6. 制作高频探头时，晶片厚度较小；制作低频探头时，晶片厚度较大。(　　)

三、选择题

1. 医学超声换能器最多采用的压电材料是____。
A. 压电单晶体　　B. 压电陶瓷
C. 压电高分子聚合物　　D. 压电半导体
2. 对于大功率发射型换能器，下列____参数小点好。
A. 损耗角正切 $\tan\delta$　　B. 机械品质因数 Q_m　　C. 机电耦合系数 K
3. 下列____参数是通过实验测量定义的。
A. 最小和最大导纳频率　　B. 串联和并联谐振频率
C. 谐振和反谐振频率
4. 不论是接收换能器，还是发射换能器，都要求____尽量高。
A. 机电耦合系数　　B. 机械品质因数 Q_m　　C. 损耗角正切
5. 压电陶瓷产生介电损耗的物理原因是____。
A. 极化弛豫　　B. 漏电流　　C. 畴壁的运动过程

参 考 文 献

陈桂生. 1984. 超声换能器设计. 北京：海洋出版社
冯若. 1993. 超声诊断设备原理与设计. 北京：中国医药科技出版社
林书玉. 2004. 超声换能器的原理及设计. 北京：科学出版社
栾桂冬，张金铎，王仁乾. 1987. 压电换能器和换能器阵（上册）. 北京：北京大学出版社
牛金海. 2020. 超声原理及生物医学工程应用. 2 版. 上海：上海交通大学出版社
王鸿樟. 1996. 换能器与聚焦系统. 上海：上海交通大学出版社

第六章

超声换能器原理

第一节　超声换能器概述

一、超声换能器的概念

超声换能器（transducer）是发射和（或）接收超声波的传感器的统称，它通常都由一个电储能元件和一个机械振动系统组成。当换能器用作发射器时，从激励电源输出的电振荡信号引起换能器电储能元件电磁场的变化，这种电磁场的变化通过逆压电效应使得换能器的机械振动系统产生振动，从而推动与换能器机械振动系统相接触的介质发生振动，并向介质中辐射声波。接收声波的过程与此相反，在接收声波的情况下，外界来的声波作用在换能器的振动面上，从而使换能器的机械振动系统发生振动，借助于压电效应，引起换能器储能元件中的电磁场发生相应的变化，从而引起换能器的电输出端产生一个相对于声信号的电压或电流信号。在有些情况下，换能器既可以用作发射器，又可以用作接收器，即所谓的收发两用型换能器。图 6-1 给出了各种类型的超声换能器实物图。

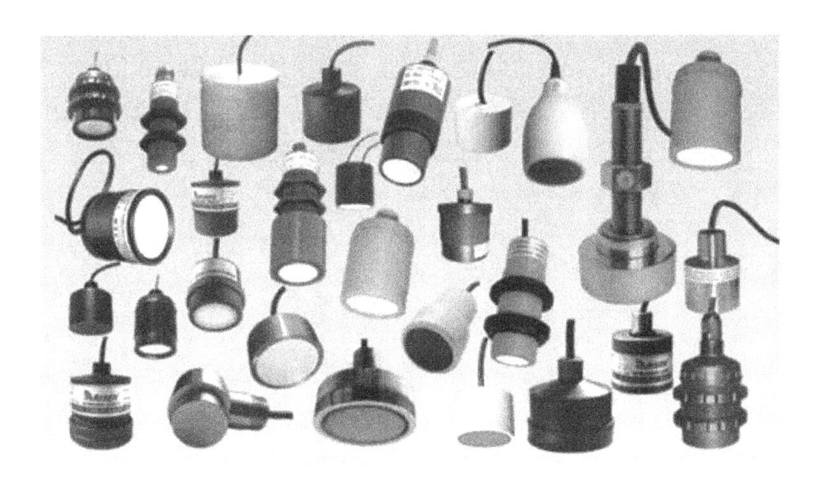

图 6-1　各种超声换能器

超声换能器的分类方式有多种，常见的有：①按照换能器的工作介质，可分为液体、固体及气体介质超声换能器等；②按照能量转换的机理和所用的换能材料，可分为压电换能器、磁致伸缩换能器、静电换能器等；③按照换能器的输入功率，可分为检测超声换能器、功率超声换能器等；④如果按照振子单元个数，可分为单元换能器和多元换能器，多元换能器又分为线阵、相控阵、方阵、凸阵等；⑤按照声束特性，可分为聚焦换能器和非聚焦换能器，聚焦换能器又可分为电子聚焦和声学聚焦等。

二、单振元换能器

单振元换能器主要由主体和壳体构成，主体包括压电振子、吸声块、匹配层、透镜和保护层等；壳体包括外壳和引线等，其结构如图 6-2 所示。压电振子是换能器的核心部件，实现电能与机械能的相互转换，厚度为压电材料中声波波长的 1/2，压电振子两端镀有金属电极，并通过导线连出（万明习，2010）。

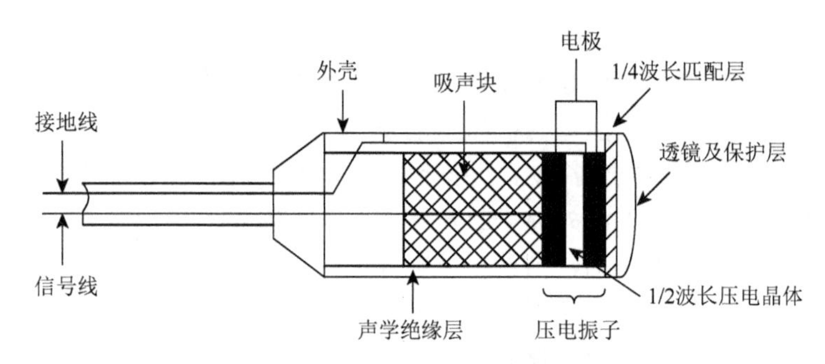

图 6-2　单振元换能器的基本结构

1）吸声块：吸收背向辐射的声能，减少背向辐射信号对系统的干扰，提高了发射脉冲的质量。加与不加吸声块的发射信号效果比较如图 6-3 所示。

2）匹配层：主要用来进行声学阻抗匹配，减少反射，使更多的超声能量进入被测介质，匹配层的厚度为匹配层材料中声波波长的 1/4。加上匹配层，声波的穿透性明显增强，效果如图 6-4 所示。

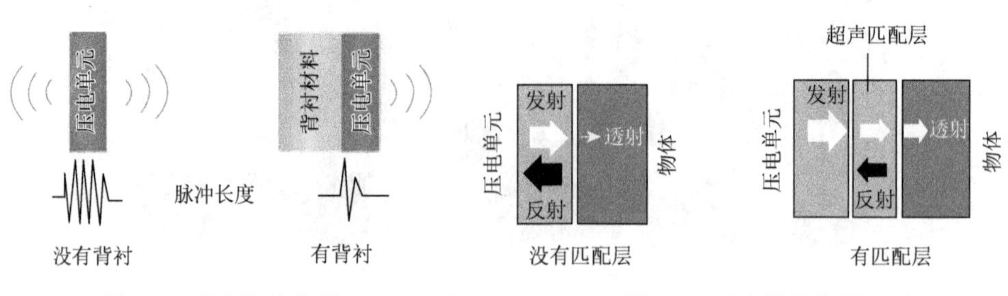

图 6-3　吸声块的作用

图 6-4　匹配层的作用

3）保护层：主要用来保护振子，减少磨损。

4）有些阵元还包括声束聚焦透镜，加上聚焦透镜之后，声速的方向性明显改善，并可以提高横向分辨力，用软性声学材料[如声阻抗率小于人体组织的材料室温硫化型（RTV）硅橡胶，声速为 1010m/s]可以制作凸型声学聚焦透镜，声束聚焦效果如图 6-5 所示。

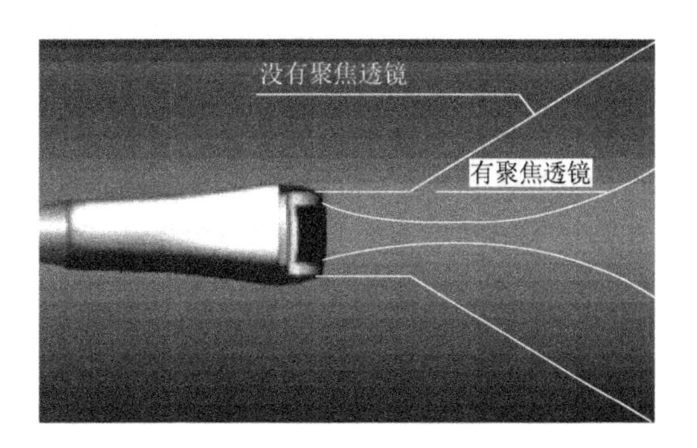

图 6-5　聚焦透镜对声束的影响

三、常见的医用换能器

除常见的 B 超探头，如图 6-6 中的凸阵探头和线阵探头之外，医学临床上还有一些特殊用途的探头，这里做简要介绍。

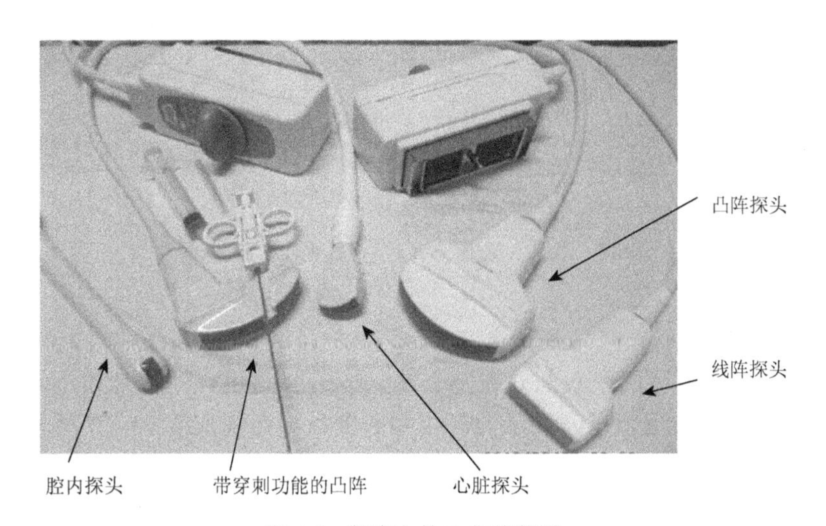

图 6-6　临床上的 B 超换能器

（一）柱形单振元探头

柱形单振元探头又称笔杆式探头，主要用于眼科的 A 超[图 6-7（a）]及多普勒超声。目前在经颅多普勒（TCD）及胎心监护仪器中也用此探头，其结构与上述的单振元探头的相似，如图 6-7（b）所示。

（二）连续多普勒换能器

连续多普勒换能器的特点是用两个晶片分别作为发射和接收换能器。按其构造又可分为分隔式、分离式和重叠式多普勒换能器。分隔式多普勒换能器中，收、发两部分只隔电，不隔声，而分离式多普勒换能器中的收、发两部分既是电绝缘也是声绝缘的，因此，减小了基底漏信号，接收到的多普勒信号放大效果得到提高，既提高了灵敏度，也降低了噪声。重叠式多普勒换能器由两个晶片重叠构成，两晶片间用同频率的晶片或厚度适宜的环氧树脂隔离。如用 PZT 型压电材料作晶片，重叠式可转化为单一晶片，既发又收，故收、发声束间没有夹角，测量精度较一般分离式高，对较大反射体运动目标的测量灵敏度也较高，在测量人体表浅血管壁运动时，重叠式比分离式多普勒探头的效果好。但重叠式探头的缺点是基底信号较大，对较小的非平面反射体的测量灵敏度低，如果没有较好地平衡基底信号，灵敏度比分离式低。

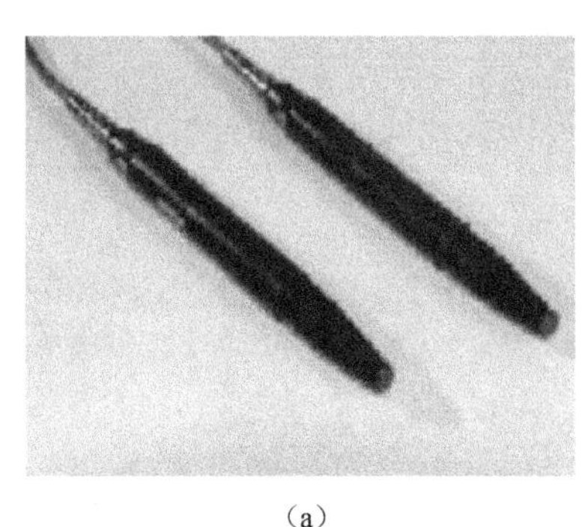

（a）

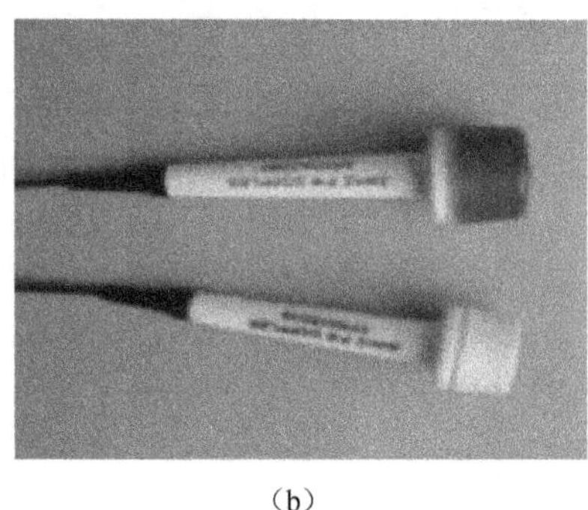

（b）

图 6-7　眼科 A 超探头（a）和多普勒探头（b）

（三）穿刺活检换能器

穿刺活检换能器的中心部分有一个 2～3mm 的圆孔，用来通过不同型号的穿刺或活检器。根据超声波显示的部位和深度指导穿刺或活检，在屏幕上可看到针尖的刺入部位，以指导穿刺或活检，如避开胆囊、大血管等器官，同时可经活检器取出组织做细胞学检查，鉴别是否为肿瘤，如图 6-6 所示。胎儿血标本可以通过直接经皮进行脐带穿刺获得（脐带穿刺术）。在 B 超监视下，应用 23 号或 25 号穿刺针直接刺入脐静脉，一般脐带上的穿刺点应该在脐带的胎盘附着处附近。脐带穿刺取胎儿血样可以很快地进行胎儿染色体分析，尤其是妊娠晚期发现胎儿有异常而需作进一步检测时，短期淋巴细胞培养，在 48～72h 内即能进行胎儿染色体结构分析。

（四）腔内换能器

换能器加长或变薄以插入腔内检测，如妇科及查结肠用的加长型（长约 20cm）换能器，如图 6-6 所示。

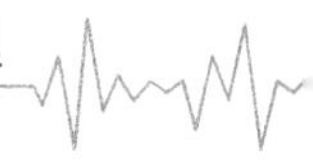

第二节　超声换能器的性能指标

超声换能器的核心部件是压电晶片，前面章节已经介绍过压电材料的性能指标，有相同的指标，这里不再重复。

1. 工作频率

每个换能器都有自己的工作频率。通常，发射换能器的工作频率就等于它本身的谐振频率，这样可以获得最佳工作状态、最大的发射功率和效率。主动式超声换能器处在接收状态下的工作频率与发射状态下的工作频率近似相等；而对被动式接收换能器而言，它的工作频率是一个较宽的接收频带，同时要求换能器自身的谐振基频比接收频带的最高频率高，以保证换能器有平坦的接收响应，诊断超声的工作频率大约为5MHz，而治疗超声的工作频率一般在1MHz附近，或者更低。

2. 换能器的阻抗特性[①]

换能器作为一个机电四端网络，具有一定的特性阻抗和传输常数。由于换能器在电路上要与发射机的末级回路和接收机的输入电路相匹配，因此在设计换能器时，计算出换能器的等效输入电阻抗是十分重要的。对于发射换能器来说，输入阻抗指的是换能器输入端的输入电压与输入电流的比值。输入阻抗包括静态阻抗和动态阻抗，动态阻抗也称动生阻抗（motional impedance）或反应阻抗，指的是机械回路经变换器（理想变压器）反映到电路中的阻抗，包含动态电容、动态电感和动态电阻。同时，在使用过程中还要分析其他阻抗特性，如等效机械阻抗、辐射阻抗等。

3. 方向特性

超声换能器不论是用作发射还是接收，本身都具有一定的方向特性。不同应用的换能器对方向特性的要求也不同。对于一个发射换能器，其方向特性曲线的尖锐程度决定了它的发射声能的集中程度，通常声束越集中，探测方向性越好，空间分辨力越高；而对于一个接收换能器，它的方向特性曲线的尖锐程度决定了其探索空间方向角的范围，所以超声换能器方向特性的好坏直接关系到超声设备的作用距离与范围。关于单圆片发射型换能器的方向性，在第七章第一节有详细介绍。

---

① 阻抗：在具有电阻、电感和电容的电路中，对交流电所起的阻碍作用称为阻抗。阻抗常用 Z 表示，是一个复数，实部称为电阻，虚部称为电抗，其中电容在电路中对交流电所起的阻碍作用称为容抗，电感在电路中对交流电所起的阻碍作用称为感抗，电容和电感在电路中对交流电引起的阻碍作用总称为电抗，阻抗的单位是欧。

4. 频率特性及频带宽度

所谓频率特性，是指换能器的功率、声压、阻抗及灵敏度等主要参数随频率变化的特性。在超声换能器的应用中，在一定的带宽内获得平坦的阻抗频率特性有重要意义。因为超声应用中的换能器的负载往往是变化的，宽频带可以适应负载变化以保持匹配、高效率，而一旦失配将导致电路发热，甚至损坏设备。在接收换能器中，宽频带可获得窄脉冲、短余振时间的脉冲波形，因而可获得较高的纵向分辨力。例如，对于被动接收换能器，工作中需要关注接收换能器的接收灵敏度随工作频率变化的特性，要求它的接收灵敏度频率特性曲线尽量平滑，使其不论是低频信号，还是高频信号，只要幅度差不多，产生的输出电压大小应近似相等；对于发射器，则要看它的发射功率随工作频率的变化特性。频带宽度 Δf 的含义，对换能器而言，是指在换能器发送响应或接收灵敏度响应的曲线上声压低于最大响应 3dB 时两个频率之差，称为换能器的频带宽度 Δf（–3dB），如图 6-8 所示，其中 f_0 为最大响应时的频率，而频带宽度则为 $\Delta f = f_2 - f_1$。

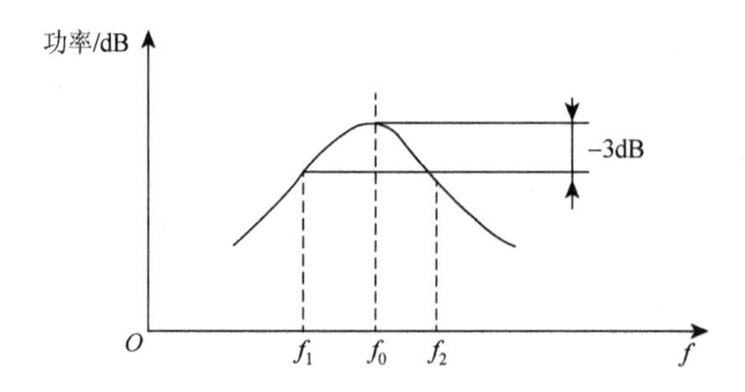

图 6-8　接收换能器的频率响应及频带宽度

5. 功率

换能器的功率包括换能器的输入功率 P_a、机电耦合后产生的机械振动所具有的机械功率 P_M 及机械振动向介质辐射的声功率 P_o。P_o 是表达一个辐射器在单位时间内向介质辐射声能多少的物理量。由于输入功率换成机械功率必然存在电损耗 P_{aM} 及机械功率转换成声功率必然存在机械损耗 P_{Mo}（由内摩擦等），所以有如下关系式：

$$P_a = P_{aM} + P_M \tag{6-1}$$

$$P_M = P_{Mo} + P_o \tag{6-2}$$

其中发射声功率最为重要，它的大小直接影响超声的作用效果，换能器的发射声功率一般是随着工作频率而变化的，在其机械谐振频率时可获得最大的发射声功率。

对于检测、成像类的超声换能器，在不影响检测效果及成像质量的情况下，发射功率需尽可能小，以减小对患者的声辐射剂量，降低系统的功耗，同时减少对周围设备的干扰。对于以发射能量为主的换能器，如用于治疗（如 HIFU、碎石机等）或工业切割、清洗等的换能器，其功率须达到设计标称的值，才能达到预期效果。在实际应用中，换能器的额定功率也是非常重要的参数，且需要与驱动换能器的高频功率源相匹配，如果换能器的额定功率大于功率源的输出功率，则可能烧毁功率源；如果高频功率源的输出功率大于换能器所能承载的功率，换能器也可能会被烧毁。

6. 效率

换能器的工作效率不仅与其工作频率有关，也与换能器的类型、材料、结构等因素有关。换能器作为传输网络，有三个不同的效率，如下所示：

机电效率：
$$\eta_{M/a}=\frac{P_M}{P_a}=\frac{P_M}{P_M+P_{aM}} \tag{6-3}$$

机声效率：
$$\eta_{o/M}=\frac{P_o}{P_M}=\frac{P_o}{P_o+P_{Mo}} \tag{6-4}$$

电声效率：
$$\eta_{o/a}=\frac{P_o}{P_a}=\frac{P_o}{P_M}\cdot\frac{P_M}{P_a}=\eta_{o/M}\cdot\eta_{M/a} \tag{6-5}$$

由上式可见，$\eta_{M/a}$越高，电损耗功率越小；$\eta_{o/M}$越高，机械摩擦损耗功率越小；换能器的最终电声效率是机声效率 $\eta_{o/M}$与机电效率 $\eta_{M/a}$的乘积。超声换能器的效率取决于振动类型、换能器材料、机械振动系统的结构（包括支撑结构）及工作频率的选择。一般压电式超声换能器的电声效率 $\eta_{o/a}$取值为 30%～50%。

7. 换能器接收灵敏度（接收声场的响应）

这是衡量接收换能器最重要的一个指标，又有电压灵敏度和电流灵敏度之分。所谓接收换能器的自由场电压灵敏度，就是接收换能器的输出电压 U 与在声场中引入换能器之前该点的自由声场声压 p_{f} 的比值，如下所示：

$$M_{\mathrm{u}}(\omega)=\frac{U(\omega)}{p_{\mathrm{f}}(\omega)}(\mathrm{V}/\mu\mathrm{Pa}) \tag{6-6}$$

式中，$U(\omega)$ 为接收换能器电负载上所产生的电压，V；$p_{\mathrm{f}}(\omega)$ 为接收换能器接收面处自由声场的声压，μPa，该指标有时也用 dB 表示，如下所示：

$$N_{\mathrm{u}}(\omega)=20\lg\frac{M_{\mathrm{u}}(\omega)}{M_{\mathrm{u}_0}(\omega)}\quad(\mathrm{dB}) \tag{6-7}$$

其基准灵敏度取为 $M_{\mathrm{u}_0}(\omega)=1\mathrm{V}/\mu\mathrm{Pa}$，$N_{\mathrm{u}}(\omega)$ 为自由场电压灵敏度级。

所谓接收换能器的自由场电流灵敏度 $M_{\mathrm{i}}(\omega)$（自由场电流响应），是指接收换

能器的输出电流与在声场中引入接收器之前的自由声场声压的比值，记为

$$M_{\mathrm{i}}(\omega)=\frac{i(\omega)}{p_{\mathrm{f}}(\omega)} \quad (\mathrm{A}/\mu\mathrm{Pa}) \tag{6-8}$$

式中，$i(\omega)$ 的单位是 A；$p_{\mathrm{f}}(\omega)$ 的单位是 μPa。实际中，一般采用电压而非电流灵敏度讨论问题。

8. 等效噪声压

当换能器用于接收器时，接收器内部的电声转换器件（如压电陶瓷片）在一定温度下内部分子的热运动等将产生噪声，称为自噪声或固有噪声。这种噪声的大小决定了接收器所能测量的有用信号的最小可能值，它包含许多频率成分，可取在 1Hz 频带宽度上的均方根电压来量度其大小。

设有一正弦超声波入射到接收器上，当此电压输出的有效值等于接收器自噪声在 1Hz 带宽上的均方根电压值时，则入射声压的有效值称为等效噪声压。接收器等效噪声压在数值上等于自噪声在 1Hz 带宽上的均方根电压值与接收器灵敏度的比值。等效噪声压对 1μbar 基准声压所取的分贝数，称为接收换能器的等效噪声声压级（林书玉，2004）。

第三节　相控阵超声换能器的原理

相控阵超声换能器指的是将多个较小尺寸的探头有序排列成阵列，或者是将一个大尺寸的探头按照规则分割成许多独立的小单元探头，形成阵列探头。每个小探头单元具有独立电子引线，称为阵元，相控系统可以独立控制各个阵元的发射和接收超声波的精确延时，使之干涉叠加形成设计所期望的波阵面，达到聚焦、线性扫描、扇形扫描等效果。常见的相控阵探头是在一个母晶片上分割出许多小晶片，各个小晶片由各自称作“聚焦规则”的延时电路所驱动。发射控制模块分别调整每个阵元发射信号的波形、延时等。

相控阵列通常可分为线阵和环阵，如图 6-9 所示是相控阵列效果图，从左到右分别为一维线阵、二维环阵、收发双模、二维圆环阵、二维扇形阵、二维矩形阵列。

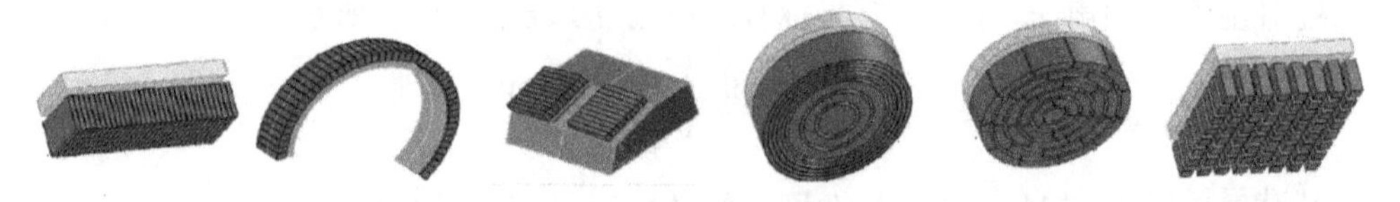

图 6-9　相控阵列效果图

超声相控阵技术的主要特点是多晶片探头中各晶片的激励（振幅和延时）均由程序控制。压电晶片受激励后能产生超声聚焦波束，声束参数如角度、焦距和焦点尺寸等均可通过软件调整。用普通单晶探头，因其移动范围和声束角度有限，对方向不利的病灶或远离声束轴线位置的病灶很容易漏检，见图 6-10，这也是某些检测中遇到的可接近性“拦路虎”；而相控聚焦探头可以有效克服这一局限，只需用一个小巧的阵列探头，就能完成单探头多次往复扫查才能完成的检测任务。特别需要提到的是，相控阵聚焦在 HIFU 技术中也有应用，相控 HIFU 可以产生多个焦点，焦点位置灵活可调，也可避开骨骼等对超声波传播的遮挡等，相关内容在后面章节中将作进一步介绍。

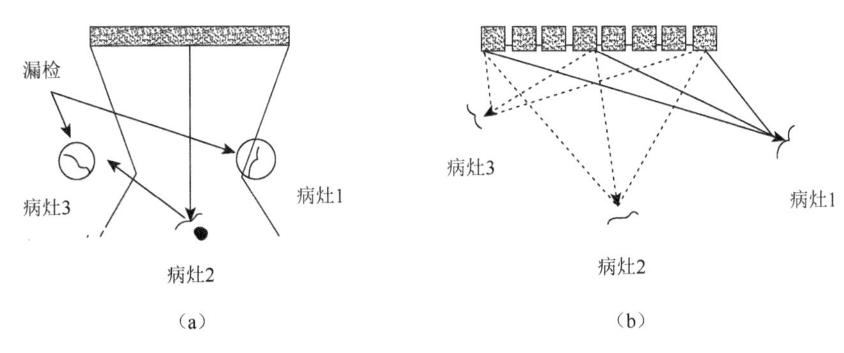

图 6-10　常规单晶探头（a）和阵列多晶探头（b）对多向病灶的检测比较

通常，利用相控技术可以实现线性扫描、扇形扫描和深度聚焦，如图 6-11 所示，在线性扫描过程中，先选取一组阵元，在被选取的阵元组内，中间阵元延迟较长时间再发射，两侧阵元延迟较短，形成聚焦，以增强横向分辨力，然后该组阵元的扫描模式从左到右依次扫描，形成线性扫描；扇形扫描时，距离扫描方向远的阵元先开启，距离扫描方向近的阵元后开启，以形成扫描角度；相控聚焦时，两侧阵元先开启，且延时最小，而中间阵元延迟最大，最后开启，使所有阵元的脉冲能量同时到达焦点区域，形成聚焦效果。

一、线性扫描

线性扫描如图 6-12 所示：由若干个阵元组成一组（图中是 16 个阵元），从左到右，最开始 16 个单元（1～16）开始工作（16 个阵元内部也可以采取聚焦延时策略，以增强横向分辨率），其他单元不工作，形成第一条扫描线；这条扫描线完成之后，向右移动一个阵元的距离，单元（2～17）开始工作，形成第 2 条扫描线……以此类推，最后完成整个平面的线性扫描，每组阵元数越多，主瓣的方向性越好，但是如果每组阵元数太多，扫描线数就会下降。

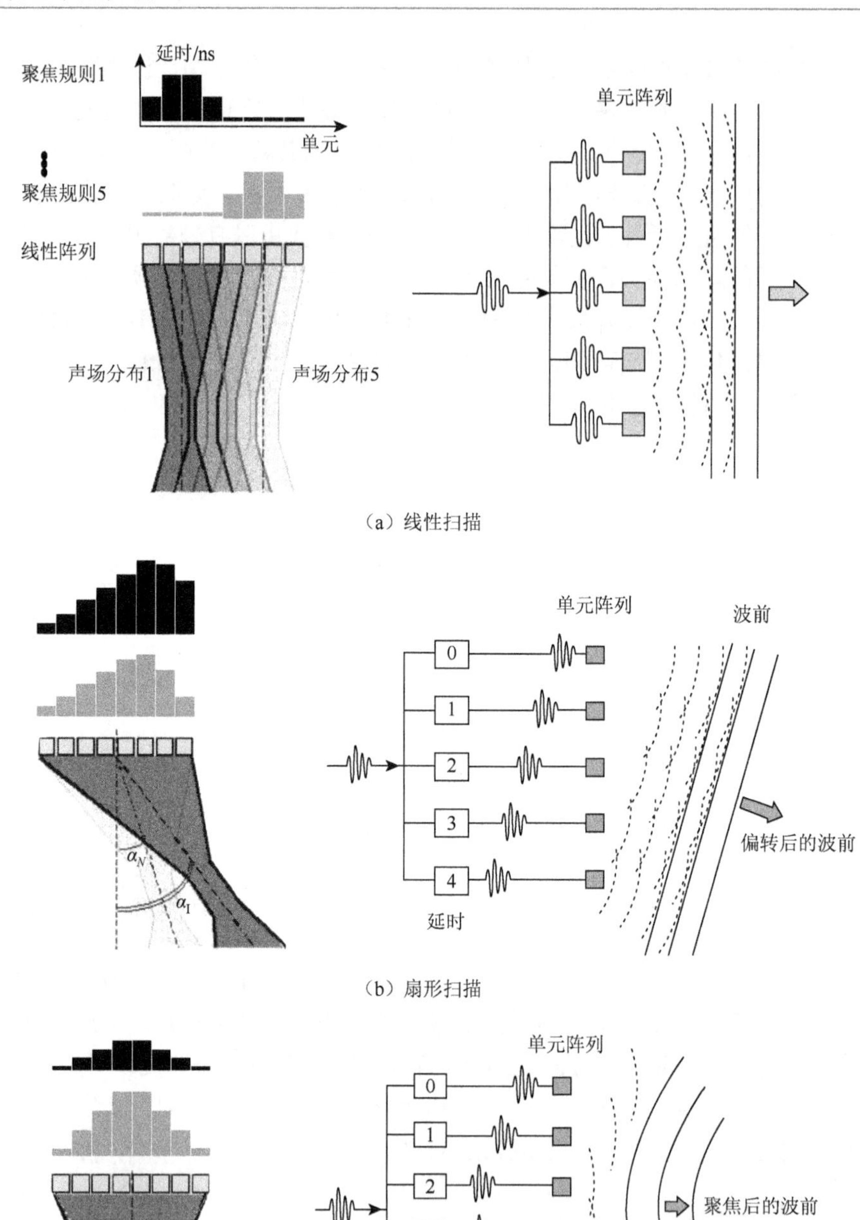

图 6-11　线性扫描、扇形扫描和相控聚焦

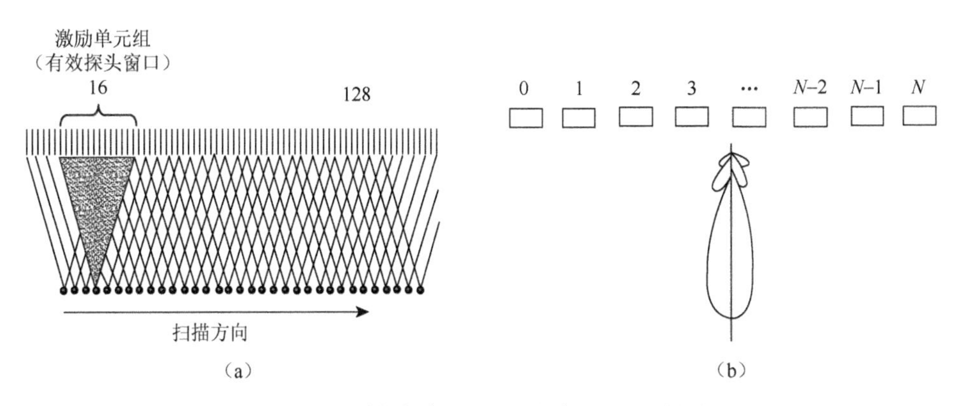

图 6-12　线性扫描（a）及声束（b）示意图

二、扇形扫描

扇形扫描（又称 S 扫描、方位扫描或角扫描）：相控电子扇扫，也是通过控制阵列中不同阵元发射脉冲的相位（脉冲发射的先后顺序），实现类似机械扇扫的功能。具体相位控制模式如下：为了达到扇形扫描的效果，图 6-13 阵列中相邻阵元之间的声程差 $L = d\sin\theta$，其中 d 为相邻阵元之间的距离，θ 为偏转的角度。发射延时 $\Delta t = L/c = d\sin\theta/c$，$c$ 为超声波的速度。

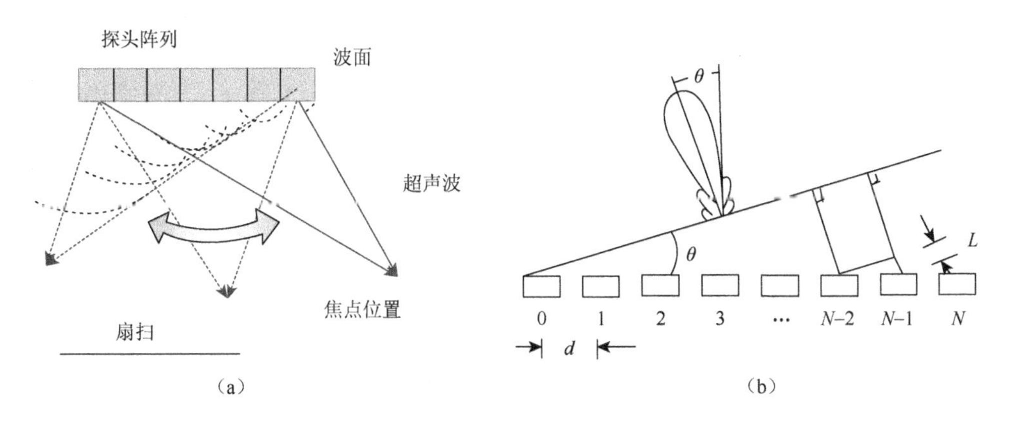

图 6-13　扇形扫描（a）及声束（b）示意图

三、相控聚焦

相控聚焦可以是发射，也可以是接收。相控聚焦发射参见第七章第三节。相控聚焦接收的原理如下：在聚焦接收过程中，接收回波信号后，相控阵控制器按接收聚焦的变换时间，并将这些信号延时汇合在一起，形成一个脉冲信号，传送至检测仪，达到聚焦接收的效果，如图 6-14 所示。

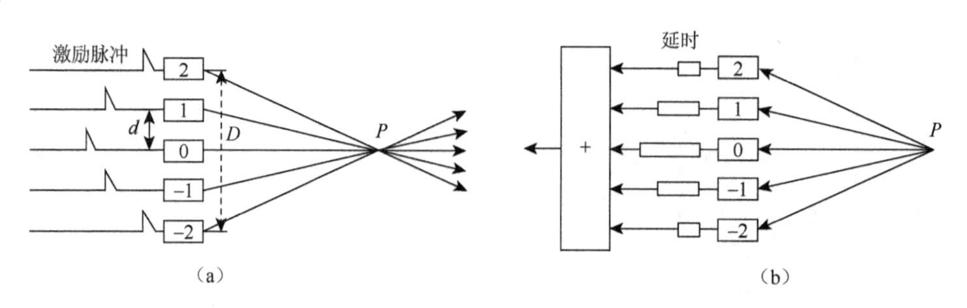

图 6-14 脉冲发生（a）和回波接收（b）过程中的波束形成和时间延迟

第四节 超声发射与收发隔离电路基础

压电换能器作为声能和电能的转换器件，其工作效率直接影响整个超声波系统的性能。压电换能器驱动电路的设计，涉及阻抗匹配、脉冲变压器设计及谐振变压器等相关内容，既需要一定的理论基础，又需要实践经验，是广大科技工作者面临的一项困难任务。超声设备根据不同的应用，换能器驱动电路的具体实现会有所不同。现代超声仪器通常使用所谓“冲击激励”方法产生超声波发射，即对振元施加单个脉冲，使振元产生持续时间极短的机械振荡，类似于用锤子敲钟。这里引出了两个问题：其一是施加多大幅度的激励脉冲才能引发振元产生较强的振荡；其二是激励脉冲的宽度应取多大值合适。对于第一个问题，主要取决于换能器的压电系数，具体地说是换能器压电材料的压电应力系数 e，换能器压电材料的 e 值越大，越能用较低的电压产生较大的声压。反过来，也就是说，当换能器压电材料选定后，发射脉冲产生电路所提供的电压脉冲的幅度应满足产生足够超声功率输出所需电压值。越好的换能器，此电压可以取得越低，这对减小电功耗、提高仪器的安全性有利。至于激励脉冲的宽度，通常希望窄一些较好，因为这可以使辐射超声脉冲缩短，从而可以提高纵向分辨力。脉冲宽度的取值与探头工作频率有关，频率越高，脉冲宽度越小，当脉冲宽度取值与探头工作频率不匹配时，发射激励脉冲的后沿会存在较大振铃，对辐射超声脉冲宽度的影响更为明显。

目前压电换能器的驱动电路主要采用两种设计方法。一是直接驱动：采用固定频率，通过触发大功率半导体开关器件，如场效应管、可控硅，直接驱动压电换能器工作，换能器由电源电压直接供电。这类电路的优点是电路简单，缺点是工作效率低，且受到供电电压限制，无法驱动大功率器件。二是推挽电路驱动：采用固定频率的双极性脉冲，驱动推挽变压器工作，推挽变压器次级与压电换能器并联，采用电容、电感进行阻抗匹配，该电路的优点是可以驱动大功率器件，缺点是难以进行阻抗匹配和电压调谐，由于采用他激工作方式，换能器两端未谐振，如果没有很好地匹配与调谐，工作效率会比较低。

对于超声诊断设备来说，与换能器相关的核心电路分为发射和接收两个关键部分，共用同一个阵元；发射部分在发射信号的控制驱动下产生激励波形，激发换能器阵元产生超声波；接收部分接收超声波在人体组织中的回波，并通过接收电路将回波信号放大、处理、显示输出等。

一、直接驱动的超声发射电路

基本的超声发射电路如图 6-15 所示，V_H 是高压，通常为几十到几百伏，V_H 的幅值与压电晶片的压电特性共同决定发射超声波脉冲的幅度，进而影响换能器的发射功率。MOSFET Q 起到电子开关的作用，具有快速开放时间（10ns）和低导通电阻（几欧姆），它的开关频率就是脉冲的重复频率，相邻两次开关的时间间隔就是脉冲重复周期。通常换能器工作在串联谐振频率下，这时压电换能器呈现纯容抗特性，且容抗的大小为等效电路中的静态电容 C_0，电感 L_1 的作用是用来调谐匹配，抵消压电换能器的容性电抗，使得从功率源的角度看，换能器呈现一个纯的电阻特性，减少发射电路的无功功率；C_1 是高压电容，在这里 C_1 的充放电特性至关重要，静态时起到隔离直流的作用，根据电路分析原理，C_1 的充电时间常数 τ 大约等于 R_2 与 C_1 的乘积。当电容 C_1 上的初始电压为 0 时，C_1 两端的充电电压 V_t 与充电时间的关系式为 $V_t = V_H[1-\exp(-t/R_2C_1)]$，当充电时间 $t = 5R_2C_1$ 时，电容两端的电压达到电源电压的 99%，即 $V_t = 0.99V_H$，近似认为充满，所以脉冲重复周期 T 必须大于 5τ，才能保证每个发射周期电容 C_1 充满电。

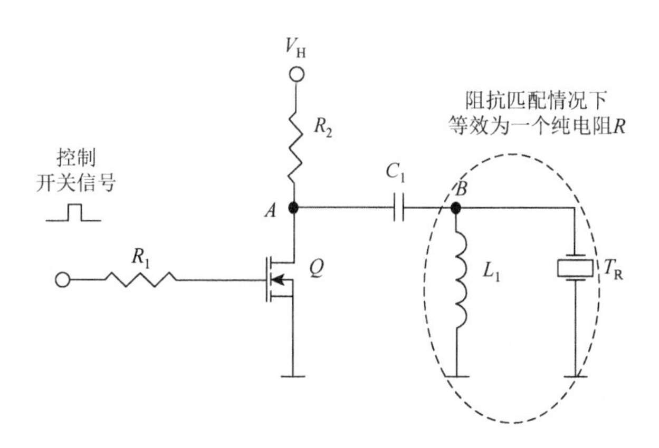

图 6-15　超声发射电路

此外，加在换能器两端的激励电脉冲的宽度与电容 C_1 的放电特性有关，电阻 R_2 的值远大于 Q 的导通电阻，在 Q 导通的瞬间，A 点电压从 V_H 降低到近似 0。由于电容两端的电压不能突变，B 点的电压从 0 降低到$-V_H$，然后 C_1 将向阵元和负载组成的网络转移电荷，即 C_1 放电。在 B 点产生的负脉冲将激励阵元产生超声波，加在换能器上的激励电脉冲及发射的脉冲超声如图 6-16 所示。根据电路分析原理，电容 C_1 的放电时间与电容两端的电压关系为 $V_t = V_H\exp(-t/RC_1)$，这里 R 是调谐匹配之后换能器的等效电阻，对于给定的换能器，R 是确定值，所以放电时间主要由 C_1 决定。当放电时间为 $t = RC_1$ 时，电容 C_1 两端的电压放到电源电压的 0.37 倍，所以要得到高频激励电脉冲，则需要小的 C_1 电容值。脉冲的长短及频谱见图 6-17（李君安，2015）。

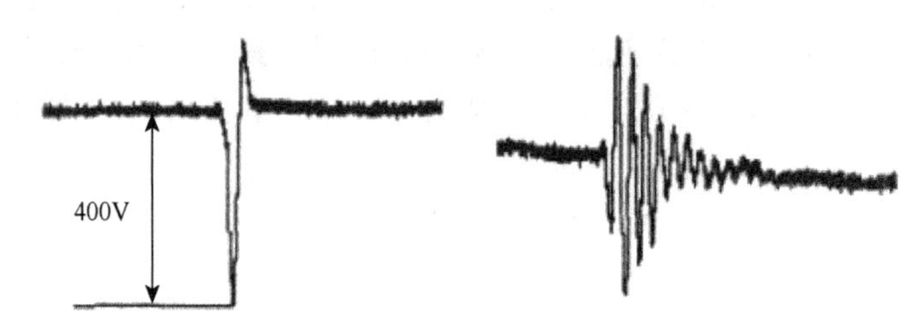

图 6-16　换能器上的激励电脉冲及发射的脉冲超声

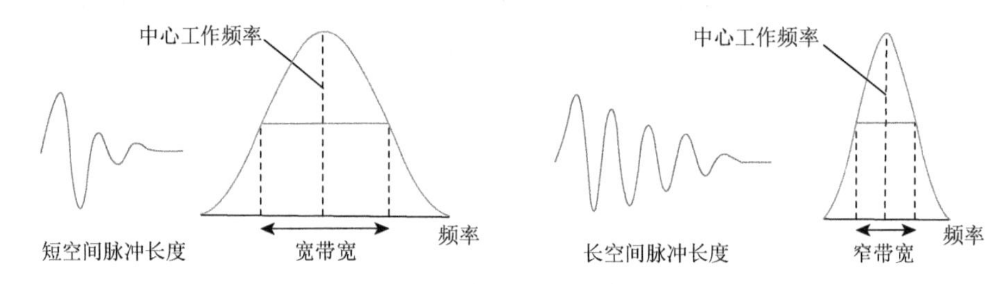

图 6-17　脉冲的长短及频谱

二、推挽驱动电路

推挽驱动采用如图 6-18 所示的单端脉冲激励的设计电路，脉冲信号是由超声波发射模块产生的，脉冲频率和占空比是可调整的，通过开关型 MOSFET，驱动脉冲变压器 T_2 工作，变压器次级与压电振子并联，两个二极管是为了阻止接收的回波信号的串入，R 为阻尼电阻，C 为调谐电容（微调），V_{CC} 为变压器初级供电电源（魏陈成和陈伟群，2009；曹茂永，1997）。

压电换能器在串联谐振频率附近，超声波发射效率最高，对提高超声波的发射功率有利。在压电换能器的并联谐振频率附近，超声波的接收效率最高。压电换能器驱动电路的设计，就是利用换能器工作在串联谐振频率和并联谐振频率时的幅频特性，利用驱动变压器、电感、电容等器件进行阻抗匹配和电压调谐，使其满足电路设计要求，提高压电换能器的工作效率。

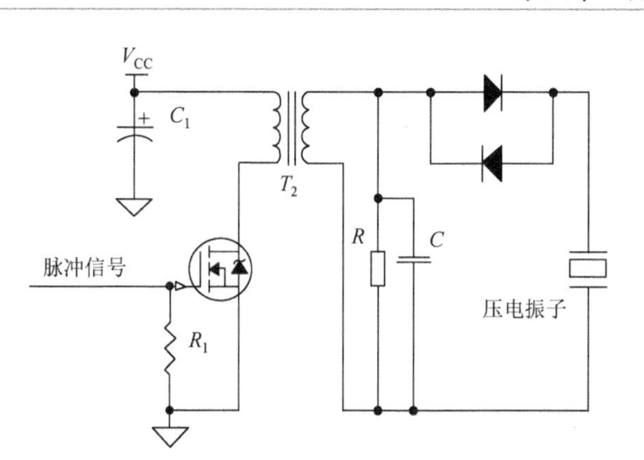

图 6-18　推挽式换能器驱动电路

三、超声收发隔离电路

超声接收隔离电路直接从超声阵元上接收回波。对于收发共用超声阵元，高电压的发射电路和高灵敏的接收电路连接在一起；为了避免发射电路对接收电路的影响，接收电路中必须加入隔离级。超声接收隔离电路的目的是不让大幅度信号通过，而小幅度的信号几乎无衰减地通过，通常又被称为发射接收开关（*T*/*R* switch）。图 6-19 是最基础的超声收发隔离电路：当振元上的交流信号大于±0.7V 时，二极管 D_1、D_2 被导通，因此通过并到达接收端的交流电压被限制在±0.7V 以内。

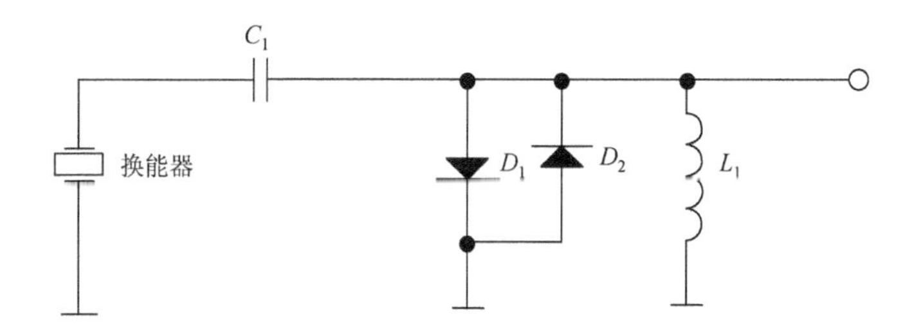

图 6-19　超声收发隔离电路

在实际应用中，通过隔离电路进入接收回路的信号，后端还要经过检波、回波放大、AD 采样等处理，最后进入中央处理器（CPU），进行后续的信号处理。这部分内容在后续 B 超原理的章节会有涉及，可以参考学习。

第五节　超声换能器的电学匹配技术

换能器的匹配技术主要包含电学匹配和声学匹配两部分内容。超声换能器要高效率工作，必须与驱动其工作的电脉冲功率源进行电学匹配，此外，还需要与周围的负载介质进行良好的声学匹配。电学匹配的目的是电功率可以良好地转化为超声能量，声学匹配是为了将超声波更好地透传到目标介质。对于大功率超声输出设备，电匹配显得更重要，如果功率源与换能器阻抗没有很好地进行电学匹配，轻则整个系统工作效率低下，浪费电能，无法高效输出有效的声信号或声功率，重则可能导致功率源内部积热烧毁，或者把换能器烧毁；对于诊断、探伤及检测等设备，大部分工作在脉冲状态下，换能器的电学匹配显得不是很重要，而声学匹配显得相对更重要，良好的声学匹配不但可以使超声信号顺畅地传到被测介质，而且有助于接收微弱的回波信号。关于声学匹配的原理，前面三层介质模型在第三章第四节已经做了介绍，这里重点介绍电学匹配。

通常，驱动超声换能器的功率源与换能器之间并不能恰好电学匹配，所以需要在换能器与功率源之间加电学匹配电路。电学匹配的原理如图 6-20 所示，设超声换能器的输入阻抗为 $Z_i = R_i + jX_i$，经过匹配之后换能器的输入阻抗为 $Z_c = R_c + jX_c$，Z_0 为超声波发生器的输出阻抗，且为纯阻抗的 R_0。理想匹配的条件是

$$R_c = R_0,\ X_c = 0 \tag{6-9}$$

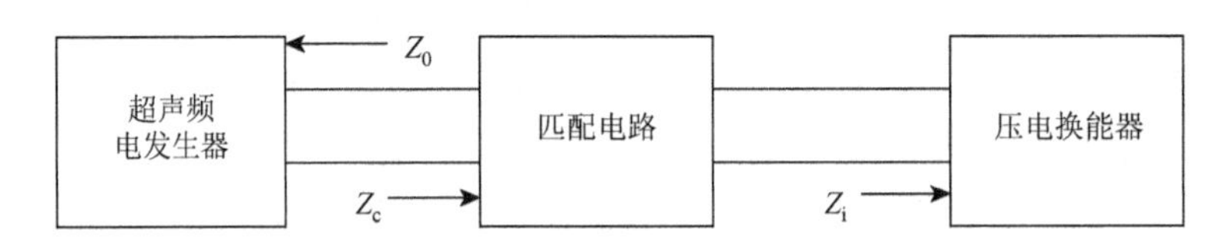

图 6-20　超声换能器电学匹配的原理图

电学匹配主要包括阻抗匹配、调谐匹配、整形滤波等三方面内容。

一、阻抗匹配

通常，每个功率源都有其额定输出功率，只在最佳负载情况下，功率源才能以其额定功率输出，最佳负载在数值上等于功率源内阻。而我们拿到的换能器的阻抗一般不会恰好等于功率源的内阻，所以需要做阻抗匹配，阻抗匹配就是将换能器的阻抗变换为功率源的最佳负载阻抗。一般情况下，阻抗匹配电路中采用输出变压器来达到阻抗匹配的目的，有时也可以利用电感/电容的串并联组合来实现阻抗变换（林书玉，2004）。最佳负载阻抗的原理如下，对于电动势为 E 的电源，内电阻为 r，外部负载电阻为 R 的电路，当负载电阻 R 等于电源内阻 r 时，电源的输出功率最大。具体推导如下：设电源的输出功率为 P，端压为 U，流过电源的电流为 I。

因为 $P = UI$、$U = IR$ 和 $I = \dfrac{E}{r+R}$，所以 $P = \dfrac{E^2R}{(r+R)^2}$，得

$$P=\frac{E^2}{\frac{r^2}{R}+2r+R}=\frac{E^2}{\frac{(R-r)^2}{R}+4r} \tag{6-10}$$

可见，只有当 $R=r$ 时 P 有最大值，且最大值 $P_{\max}=\frac{E^2}{4r}$。不论是 $R>r$，还是 $R<r$，输出功率都会变小，P-R 的函数图像如图 6-21 所示。对于超声功率放大器电路，同样希望超声功率源与负载满足上面的条件，使得功率源输出功率最大。从式（6-10）可知，在给定功率源之后，输出功率的大小取决于由电源内阻 r 决定的等效负载 P_L'，即 $P_L'=r$。通常，大多数功率超声发生器为压电型换能器，其阻抗为几十至几百欧姆，为了达到要求的额定功率，因此需要对换能器负载阻抗 R_L 进行阻抗变换。常用的方法是，通过输出变压器的初次级线圈的匝数比进行变换。变压器次初级匝数比为 n/m，与换能器阻抗 R_L 及功率源等效阻抗 P_L' 之间的关系如下：

$$R_L'=\frac{R_L}{\left(\frac{n}{m}\right)^2},\qquad \frac{n}{m}=\sqrt{\frac{R_L}{R_L'}} \tag{6-11}$$

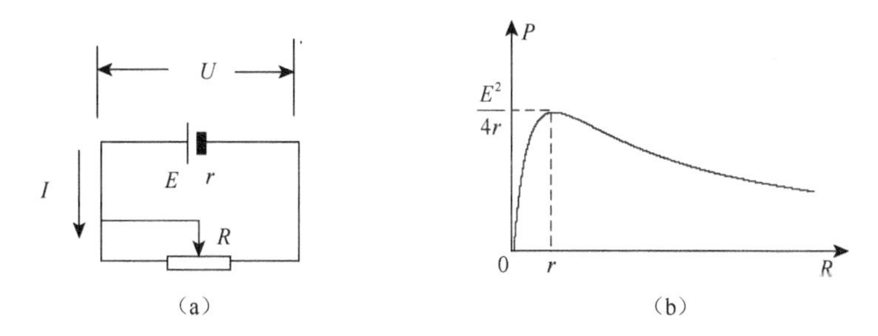

图 6-21　最大输出功率电路图（a）及 P-R 关系图（b）

举例：要求一发生器输出在换能器上的功率为 1000W，设直流电 V_{CC} 为 220V，$V_{\mathrm{CES}}=10\mathrm{V}$，功率应留有一定余量，则 $P_0=1.5P_0'=1500\mathrm{W}$，则变压器的初级阻抗为

$$R_L'=\frac{2(V_{\mathrm{CC}}-2V_{\mathrm{CES}})^2}{P_0\pi^2}=\frac{2(220-20)^2}{1500\times\pi^2}=6.5\Omega \tag{6-12}$$

若换能器谐振时等效电阻 $R_L=200\Omega$，则输出变压器次级与初级圈数比为

$$N=\frac{n}{m}=\sqrt{\frac{200}{6.5}}=5.5 \tag{6-13}$$

以上阻抗变换，是通过输出变压器实现的（袁易全，1996）。

二、调谐匹配

在实际工作中，超声换能器大多工作在串联谐振状态下，根据换能器的谐振和动态电路理论可知，处于串联谐振状态的换能器对外相当于一个电抗器件，并非一个纯电阻，对于压电换能器电抗为容性的静态电容 C_0，磁致伸缩换能器电抗为感性的静态电感 L_0，由于电抗特性的存在，加在换能器两端的电压 V_{RL} 与流过换能器的电流 I_{RL} 不同步，即两者之间存在相位角 φ，其输出功率为 $P_0 = V_{RL} I_{RL} \cos\varphi$。由于 φ 的存在，输出功率达不到最大值，产生所谓的无功功率，如图 6-22 所示，当电压与电流的相差为 45°时，输出有效功率大约为同相时的 80%。如果将这样的容（感）性器件直接连接到高频电信号发生器上，不但效率低下，而且会影响到功率源的安全工作，为了避免这一现象的发生，必须对压电（磁致伸缩）换能器的容（感）抗进行抵消，使得换能器对外呈现纯电阻的特性，这时流过换能器的电流与其两端电压同相（$\varphi = 0$），输出功率达最大值，这一补偿的过程就是换能器的调谐匹配过程。具体而言，就是在匹配电路中并联（或串联）一个相抵消的感抗（或容抗），使其从功率源的角度看为一个纯阻抗型负载。对于压电换能器而言，并联或串联一个电感 L_0 即可，而磁致伸缩换能器应并联或串联一个电容 C_0。

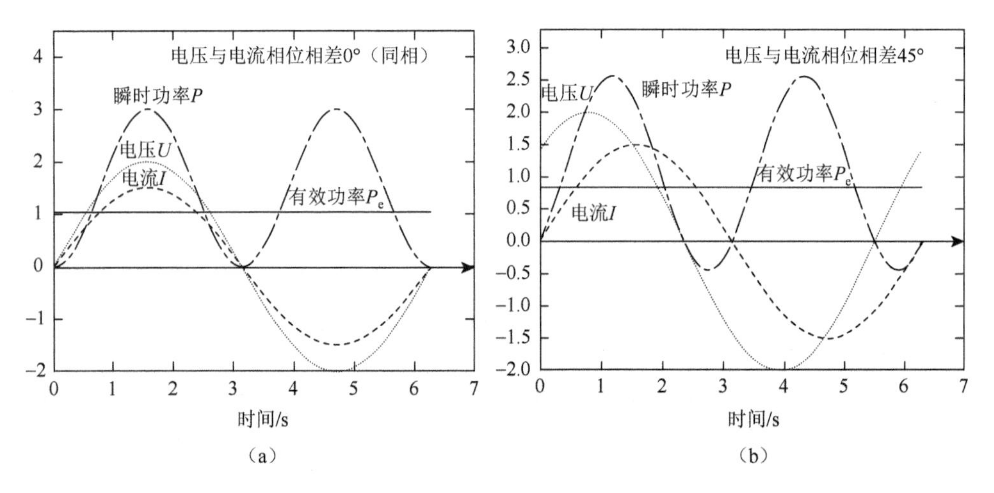

图 6-22 电流与电压不同相引起的无功功率

（a）同相；（b）相位差 45°

由换能器的等效电路图可知，当压电换能器工作在串联谐振状态下时，换能器的动态支路中仅剩下电阻分量，此时换能器的等效电路可以看成是静态电容与等效电阻的并联，对外呈现容抗状态，因而需要添加一个电感元件来调谐。按照电感元件的接入方式，压电换能器的匹配调谐可以分为串联调谐和并联调谐两种。

并联调谐时使用一个电感 L_p 与换能器并联，并使外加电感满足如下关系式：

$$\omega_0^2 = \frac{1}{L_p C_0} \tag{6-14}$$

式中，ω_0 是换能器的串联谐振角频率。

无论是串联调谐还是并联调谐，换能器都工作在串联谐振频率下，所以在确定换能器的外加调谐电感之前，必须知道换能器的等效电路和串联谐振频率。经过调谐之后，换能器的实际工作频率并不一定恰好是串联谐振频率，有时需要进一步微调。在超声功率放大器中，串联调谐用得较多，串联调谐除具备串联的特性外，还对电路有保护作用，当换能器负载有短路现象时，因串联调谐电感串接在发生器输出回路中，不会使功放的负载处于完全短路状态。在实际匹配电路调节中，有时要调整负载稍微带一点感性电抗为好，这对功放电路有利，有的在末级功放发射极上串上一小电感可能也有好处。作为电压开关的 D 类功放，容性负载对高次谐波具有短路特性，将对开关造成危害，但也要注意感性负载会使管子反峰电压增加（袁易全，1996）。

三、整形滤波

一般情况下，换能器工作在单一频率下，但是现代电子技术产生的信号是方波信号，含有丰富的谐波成分，如图 6-23 所示，在实际电路中，这些谐波需要整形与滤波，才能获得单一频率的激励信号。

由此可见，匹配工作是否做到位，直接影响超声功率源的稳定与效率。

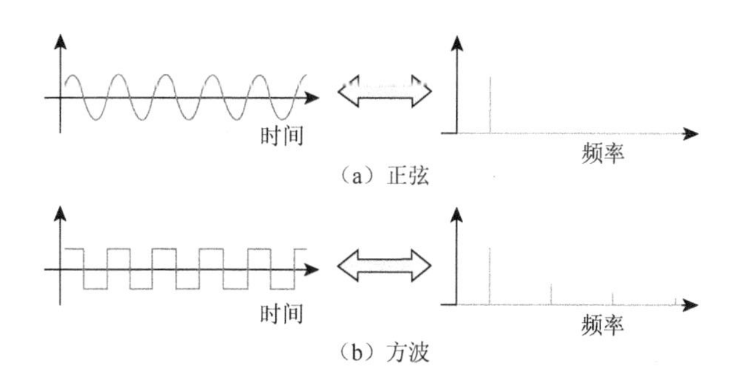

图 6-23　正弦信号（a）与方波信号（b）引起的谐波

思考与练习题

一、综合题

1. 简述单振元换能器的结构及各个部件的功能。

2. 请分析为什么当激励电脉冲宽取值与探头工作频率不匹配时，发射激励脉冲的后沿会存在较大振铃，对辐射超声脉冲宽度的影响更为严重。

3. 描述换能器性能指标的参数主要有哪些？当选择诊断/治疗换能器时，需要特别关注哪些参数？

4. 相控线扫、相控扇扫、相控聚焦的原理是什么？

5. 超声脉冲波发生电路的工作原理是什么？所发射超声脉冲的幅度和宽度与哪些因素有关？请用电路仿真软件，仿真分析图 6-15 中的电路运行结果。

6. 简述超声换能器声学匹配和电学匹配的原理。电学匹配包含哪几个关键步骤，每个步骤的匹配技术是如何实现的？对于压电陶瓷换能器，请分析如何用串联或并联电感、串联或并联电容的方式实现调谐匹配。

7. 分析并仿真图所示超声发射电路的原理：一个实际的超声发射电路，其中 Q_1 和 Q_2 分别为 P 型和 N 型的 MOS 场效应管，可以选择 IRFR214 以及 IRF9214。场效应管的驱动需要较大电流，可以采用专门的驱动芯片来实现，如 Intersil 公司的 ISL55110 芯片。二极管 D_1 和 D_2 起到隔离作用，发射端的低幅度噪声不能通过 D_1 和 D_2 到达接收端。电阻 R_1 和电感 L_1 起到调谐匹配的作用，使换能器工作在谐振频率上。

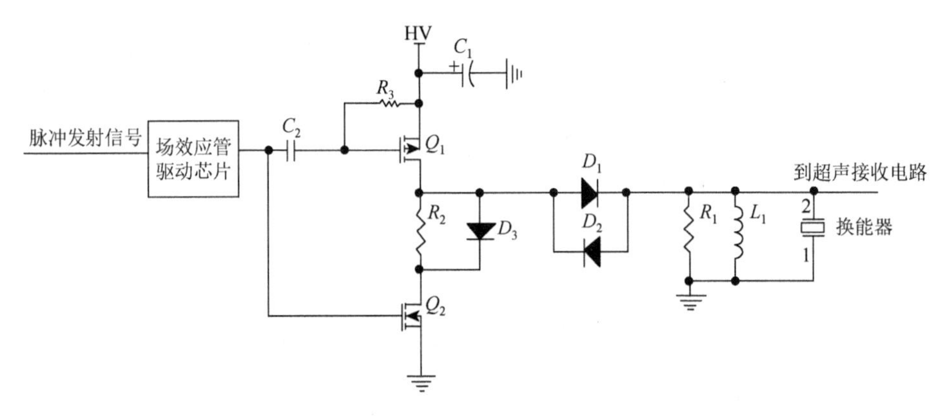

题 7 图　超声脉冲发射电路的实现

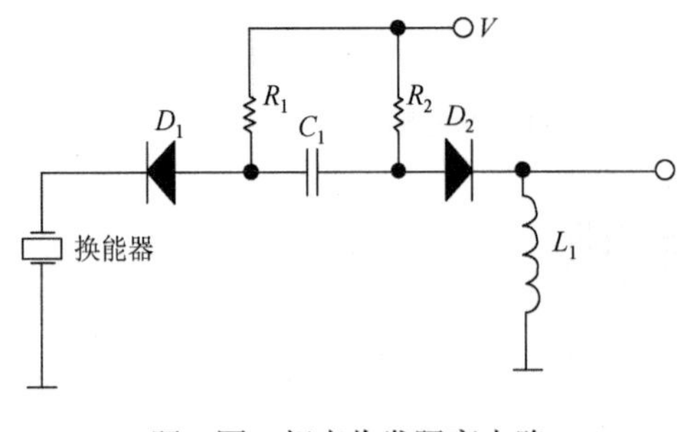

题 8 图　超声收发隔离电路

8. 分析并仿真图所示隔离电路的工作原理：电路中 C_1 电容提供交流耦合通道，电压 V 提供直流偏置。当阵元上的交流电压高于 V 时，二极管 D_1 截止；当交流电压低于 $-V$ 时，二极管 D_1 虽然导通，但是二极管 D_2 截止。因此，交流电压被限制在 $\pm V$ 以内。

9. 试着分析下面超声发射电路的工作原理。

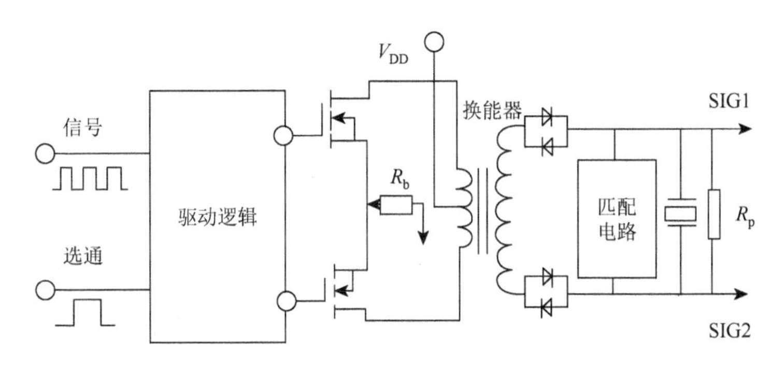

题 9 图　超声脉冲发生电路

10. TI 公司提供的隔离电路集成芯片是 TX810，它将 8 个通道集成在一起，提供集成的 *T*/*R* 开关，专门针对超声电路应用，可以极大地减少电路板面积，下图所示是其中一个通道的原理图，请分析其收发隔离工作原理。

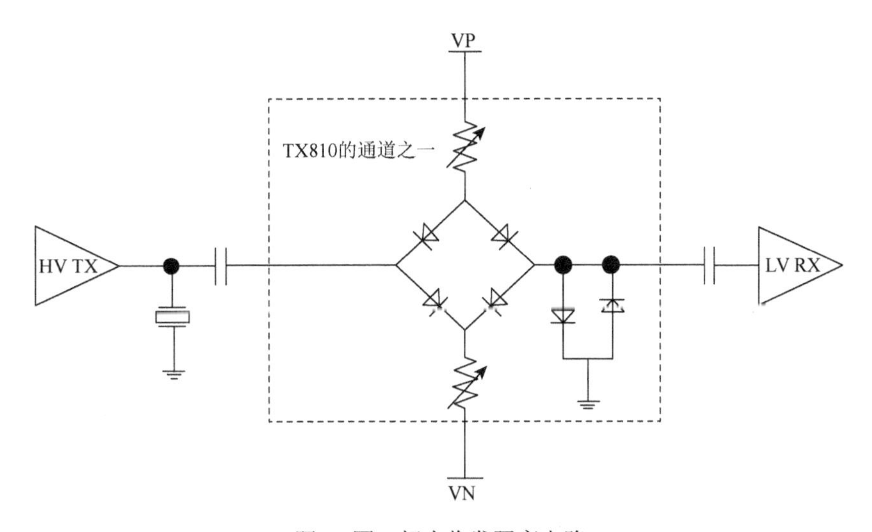

题 10 图　超声收发隔离电路

11. 请设计一个 3.5MHz 的脉冲超声发射电路，脉冲的重复周期是 1kHz，输出电功率小于 1W。

二、是非题

1. 机械品质因数 Q_m 这个参数，对于接收换能器更需要重点考虑，其值不能太大。(　　)

2. 声学聚焦透镜一定是凹透镜。(　　)
3. 在串联谐振状态下，压电换能器呈现纯容抗特性。(　　)
4. 相控聚焦时，距离焦点远的阵元先发射脉冲。(　　)
5. 诊断超声系统中，声学匹配比电学匹配更重要。(　　)

参考文献

曹茂永. 1997. 一种通用超声波发射电路. 仪表技术，3：42～43
李君安. 2015. 压电换能器驱动电路的设计. 辽东学院学报（自然科学版），22（1）：39～42
林书玉. 2004. 超声换能器的原理及设计. 北京：科学出版社
万明习. 2010. 生物医学超声学（上）. 北京：科学出版社
魏陈成，陈伟群. 2009. 医用超声仪的发射脉冲电路分析. 现代科技（现代物业下旬刊），8（6）：93
袁易全. 1996. 近代超声原理与应用. 南京：南京大学出版社

第七章

超声换能器声场分析及数值仿真

第一节　平面圆片换能器的声场

声场是指换能器发射的超声波覆盖的区域，声场分布主要与换能器的规格等有关。换能器的声场分布可以由组成换能器的小面积声源辐射的叠加或者积分来计算确定。此外，介质（如人体组织等）也会影响声场的分布，生物组织是各向异性的介质，各组织器官有不同的形状、尺寸及不规则的反射界面，不同组织的声阻抗率也不尽相同；因此，生物组织的声场分布比较复杂，但在超声诊断等应用场景中，可认为其声速近似均匀，且沿直线传播等。

一、脉动球和点声源的辐射声场

声波来源于机械振动，这里以脉动球振动源为例，如图 7-1 所示，分析振动产生声波的过程。设脉动球源的半径为 r_0，球表面振动速度为 u（杜功焕等，2001）：

$$u = u_{\mathrm{a}} \mathrm{e}^{\mathrm{j}(\omega t - k r_0)} \tag{7-1}$$

式中，u_{a} 为振速的幅度。

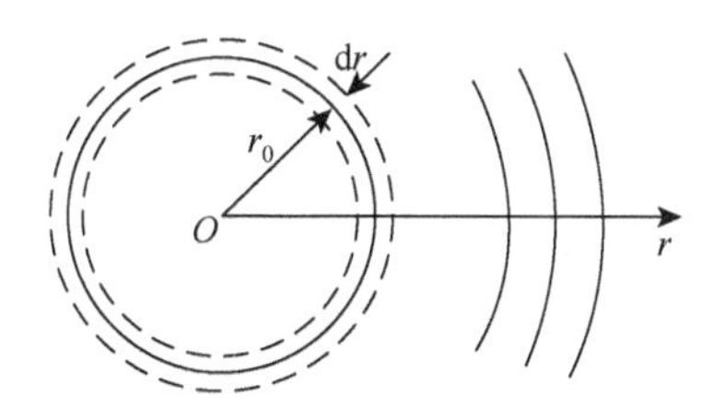

图 7-1　脉动球源辐射

脉动球振源的声场辐射声压为

$$p = p_{\mathrm{a}} \mathrm{e}^{\mathrm{j}(\omega t - kr + \theta)} = \frac{\rho_0 c_0 k r_0^2 u_{\mathrm{a}}}{r\sqrt{1 + (k r_0)^2}} \mathrm{e}^{\mathrm{j}(\omega t - kr + \theta)} \tag{7-2}$$

式中，ρ_0、c_0分别为介质的密度及介质中的声速；r为距球心距离；k为波数。

$$\theta = \arctan\left(\frac{1}{kr_0}\right)$$

当$kr_0 \ll 1$时，$\theta \approx \pi/2$，脉动球近似为点声源，辐射声场中声压的表达式为

$$p \approx \mathrm{j}\frac{\rho_0 c_0 k 4\pi r_0^2 u_{\mathrm{a}}}{4\pi r}\mathrm{e}^{\mathrm{j}(\omega t - kr)} = \mathrm{j}\frac{\rho_0 c_0 k Q_0}{4\pi r}\mathrm{e}^{\mathrm{j}(\omega t - kr)} \quad (7\text{-}3)$$

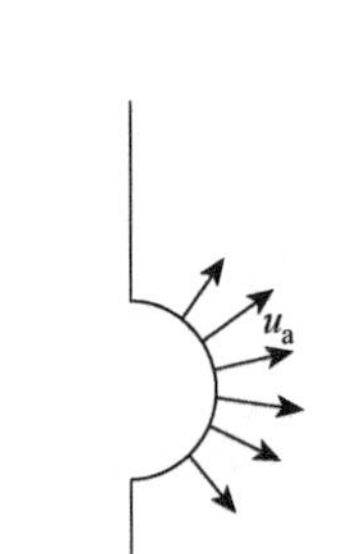

图 7-2　嵌在半障平面上的半球辐射

式中，$Q_0 = 4\pi r_0^2 u_{\mathrm{a}}$，为小脉动球的体速度幅值，也称为点源强度。如果是脉动球振源被镶嵌在无限大障板上，如图 7-2 所示，则仅有半个圆球的振动对半空间声场有贡献，这时，点源强度$Q_0 = 2\pi r_0^2 u_{\mathrm{a}}$。另外，考虑到面源辐射声压是点源的两倍，式（7-3）点源声压可改写为如下面源声压：

$$p \approx \mathrm{j}\frac{\rho_0 c_0 k Q_0}{2\pi r}\mathrm{e}^{\mathrm{j}(\omega t - kr)} \quad (7\text{-}4)$$

因此，对于一个面积 dS 为无限小的面元，且认为其被嵌在无限大障板上，向半空间辐射声波时，其振动引起声压可以近似用面源声源的辐射声压表达：

$$\mathrm{d}p \approx \mathrm{j}\frac{\rho_0 c_0 k}{2\pi r}\mathrm{d}Q_0 \mathrm{e}^{\mathrm{j}(\omega t - kr)} = \mathrm{j}\frac{\rho_0 c_0 k u_{\mathrm{a}}}{2\pi r}\mathrm{d}S\mathrm{e}^{\mathrm{j}(\omega t - kr)} \quad (7\text{-}5)$$

二、平面圆片的辐射声场

平面圆片压电晶片是一种常见的换能器，采用厚度伸缩振动方式，产生纵波。假设圆片上各点振幅和相位均匀分布，如图 7-3 所示，圆片的半径为 a，沿 z 轴振动。为简化起见，这里探讨声源轴线上的声压分布，设介质均匀且不考虑介质中的声衰减，在圆片上选择一小片面积 dS，小面元 dS 在轴线上的声场，轴线上任一点 m 的声压为（白净，1998；杜功焕等，2001）

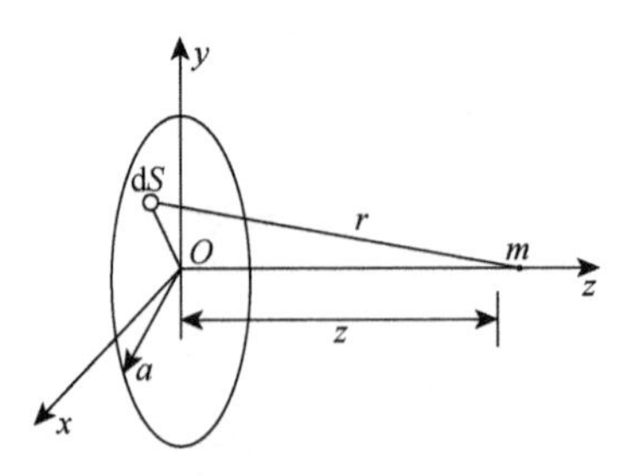

图 7-3　圆片换能器的轴向辐射

$$
\begin{aligned}
\mathrm{d}p &= \mathrm{j}\frac{k\rho_0 c_0}{2\pi r}u_{\mathrm{a}}\mathrm{d}S\mathrm{e}^{\mathrm{j}(\omega t-kr)} \\
&= \mathrm{j}\frac{k\rho_0 c_0}{2\pi r}u_{\mathrm{a}}\mathrm{d}S[\cos(\omega t-kr)+\mathrm{j}\sin(\omega t-kr)]
\end{aligned} \tag{7-6}
$$

[1]取其实部可以得到

$$\mathrm{d}p = \frac{kz_{\mathrm{c}}u_{\mathrm{a}}}{2\pi r}\cos\left(\omega t - kr + \frac{\pi}{2}\right)\mathrm{d}S \tag{7-7}$$

式中，面源的振速为$u = u_{\mathrm{a}}\mathrm{e}^{\mathrm{j}wt}$，$u_{\mathrm{a}}$为振速的幅度；$z_c = \rho_0 c_0$，为介质的声阻抗率；$r$为轴线上任一点$m$至小面元的距离；$\mathrm{d}S$为小面元声源面积；$\omega$为角频率；$k=2\pi/\lambda$，$\lambda$为波长。整个圆片产生的声场可以看作各微小面元声场的叠加，故对整个圆面积分，求得整个圆片换能器在轴线上的任一点m的声压为[请自行由式(7-7)推导式(7-8)]

$$p_z = \int_S \mathrm{d}p = 2z_{\mathrm{c}}u_{\mathrm{a}}\cos\left(\omega t - \frac{kz + k\sqrt{z^2+a^2}}{2} + \frac{\pi}{2}\right)\sin\left(\frac{k\sqrt{z^2+a^2}-kz}{2}\right) \tag{7-8}$$

式中，a为圆片半径，声压随时间作周期性变化。声压振幅为

$$p_{\mathrm{m}} = 2p_0\sin\frac{\pi}{\lambda}[(a^2+z^2)^{\frac{1}{2}} - z], \qquad p_0 = z_{\mathrm{c}}u_{\mathrm{a}} \tag{7-9}$$

当$\dfrac{z}{a} > 2$时，级数展开[2]式（7-9），近似简化为[请自行完成式（7-10）的简化]

$$p_{\mathrm{m}} = 2p_0\sin\left(\frac{\pi}{2}\frac{a^2}{\lambda z}\right) \tag{7-10}$$

又当$z > \dfrac{3a^2}{\lambda}$时[3]，$\sin\left(\dfrac{\pi a^2}{2\lambda z}\right) \approx \dfrac{\pi a^2}{2\lambda z}$，式（7-10）进一步简化为

$$p_{\mathrm{m}} \approx \frac{p_0 \pi a^2}{\lambda z} = \frac{p_0 S}{\lambda z} \tag{7-11}$$

式中，$S = \pi a^2$，即圆片面积。

从式（7-11）可知，p_{m}与z成反比，即当z足够大$\left(z > \dfrac{3a^2}{\lambda}\right)$时，圆形声源轴线上的声压有随距离的增加而衰减的规律。式（7-10）也可以用图7-4（b）曲线表示。

从图7-4可以看出：

---

① $\mathrm{e}^{\mathrm{j}x} = \cos x + \mathrm{j}\sin x$，$\cos\left(x + \dfrac{\pi}{2}\right) = -\sin x$。

② $(1+x)^m = 1 + mx + \dfrac{m(m-1)}{2!}x^2 + \cdots + \dfrac{m(m-1)\cdots(m-n+1)}{n!}x^n + \cdots (-1 < x < 1)$。

③ $\sin x = x - \dfrac{x^3}{3!} + \dfrac{x^5}{5!} - \dfrac{x^7}{7!} + \dfrac{x^9}{9!} + R_n(x)$。

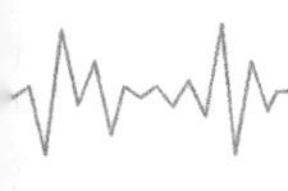

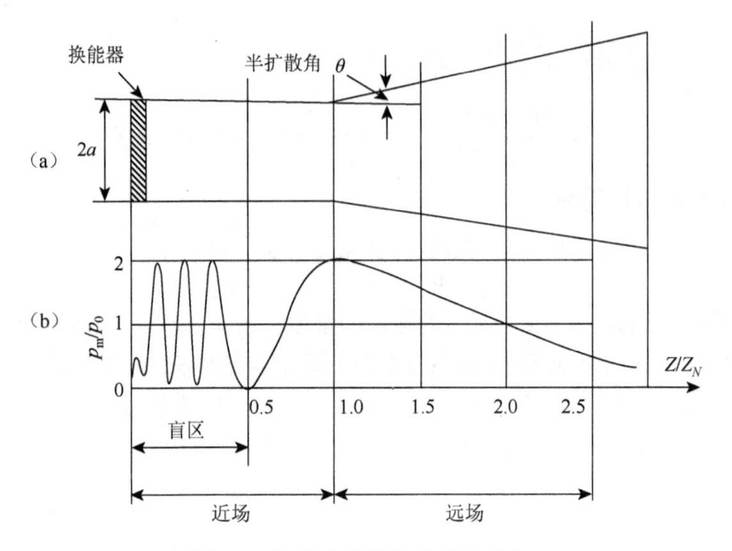

图 7-4 圆片换能器轴向声场分布

1）在 $Z < Z_{\mathrm{N}}$ 的范围内，声压存在若干个极大值和极小值。极大值为 2，极小值为 0，计算得极大值的位置为

$$Z_{\max} = \frac{4a^2 - \lambda^2(2m+1)^2}{4\lambda(2m+1)}, \qquad m = 0,1,2,3,\cdots \tag{7-12}$$

极小值点位置为

$$Z_{\min} = \frac{a^2 - \lambda^2 n^2}{2n\lambda}, \qquad n = 1,2,3,\cdots \tag{7-13}$$

这些极值点是因为在靠近声源处，声源表面上各小面元辐射源发射的声波传播到轴线上一点的声波程不同，波程（相位差）不同引起波的干涉而成。

2）最后一个极大值点的位置为

$$Z_{\mathrm{N}} = \frac{4a^2 - \lambda^2}{4\lambda} \tag{7-14}$$

如果 $a^2 \gg \lambda$，此表达式可简化为

$$Z_{\mathrm{N}} = \frac{a^2}{\lambda} \tag{7-15}$$

轴上最后一个极大值的位置 Z_{N} 常被作为近场[菲涅耳（Fresnel）区]向远场[夫琅禾费（Fraunhofer）区]过渡的起始点，自 Z_{N} 开始，声束开始扩散，半扩散角 θ 为

$$\theta = \arcsin\left(0.61\frac{\lambda}{a}\right) \tag{7-16}$$

分布如图 7-4（a）所示。

圆片声场的分布图可进一步参考图 7-5。

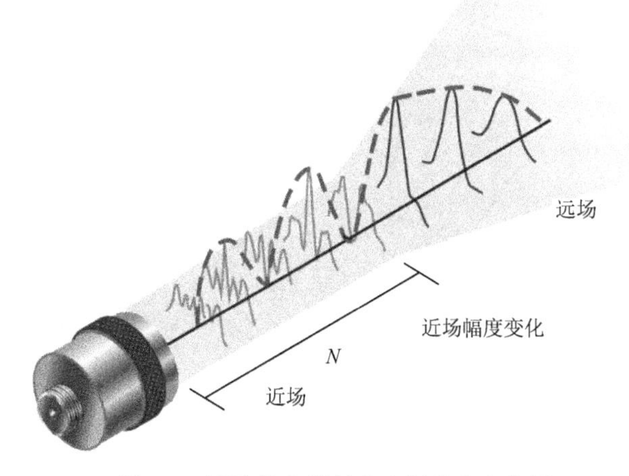

图 7-5　圆片换能器轴向声场分布立体图

声束指向性如下。

1）指向性函数 D_s：在换能器远场中，任意方向上的声压幅值 p_θ 与最大方向上的声压幅值 $p_{\theta=0}$ 之比，定义为该换能器的辐射声场指向性函数，即

$$D_s = \frac{p_\theta}{p_{\theta=0}} \tag{7-17}$$

对于远场，即式（7-6）中 $r \gg a$ 的情况下，经过一些简化近似可以求得远场任意一点声场的声压为

$$p(r,\theta) = \mathrm{j}\omega \frac{\rho_0 u_a a^2}{2r}\left[\frac{2J_1(ka\sin\theta)}{ka\sin\theta}\right]\mathrm{e}^{\mathrm{j}(\omega t-kr)} \tag{7-18}$$

式中，θ 为观察点和原点的连线与 z 轴的夹角；J_1 为第一类一阶贝塞尔函数（柱贝塞尔函数）。由贝塞尔函数的性质可知，当 $\theta=0$ 时，$J_1(\theta)/\theta=1/2$，根据式（7-17）定义，可得圆片换能器的指向性函数为

$$D_s = \frac{2J_1(ka\sin\theta)}{ka\sin\theta} \tag{7-19}$$

2）波瓣图：图 7-6 描述了换能器声束的指向性函数，旁瓣的能量远远低于主瓣的能量，如第一个旁瓣比主瓣低约 20dB。在式（7-19）中，当 $ka\sin\theta=3.83$，7.02，10.17，13.32 等时，J_1 为零，D_s 也为零。出现第一个 D_s 为 0 的情况，这时主瓣波束声压降到零，θ_0 定义为主瓣方向锐度角。

$$\theta_0 = \arcsin\left(\frac{3.83}{ka}\right) = \arcsin\left(\frac{0.61\lambda}{a}\right) \tag{7-20}$$

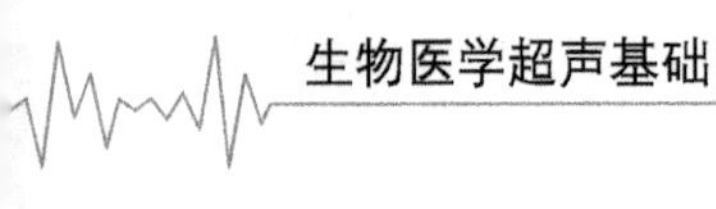

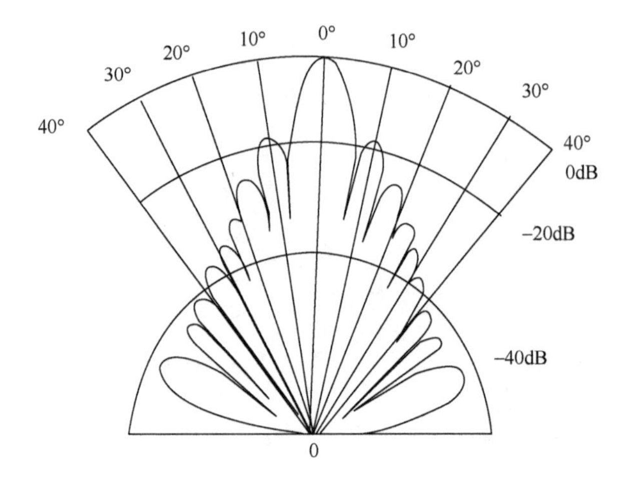

图 7-6　平面圆片换能器的远场波瓣图

从式（7-20）分析可见，主瓣宽度随频率的升高而变得尖锐、窄，但旁瓣数目增加，圆片换能器半径增加时，主瓣波束也变窄。通常也用半功率点来表示主瓣的展宽角度，即声功率降到最大功率一半（–3dB）时所对应的角度。平面圆片换能器的二维声场剖面图如图 7-7 和图 7-8 所示。

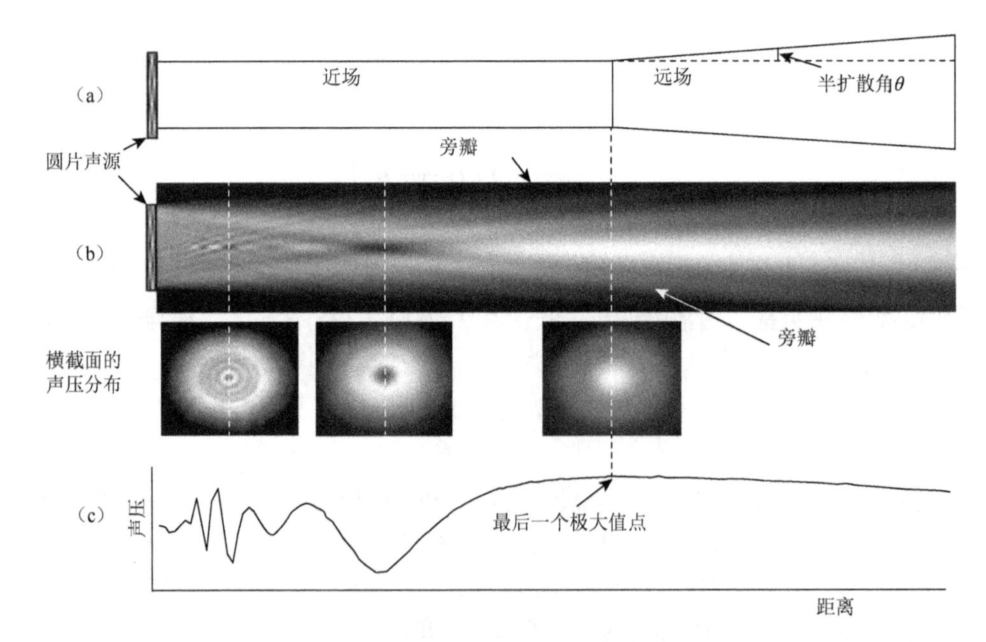

图 7-7　圆片换能器声场的二维剖面图

（a）声场方向性；（b）二维声场分布；（c）轴向声压幅度分布

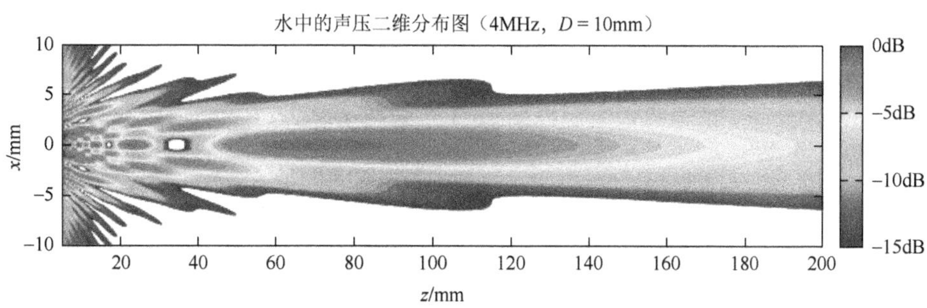

图 7-8　平面圆片换能器的二维声场剖面图（4MHz 非聚焦圆片超声换能器，近场距离 $N=67\text{mm}$，换能器口径 $D=10\text{mm}$）

第二节　多元线阵换能器的声场

单振元换能器主要探测声束轴向的一维信息，要想获得纵切面或横断面上的信息，往往要移动或旋转换能器进行扫描，机械扫描很慢且不方便，随着电子技术的发展，基于多阵元超声换能器的相控电子扫描成像技术得到飞速发展。目前多阵元换能器的设计仍是超声成像的关键技术之一，直接影响图像质量的好坏。

一、同相线阵的声场分布

多阵元换能器的声场，仍可将各个阵元看成是由单个声源组成，然后将各声源的声场叠加。下面给出线阵换能器超声场的声压分布（万明习，2010）。

如图 7-9 所示，线阵换能器由间距为 d 的 n 个阵元组成。为简单起见，在此仅讨论声束扫描平面，即图 7-9 中 xOz 平面上的声场特性。

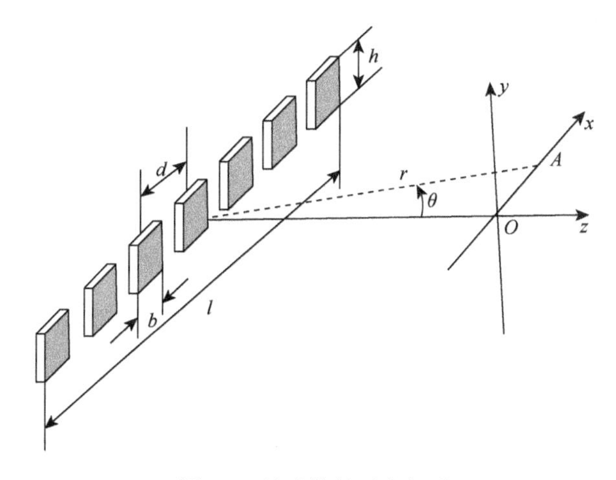

图 7-9　线阵换能器坐标系

当各个阵元同时受到同一激励信号激励产生超声波，线阵阵元在空间任一点产生的声压是各个单元声源在 A 点产生的声压的叠加，且每个阵元上振动振幅和相位均匀分布时，可得声束指向性函数 D_{s}（栾桂冬等，1990）为

$$D_{\mathrm{s}}=\frac{p_{\theta}}{p_{\theta=0}}=\frac{\sin\left[\left(\frac{\pi nd}{\lambda}\right)\sin\theta\right]}{n\sin\left[\left(\frac{\pi d}{\lambda}\right)\sin\theta\right]} \tag{7-21}$$

多元线阵的声场分布较为复杂，除了单振元换能器声场中的主瓣和旁瓣，由于不同振元之间声场的叠加干涉，还会产生栅瓣（图 7-10）。栅瓣的物理含义与旁瓣不同，在一定条件下，栅瓣的幅度可以达到与主瓣相当。医学超声成像设备通常利用主瓣成像，应尽可能减少旁瓣和栅瓣带来的影响。描述线阵声场分布特征的参数除了指向性函数，还有方向锐度角、定向准确度、旁瓣级等，定义如下：

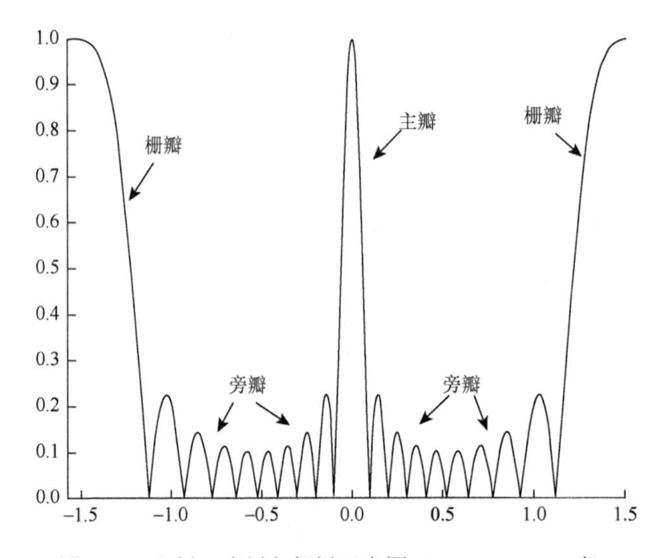

图 7-10　主瓣、旁瓣与栅瓣示意图（$n=10$，$d=\lambda$ 时）

1）通常消除栅瓣的条件是

$$\frac{d}{\lambda}\leqslant\frac{n-1}{n} \tag{7-22}$$

2）方向锐度角反映主瓣的尖锐程度，是超声成像系统横向分辨力的主要因素，表达式为

$$\theta_0=2\arcsin(\lambda/nd) \tag{7-23}$$

3）半功率点开角是表述主瓣尖锐程度的另外一个指标，表达式为

$$\theta_{-3\mathrm{dB}}=2\arcsin(0.42\lambda/nd) \tag{7-24}$$

4）定向准确度。在 $n \gg 1$ 的情况下，

$$\Delta\theta = \frac{\sqrt{3g}}{\pi}\sin(\theta_0 / 2) \tag{7-25}$$

式中，g 为设备的识别系数，通常 $g = 0.2$，所以

$$\Delta\theta = 0.25\sin(\theta_0 / 2) = 0.60\sin(\theta_{-3\text{dB}}/2) \tag{7-26}$$

5）旁瓣级。它的定义为某一级旁瓣最大值与主瓣之比，并以 dB 记，对于多元线阵，最大旁瓣（也就是一级旁瓣）的旁瓣级仅与阵元个数有关，当阵元个数 n 很大，可以近似理解为无穷大时，

$$M_{\text{dB}} = -13.5\text{dB} \tag{7-27}$$

因此对于线性阵列最大旁瓣的旁瓣级的最小值为–13.5dB。

10 个响应相同的无指向性阵元以间距 d 均匀排列成线列阵，当 $d = 2\lambda$，$d = \lambda$ 及 $d = \lambda/2$ 时，所得到的指向性图及其参数如图 7-11 和表 7-1 所示，可见 d/λ 值对线阵的指向性影响很大，阵元数目 n 增加时，主瓣变得尖锐，旁瓣受抑制。因此，增加阵元数目 n，选择合适的 d/λ 值及阵元形状和尺寸，可获得较窄的声束，但这只能改善图 7-9 中沿 x 方向的声束特性，而沿 y 方向的声束特性与单阵元换能器声束特性相当。采用电子聚焦可进一步改善沿 x 方向，即声束扫描平面上的声束特性。将换能器沿 y 方向制作成凹面聚焦形状，可改善图 7-9 中沿 y 方向的声束特性。采用方阵或其他面阵换能器，结合电子聚焦及其动态聚焦，还有可变孔径及动态变迹技术，在三维介质内部都可获得较好的声束特性。

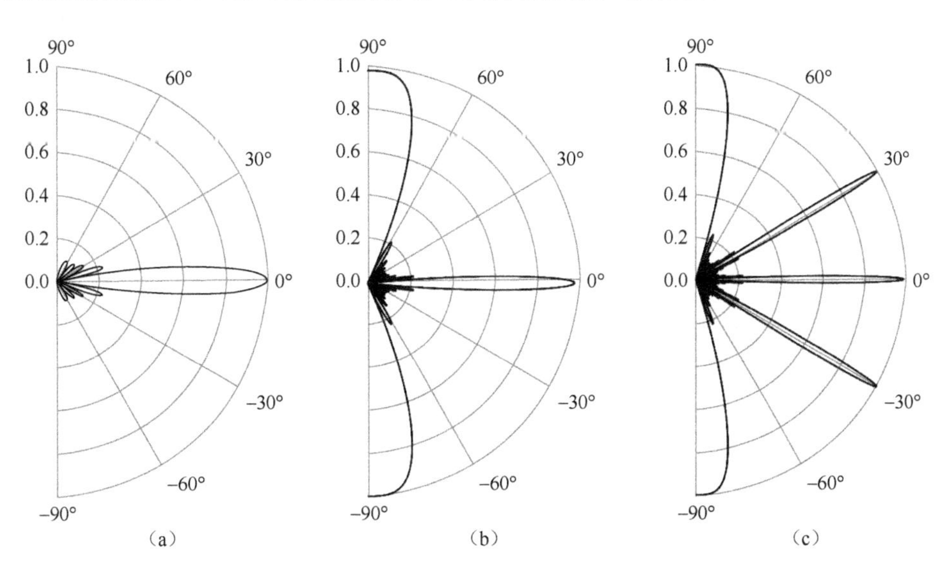

图 7-11 线列阵指向性图

(a) $n = 10$，$d = \frac{1}{2}\lambda$；(b) $n = 10$，$d = \lambda$；(c) $n = 10$，$d = 2\lambda$

表 7-1　10 个阵元线列阵指向性图在一个象限内的参数随阵元间距的变化

阵的结构	指向性图参数						
	主瓣位置	栅瓣位置	极小值个数	θ_0	θ_{-3dB}	M_{dB}	$\Delta\theta(g=0.2)$
$n=10$，$d=2\lambda$	0°	±30° ±90°	2×9	5.7°	2.4°	−13.1	0.7°
$n=10$，$d=\lambda$	0°	±90°		11.5°	4.8°	−13.1	1.4°
$n=10$，$d=\lambda/2$	0°	无栅瓣	5	23°	9.6°	−13.1	2.8°

二、相控阵换能器超声场

当相控阵换能器所有阵元受同一信号同步激励时，产生的声束主瓣与阵元面垂直，声束偏转角为零，声束特性讨论方法与前述线阵换能器相类似，若相邻阵元按一定时间差 $\Delta\tau$ 被同一激励源激励，则各相邻阵元所产生的声脉冲也将相应延迟 $\Delta\tau$，这样合成的波束主瓣不再垂直于阵列，而是与阵列的法线形成一夹角 θ_p（详见下方二维码内容），即偏转角，偏转角 θ_p 是 $\Delta\tau$ 的函数，这就是相控扇扫。关于相控扇扫的基本原理在第六章第三节有详细介绍，这里给出更具体的分析。若保持振元之间脉冲发射时间差 $\Delta\tau$ 不变，并首先从 n 开始，依次激发各阵元晶片，主瓣波束则偏向阵列法线对侧相应方向；若阵列换能器定向面及声束扫描在 xOz 平面上，经推导可求得相控阵指向性函数为

$$D_s=\left|\frac{\sin\left[\frac{\pi nd}{\lambda}(\sin\theta-\sin\theta_p)\right]}{n\sin\left[\frac{\pi d}{\lambda}(\sin\theta-\sin\theta_p)\right]}\right| \tag{7-28}$$

式中，n 为阵元数；d 为阵元间距；θ_p 为相控阵波束偏转角。

其他特性的参量如下（周福洪，1984；袁易全，1992）：

1）消除栅瓣的条件是

$$\frac{d}{\lambda}\leqslant\frac{n-1}{2n} \tag{7-29}$$

相控阵消除栅瓣的条件更苛刻。

2）方向锐度角的表达式为

$$\theta_{0p}=\arcsin\left(\sin\theta_p+\frac{\lambda}{nd}\right)-\arcsin\left(\sin\theta_p-\frac{\lambda}{nd}\right) \tag{7-30}$$

3）半功率点开角的表达式为

$$\theta_{-3\mathrm{dBp}} = \arcsin\left(\sin\theta_{\mathrm{p}} + 0.42\frac{\lambda}{nd}\right) - \arcsin\left(\sin\theta_{\mathrm{p}} - 0.42\frac{\lambda}{nd}\right) \tag{7-31}$$

4）定向准确度。在 $n \gg 1$ 的情况下，

$$\Delta\theta_{\mathrm{p}} = \frac{\Delta\theta}{\cos\theta_{\mathrm{p}}} \tag{7-32}$$

可见，随着偏转角 θ_{p} 的增大，相控阵主波束定向准确度下降，所以说波束偏转角不易过大。

5）旁瓣级。旁瓣级仅与阵元个数有关，当阵元个数 n 很大，可以近似理解为无穷大时，

$$M_{\mathrm{dB}} = -20\lg\left|n\sin\frac{3\pi}{2n}\right| \tag{7-33}$$

从式（7-33）可以看出，声束偏转时，旁瓣级不变。

相控扇扫声束指向性函数的仿真结果如图 7-12 所示。

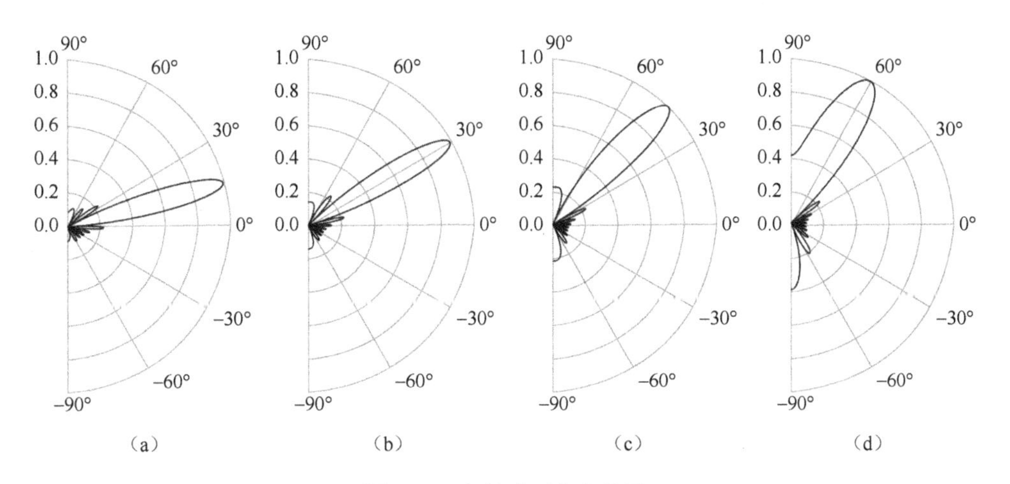

图 7-12　相控阵列指向性图

$n=10$，$d=\frac{1}{2}\lambda$，θ_{p} 从左到右分别为（a）15°、（b）30°、（c）45°、（d）60°

从图 7-12 可以看出，随着角度的偏转，主瓣变得越来越宽，即方向锐度角变大，成像的横向分辨力下降。下面是计算过程的 Matlab 程序代码，旋转一定角度 θ_{p} 后的指向性函数（当 $\theta_{\mathrm{p}}=0$ 时所得为没有旋转角度时的声束指向性函数）：

```
n=10;%n 取值
k=1/2;%k=d/lambda 取值
```

```
thetap=0;
theta=-0.5*pi:0.001:0.5*pi;%theta 角取-pi/2-pi/2 范围
y1=sin((sin(theta)-sin(thetap)).*k.*n.*pi);
y2=sin((sin(theta)-sin(thetap)).*k.*pi).*n;
Ds1=y1./y2;%由公式(2)求得 Ds,thetap=0 时得到公式(1)
Ds=abs(Ds1);
%plot(theta,Ds)%将指向性函数在平面直角坐标下展开
figure;
polarplot(theta,Ds,'Color','k','LineWidth',1)%绘制极坐标下指向性函数
%rlim([0 0.4])
%rticks([0 0.08 0.16 0.24 0.32 0.4])%放大极坐标系,展示旁边的细节
thetalim([-90 90])%作图时 theta 范围取-pi/2-pi/2
```

第三节　声束聚焦及聚焦声场分布

声束聚焦在医学超声中被应用得很广。在诊断超声领域，聚焦使焦区的声束变窄，能提高横向分辨力，从而提高超声诊断的有效性。在治疗超声领域，通过聚焦汇集超声能量，可杀死焦区的病变组织或者击碎焦区的结石等。超声聚焦的方法有非电子聚焦和相控电子聚焦两大类，前者又包含声透镜聚焦、声反射镜聚焦、凹形压电材料聚焦等。相控电子聚焦通过控制阵列中超声脉冲波的发射起始时间实现聚焦。非电子聚焦产生的焦点通常单一，位置固定，只能通过机械手段，移动整个探头，才能改变焦点位置；而相控电子聚焦可以产生多个焦点，而且焦点的位置也可以通过电子控制而灵活变动，无须探头机械运动，具有很大的灵活性与优势；另外，不但在声波发射时采用电子聚焦，在接收状态下也可以采用聚焦技术，实现不同诊断区域的动态聚焦扫描。

一、声透镜聚焦

未加聚焦处理的超声波束，从声源发出后逐渐呈喇叭状扩散；声透镜聚焦的原理与光学透镜类似，也是由于声波在透镜材料中的传播速度与其周围介质中的传播速度不同而产生折射，从而可以得到声波的聚焦，如图 7-13 所示。由于光在玻璃透镜中的传播速度比周围介质（如空气）中的慢，故光学聚焦透镜是凸透镜；而声透镜通常采用环氧树脂、有机玻璃或金属铝等作为材料，声波在其中的传播速度要比周围介质（如人体或者水）中的传播速度快，故超声聚焦透镜一般是凹透镜。

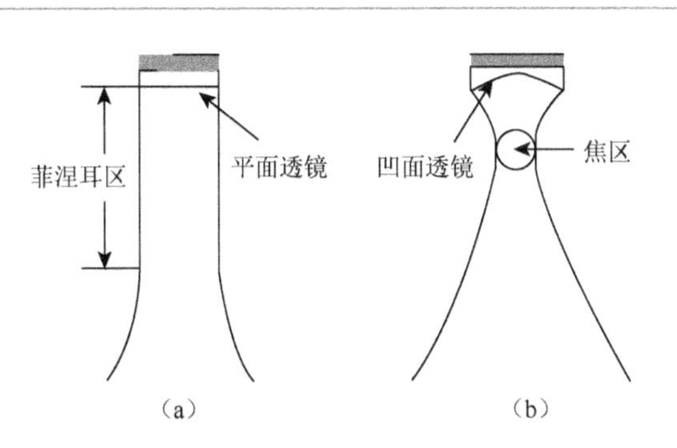

图 7-13　非聚焦声场（a）和凹形声透镜聚焦声场（b）

用透声材料做成凹或凸面形状可以改变声波的行程，从而达到声波聚焦的目的。焦点的位置取决于透镜材料的曲率半径及其与外界介质（组织）声阻抗率的差异。当声透镜的声速 c_1＞外界介质（组织）的声速 c_2 时，聚焦声透镜表面应为凹面；当声透镜的声速 c_1＜外界介质（组织）的声速 c_2 时，聚焦声透镜表面应为凸面。图 7-14 所示为压电材料向右发出声束，声束在曲面上发生折射。由于声透镜材料的声速大于人体软组织的声速，因此折射角变小，产生声束向轴上汇聚。声透镜对接收回波的聚焦作用与发射相比只是传播路径相反。对于小孔径的球面声透镜，其焦距 F 的表达形式为

$$F = \frac{r}{1 - \dfrac{1}{n}} \tag{7-34}$$

式中，r 为凹球面的曲率半径；n 为折射率，$n = c_1/c_2$，c_1 为透镜材料中的声速，c_2 为介质中的声速。光透镜的折射率约为 1.5，声透镜的折射率则大得多，因此容易制成短焦距的声透镜，其中 $\sin\theta_1/\sin\theta_2 = c_1/c_2$。

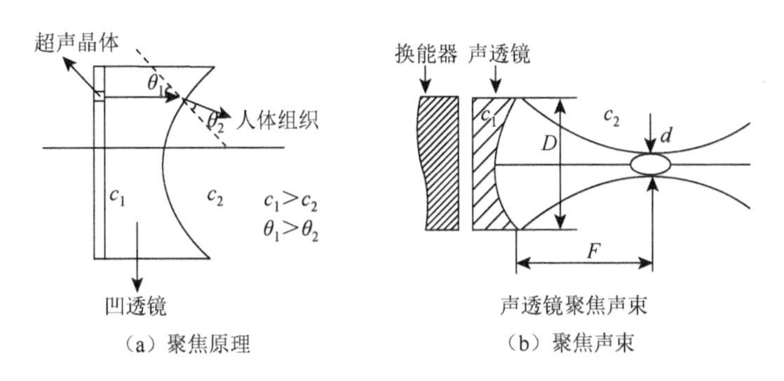

（a）聚焦原理　　（b）聚焦声束

图 7-14　凹透镜声学聚焦

如图 7-14 所示，经过透镜聚焦的声场，其焦点并非不占空间的几何点，焦

点区域是近似为一“枣核”的椭球体区域，焦点区域称为焦斑，其横向直径近似为

$$d = 2.44\left(\frac{F}{D}\right)\lambda \tag{7-35}$$

式中，焦斑的位置 F 的表达式为式(7-34)；D 为换能器的口径；λ 为波长。由式(7-35)可见换能器口径 D 越大，焦斑尺寸 d 越小；工作频率越高，焦斑尺寸 d 也越小。再次说明，采用较高的工作频率有利于横向分辨力的提高。由式（7-35）确定的焦斑直径 d 是整个系统横向分辨力的极限值。

二、凹形压电材料聚焦

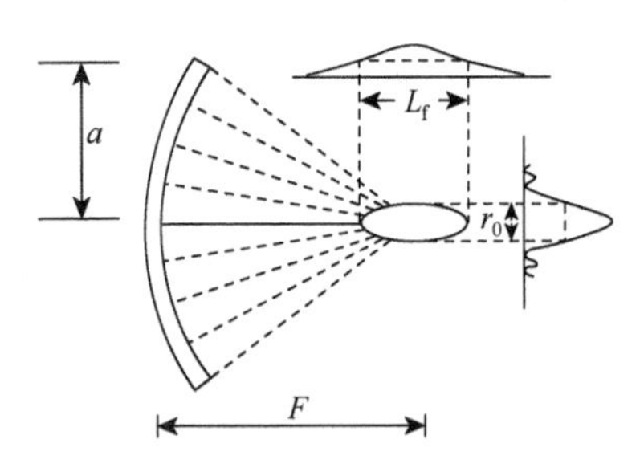

图 7-15　凹形压电材料聚焦

凹形压电材料聚焦的原理是直接将压电材料制成凹形，从而使声束产生聚焦，其焦距由凹面的曲率半径所决定，即焦距 F 就是凹面的曲率半径。在聚焦区的声束直径很小，但偏离聚焦区的声束较粗，凹形压电材料聚焦也称自聚焦（林书玉，2004），其示意图见图 7-15。

1）r_0 为横向聚焦尺寸（声强下降到最大值的一半时的横向距离）的表达式为

$$r_0 = 0.257\lambda F/a \tag{7-36}$$

2）L_f 为轴向聚焦尺寸，表达式为

$$L_f = 1.8\lambda(F/a)^2 \tag{7-37}$$

式中，λ 为声波波长；a 为聚焦系统孔径的一半；F 为系统焦距。

如果选取聚焦换能器的口径 $a = 1.5$cm，选取 2MHz 和 4MHz 不同的频率，以及 3cm 和 5cm 不同的焦距，且设介质为水，其声速为 1500m/s，代入式（7-37）可以得出表 7-2。

表 7-2　不同情况下焦斑大小比较表

频率/MHz	焦距/cm	压电晶片厚度/mm	焦斑/mm	
			横向（r_0）	轴向（L_f）
2	3	1.075	0.385	5.4
	5		0.642	15
4	3	0.537	0.193	2.7
	5		0.321	7.5

从表 7-2 可以看出，超声频率越高，焦斑越小；换能器的曲率半径越小，焦斑也越小。

图 7-16 给出了凹形压电材料聚焦换能器的声场二维分布，$f = 4\text{MHz}$（频率），$D = 10\text{mm}$（换能器孔径），$R = 30\text{mm}$（曲率半径），介质为水。

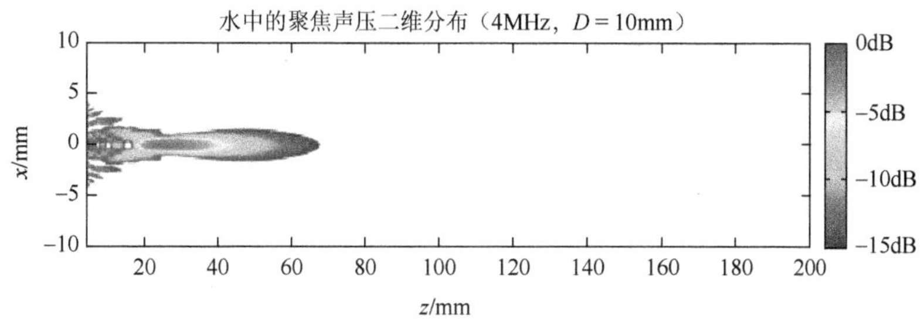

图 7-16　凹形压电材料聚焦换能器的声场二维分布

三、声反射镜聚焦

当平面波入射到不同介质的曲界面上时，其反射波将发生聚焦或发散。平面波束与曲界面上各入射的法线成不同的夹角：入射角为 0°的声束沿原方向返回，称为声轴，其余声线的反射则随着距声轴距离的增大，反射角逐渐增大。当曲界面为凸球面时（曲面的凹凸以第二介质的视角为参考）如图 7-17（a）所示，反射线汇聚于一个焦点上；当平面波入射到凹球面时，如图 7-17（b）所示，发生发散，反射波可视为从虚焦点发出的球面波，两种情况的反射声压表达式为（万明习，2010）

$$p_x = rp_0 \left| \frac{F}{x \pm F} \right| \tag{7-38}$$

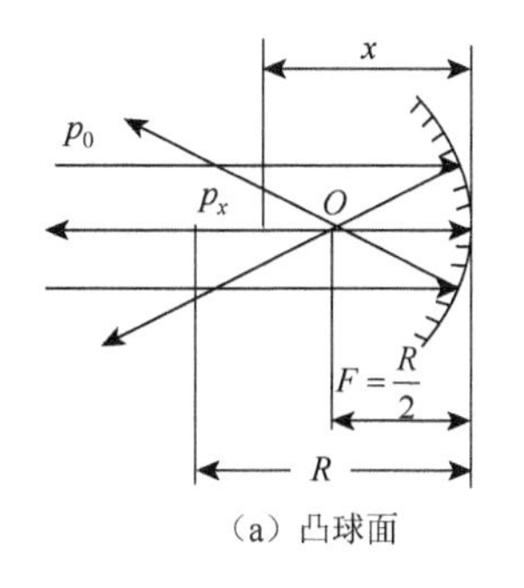

（a）凸球面

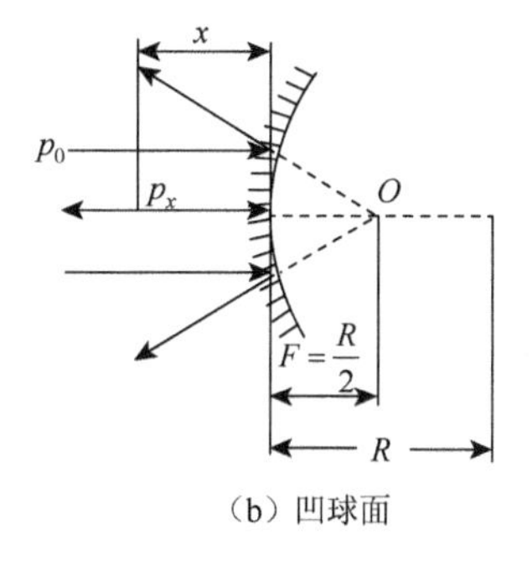

（b）凹球面

图 7-17　平面波在曲界面上的反射

式（7-38）和图 7-17 中，x 的含义是：以入射角为 0°的声束与反射面的接触点为参考，中心轴线上某观察点到该参考点的距离；F 为焦距；R 为曲率半径；p_0 为入射波的声压；p_x 为反射波的声压；r 为声压反射系数，通常在这种情况下，我们认为发生了全反射即 $r=1$，如果不是全反射，r 不等于 1；聚焦取“−”，发散取“+”。

此外，曲界面为柱面时，也可以使声束聚焦或者发散，当曲界面为凸圆柱面时，反射声束汇聚于一条焦线上；当曲界面为凹圆柱面时，反射线相当于从虚焦线发出的柱面波，此时焦距 F 为曲面的曲率半径 R 的一半。当平面波入射到柱面时，其反射波可视为从焦轴或者虚焦轴发出的柱面波，其反射声压为

$$p_x = rp_0\sqrt{\left|\frac{F}{x \pm F}\right|} \tag{7-39}$$

式（7-39）中各参数的含义与球反射情况类似。

此外，平行声束经楔形声反射镜反射到抛物面声反射镜，然后经抛物面反射镜反射聚焦在它的焦点；也可以通过抛物面直接反射平行声束形成聚焦系统，如图 7-18 和图 7-19 所示，这种聚焦方式应用于超声波碎石设备中。

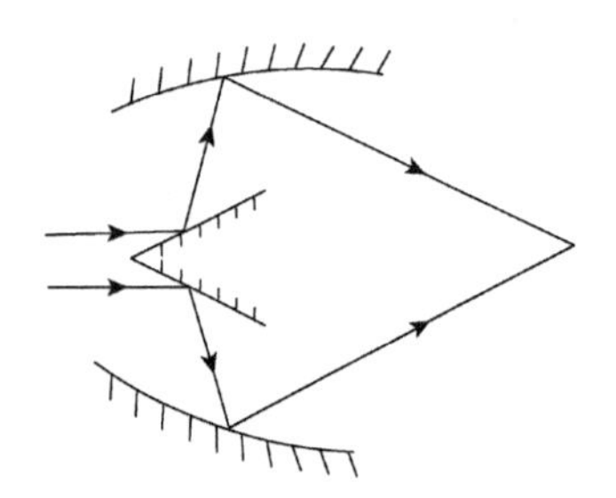

图 7-18　经楔形声反射镜加抛物面反射聚焦

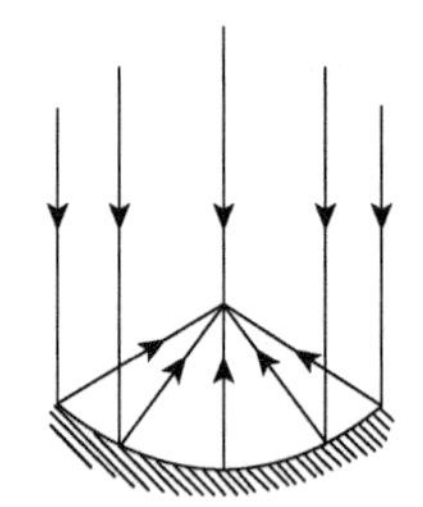

图 7-19　抛物面直接反射聚焦

四、相控电子聚焦

相控电子聚焦的条件有：①换能器由许多相互独立的阵元组成，在发射或者接收合成信号之前均可各自进行独立的处理，如相位调整，这种附加的相位可以通过模拟或数字延时电路而获得；②压电换能器同时对声波幅度和相位敏感。线阵列以一维长度中心为对称对声波相位进行处理，环阵列以环中心为对称对声波相位进行处理。如图 7-20 所示，激励脉冲经延迟线后激发压电材料，两边延迟最小并对称，然后由两边到中央逐渐对称变大，中央延迟线的延迟时间值最大。因此，位于两边的压电晶片最早振动，其他换能器依次振动，位于中央最迟振动。这可以使得不同阵元的脉冲波同时到达某个区域，从而形成声

束聚焦。相邻两个阵元之间的延迟时间差可以根据其声程差来计算。设焦距为F，阵元 1 和阵元 2 到换能器中心的距离分别为 b_1、b_2，两个阵元之间的声程差为

$$\Delta S=\sqrt{F^2+b_1^2}-\sqrt{F^2+b_2^2} \tag{7-40}$$

因此 1、2 两个阵元所对应的脉冲发射的时间差 Δt 为

$$\Delta t=\frac{\Delta S}{c} \tag{7-41}$$

式中，c 为介质中的声速。

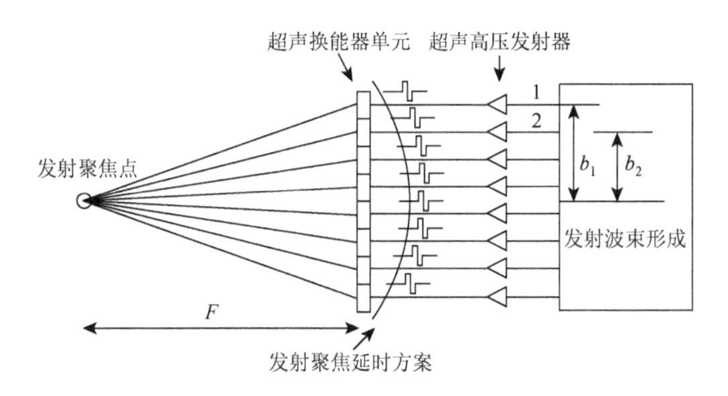

图 7-20　线阵电子聚焦

环形阵列可以做到二维动态聚焦，可获得高质量的截面图像，是很有前途的阵列形式，如图 7-21 所示。

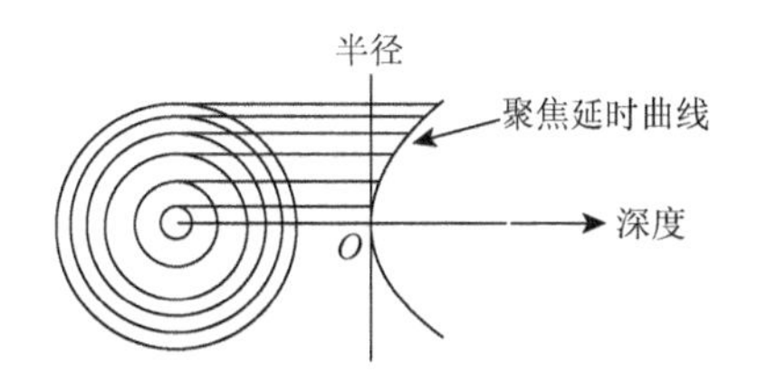

图 7-21　环形电子聚焦

五、凹型多元阵聚焦

凹型多元阵聚焦超声换能器是将多个压电陶瓷片排布在一个直径为几至几十厘米的球形凹面上，每个压电陶瓷片均单独构成一个孔径很小的平面圆片活塞式超声换能器。之所以选择多个阵元构成球面，是因为球面在几何上就有一定的聚

焦作用，因此，可望获得良好的聚焦效果。在下面的例子中，平面圆片阵元直径 n 为 8mm，阵元间距 d 为 8.5mm，阵元数目 n 为 113，球半径 R 为 100mm，换能器孔径为 112mm，其结构示意图如图 7-22 所示。有时，每个小阵元也可以是自聚焦探头，以增强聚焦效果。

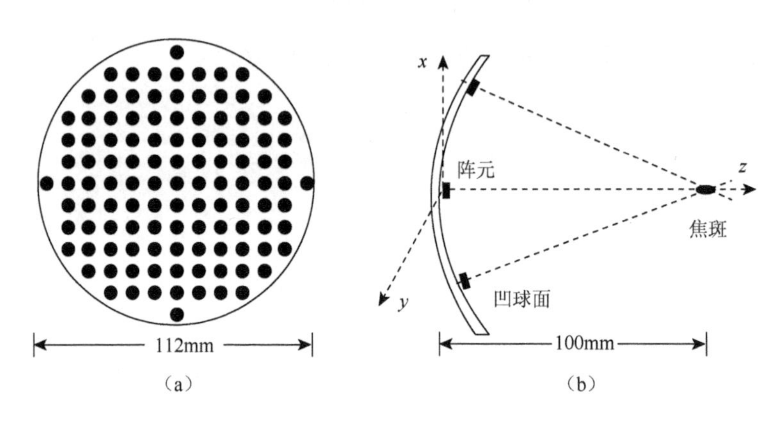

图 7-22　凹型多元阵聚焦

（a）侧视图；（b）正视图

第四节　自聚焦超声换能器声场数值模拟

声束聚焦在医学超声领域应用非常广泛，可通过对焦点附近声场的仿真得到焦斑大小、旁瓣位置及强度等重要的信息，评估聚焦性能的优劣。在实际应用中，声场分布测量难度较高，对测量设备、技术要求及试验成本都比较高，每次只能测量一种设计参数的换能器声场，如果作对比实验的话，要花费很长时间。随着计算机及仿真技术的发展，聚焦超声的声场三维仿真已经成为可能，且有很强的实用价值。本节中以球形自聚焦超声换能器的声场仿真为例，介绍换能器声场仿真的过程与结果，这里选取换能器的工作频率（2MHz）、焦距（3cm），通过 Matlab 计算，得出了声场的分布图，并进行比较分析。当然，现在也有一些专业的声场仿真软件可以利用，但是自建模型进行仿真将对声场分布的理解更为透彻。

一、基本原理

进行声场的模拟仿真，就是计算换能器在声场中每一点产生的声强值的大小。本章节所采用的算法是利用瑞利积分先计算出换能器在某一点产生的声压的大小，然后再算出相应的声强，最后，将声场空间中所有点的数据集中起来，得到整个声场的声强值，也就是声场的分布。为了实现算法，先将换能器划分成若干个微元，建立右手坐标系，得到换能器微元的坐标及声场点的坐标，计算微元的面积，最后利用 Matlab 程序实现仿真，计算出了声场中每一点的声强值，并从不同角度和维度给出声场分布图，反映声场的特征。

瑞利积分是声场仿真算法的核心，它描述的是换能器在声场中某一点 T 产生声压的大小。要计算声场中 T 点的声压大小，将整个换能器分成若干微元，每个微元在 T 点产生的声压可描述为

$$\mathrm{d}p(r')=\frac{\mathrm{j}\rho ck}{2\pi}u(R)\frac{\mathrm{e}^{-(\mathrm{j}k+\alpha)|R-r'|}}{|R-r'|}\mathrm{d}S \tag{7-42}$$

式中，R 为微元到原点的距离；r' 为声场点到原点的距离；α 为衰减系数；k 为波数，为 $2\pi f/c$；c 为声速；ρ 为介质密度；d 为球面换能器的口径；$u(R)$ 为振元振速；$\mathrm{d}S$ 为微元面积。模型如图 7-23 和图 7-24 所示（吴敏，2012）。

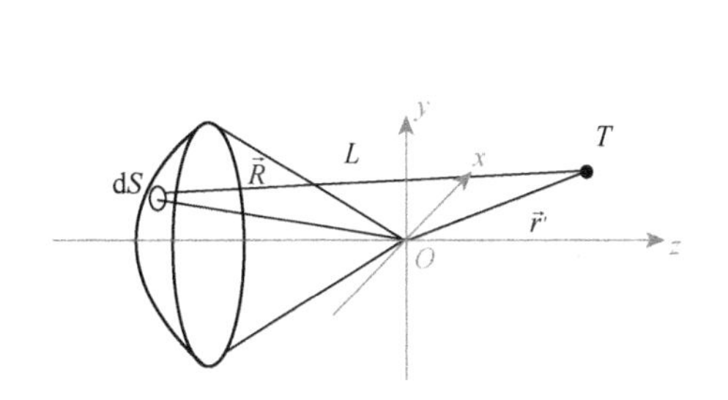

图 7-23　球面换能器声场模型示意图

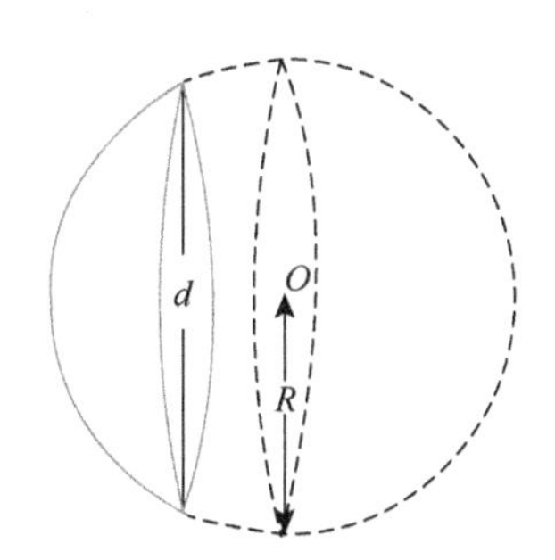

图 7-24　球面换能器示意图

再对每个微元在 T 点上产生的声压进行叠加或者积分，即可得到整个换能器在 T 点产生的声压。

$$p(r')=\frac{\mathrm{j}\rho ck}{2\pi}\int_S u(R)\frac{\mathrm{e}^{-(\mathrm{j}k+\alpha)|R-r'|}}{|R-r'|}\mathrm{d}S \tag{7-43}$$

对于自聚焦的球面换能器，$u(R)$ 介质振速在每个微元上都相同，若设 $|R-r'|=r_n$，可将瑞利积分离散化为如下形式：

$$p(r')=C\sum_n H(r_n)\Delta S_n \tag{7-44}$$

式中，$C=\dfrac{\mathrm{j}\rho ck}{2\pi}$；$H(r_n)=u(R)\dfrac{\mathrm{e}^{-(\mathrm{j}k+\alpha)|r_n|}}{|r_n|}$。

其余常数值均可直接得到，这是一个只与微元声场点距离及微元大小相关的函数，因此要计算声场中某点的声压大小，需要为换能器划分出每个微元，计算每个微元的面积；建立一个坐标系，在这个坐标系中标出每个微元的坐标，以及

需要得到声压值的声场点的坐标。在得到声场中点的声压之后，可根据式（7-45）得到该点的声强值，其中 c 为声速。

$$I = \frac{p^2}{2\rho c} \tag{7-45}$$

球面换能器的一些基本的参数会影响其产生的声场的性质，比如开口半径的大小，其值越大，焦点处的焦斑越小，声场的能量分布也越集中。本章选取了一组具有代表性的换能器参数值，得到的仿真结果能很好地反映自聚焦声场的特征，选取球半径 R 为 30mm，换能器口径 d 为 30mm。

二、算法设计

（一）微元划分

使用瑞利积分计算声场中某点的声压时，换能器微元的划分是十分重要的一个环节，微元的划分需要设计划分出的微元满足一定的尺寸需求，同时又不增加计算的复杂度。

如图 7-25 左侧所示的方法，先以到中心的距离为标准将换能器分为多个圆环，再将圆环与中心的夹角等分为微元。这样划分的好处是每一环的微元个数都相同，在处理数据时相当便捷。不过，如果等分圆环的 α 角较小的话，外周的划分尺寸会很大而不满足面元声源的定义，一般线度小于 1/6 波长方可近似为面元声源。如果等分角度过小，内环的微元又会过小，总的数据量会增大，且对仿真结果没有相应的提升，所以，采用如图 7-25 右侧的划分策略，则是先将换能器的圆弧按照图 7-26 所示等分为多个圆环，再将每个圆环的周长按照图 7-25 右侧所示的方式等分为微元。这样划分的好处是每个微元的面积平均，在每个微元的面积均达到较小值的同时，减少微元的个数。这样做的弊端是每环的微元个数不同，一定程度上增加了计算的复杂程度。综合考虑以上两种微元划分方式的利弊，本节采用第二种微元划分方式，并以此为依据，进行下一步微元坐标及微元面积的计算。

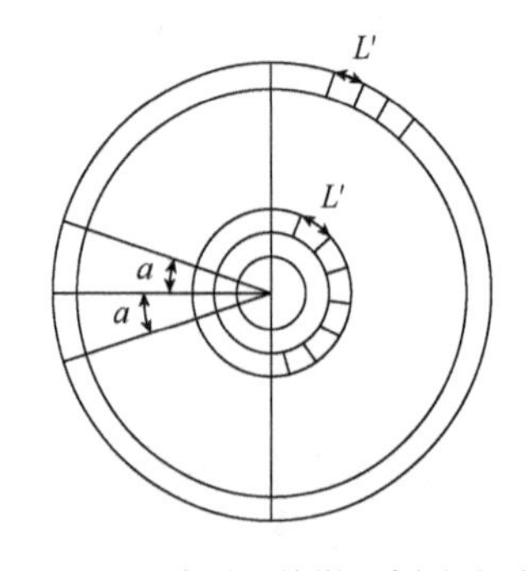

图 7-25　两种不同的微元划分方式图

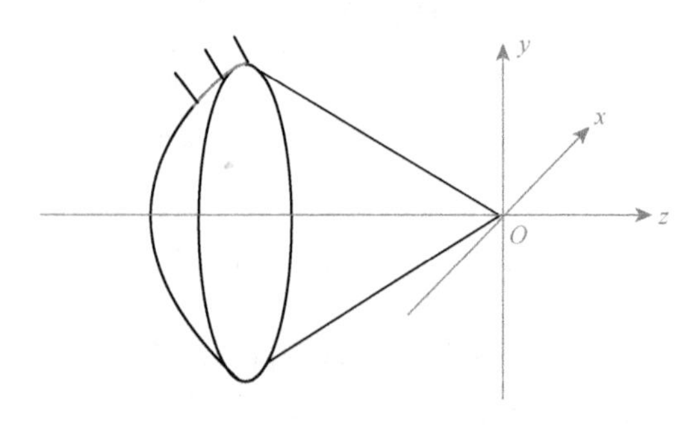

图 7-26　圆环划分方式

（二）坐标系的建立及微元和声场点位置的确定

为了计算微元和声场点之间的距离，建立如图 7-27 所示坐标系，焦点即换能器所在球的球心处为原点，焦点与换能器中心的连线为 z 轴，建立如图 7-27 和图 7-28 所示的右手坐标系。图 7-27 和图 7-28 为计算微元在坐标系中的坐标。

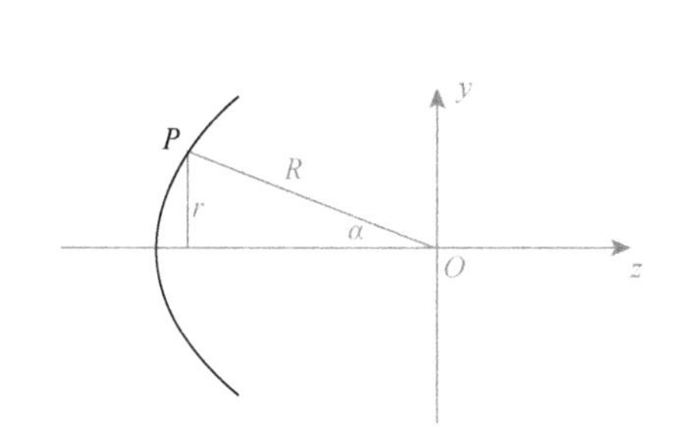

图 7-27　计算微元 z 轴坐标

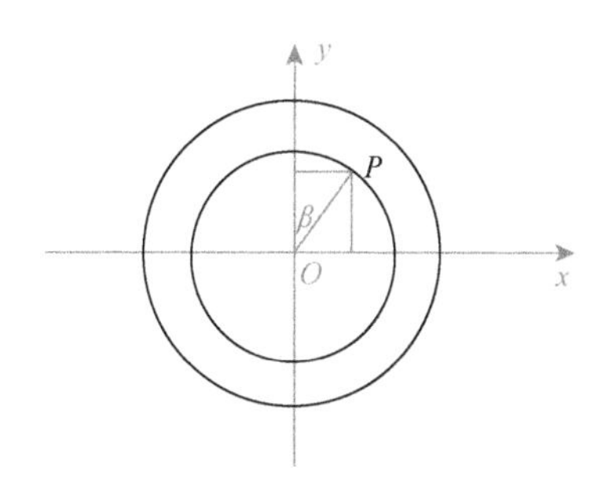

图 7-28　计算微元 x、y 轴坐标

如图 7-27 和图 7-28 所示，微元中心到原点的距离为 R，微元中心和原点之间的连线 OP 与 z 轴的夹角为 α，OP 在 xy 平面上的投影与 y 轴的夹角为 β，所以微元的位置计算公式为

$$P_z = -R \times \cos\alpha, \quad P_y = R \times \sin\alpha \times \cos\beta, \quad P_x = R \times \sin\alpha \times \sin\beta \tag{7-46}$$

理论上，我们可以取换能器开口方向上的任何一点进行计算，计算其声强值在实际仿真时，我们更关心焦点附近的声场，因此我们取焦点（原点）为中心，$x = \pm 30$mm，$y = \pm 30$mm，$z = 120$mm 的长方体，每间隔 0.1mm 的距离取一个点，确定它的坐标，计算这个点上的声强并存储，从而得到焦点附近的声场分布。

（三）微元面积的计算

$$S = \int_{\theta}^{\frac{\pi}{2}} 2\pi r R \cdot \mathrm{d}\theta = \int_{\theta}^{\frac{\pi}{2}} 2\pi R^2 \cos\theta \cdot \mathrm{d}\theta = 2\pi R^2 (1 - \sin\theta)$$

利用上述公式，先计算出整个球冠的面积，通过整个球冠的面积计算每个圆环的面积，再除以这一圆环上的微元个数，即可得到微元的面积，具体微元的划分如图 7-29 和图 7-30 所示。

三、程序设计

（一）Matlab 仿真程序

图 7-31 为自聚焦球形压电陶瓷晶片划分方式，最内部的为 1，第二环再划分为 2、3、4、5、6 五个微元，依此类推，从内向外。

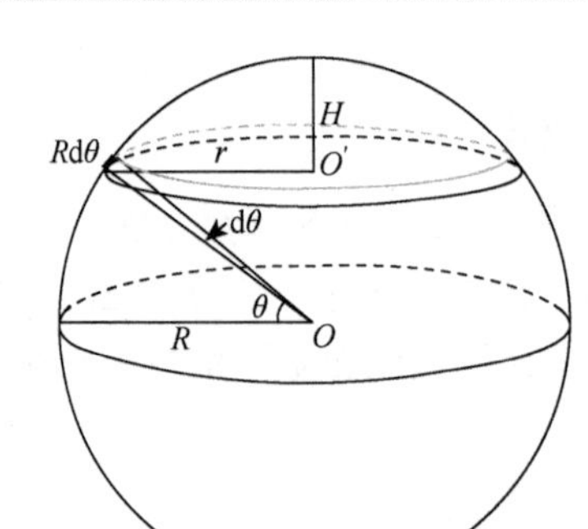

图 7-29　球面弧面积的计算

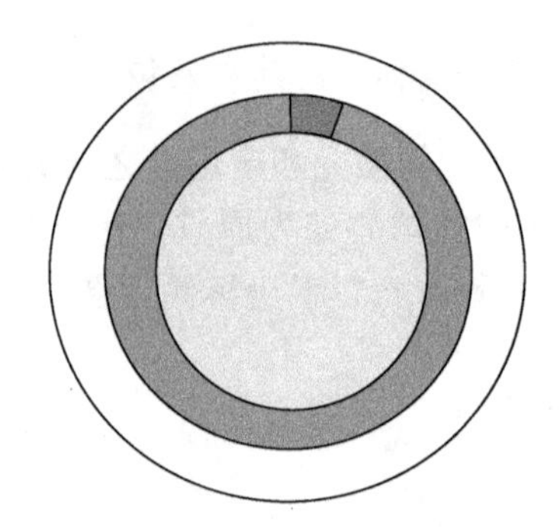

图 7-30　微元面积的计算

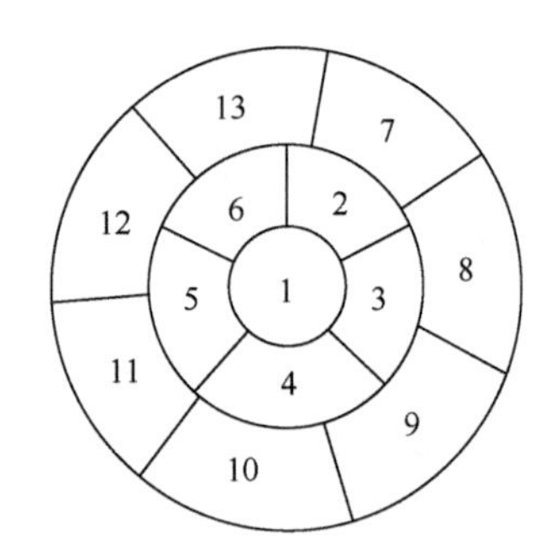

图 7-31　自聚焦球形压电陶瓷晶片划分方式

利用程序 TransDevide.m 计算出 ds，再用主程序计算 H 并画出图像，建立数组：

$X=[x_1, x_2, \cdots, x_n]$，$Y=[y_1, y_2, \cdots, y_n]$，$Z=[z_1, z_2, \cdots, z_n]$，$S=[s_1, s_2, \cdots, s_n]$

$T(T_x, T_y, T_z)$ 为待求声场中某目标点坐标，那么换能器上微元 dS 到 T 点的距离 L 为

$$L=\sqrt{\left[(X-T_x)^2+(Y-T_y)^2+(Z-T_z)^2\right]} \tag{7-47}$$

通过 L 求 H，最后 $P=H'*S$（H 转置叉乘 S），得到最终结果。

（二）Matlab 源程序及说明

本程序共有 3 个文件，分别是 InitiateConst.m、TransDevide.m 和 Sound.m。其中，InitiateConst.m 为初始化文件，其中定义了程序中用到的各种参数；TransDevide.m 为调用子函数，主要作用为划分换能器微元，输入换能器球半径、口径与微元尺寸，输出为划分好的微元坐标和面积；Sound.m 为主程序，主要作用为求取初始化函数中定义的空间的声场分布。自聚焦换能器声场仿真 Matlab 源代码可扫码下载。

关于仿真结果，这里作几点说明：①所有图中的零点均为聚焦换能器的焦点位置，绘图时都取了 log 对数坐标；②垂直于 z 轴的焦点位置，xy 平面内的声强分布理想情况下为完全中心对称，但是由于微元划分不可能无限小及计算过程中的近似，焦平面声强分布并不是完全对称；③$x=0$ 或 $y=0$ 时，yz 或者 xz 平面声强分布完全相同，故本书只给出 xz 平面声强分布。

以压电陶瓷晶片频率为 2MHz，焦距为 3cm，换能器口径 3cm 为例，仿真得到如下不同角度的声场分布图（图 7-32～图 7-34）。

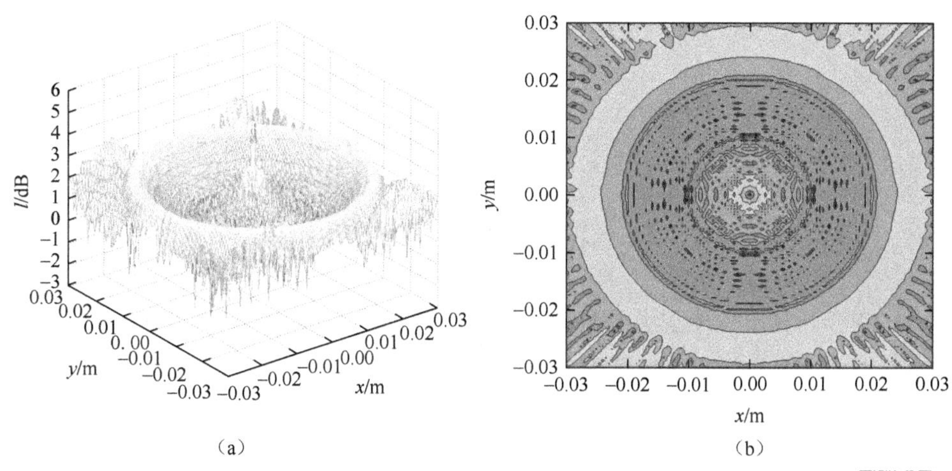

图 7-32　$z=0$ 处 xy 平面的声强图

（a）三维分布；（b）二维分布

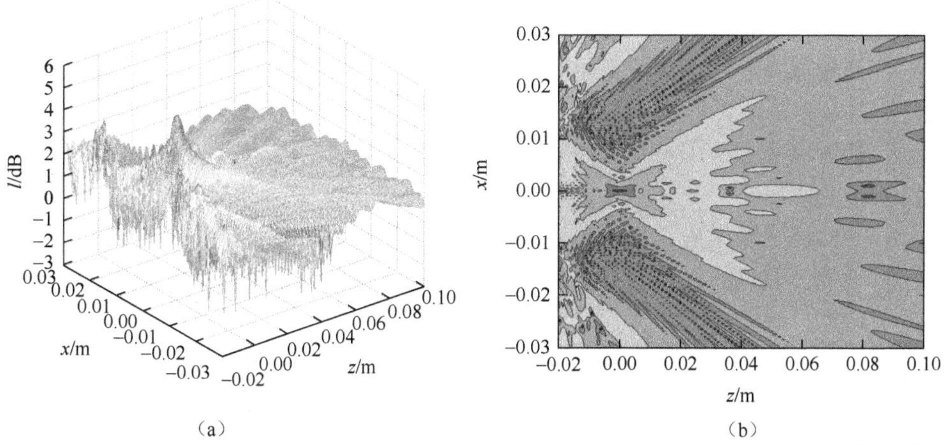

图 7-33　$y=0$ 处 xz 平面的声强图

（a）三维分布；（b）二维分布

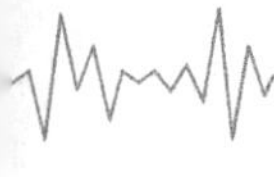

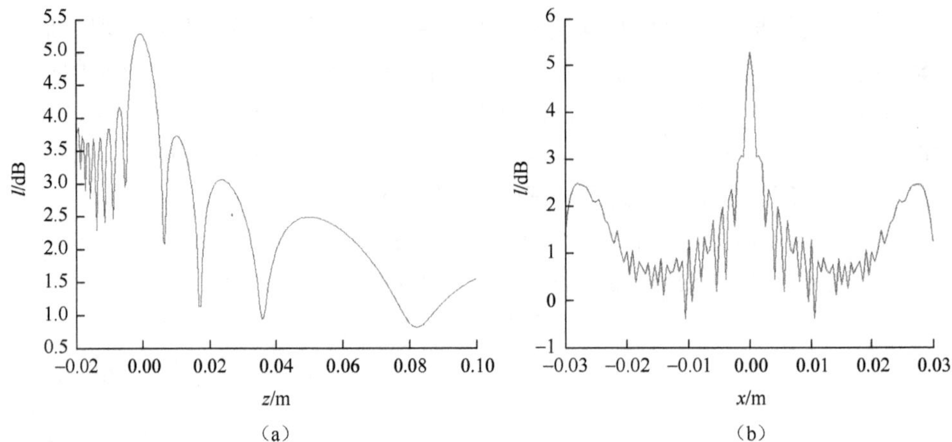

图 7-34　$x=0$，$y=0$ 时 z 轴声强分布（a）和 $y=0$，$z=0$ 时 x 轴声强分布（b）

思考与练习题

1. 对于下列各未聚焦圆片换能器，请计算近场到远场的过渡距离及远场的发散角度，并分析影响扩散角度的因素。

（a）直径 $D=1\text{cm}$，频率 $f=1\text{MHz}$；

（b）直径 $D=3\text{cm}$，频率 $f=1\text{MHz}$；

（c）直径 $D=1\text{cm}$，频率 $f=2.25\text{MHz}$。

2. 换能器的聚焦方式有哪几种，各有什么优缺点？

3. 简述圆片声场的分布、指向性函数、方向锐度角、远场与近场的临界距离等的含义。

4. 透镜聚焦和凹形换能器自聚焦，两种情况下焦区的几何尺寸各与哪些因素有关？请示例具体说明。

5. 圆片换能器声场分布图中，第一旁瓣与主瓣的声压相差约–20dB，请问声压相差多少倍？

6. 在非电子聚焦与电子聚焦系统中，如何改变焦点的位置？

7. 为什么聚焦声透镜通常是凹透镜而不是凸透镜，如果某项目需要凸透镜实现声学聚焦，如何实现？

8. 用瑞利积分计算声场的前提条件是什么？

9. 在复现本章第四节内容的基础上，数值仿真计算平面圆片声场的分布，并画出声场的分布示意图。

10. 在从球状声源演化为面状声源时，为什么辐射声压要加倍？有参考资料认为面状声源是单面辐射，而球状声源是双面辐射，你是否认同这种观点？

参 考 文 献

白净. 1998. 医学超声成像机理. 北京：清华大学出版社

杜功焕，朱哲民，龚秀芬. 2001. 声学基础. 南京：南京大学出版社

林书玉. 2004. 超声换能器的原理及设计. 北京：科学出版社

栾桂冬，张金铎，王仁乾. 1990. 压电换能器和换能器阵（下册）. 北京：北京大学出版社

万明习. 2010. 生物医学超声学（上下）. 北京：科学出版社

吴敏. 2012. 用于浅表肿瘤治疗的聚焦超声换能器装置的设计. 上海：上海交通大学学士学位论文

袁易全. 1992. 超声换能器. 南京：南京大学出版社

周福洪. 1984. 水声换能器及基阵. 北京：国防工业出版社

第八章

脉冲回波超声成像系统原理及应用

第一节　脉冲回波超声成像系统的基本原理

脉冲回波检测技术是超声检测和成像的工作基础。掌握该设备的工作原理，我们需重点从如下几个概念入手。①脉冲波。脉冲波与连续波不同，脉冲波具有时间性，可以控制其发射的起始点与发射周期，发射周期不是脉冲波信号本身的周期，而是指间隔多长时间发射一个脉冲，而连续波一旦开始发射，中间没有间歇，直到停止发射，连续波无法确定回波的具体深度位置，而脉冲波可以。②同步。同步是整个脉冲回波检测系统工作的关键，其重要性等同于人体的脉搏，不能错乱，系统发出一个同步触发信号，就开始一个周期的检测工作，下一个同步信号的到来意味着下一个工作周期的开始，如图 8-1 所示。

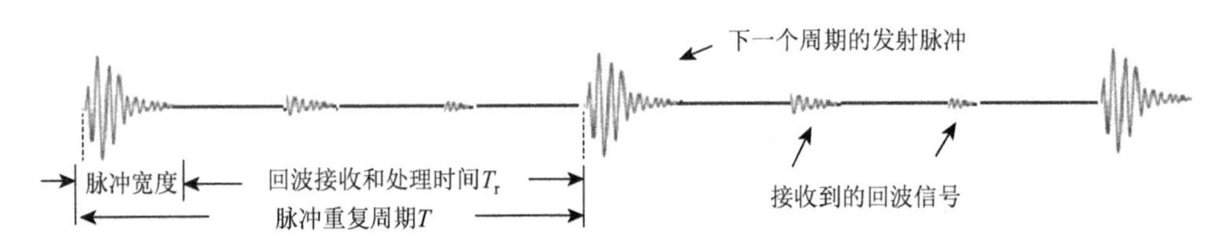

图 8-1　脉冲波的含义

先回顾超声波在人体中的传播特性。

1）衰减特性：超声在人体组织中传播时，声波的幅度会随传播距离的增加而变小。超声诊断仪器中通常都要设计一个深度补偿电路，也称时间增益控制电路，来补偿由传输距离引起的衰减。

2）声速特性：超声波在人体内大多数软组织中的传播速度相差不大，除含气脏器和骨组织外，几乎都在 1540m/s 左右。声速是决定声特性阻抗及回波测距精度的一个重要因素。在脉冲回波超声成像系统中，认为超声在人体软组织中的传播速度近似相同，并取一个平均值。实际上，软组织中的声速差异≤5%，基本满足这一要求。在成像系统中，假设生物组织声速相同，也有不利的影响，它会引起重建图像的失真或偏移，但是这种偏差非常细微，通常可以忽略。

3）脉冲波特性：超声脉冲波发射持续的时间仅有几微秒，而超声波在人体内传播时间较长，大约有几百微秒的时间可以用来接收、放大和处理回波信号等。

4）反射及透射特性：超声波在人体传播途中，遇到声阻抗率不同的组织界面时，就会产生反射。由于大部分软组织的声特性阻抗差异不是很大，故只有小部分声能反射回来，而大部分声能穿过界面继续向前传播，遇到第二个界面时，又产生反射并仍有大部分声能透过第二个界面继续前进。回波信号携带了组织的一些信息，通过接收并处理回波信号，可得到对于临床医学有用的信息。

第二节　A 型超声诊断仪的工作原理

A 型超声诊断，亦即幅度调制型（amplitude modulation mode）超声。它利用超声波的反射特性来获得人体组织内的有关信息，从而诊断疾病。当超声波束在人体组织中传播遇到不同声阻抗的两层邻近介质界面时，在该界面上就产生反射回声，每遇到一个界面，产生一个回声，该回声在示波器的屏幕上以幅度的形式显示，界面两侧介质的声阻抗差愈大，其回声的波幅愈高；反之，界面两侧介质的声阻抗差愈小，其回声的波幅愈低。若超声波在没有界面的均匀介质中传播，即声阻抗差为零时则呈现无回声。根据回声波幅的高低、多少、形状及在时间轴上的位置等可对组织状态做出判断，如图 8-2 所示。

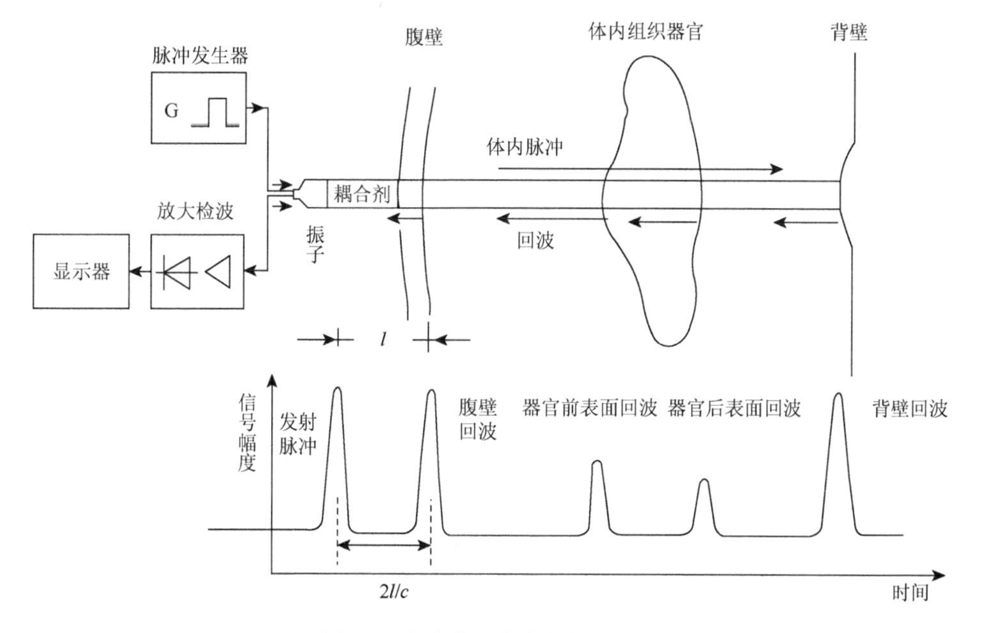

图 8-2　超声在人体内传播示意图

A 型超声诊断仪由主控同步电路（触发信号发生器）、发射电路（高频间歇振荡器）、高频信号放大器、补偿电路、检波器、视频信号放大器、时标电路、显示器和探头等组成，如图 8-3 所示。

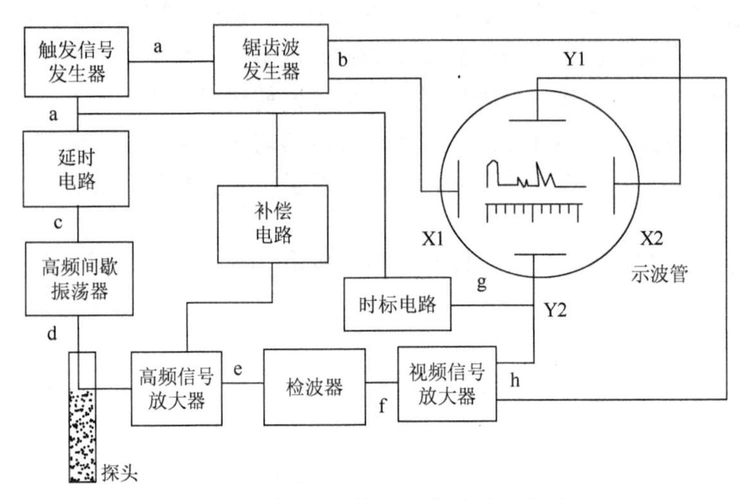

图 8-3　模拟 A 型超声诊断仪电路组成

1）触发信号发生器（主控同步电路）：同步电路产生一系列时间间隔相等的触发脉冲（又称同步脉冲）去控制发射电路、扫描电路等，协调整机工作，如图 8-4（a）所示为两个同步脉冲。目前所采用的重复频率多为 400～1000Hz，最低为 50Hz。提高同步频率可增强荧光屏上的波形亮度，但重复频率过高，扫描时间就很短，满足不了检测深度要求。同步触发信号发生器是系统的核心，同步电路产生的同步触发信号[图 8-3（a）]，分 4 路输出：一路触发延时电路，进而触发超声脉冲的发射；二路触发补偿电路；三路触发时标电路；四路触发锯齿波发生器（扫描电路），使整机协调工作。

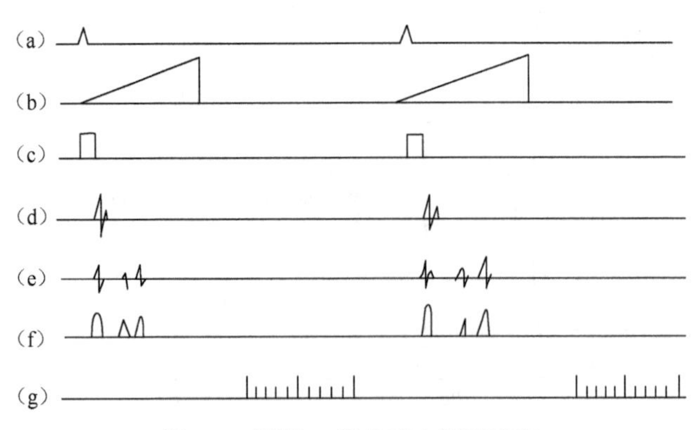

图 8-4　模拟 A 型超声电路时序图

2）延时电路：延时电路产生可变的延时，通常采用单稳态电路实现[图 8-4（c）]。该电路的作用，一是调整始脉冲的位置，使之与时标对齐便于读数，单迹显示时，便于初始脉冲与时标对齐，往往在同步电路与发射电路之间插入延迟电路；二是降低对增辉电路脉冲前沿的要求，且双通道时，可以调整起始波位置。

3）高频间歇振荡器（发射电路）：高频间歇振荡器在同步触发信号加一定延时的控制下，产生一个短促而且有一定功率的高频脉冲[图 8-4（d）]，加至换能器。高频振荡的频率一般为 1～10MHz，产生一个持续时间为 0.1～1.0μs 的脉冲。每当同步触发脉冲到来一次，发射电路便发射一次高频振荡（脉冲）。在此高频振荡电压激励下，探头产生一次超声振荡。由于换能器晶片具有压电效应，将电能转换为机械弹性振动，使在人体组织中传播而形成超声波。这是超声波的发射过程。

4）接收通路（高频信号放大器、检波器、视频信号放大器）：换能器接收回波，并转换为电信号，回波信号相对微弱，需要送入高频放大接收电路进行放大，放大之后的信号[图 8-4（e）]经过检波器，提取出有用的包络信号[图 8-4（f）]、视频放大等处理，变成具有一定幅度的视频信号，加载至示波管的垂直偏转板，显示在荧光屏上。为了展开垂直偏转板上被显示回波的形状和相互之间的关系，在发射超声脉冲的同时，扫描电路输出锯齿波电压加至示波管水平偏转板，形成水平扫描基线，并显示出所接收信号的波形。时标电路在同步信号控制下产生一系列深度标志信号，同时加到示波管的垂直偏转板上，作为深度标尺。这样便可直接读出待测脏器的位置及其性质，完成诊断功能。

5）时间增益补偿（time gain compensation，TGC）电路：超声回波信号的动态范围很大，一般达 100dB 以上，主要由两个因素造成：其一，超声回波信号是由人体组织声阻抗的不同而产生的，人体各组织界面声阻抗差异的大小、反射目标大小及不同取向等，使回波信号的大小在很大范围内变化。其二，由超声传播时的衰减所引起，一般而言，如果工作频率取 2.5MHz，则超声波在人体内传播衰减每厘米达 2.5dB 左右，若探测深度为 20cm，则单程衰减达 50dB。若采用脉冲回波工作方式，那么从发到收双程衰减达 100dB，这说明同一性质的介质（或称反射体）在不同深度（相差 20cm）的反射回波信号有 100dB 的变化范围。为消除传播距离引起的超声衰减，脉冲回波检测系统采用了时间增益补偿技术。具体而言，处于不同距离上的回波目标，衰减会引起回波大小的差异，因此要用 TGC 技术进行补偿。TGC 是提供一个随所接收距离（时间）而变化的增益，距离近用小增益，距离远用大增益，压缩了放大器输入信号的动态范围，但瞬时输入动态范围仍然不变，如图 8-5 所示。实现时间增益补偿的方法如下：一是改变射频放大器上的反馈或偏置；二是射频放大器的增益保持一定，而在电路中串入电控衰减器；三是将电控阻抗器作为射频放大器负载，改变射频放大器增益。

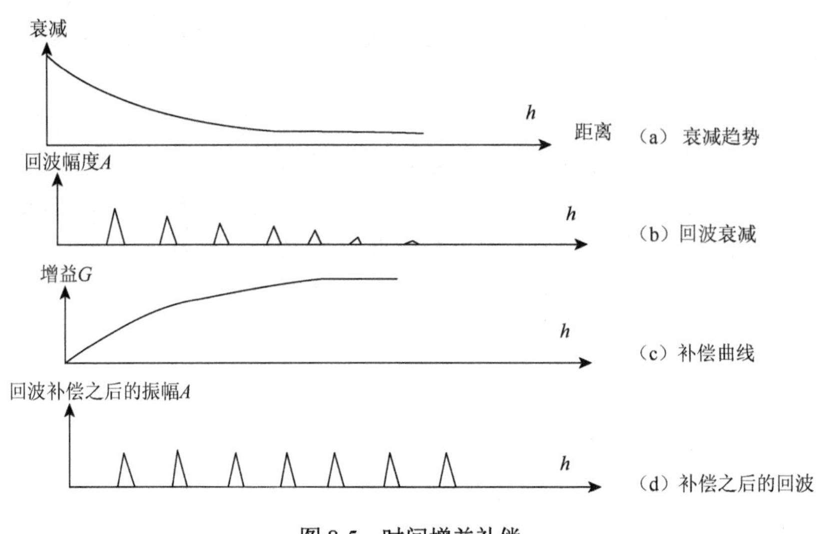

图 8-5　时间增益补偿

6）扫描电路（锯齿波发生器）：锯齿波发生器产生锯齿波电压，送至示波管的 x 轴偏转板，产生扫描线[图 8-4（b）]。锯齿波的重复频率由主控电路决定，一般为 400～1000Hz。锯齿波电压变化的快慢（斜坡速度）和探测深度相关，变化越慢，最大探测深度越深。仪器的深度调节或比率调节，就是调节锯齿波电压的斜率。

上述是模拟 A 型超声原理，随着电子技术的发展，目前 A 超的实现多采用数字技术实现，但其基本原理与模拟技术相同（郑德连，1990）。

A 型超声是国内最早普及、最基本的一类超声诊断仪，临床上常用来测量组织界面的距离、脏器的径线、探测脏器的大小和病变范围，主要用于脑中线的探测、眼轴的测量、浆膜腔积液的诊断、肝脓肿的诊断及穿刺引流定位等。由于其简便易行、价廉，以及 A 型诊断仪在组织的判别和确定（或称组织定征）、生物测量和生物组织检查方面都具有很高的准确性和特异性，因此其仍有不可忽视的实用价值。其中最有代表性的应用是脑中线位置的测量。一般正常人脑中线位置通过颅骨的几何中心，最大偏差≤0.3cm。用双迹 A 型诊断仪测量，若脑中线偏移＞0.3cm，则应考虑有占位性病变，如图 8-6 和图 8-7 所示，此法检查无痛苦，准确性高。此外，在眼科中也有应用，尤其是对眼内异物，用 A 型超声诊断仪比 X 线透视检查更为方便准确，如图 8-8 所示，但是由于 A 超只能获得一维信息，不能提供观察对象更广泛的信息，目前临床上几乎被 B 超取代。

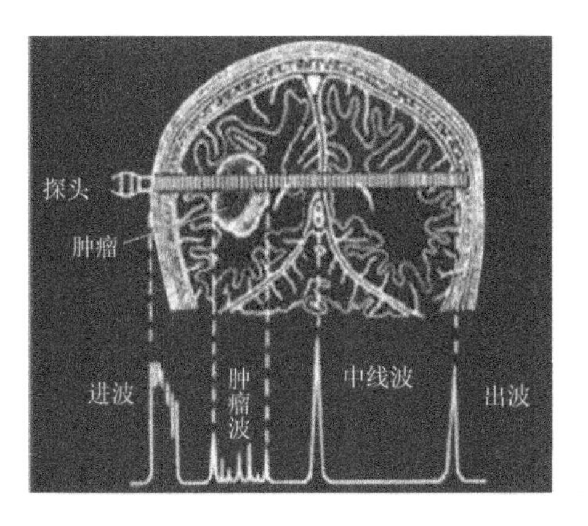

图 8-6　脑部的 A 型超声

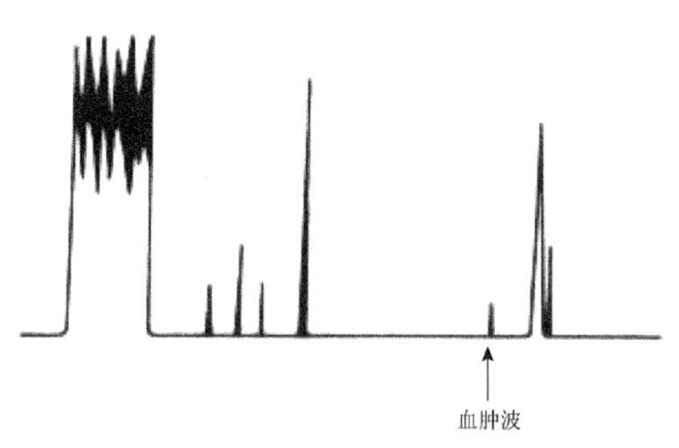

图 8-7　颅内血肿的 A 型超声回波

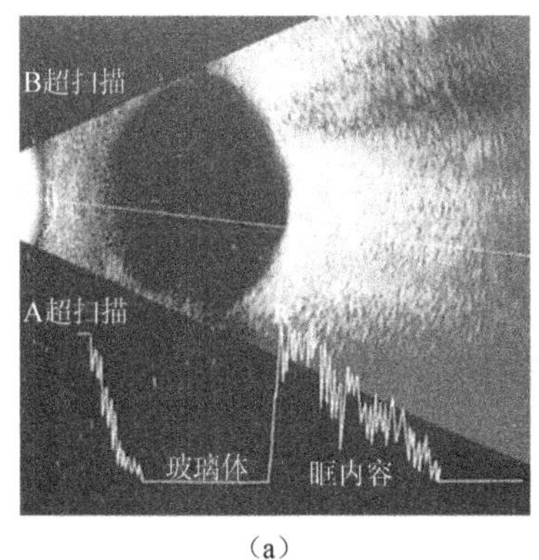

（a）

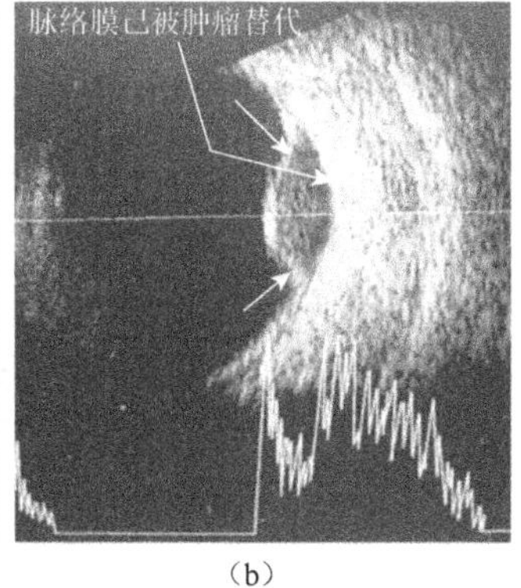

（b）

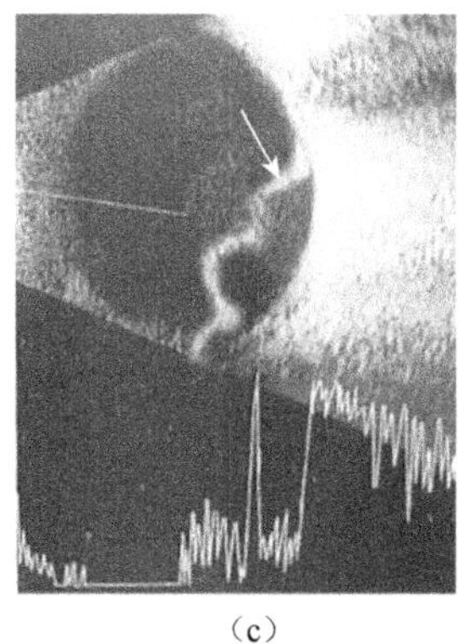

（c）

图 8-8　眼睛的 B 超图像及 A 超回波

（a）正常眼睛及眼眶；（b）眼内脉络膜黑色素瘤；（c）视网膜脱离

第三节　B 型超声的原理

B 型超声诊断仪（bright modulation）在 A 超的基础上演化而来。如图 8-9（c）所示，将回波幅度映射为亮度，如图 8-9（d）所示，回波幅度越大越亮，回波幅度小则暗，这样完成了 A 超到 B 超演进的第一步。然后采用机械或者电子扫描技术在一个水平面快速地扫描，形成多条扫描线，如图 8-9（e）所示，探头沿 y 轴方向移动，依次获得其他扫描线的灰度信息。这样就可以获得一个横断面的回波图像信息，如图 8-9 所示。

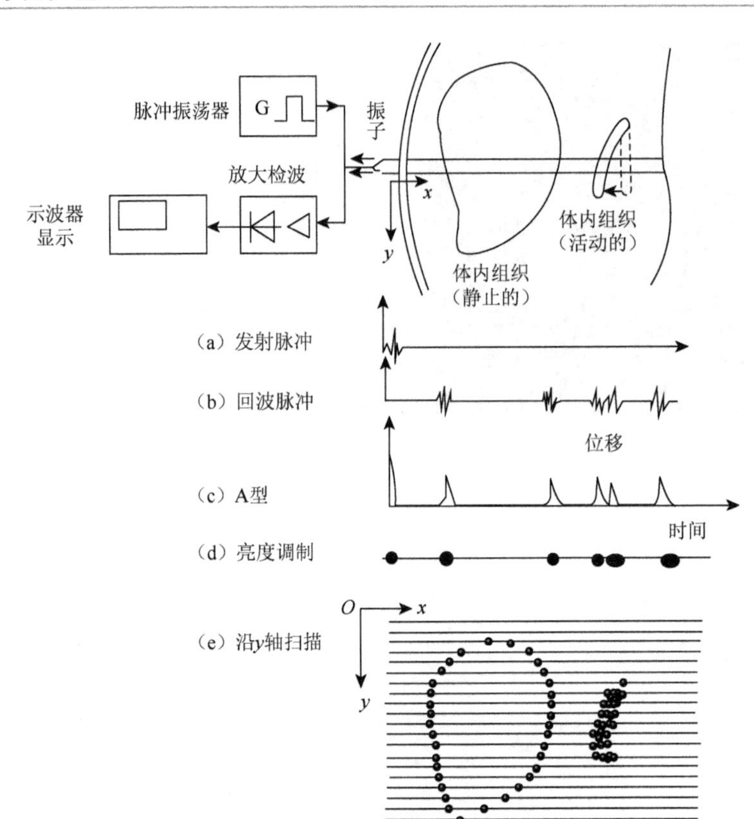

图 8-9 A 型超声到 B 型超声的演化

上面介绍的是线性扫描的原理，如 8-10（a）所示，如果探头不是沿水平方向移动，而是以一定的角度转动扫查，就可以得到扇形扫描的 B 超图像，如 8-10（b）所示。线性扫描多被应用于无骨骼遮挡的腹部区域，而扇形扫描可以被用于心脏等有骨遮挡的脏器（金树武，1992）。

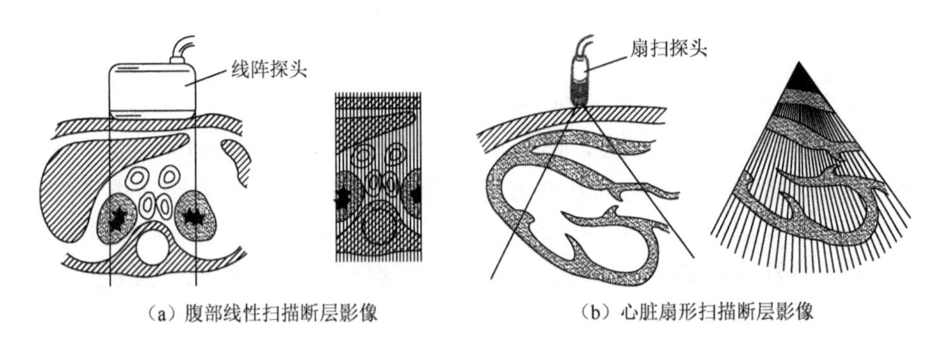

（a）腹部线性扫描断层影像　　（b）心脏扇形扫描断层影像

图 8-10 线性扫描（a）和扇形扫描（b）

第四节 M型超声的原理及应用

M（motion）型超声诊断仪也是在A型仪器的基础上发展而来的。M超在A超的基础上做了两项扩展：①由幅度显示演化为亮度显示，这一点与B超类似；②在时间上做了扩展，记录了不同时间点的扫描线，并沿时间轴展开，M超可以显示同一位置的超声回波信号随时间的变化，这一点与B超不同，B超是显示不同空间位置的扫描线，M超探头固定不动，将不同时间采集的回波信号展开，这就是超声心动曲线，即M型超声，如图8-11（a）所示。

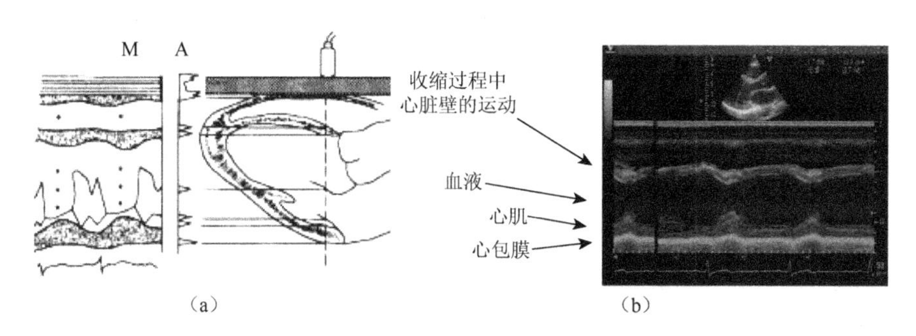

图8-11 A型超声到M型超声的演进

（a）M超示意图；（b）临床M超实际测试图

M型超声又叫超声心动图，它将人体内某些器官的运动情况显示出来，主要用于心脏血管疾病的诊断。探头固定地对着心脏的某部位，由于心脏规律性地收缩和舒张，心脏的各层组织和探头之间的距离也随之改变，在屏上将呈现出随心脏的搏动而上下摆动的一系列亮点，当扫描线从左到右匀速移动时，上下摆动的亮点便横向展开，呈现出心动周期过程中心脏各层组织结构的活动曲线，如图8-11（b）所示。

图8-12是基于模拟技术的M型超声波的工作原理，随着电子技术的发展，若采用数字技术，其实现将非常简单容易，但其基本原理与模拟技术的M超相同。与A超类似，M超仍然由探头、电子线路、示波管组成。电子线路包括同步电路、发射电路、接收电路（高频信号放大器、检波器、视频信号放大器）、时间（慢）扫描电路、深度（时标）扫描电路、电源电路等，其中时间（慢）扫描电路是M超的关键部件。

1）M型超声诊断仪中有一个时间慢扫描信号发生器，它产生的信号加到水平偏转板上。如果没有时间慢扫描信号，即被测心脏的运动，各界面空间位置发生的位移在显示屏上表现为一系列亮点沿一条直线上下移动。加上时间扫描信号后，则垂直扫描线自左向右慢慢移动展开，周期为1～10s，把脏器各界面随时间运动沿水平轴展开，这样从图像上很容易判断脏器各部分运动的振幅、周期和运动状态等。

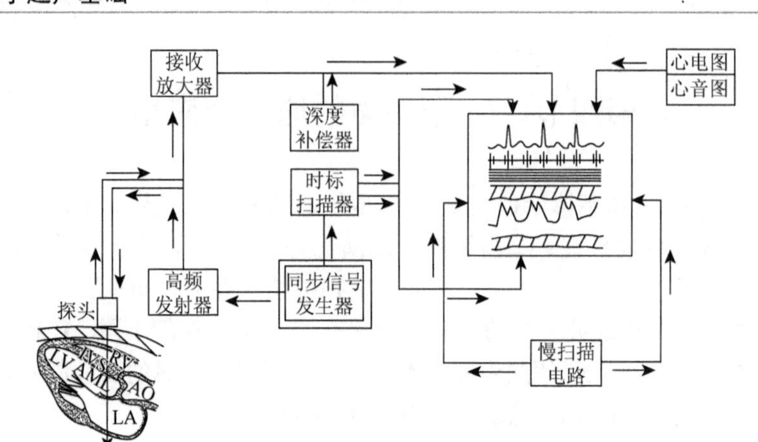

图 8-12　M 型超声诊断仪工作原理方框图

RV. 右心室；IVS. 室间隔；LV. 左心室；AML. 二尖瓣前叶；AO. 主动脉；LA. 左心房

2）垂直偏转板上加载深度扫描电路，并产生时标信号，反映声束方向的回波信息，同时将接收信号的幅度映射为亮度之后也加在垂直偏转板上，通过亮度来表示回波信号的强度。

在临床上，M 型超声诊断仪，又称为时间-运动型（time-motion mode）超声诊断仪。它的主要特点是能测量运动器官，专用于心脏的各类疾病的诊断，如对心血管各部分大小、厚度的测量，对心脏瓣膜运动状况的测量等。同时还可以输入心脏的其他有关生理信号，进行比较研究，如研究心脏各部分和心电图、心音图及心搏图之间的关系；研究心脏搏动和脉搏之间的关系等。另外，还可以研究人体内其他各运动面的活动情况，因此可以用于对胎儿和动脉血管的搏动等的检测。目前，双导超声心动图仪可以同时比较心脏的两个不同部分的活动情况，使临床的诊断更趋于方便和完善。B 型超声和 M 型超声显示心脏的比较见图 8-13（康振黄，1991）。

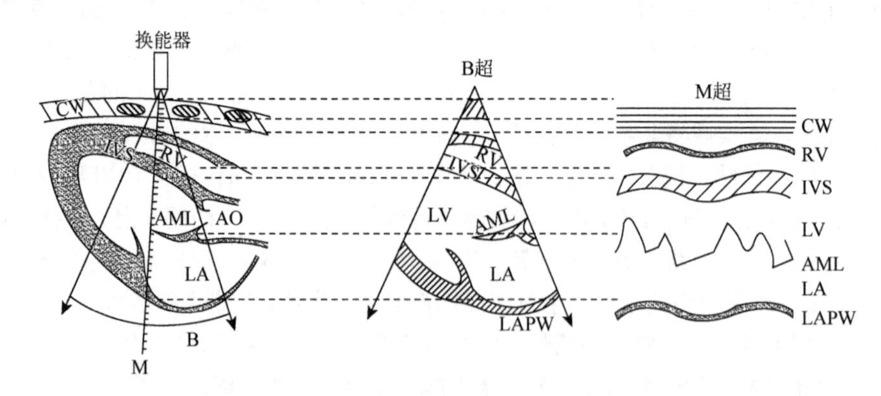

图 8-13　B、M 型超声显示心脏的示意图

RV. 右心室；LA. 左心房；AO. 主动脉；LV. 左心室；IVS. 室间隔；AML. 二尖瓣前叶；CW. 胸壁；LAPW. 左房后壁

第五节　C、F、P 型超声诊断仪

C 型扫描，指“特定深度扫描”（constant depth mode），与 B 型扫描类似，都是亮度调制的二维切面显示方式，所不同的是 B 型扫描获得的是超声波束扫查平面本身的切面图像，即纵向切面图。而 C 型扫描所获得的是距离探头某一特定深度，与扫描声束轴向相垂直的切面图像，即横向切面图像。可见，C 型显像平面与 B 型显像平面是相互垂直的，改变 C 型扫描深度，便可获得若干不同深度的 C 型切面图像。

C 型超声是在 B 型超声基础上发展而来的。在电路中比 B 型多了一个距离选通门电路。C 型超声扫描方式如图 8-14（a）所示。发射、接收采用同一换能器，并在接收端设置一距离门，当选通时间一定时，可获得固定传播深度组织界面反射特性的信息。用回波幅度调制显示器亮度，而 x、y 与固定传播界面上声束扫描位置一一对应。目前 C 型超声多为多晶元线阵探头，在图 8-14（a）中，换能器采用电子线阵换能器时，在扫描过程中，换能器只需向 x 方向移动。

图 8-14（b）是曲面形式的 C 型扫描，基本原理与图 8-14（a）相同，不同之处在于，线性电子扫描探头来回摆动，使发出的每一条声束作扇形扫描。当选通时间固定时，就得到曲面 C 型图像。

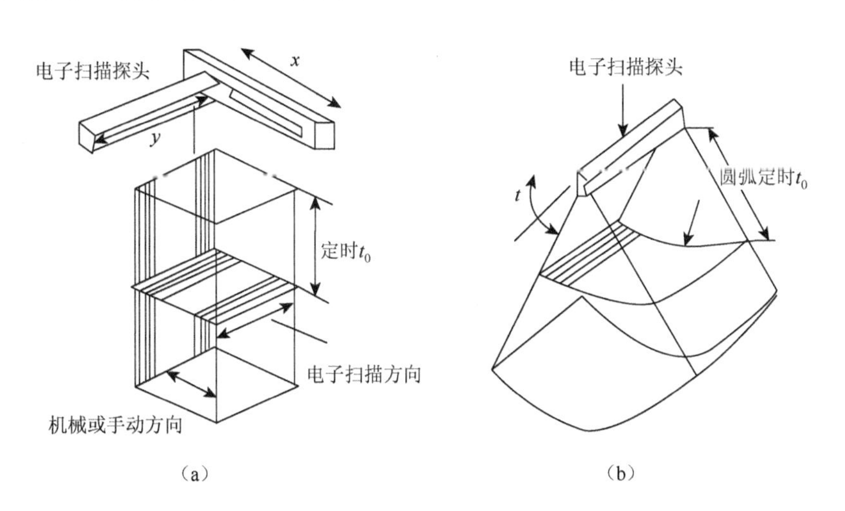

图 8-14　平面 C 型扫描（a）和曲面 C 型扫描（b）

F（flexible）型超声是在 C 型超声的基础上发展起来的。其原理与 C 型相同，不同之处是，在 C 型扫描中，接收距离脉冲选通时延为预先设定的，在扫描过程中不能改变；而在 F 型扫描中，选通脉冲时延是随位置变化的函数。这样，F 型所得到的图像不是一个等深度平面，而是一个由位置函数决定的曲面。F 型既可对平面扫描成像，也可对曲面扫描成像。F 型扫描方式如图 8-15 所示。

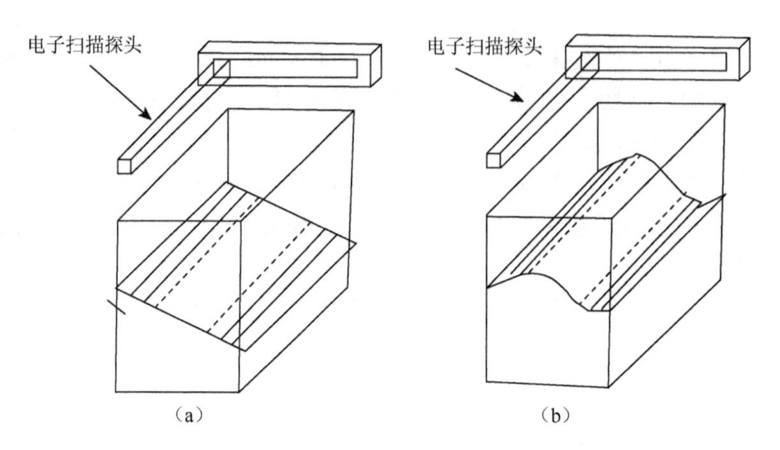

图 8-15　平面 F 型扫描（a）和曲面 F 型扫描（b）

采用 C 型扫描检查肿瘤组织，能显示出肿瘤组织的扩大范围，这在临床诊断中极为重要。F 型成像画面可从三维角度去观察体内组织及病变情况。

P 型超声又称平面目标显示（plane position indication，PPI），超声换能器置于圆周的中心，径向旋转扫查线，获得 360°完整一周的扫描线，主要适用于对肛门、直肠内肿瘤、食道癌及子宫颈癌的检查，也可用于对尿道、膀胱的检查。P 型超声诊断仪所使用的探头称为径向扫描探头，如尿道探头、直肠探头都属于径向扫描探头。扫描时探头置于体腔内，如食道、胃或直肠等，如图 8-16 所示。

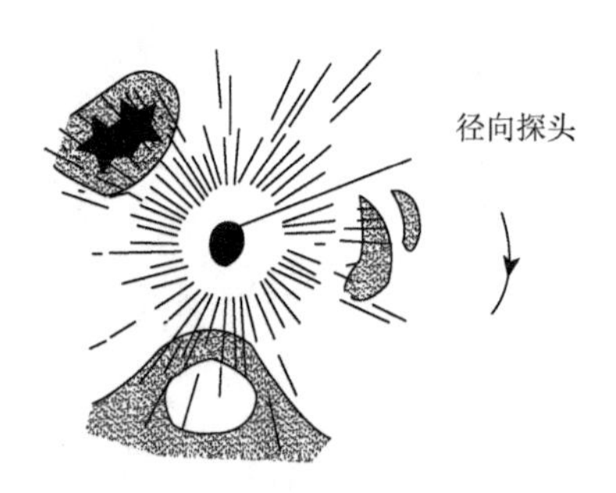

图 8-16　P 型扫描的径向探头

这里对脉冲回波的几种超声诊断仪做简要的比较：A 超为幅度调制，B、M 超为亮度调制；A、M 超显示的是一维信息，而 B 超显示的是二维信息；A、B 超测量身体的静态信息，M 超为动态信息，一般为心动图，其中 A、B、C 三种成像模式的对比如图 8-17 所示（牛金海，2020）。

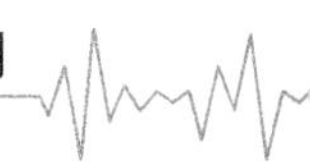

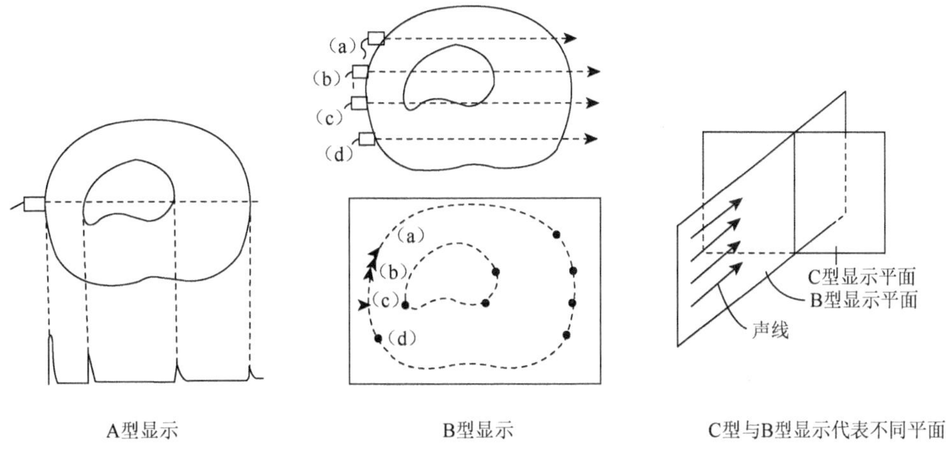

图 8-17　A、B、C 三种成像模式的对比

思考与练习题

一、判断题

1. B 超所成图像面与声速扫描面垂直。(　　)
2. C 超所成图像面与声速扫描面垂直。(　　)
3. B 超是在 A 超的基础上，在时间轴上做了扩展并演化而来。(　　)
4. M 超是在 A 超的基础上，在空间上做了扩展并演化而来。(　　)
5. P 型超声多用于食道、直肠等疾病的诊断。(　　)

二、计算题

1. 如图所示解剖结构，画出 A 型显示器上所看到的回波波形，并计算 B、C、D 三点界面脉冲回波相对于 A 点的时间，设 B、C 之间的区域为肌肉，且被 A、D 之间的脂肪包裹，其中脂肪的声速取值为 1450m/s，肌肉的取值为 1568m/s。若以速度标准平均值 $c=1.54\times10^5$cm/s 代替脂肪及肌肉的声速，重新计算各界面点的回波时间，并计算由此近似带来的 B、C、D 回声到达时间的误差率。

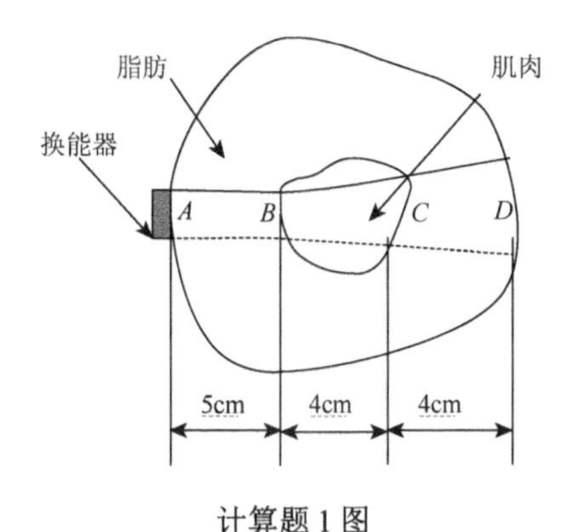

计算题 1 图

2. 人体某一部分的 A 型显示如图所示，画出与之相应的两种不同的解剖结构，并给出距离值，假设 $c=1.45\times10^5$cm/s。

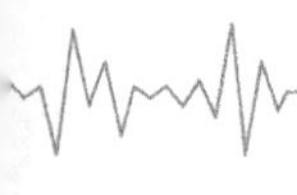

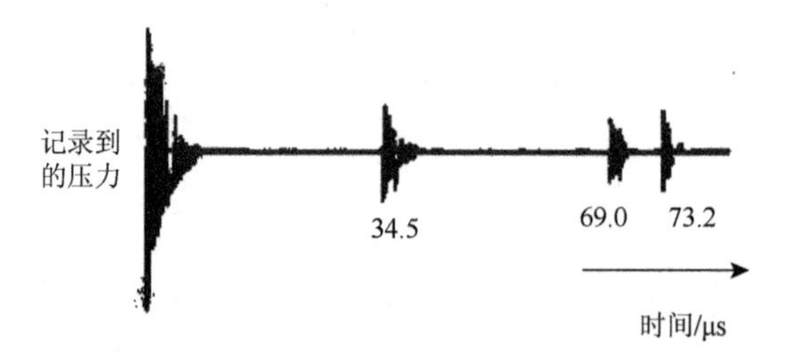

计算题 2 图

三、简答题

1. 超声在人体内传播会随着距离而衰减，请问超声诊断仪器（以 A 超或 B 超为例）是如何解决其对成像的影响的?

2. 超声诊断仪器（以 A 超或 B 超为例）中，假设超声波的速度为常数，还是变量? 这个假设是否合理? 这种假设给超声成像带来什么影响?

3. 以 A 超为例简述脉冲波诊断超声的原理。

4. 简述 A、B、C、D、F 等超声诊断设备的特点与区别。

5. 如果某病变的球形生物组织，由于其声速小于 B 超仪器采用的平均声速，请问该组织实际成像的图像是什么? 请图示并说明理由。

参考文献

金树武. 1992. 医学超声. 杭州：浙江大学出版社

康振黄. 1991. 生物医学工程丛书-生物医学超声工程. 成都：四川教育出版社

牛金海. 2020. 超声原理及生物医学工程应用. 2 版. 上海：上海交通大学出版社

郑德连. 1990. 医学超声原理与仪器. 上海：上海交通大学出版社

第九章

数字 B 超成像系统原理

第一节　数字 B 超概述

B 型超声成像诊断仪因采用辉度调制（brightness modulation）方式成像而得名，其影像所显示的是人体组织或脏器的二维超声断层图（或称剖面图），如图 9-1 所示，对于运动脏器，也可实时动态显示。高端数字超声成像设备集 B 超和 M 超，有的甚至集多普勒超声于一体。B 超成像的基本原理如前所述，其关键部件之一是超声探头（probe），探头是由一组具有压电效应的晶体经过特殊工艺制成。用于 B 超成像的探头都是多元阵列，且通过电子设备实现收发的相位控制。数字 B 超的系统框架如图 9-2 所示，工作过程为：探头获得激励脉冲后发射超声波，同时探头受聚焦延迟电路控制，实现声束发射聚焦；然后经过一段时间延迟后再由探头接收回声信号，探头接收到的回声信号经过滤波、对数放大等信号处理，由 DSC 电路完成模数转换，形成数字信号，在 CPU 控制下进一步完成图像处理；最后，再同图表形成电路和测量电路一起合成视频信号送给显示器形成大家所熟知的 B 超图像。B 型超声采用辉度调制方式显示深度方向所有界面的回波，同时探头发射的声束在水平方向上完成快速电子扫描，逐次获得不同位置的深度方向所有界面的回波，当一帧扫描完成，便可得到一幅由声束扫描方向决定的二维超声断层影像，称为线形扫描断层影像。也可以通过机械或者电子的方法改变探头的角度，从而使超声波束指向方位快速变化，每隔一定小角度获取一根扫描线，被探测方向不同深度所有界面的回波都以亮点的形式显示在对应的扫描线上，便可形成一幅由探头摆动方向决定的二维超声断层影像，称为扇形扫描断层影像。如果以上两种超声影像，其获取回波信息的波束扫描速度足够快，便可以实现对运动脏器的稳定取样，因而，连续不断地扫描，便可以实

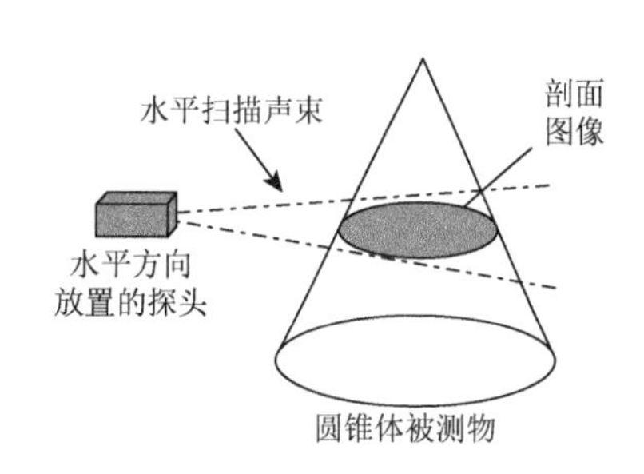

图 9-1　B 超所形成的剖面图像

现实时动态显示，观察运动性脏器的动态情况。彩超并不是看到了人体组织真正的颜色，而是在黑白B超图像基础上加上多普勒超声的伪彩而形成的。利用计算机伪彩技术加以描述，使用户能判定超声图像中流动液体的方向及流速的大小和性质，形成了今天见到的彩超图像。

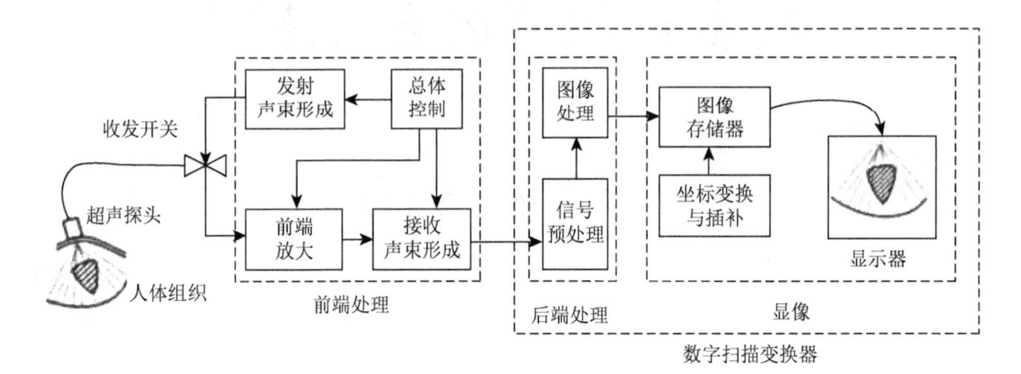

图9-2　数字B超的系统框架

B超的优点有以下几个方面。第一，超声的扫描可以连贯地、动态地观察脏器的运动和功能，可以追踪病变、显示立体变化，而不受其成像分层的限制，目前超声检查已被公认为胆道系统疾病首选的检查方法。第二，B超除能对实质性器官（如肝、胰、脾、肾等）成像以外，还能结合多普勒技术监测血液流量、方向，从而辨别脏器的受损性质与程度，医生通过心脏彩超，可直观地看到心脏内的各种结构及是否有异常。第三，超声设备易于移动，没有创伤，对于行动不便的患者可在床边进行诊断。第四，价格低廉，容易承受。超声检查的费用一般为35～150元/次，是电子计算机断层扫描（CT）检查的1/10，是磁共振的1/30。第五，超声对人体没有辐射，特殊患者可以优先采用。B超的缺点有以下几个方面：第一，B超在清晰度、分辨率等方面较弱；第二，B超对肠道等空腔器官病变易漏诊；第三，气体对超声的影响很大，容易受到患者肠气等多方面因素干扰，从而影响检查结果；第四，B超检查需要改变体位等，对于骨折和不能配合患者不适用，检查结果也易受医师临床技能水平的影响；第五，孕妇频繁地进行B超，可能易致胎儿畸形。

第二节　B超成像系统的关键技术指标

B超仪的性能指标主要包含技术参数和使用参数，下面择其重点参数进行介绍。

一、空间分辨力

空间分辨力是指超声诊断仪对被检组织相邻回声图的分辨能力，分为纵向（深度方向）和横向（扫描平面内与声束垂直方向）分辨力（单位：毫米），如图 9-3 所示。

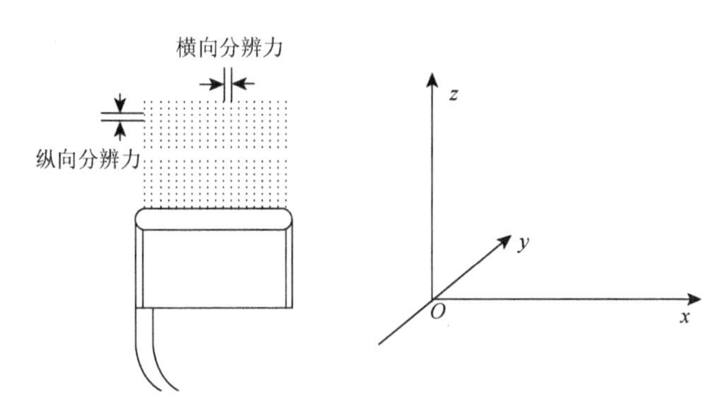

图 9-3　探头的纵/横向分辨力

1）纵向分辨力：表示在声束轴线 z 方向上，对相邻回声影像的分辨能力。可以用两回声点之间的最小可辨距离来表示，其值越小，则纵向分辨力越高。纵向分辨力受多种因素的影响。首先，纵向分辨力与发射超声频率有关。声波的纵向分辨力极限为声波波长的 1/2，比如 2.5MHz（在水中 $\lambda = 0.6$mm）声波的纵向分辨力极限为 0.3mm，这只是纵向分辨力的理论极限，实际中仪器并不能达到这么高的分辨力。就系统而言，纵向分辨力还在很大程度上受机器接收增益的影响，并在一定程度上受被测介质特性（指被测体的色散吸收和运动情况）的影响，各种因素的综合影响使得 B 超图像的纵向分辨力下降而低于其理论数值 $\lambda/2$。

2）横向分辨力：表示在水平扫描 x 方向上，对相邻回声影像的分辨能力。影响横向分辨力的因素主要是声束的直径、聚焦特性及显示器件和换能器性能等，而声波的频率同样对横向分辨力有决定性的影响。

二、超声的工作频率和脉冲重复频率

1）超声的工作频率 f：是指实际辐射超声波的频率，即所发射超声波在每秒内自身的振荡次数。它可以根据配用不同的探头来变换选择，而探头的标称频率通常是固定的。仪器工作频率 f 的选择，主要考虑衰减和探测部位的不同，但也要考虑对纵向分辨力的影响。频率越高，波长越短，则波束的方向性越好，使纵向/横向分辨力都提高，但衰减也随之增加，探测深度减小，信噪比也受到影响。

因此，提高工作频率有限度，通常 B 超仪器的工作频率为 0.5～10MHz，应根据不同的需要来选择。

2）脉冲重复频率（pulse repetition frequency，F_{PR}）：指以脉冲波为工作模式的超声仪器在每秒钟重复发射超声脉冲的个数，就是探头激励信号的频率，也是前面脉冲回波超声成像系统章节提到的同步信号的重复频率，其对应的周期用 PRT 表示，记作 T_{PR}，参见图 9-4。

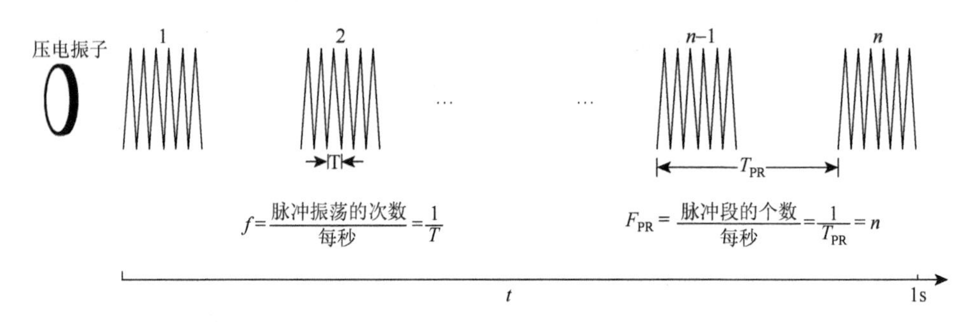

图 9-4　超声的工作频率 f 和脉冲重复频率 F_{PR}

该频率与超声的工作频率是两个不同的概念，两者的物理量纲单位一致（Hz），但取值范围差异较大。脉冲重复频率 F_{PR} 决定了仪器的最大探测距离 D_{max}。最大探测距离为

$$D_{max} = ct_r/2$$

式中，c 为超声波在人体中传播的平均速度；t_r 为声波往返 1 次所需的时间。当脉冲重复频率 F_{PR} 确定后，其脉冲重复周期 $T_{PR} = 1/F_{PR}$ 也即确定，T_{PR} 即声波往返可利用的最大时间。为避免前、后两个脉冲相重叠而影响影像质量，考虑显示器扫描的逆程时间，应有：$t_r < T_{PR}$。例如，当 $F_{PR} = 3.125\text{kHz}$ 时，对应 $T_{PR} = 320\mu\text{s}$，声速 $c = 1540\text{m/s}$，则 $D_{max} < 24.62\text{cm}$。最大探测距离并不等于仪器的实际探测深度，仪器实际探测深度还受发射功率、接收灵敏度等因素影响，D_{max} 只是设计中允许设定探测深度的最大值。

脉冲重复频率 F_{PR} 不可取得太高，否则将限制仪器的最大探测距离，但 F_{PR} 也不可取得太低，否则将影响影像的帧频或线密度。因为对于固定焦点的 B 超仪，其显示影像的每一条扫描线对应 1 次超声的发射，当脉冲重复频率 F_{PR} 确定为 3kHz 时，如果希望影像每帧的线数为 100，则帧频为 30Hz。如果 F_{PR} 降为 1kHz，而且仍要求每帧线数为 100，则帧频降为 10Hz，这不能保证实时动态显示。当然，为了保证帧频，也可以降低每帧的线数，但这将使影像质量变差。因此，脉冲重复频率 F_{PR} 的选择应综合考虑。对于 B 型超声波成像仪，F_{PR} 的值通常为 2～4kHz。帧频等于完成一幅图像所需时间的倒数，记为 F_{ve}，且满足：$2F_{ve}ND_{max}/c = 1$，其

中 N 为扫描线数，D_{max} 为每条扫描线能探测到的最大深度，c 为组织中的声速。从中可以看出，帧频、扫描线数和探测深度，三者乘积为一常数，要提高其一，必须牺牲其余两个或其中之一。

三、脉冲的宽度和振铃

1）脉冲的宽度是指脉冲从开始产生到截止的时间。脉冲宽度越窄越有利于提高影像的轴（纵）向分辨力，因此激励脉冲宽度应该控制在一个较窄的范围，但激励脉冲宽度的缩小受到系统接收通道频带宽度的限制。若脉冲宽度越窄，则要求系统的接收通道频带越宽，这给接收系统的制作带来了困难。现代B超仪发射脉冲宽度小于 0.2μs，脉冲长短对分辨力的影响如图 9-5 所示，长脉冲是将实物的像在纵向拉长变形，同时降低对纵向相邻目标的分辨能力。

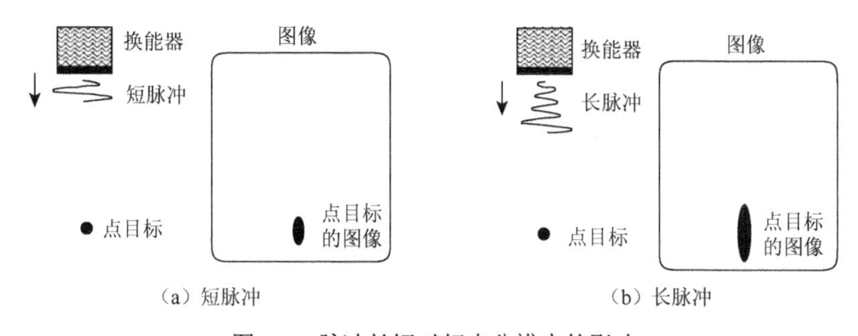

图 9-5　脉冲长短对超声分辨力的影响

2）振铃是指探头受电激励截止后产生声波余振动的长短。理想的情况是，当施加于探头的电激励脉冲结束后，振动立即停止，但事实上这是无法做到的。这会严重影响超声系统的纵向分辨力，因此，希望探头产生余振（振铃）的时间也越短越好。

当两个界面距离相隔太近时，如果发射脉冲的振铃时间长，则第一个界面的回波的后沿将与第二个界面的回波的前沿混在一起，以致无法分辨产生这两个回波的界面。因此，脉冲的振铃时间及声速将影响相邻回波的最小可分辨距离。振铃时间长、声速大，则最小可分辨距离大，分辨力就差。而脉冲的振铃时间的长短又受超声工作频率、探头阻尼特性的影响，降低工作频率和加大阻尼都可以使振铃减弱，从而使脉冲的振铃时间减小。此外，较大的机械品质因数 Q_m，也会延长振铃的时间。激励脉冲宽度也直接影响发射脉冲的振铃时间，这些因素之间既相互联系又相互矛盾。

四、灰阶与动态范围

灰阶是表示接收机显示器调辉显示能力的一个参数，灰阶有 16、32、64 和

128 等级之分，级数越高，表示显示器调辉能力越强。仪器的灰阶级数高，其显示回声像的层次感强，影像的信息量就高。这是因为B超显像仪都是将回声信号振幅的高低转变为不同程度的亮度像素进行显示的，回声幅度高的信号在屏上以白色显示，幅度低的信号以黑色显示，回声幅度在白色和黑色电平之间的信号则以不同台阶的灰度进行显示。灰阶除了与显示器的性能参数有关，还与回波信号的采样精度有关，即每个采样点的量化精度，如果原始数据的量化精度不够，性能再好的显示器也达不到理想的显示效果。在具体实现过程中，提高回波信号的采样精度必然带来海量的采集原始数据，增加了后续电路及数据处理的负担，所以在硬件实现时，也要统筹考虑，不是越高越好。

动态范围是指在保证回声信号既不被噪声淹没也不饱和的前提下，允许仪器接收放大回声信号幅度的变化范围。B 超的动态范围一般为 40～60dB，通常动态范围可调。动态范围大，所显示影像的层次丰富，影像清晰；但动态范围受显示设备特性的限制，不可能做得很大。实际上回声的动态范围与显示器所具有的动态范围是不相同的，回声的动态范围大（约为 100dB），显示器的动态范围小（约为 20dB），因此，为了防止有用信息的丢失，必须对回声的动态范围进行压缩，并将动态范围内的分贝（dB）数分成等级显示出来，这种处理称作灰阶处理，又称窗口技术。经过处理的信号将压缩那些无用的灰阶信息，而保留并扩展那些具有诊断意义的微小灰阶差别，使影像质量得到改善。

五、聚焦方式

聚焦方式是指对探头发射和接收波束采用何种方法聚焦，有透镜声学聚焦、电子聚焦和实时动态聚焦（图 9-6）等，聚焦对横向分辨力有重要影响，通常在焦点区域及附近，声束最窄，横向分辨力高，而远离焦点的区域声束变宽，横向分辨力变差，见图 9-7。

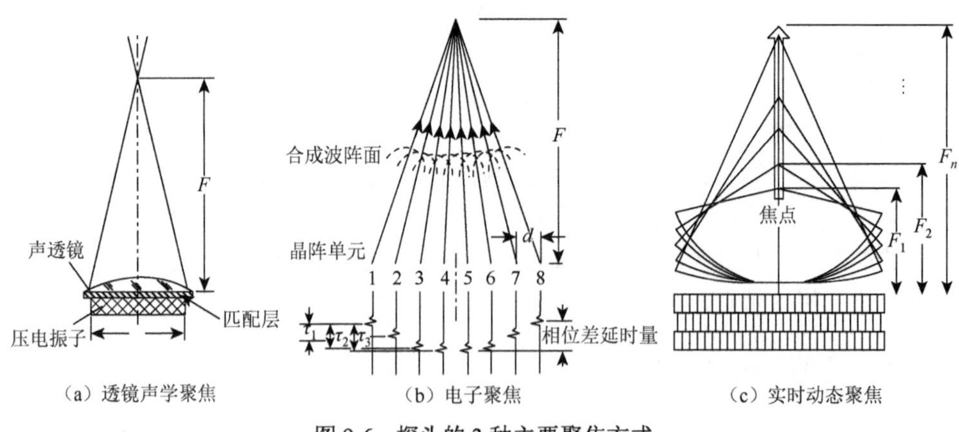

图 9-6　探头的 3 种主要聚焦方式

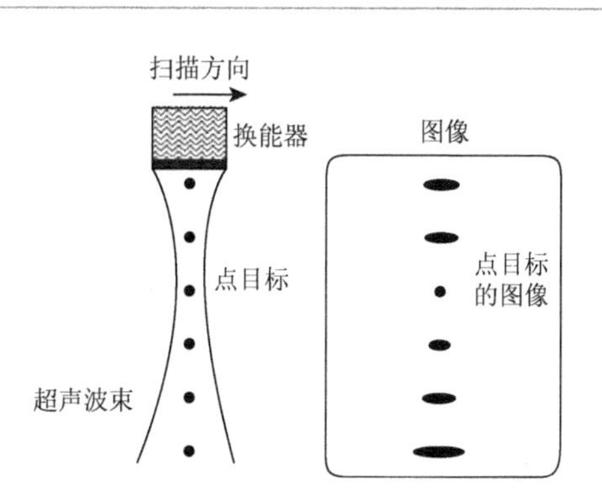

图 9-7　聚焦对横向分辨力的影响

1）声学聚焦是利用声学透镜、声学反射镜等方法实现对波束的聚焦，原理前面有述，这里不再重复。需要注意的是，为了让探头与人体组织良好接触，可以采用声阻抗率低于人体组织的声学软性材料[如室温硫化型（RTV）硅橡胶]制作透镜，这时制作出来的聚焦透镜是凸透镜。

2）电子聚焦指应用电子延迟线技术，对多阵元探头发射激励脉冲进行相位控制，实现对波束的聚焦。每一次发射对应有 1 个相位差延时量 τ，如图 9-6（b）所示，中心声波较边缘声波延迟了一段时间（或距离），由若干个子波共同合成了一个波阵凹面，最终汇聚于焦点。

3）实时动态聚焦是现代 B 超设备多采用的聚焦方式，多点动态聚焦的焦点不是固定的，而是通过改变发射激励脉冲的相位延时量，波束在同一轴线（z）方向上实现多点聚焦发射，见图 9-6（c），并通过数字扫描变换器对几次不同焦点发射所获得的回波信息分段取样处理，最后合成为一幅完整信息，实现接收后的二次聚焦。由于这样获取的信息是对多个焦点区域信息的合成，因此，所显示影像的清晰度和分辨率都较单点电子聚焦所获得的影像更佳。目前在较高档次的 B 超机型中，多采用这种新的聚焦技术。

六、时间增益补偿

考虑到超声在人体内传播过程中，介质对声波的反射、折射和吸收，超声强度将随探测深度的增加而逐渐减弱，致使处于不同深度但反射系数相同的界面反射回波强弱不等，从而不能真实反映界面的情况，所以必须对来自不同深度（不同时间到达）的回声给予不同的增益补偿，使接收机的近场增益适当小，远场增益适当大，通常称此种控制手段为时间增益补偿（TGC）。一般超声仪器给出的 TGC 参数为：近区增益−80～−10dB，远区增益 0～5dB。它所代表的含义为，在声场近区，接收机增益可在某设定增益基础上衰减 10～80dB；而在远区，接收机增益可以控制增大 0～5dB。

第三节　B超探头及扫描技术

探头是B超的核心部件，其性能指标的参数主要有工作频率、尺寸、形状及是否具备穿刺等特殊应用场景的功能等。探头标称工作频率通常有3MHz、5MHz、7.5MHz等，可根据不同需求选定，通常用于多普勒测量浅表血流的探头需要配置较高的工作频率。探头的扫描方式、尺寸和形状的选定应根据被探测介质声窗大小和部位来考虑。现代B超仪通常配有多种频率和形状的探头，以适于不同探查的需要。线扫式B超探头适用于观察腹部脏器，如对肝、胆、脾、肾、子宫的检查，而扇扫式B超探头则适用于对心脏的检查，如图9-8所示。

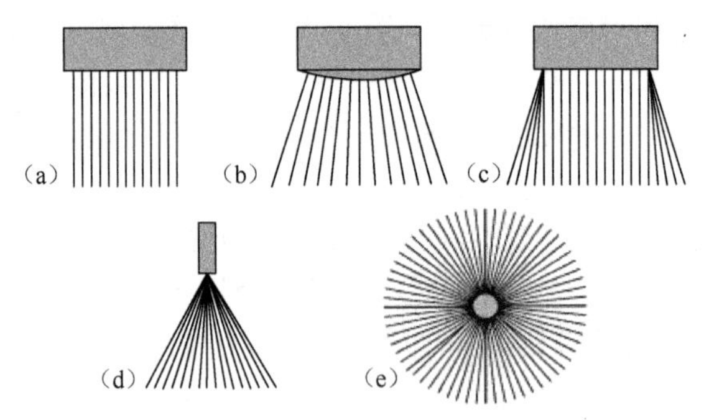

图9-8　各种扫描线形式

（a）线性；（b）曲线；（c）梯形；（d）扇形；（e）辐射

一、电子线阵超声探头

电子线阵超声探头是最常见的超声探头，其结构如图9-9所示，它主要由开关控制器、阻尼垫衬、换能器阵列、匹配层、声透镜和外壳等6部分组成。

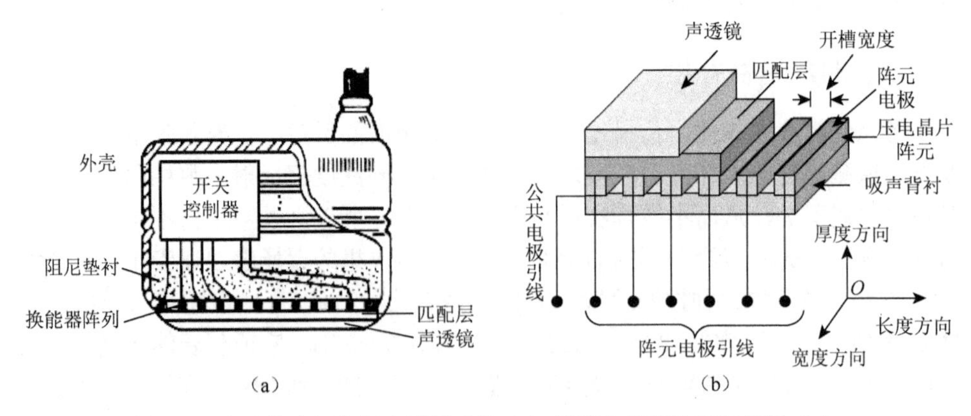

图9-9　电子线阵超声探头剖面示意（a）及压电晶体阵列细节图（b）

1）开关控制器：用于控制探头中各阵元按一定组合方式工作，若采用直接激励，则每一个阵元需要一条信号线连接到主机，目前换能器阵元数已普遍增加到数百个，如与主机直接连线则需要数百根，这不仅使工艺复杂，而且增加的电缆的重量也是不堪设想的。采用开关控制器就可以使探头与主机的连线数大大减小，其工作原理可以采用编码的方式，比如输入 3 位的控制信号，通过编码可以输出产生 $2^3=8$（000，001，010，011，100，101，110，111）种控制信号。也就是说，在有开关控制器的情况下，只需从线缆引入 7 根信号线，就可以产生 $2^7=128$ 路的控制信号，实现对 128 个阵元相位的独立控制。

2）阻尼垫衬：其作用与单阵元探头中的垫衬作用相同，用于产生阻尼，抑制振铃并消除晶片背侧发射信号的反射干扰。阻尼垫衬材料的构成要求也和单阵元探头相似，常见的是环氧树脂加钨粉。

3）换能器阵列：换能器的晶体阵元通常是采用切割法制造工艺，即对一块宽约 10mm，长约 100mm，一定厚度的矩形压电晶体，通过计算机程控顺序开槽，如图 9-9（b）所示。开槽宽度应小于 0.1mm，开槽深度则不能一概而论，这是因为所用晶片的厚度取决于探头的工作频率，相当于半波长厚度的频率称为压电晶体的基础共振频率，也是换能器的工作频率。晶体材料的半波长厚度 σ 可由公式 $\sigma=c_p\times T/2$ 给出，其中，c_p 为超声波在该材料中的传播速度，T 为工作频率超声波的周期。显然，探头的工作频率越高，所用晶片的厚度则越薄。开槽的深度主要影响阵元间互耦的大小，阵元间互耦大则相互干扰大，使收发分辨力降低。一般来说，开槽深则互耦小。

至于每个阵元的宽度（沿整块晶片长度方向，即与开槽宽度一致的方向）：一是考虑辐射强度，宽度窄则阵元的有效面积小，辐射强度小，影响探测灵敏度；二是波束和扩散角，宽度窄则近场区域以外扩散角大，声束主瓣宽，副瓣大，横向分辨力下降，从这个意义上讲，阵元的宽度大有助于提高横向分辨力，但是为了减少旁瓣和栅瓣的影响，要求阵元中心间距应满足 $d<\lambda/2$。考虑以上因素，通常取单个阵元宽度与厚度之比小于 0.6。因此，工作频率越高，换能器的制作越困难。例如，对已选定的晶体材料而言，设声速为 4000m/s，当工作频率为 2.5MHz 时，假设其半波长厚度为 0.8mm，则单个阵元的宽度小于 0.48mm；当工作频率上升到 5MHz 时，晶体的半波长厚度仅为 0.4mm，则单个阵元的宽度小于 0.24mm；当工作频率为 7.5MHz 时，晶体半波长厚度仅有 0.26mm，则单个阵元的宽度应小于 0.16mm。可见，高频率的探头、换能器制作工艺难度大。

如前所述，为了减小互耦，线阵探头阵元中心间距应满足 $d<\lambda/2$ 的条件，对于高频探头，晶片切割难度大，再考虑单片辐射面积的需要，这往往并不满足 $d<\lambda/2$ 的条件。新的设计是采用组合阵元方式，即每一组激励阵元由几个晶片组成（这样的一个组合称为一群），则可以较好地解决互耦与工艺的矛盾。比如，

将 100mm×10mm×0.8mm（长×宽×厚）的压电晶体均匀刻画成 64 个窄条，刻缝宽为 0.05mm，每一个窄条作为一个阵元，并设工作波长 $\lambda=1.60$mm，那么这种尺寸结构 $d/\lambda=1.55/1.60\approx1$，远不能满足 $d<\lambda/2$ 的条件。而如果将此压电晶体刻画成 256 个窄条，每 4 个窄条作为一个阵元（发射时给予同相激励），探头总共仍为 64 个阵元（或称作 64 群），但尺寸结构 $d/\lambda=0.40/1.60=1/4$，则可以满足以上条件。因此，采用新设计的优点是显而易见的，它既保证了探头的辐射功率，又使得旁瓣和栅瓣得到抑制。

换能器的阵元都是面积相同的矩形小条，实际上是在一块长约 100mm，宽约 10mm 的压电材料上刻了许多很细的槽面而制成的，由于细槽并非将压电材料的底部刻穿，因此所有这些阵元的底面都是连在一起的。因为采用的是压电材料的厚度共振，而底面这一边本来就与吸声材料紧密接触，所以即使阵元的底面相连也不会影响换能器工作。整个底面镀上一层银，成为所有阵元的公共电极，此电极通常在电路上接地。各个阵元的另一面分别镀银，成为独立的电极。在超声振动中，阵元间的相互影响很小，可以认为是相互独立的。吸声材料可以增大阻尼，使发射声脉冲的持续时间缩短，从而提高纵向分辨力。压电片另一侧的声透镜可使声束聚焦，提高横向分辨力。

4）匹配层：晶体阵元和负载（声透镜或者人体）的声阻抗差别甚大［压电晶体阵元的阻抗 $Z_f\approx(20\sim35)\times10^6\text{kg/(s·m}^2)$，人体组织的阻抗 $Z_e\approx(1.58\sim1.7)\times10^6\text{kg/(s·m}^2)$］，这会增加超声能量传播的损耗并严重影响回波信号的质量，因此，需要采用匹配层来实现探头与负载之间的声学匹配。对匹配层厚度与声阻抗率的要求参见声学匹配章节，匹配层厚度为波长的 1/4。此外，还要求其声阻尼要小，以减小对超声能量的衰减损耗。在工艺上应保证其同时与晶体阵元和声透镜接触良好。

二、扫描方式

扫描方式指仪器所发射的超声波束对被测对象进行探测的方法。方式不同，仪器所配用的探头和电路构成也不同，通常根据扫描方式可以分为机械扫描和电子扫描，或者根据扫描线的形状分为线形扫描和扇形扫描。

1. 机械扇形扫描 B 超仪

超声波束以扇形方式扫查，可以不受透声窗口窄小的限制而保持较大的探查范围。比如对心脏的探查，由于胸骨和肋骨的阻碍，只宜用扇形扫描 B 型超声诊断仪进行。由于心脏运动速度快，为了实现实时动态显示，要求用于心脏探查的扇形扫描 B 型超声诊断仪具有较高的成像速度，一般在每秒 30 帧以上，同时应具有足够的探查深度和适当的线密度。产生高速机械扇形扫描通常采用的方法有两种：其一是单阵元曲柄连杆摆动法，其二是风车式多阵元（3 个或 4 个晶体换能器）旋转法。机械扇扫在现代 B 超仪器中很少使用，限于篇幅，这里不再详述。

2. 高速电子线性扫描 B 超仪

将换能器阵列排成线阵，用电子开关使晶体与发射/接收电路交替连接，使之分时组合轮流工作，如果这种组合是从探头的一侧向另一侧顺序进行的，每次仅有接入电路的那一组被激励，产生合成超声波束发射并接收，即可实现电子控制下的超声波束线性扫描。电子线性扫描 B 超仪的原理如图 9-10 所示。由 n 个振子（或称阵元）组成线阵换能器，各振子中心间距为 d。每次发射和接收，由相邻 m 个振子构成一个组合，并借助电子开关顺序改变这种组合。

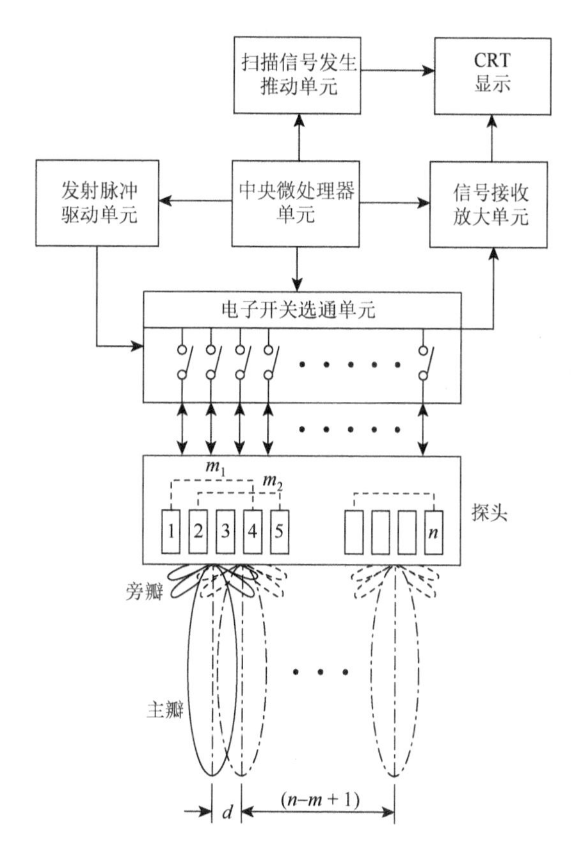

图 9-10　电子线性扫描 B 超仪原理框图

CRT. 阴极射线显像管

比如，第一次由组合 m_1（假定由振子 1～4 组合）进行发射和接收，此时发射声束中心位于振子 2、3 中间，并与探头平面垂直；第二次发射由组合 m_2（由振子 2～5 组成）进行，此时发射声束中心位于振子 3、4 之间。两次发收波束空间位移为 d，按顺序经过次发射和接收（$n-m+1$），即可完成声束横向扫描范围内的一帧完整影像的探查。

在探头及硬件参数已选定的情况下，可以通过改变探头中各晶体工作的次序和方式，提高系统成像的质量。交错扫描和飞跃扫描是常用的两种方法，如图 9-11 所示，交错扫描将顺序扫描方式改为 $d/2$ 间隔扫描方式，将可以使波束扫描的线密度提高 1 倍。飞跃扫描可以减少相邻阵元之间的耦合干扰，也可以提高扫描速度，使帧频加倍。飞跃扫描过程中，为减少时间相邻扫描线之间的干扰，这两个阵元组合之间的空间距离要大于 10 个阵元。

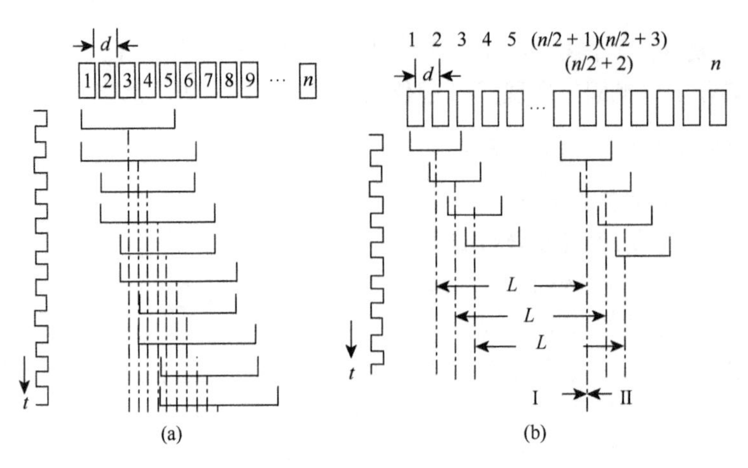

图 9-11　电子线性扫描的两种方式：交错（a）和飞跃（b）

3. 电子相控阵扇形扫描 B 超仪

相控阵扫描采用尺寸较小的多阵元换能器发射和接收声束，声束容易通过胸部肋骨间小窗口透入体内。应用相控技术，对施加于线阵探头的所有晶体阵元的激励脉冲进行相位控制，也可以实现合成波束的扇形扫描，用此技术实现波束扫描的 B 型超声诊断仪称为电子相控阵扇形扫描 B 超仪。对线控扇扫的原理前面章节已经介绍过了，这里不再赘述。

各相邻阵元激励脉冲的等差时间 τ 与波束偏向角 θ 之间的关系为

$$\tau = L/c = d\sin\theta/c$$

式中，$c = 1540\text{m/s}$，为超声波在人体软组织中传播的平均速度；d 为相邻阵元的中心间距，如图 9-12 所示。此外，B 超中也采用相控接收技术，以增强特定区域接收信号的强度，提高成像的质量，如图 9-13 所示，距离被测区域 P 点最近的阵

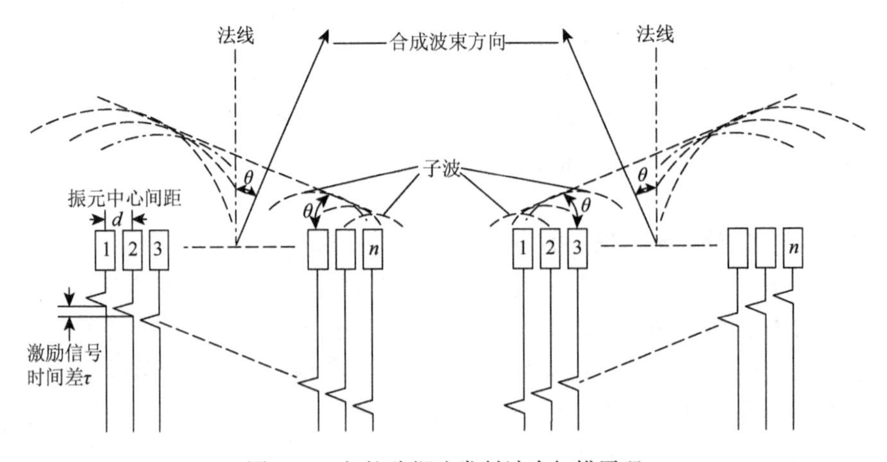

图 9-12　相控阵探头发射波束扫描原理

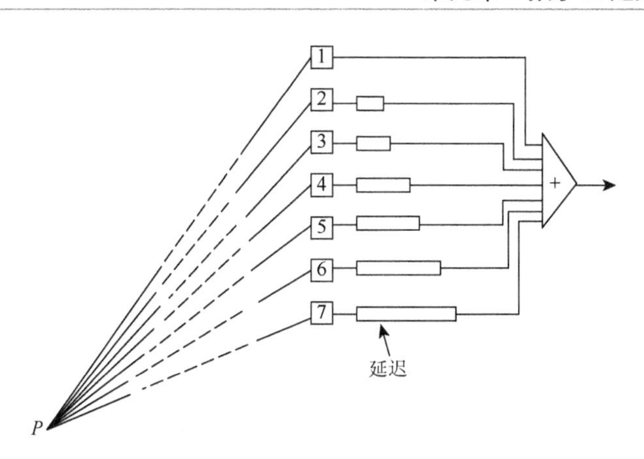

图 9-13 相控接收原理

元，即图中的第 7 个阵元，接收的信号延迟时间最长，而距离 P 点最远的阵元 1，则延时最少，以此类推，将所有阵元的接收信号累加，以增强对 P 点的接收效果。

采用固定聚焦延迟，在沿声束方向上的不同探测深度不可能都能获得好的聚焦声束和横向分辨力，因此要根据产生回波脉冲界面的深度动态地改变聚焦延迟，使得聚焦区的变化速度与回波信号到达换能器的速度一致，实际应用中采用分段聚焦，如图 9-14 所示，利用数字图像处理技术，将聚焦在不同深度的回波分段接收，然后组合在一起，形成一幅远近场横向分辨力都接近焦点区域的图像。

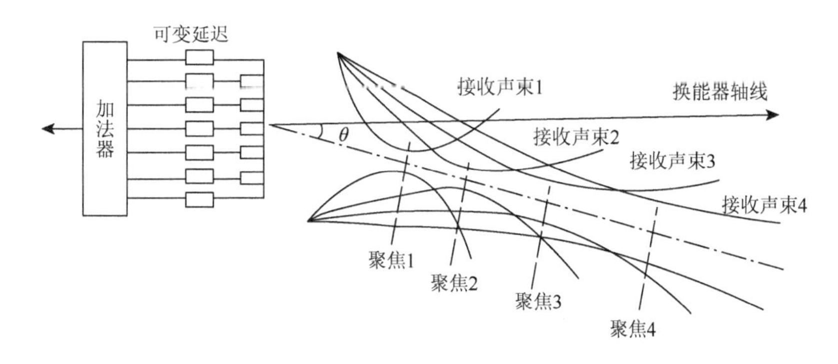

图 9-14 相控分段聚焦

第四节 数字扫描变换器

随着计算机技术的发展，B 超的实现进入数字化时代，数字技术的应用大大地提高了 B 超图像的质量，而且在成本、体积、价格等方面得到进一步优化。为此，这里重点介绍数字 B 超的技术与实现，数字 B 超的系统架构如图 9-15 所示（万明习，2010）。

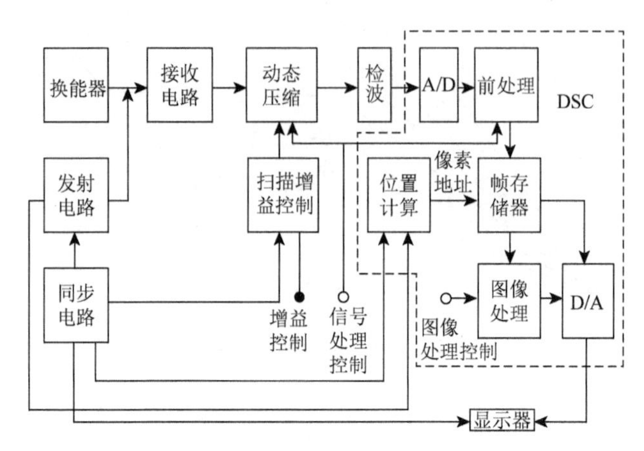

图 9-15　带有 DSC 的 B 超原理图

数字 B 超中的核心部件是数字扫描变换器（DSC），其实质是具有图像存储及处理功能的计算机系统，它的工作重心是实现模拟信号转变为数字信号（A/D）并进行相关图像处理，以提高成像质量。采用 DSC 可解决如下几个技术难题：①可以对 B 超图像进行实时录像，也可实现图像冻结记录等（尤其是扇扫）；②使图像冻结和 A 超、M 超及多普勒血管信息的同时复合成为可能；③改善图像质量，使显示帧高于声束扫描帧，便于图像处理。下面以扇形 B 超中 DSC 为例介绍其工作原理与过程，其工作过程主要分以下几个部分：①A/D 部分；②前处理；③主存储器及位置变换；④图像后处理；⑤D/A 部分等。

由于超声回波信号的动态范围较大，最大可以达到 100dB，有些信号幅度可能超出了模数转换器（ADC）的采样范围，所以 ADC 之前需要调整信号的动态范围，将信号整体压缩或者扩张，以适应 ADC 的采样范围，如图 9-16 所示。与之相对应的线性放大器见图 9-17，线性放大器对所有信号的放大倍数相同。

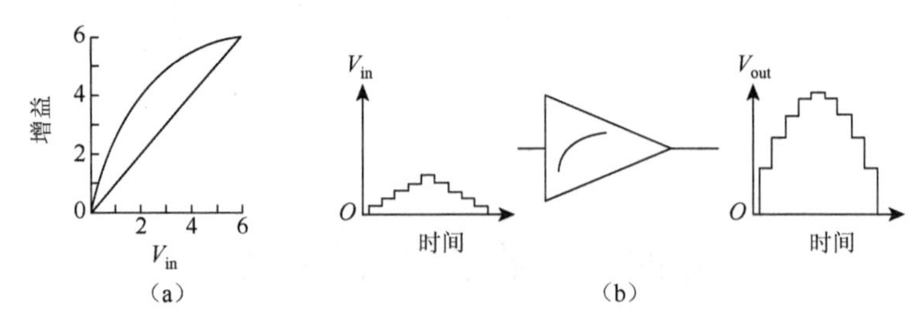

图 9-16　用来压缩回波信号动态范围的非线性放大器（a）及对小回波信号放大倍数大、对大信号放大倍数小的放大器（b）

V_{in}. 输入电压；V_{out}. 输出电压

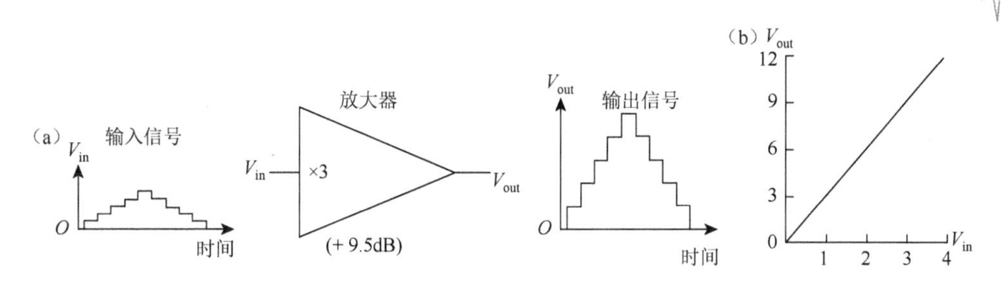

图 9-17　线性放大器，对所有信号都是 3 倍的放大倍数（a）及输入与输出的线性关系（b）

一、A/D 部分

A/D 转换：对前端装置检波后的超声回波信号进行采样、量化和编码，实现从模拟信号到数字信号的转变。A/D 转换器的采样速度从几 MHz 到 20MHz，采样精度可以是 6bit、8bit、12bit 等不同等级，比如 6bit 的采样精度可以变换得到 64 灰阶的 B 超图像。下面简要介绍 ADC 的工作过程，对于一个模拟输入信号，其值在时间和空间上都是连续的，数字化的过程主要分 3 步。①先采样，进行时间维度的离散化，根据采样定律，采样频率至少要大于模拟信号最大频率的两倍，这样得到的数字信号才不会失真。②量化，采样之后得到的信号的幅值仍然是连续的，需要在幅度这一维度进行离散化，即所谓的量化，由最大多少位数来表达每个采样点的数值，称为量化精度；换言之，就是可以把幅度细分成多少个等级。例如，6bit 的量化精度，可以分成 64 个等级。③量化之后再进行编码，以二进制或者其他制式表达出来，这样就完成了模拟信号到数字信号的转换，如图 9-18 和图 9-19 所示。输出的二进制编码结果依次为 0101，0101，0110，1000，1011，1101，1011，0101，分别对应十进制数 5，5，6，8，11，13，11，5。

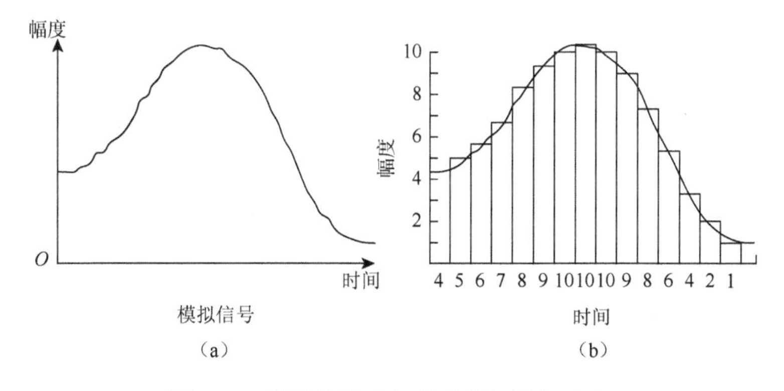

图 9-18　模拟信号（a）的采样与量化（b）

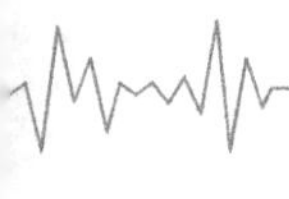

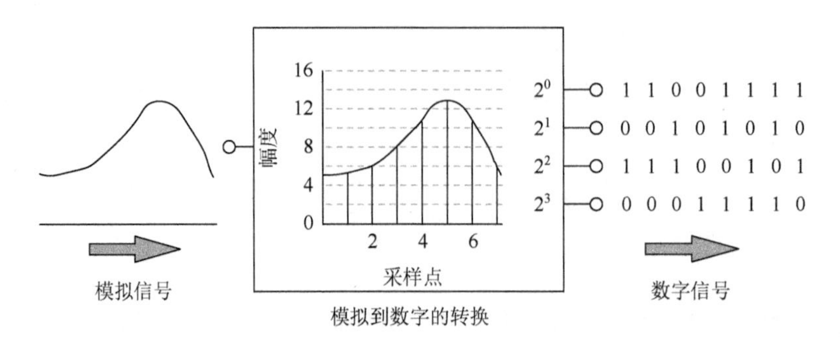

图 9-19　模数转换的编码过程

二、前处理

在数字图像处理之前，还需要对 A/D 转换之后的数字信号进行预处理，也称为前处理，主要过程有：①二次采样，当任一个像素中采样点的个数大于 1 时，存储在像素地址中的采样值可由下述二次采样方法之一来确定，即峰值法、点值法、平均值法等；②平滑处理；③回声幅度查表；④深度无关的回声幅度校正，即 TGC 处理，TGC 对回波信号的放大随传播距离以非线性的方式增大，经过 TGC 处理之后，相似的组织界面的回波幅度也非常接近，而与组织所在的位置深度无关，如图 9-20 所示；⑤传感器射束断面图校正；⑥真实幅度重显等。

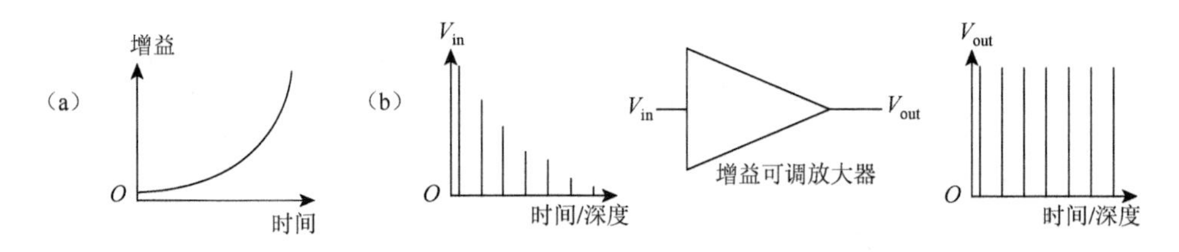

图 9-20　TGC 放大倍数随着传播深度而增大（a）及经过 TGC 处理，相似界面的回波幅度将相等（与深度没有关系）（b）

三、主存储器及位置变换

经过前处理的超声回波信号为多 bit 的数字信号，经串/并变换后存入主存储器[多个随机访问存储器（RAM）组成]。位置计算单元和帧存储器是数字扫描变换的关键。在线性扫描中，A/D 转换所得回波数据的扫描坐标与显示可直接一一对应。在扇形扫描中，回波信息及其采样与 A/D 转换过程是在极坐标中进行的，需要实现极坐标-直角坐标变换。实现转换的方法如下所示：

$$\begin{cases} x = x_0 \pm L\sin\theta \\ y = y_0 \pm L\cos\theta \end{cases} \tag{9-1}$$

式中，x_0 和 y_0 为极坐标原点所对应的直角坐标位置；θ 为扫描声束偏转角；L 为沿扫描声束矢径上的采样深度。

四、图像后处理

（一）图像插补后处理

如图 9-21 所示，数字扫描变换器将扫描回波数据极坐标位置转换为直角坐标像素地址，并将直角坐标像素地址数字化到一个最接近的存储和显示像素地址。这样势必造成扇形图像近场区域内扫描回波数据个数大于存储和显示像素个数而显得太密。探查深度增加、相邻扫描线间距变大，以致扫描线之间某些显示像素没有给予回波数据赋值而形成显示器上的“黑洞”，显示许多黑洞云集成“云纹状”，使图像质量下降。黑洞出现的个数与像素大小、超声探查深度、声速偏转角和成像帧频等因素有关。解决“云纹”和“黑洞”最简单的办法是横向插入算法，在两根邻近的扫描线间插入一根或者几根扫描线，使得直角坐标的整个像素上布满了数据，其缺点是：“云纹”失真减少了，然而写入过密的问题更加严重，如图 9-22 所示。

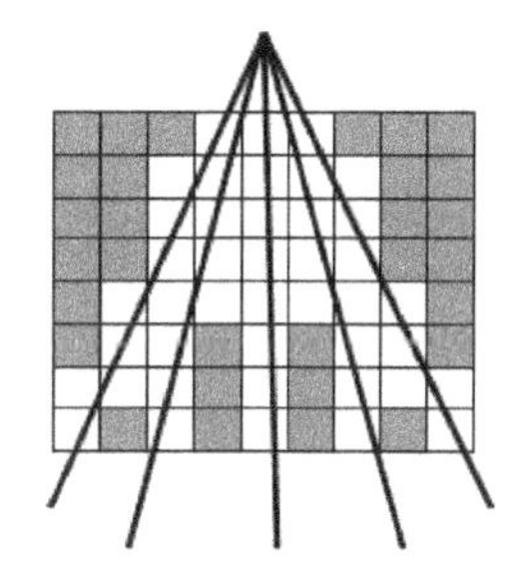

图 9-21　云纹黑洞的产生机理

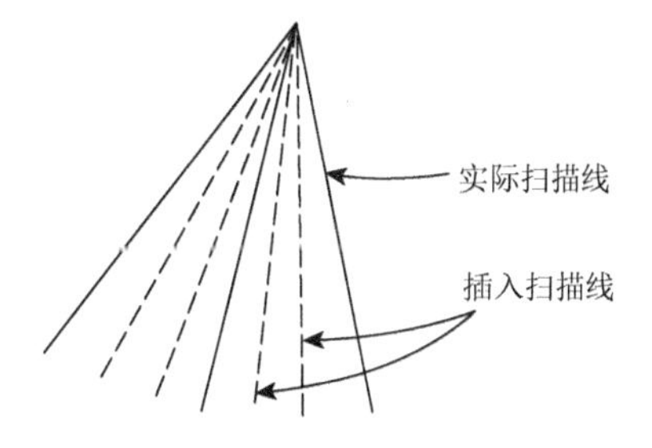

图 9-22　横向插入算法

关于图像后处理的插补法，除了横向插入法，还有 R-θ 插补法和可变线性插补法。其中 R-θ 插补法是最好的，但比较复杂，每一个直角坐标像素数据从周围的极坐标采样数据按线性插补算法插值得到。可变线性插补法比 R-θ 插补法简单，且又避免了横向插入算法中写入过密的问题，常被采用。其原理是：从数字扫描变换器帧存储器输入两个相邻采样点的采样数据 a 和 b，当 a 和 b 之间存在几个显示像素无采样数据赋值时，就根据 a 和 b 线性地插入几个像素点数据，可变线性插补方法如图 9-23 所示，其中，$\Delta g = (a-b)/(n+1)$，$a_i = a(i-1)-\Delta g$，$i = 1, 2, 3, \cdots, n$，$a_0 = a$。

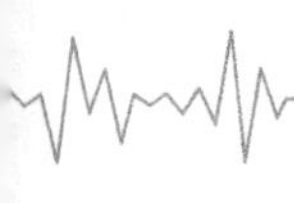

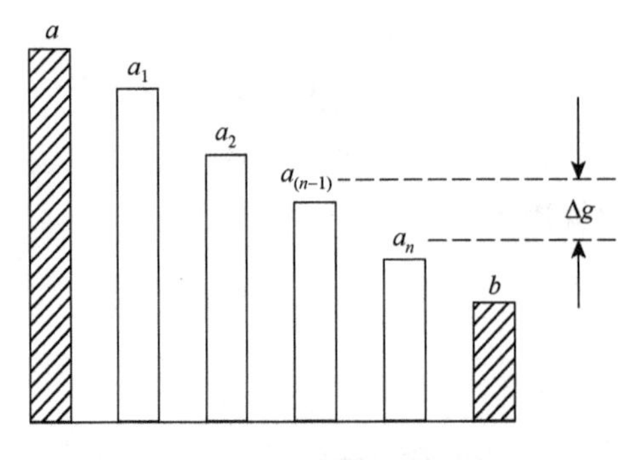

图 9-23 可变线性插补法

（二）灰阶处理

灰阶处理包括灰阶伸展和压缩处理，常采用窗口处理方式。窗口处理又分为窗口提升处理和抑制处理。下面重点介绍窗口提升处理，这种处理主要增加图像对比度。选择所存储图像的一个灰度窗口（范围）而加以增强，灰度窗口以外的灰度加以压缩或略去，而着重显示所需观察的灰度等级。这样做的目的是显示各组织结构，或突出或消隐图像中的某些部分，提高识别力和诊断力。这在临床运用中很重要，比如对于回声与周围十分接近的细小结构，可选用小提升窗口，逐级移置窗口段的方法予以显示，如输卵管的显示，经过这种处理后，便于医生观察和分析诊断，通常所采用的窗口有以下几种方式，见图 9-24。

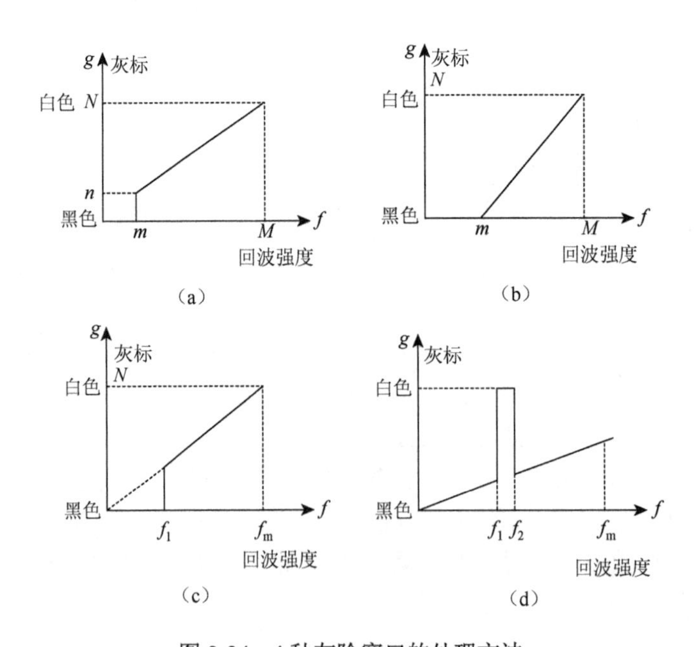

图 9-24 4 种灰阶窗口的处理方法

图 9-24（a）是线性变换，假定原图像的回波幅度范围为[m, M]，不在合适的观察范围，要把它映射为[n, N]灰阶范围。利用这种变换把灰度比例增大和移动，使之充满动态范围[n, N]，增强图像的对比度，对其他回波幅度不做处理。图 9-24（b）所示的变换函数也是线性变换，[0, m]回波幅度映射到灰阶为 0 的黑色，[m, M]的回波幅度映射到[0, N]的灰阶，它可使图像亮区的灰度级均匀展开，而暗区变黑。图 9-24（c）和（d）是分段线性变换，是最常用的变换方式。图 9-24（c）中，0 至 f_1 的回波强度级变黑，而 f_1 至 f_m 间灰度线性扩展。图 9-24（d）所示为重要部分的灰度级增加，其余部分灰度级压缩。如 0 至 f_1，f_2 至 f_m 间线性扩展，而 f_1 至 f_2 间灰度增强，直接映射为最亮的白色。

（三）γ 校正的概念

现实世界中几乎所有的阴极射线显像管（CRT）显示设备、摄影胶片和许多电子照相机的光电转换特性都是非线性的。这些非线性部件的输出与输入之间的关系（例如，电子摄像机的输出电压与场景中光强度的关系，CRT 发射的光的强度与输入电压的关系）可以用一个幂函数来表示，它的一般形式是：输出 = k(输入)$^{\gamma}$，式中 γ（gamma）是幂函数的指数，用来衡量非线性部件的转换特性。这种特性称为幂-律（power-law）转换特性。伽马变换主要用于图像的校正，将漂白的图片或过黑的图片进行修正。伽马变换也常常用于显示屏的校正，这是一个常用的变换。对于不同的伽马值，其对应的变换曲线如图 9-25 所示。图 9-26 给出了 γ 变换的示例图。

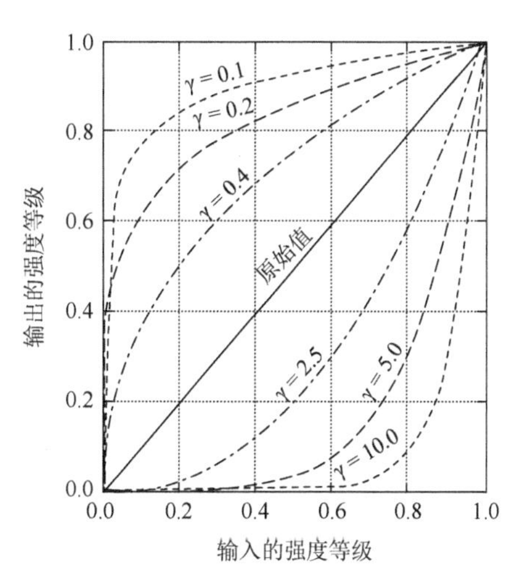

图 9-25　γ 变换输入与输出的关系

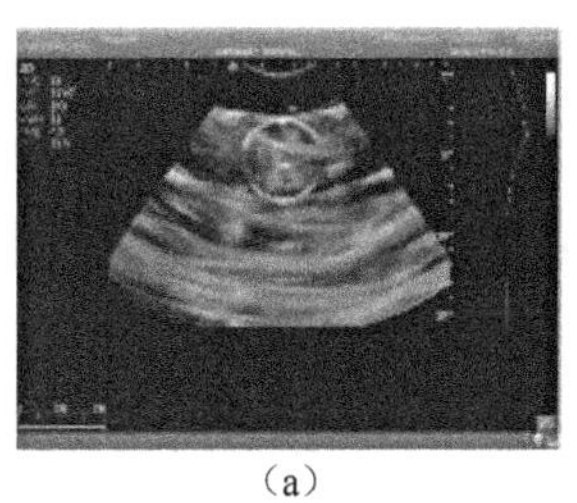
（a）

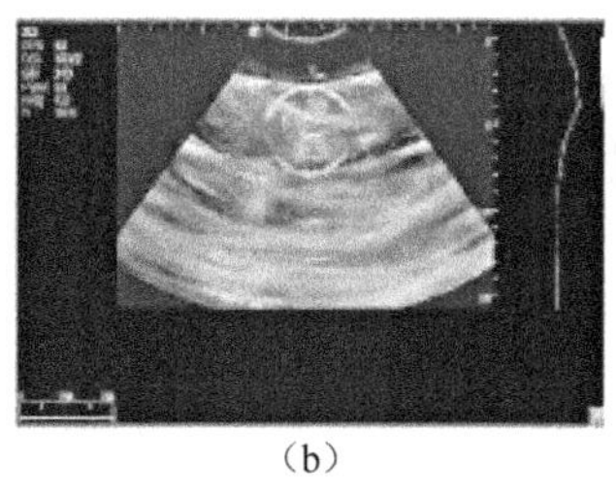
（b）

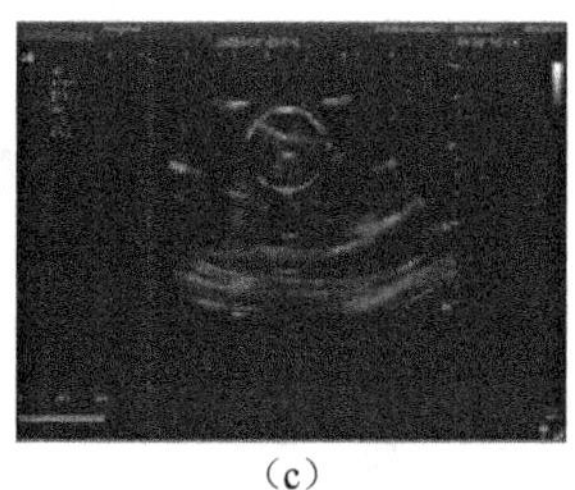
（c）

图 9-26　γ 校正变换结果图

（a）$\gamma = 1$；（b）$\gamma = 0.4$；（c）$\gamma = 2.5$

（四）帧相关

帧相关处理是一种多帧图像平均法，它将同一像素点的前后几幅图像进行处理，可以是平均值、最大值或新的像素值，以达到减少随机噪声干扰的目的。可以认为一幅带有噪声的图像$g(x,y)$是由一幅原始图像$f(x,y)$和噪声$n(x,y)$叠加而成的，即 $g(x,y)=f(x,y)+n(x,y)$。如果 $n(x,y)$是随机噪声，经过多幅图像平均叠加后，得到的图像为

$$g'(x,y)=\frac{1}{M}\sum_{i=1}^{M}g_i(x,y) \tag{9-2}$$

用这种方法可以减少原图像中的随机噪声，平滑后的图像 $g'(x,y)$ 的均方差比原图像 $g(x,y)$的均方差小 M 倍，但是若 M 越大，实时成像变得越困难。

此外，图像后处理还有时间后处理、读放大、视频显示反转、观察场间闪烁减小与平滑、边界检测与边沿增强、直方图均衡等，这里不再赘述（牛金海，2020）。

五、D/A 部分

在 D/A 变换部分，将数字信号转换为模拟信号，且加入屏幕其他信号（包括字符、图形）、视频显示同步信号、消影等，送到显示器显示。

思考与练习题

一、选择题

1. B 超图像的灰阶与____有关？

A. 回波的幅度　　B. 显示器的参数

C. 采样数据的精度　　D. 超声的工作频率

2. B 超图像的层次感与____有关。

A. 回波幅度　　B. 脉冲频率　　C. 采样频率　　D. 量化精度

3. 影响脉冲振铃的因素有____。

A. 压电晶片的机械品质因数 Q_m　　B. 阻尼垫衬　　C. 脉冲频率

4. 影响 B 超设备横向分辨力的因素有____。

A. 声束聚焦　　B. 脉冲频率　　C. 声束的宽度　　D. 脉冲的长度

二、是非题

1. 帧相关算法可以消除 B 超图像中的散斑噪声。（　　）

2. 帧相关算法选取的图像帧数多少与 B 超图像的实时显示无关。（　　）

3. 超声换能器的发射功率与晶片的面积密切相关。(　　)
4. 聚焦技术只能用于声束发射，不能用于声束接收。(　　)
5. 心脏的 B 超扫描多采用线性扫描方式。(　　)
6. 被测物体的运动不会影响超声成像的纵向分辨力。(　　)

三、简答题

1. 数字 B 超中，影响横向分辨力及纵向分辨力的因素有哪些？对于数字 B 超还有哪些技术可以提高这两个维度的分辨力？

2. B 超系统中一帧图像完成 ADC 之后，采集到的原始数据量（raw data）如何估计？

3. 如何理解脉冲宽度和振铃两者对 B 超成像分辨力的影响？

4. 电子线阵中为什么要设计开关控制器，它是如何使得探头与引线的体积缩小的？

5. 多元线阵每个阵元的宽度与声场的哪些因素有关，工程设计中如何选择宽度？

6. 试量化分析交错、飞跃扫描提高系统性能的原理。是否还有可以提高系统成像质量的其他方法？

7. B 超图像后处理为什么要进行灰度和 γ 变换？

8. 试描述数字 B 超的系统架构，特别是 DSC 的结构与功能。

参考文献

牛金海. 2020. 超声原理及生物医学工程应用. 2 版. 上海：上海交通大学出版社
万明习. 2010. 生物医学超声学（上，下册）. 北京：科学出版社

第十章

B超诊断及图像处理基础

第一节 人体组织器官的超声图像特征

B超诊断已经发展成一门学科，称为超声诊断学（ultrasonic diagnostics）。被测人体脏器与病灶的断面图像即根据各种不同界面回波的灰阶强度、回声的空间范围和几何形状来加以描述的。根据生物组织对超声的散射、反射、吸收等的差异，生物组织和器官大致可以分为几类，它们在超声图像的表现也有所不同，如表10-1所示。

表10-1 人体组织器官声学类型

反射类型	组织器官	二维超声图像表现
无反射型	血液等液体物质	液性暗区
少反射型	心肌、肝、脾等实质脏器	低亮度，低回声区
多反射型	心瓣膜、肝包膜等	高亮度，高回声区
全反射型	肺气、胃肠气等	极高亮度，高回声区，后有声影

人体内有几种超声特性特殊的生物组织。例如，骨骼属于固体，骨质不均匀且具有各向异性，因此骨骼内超声波的传播很复杂，通常同时有纵波和横波；骨骼的声阻抗率和声衰减都比周围软组织高，超声波很难穿透骨骼，因此，很少用超声技术诊断骨骼疾病（超声波测骨密度除外）；此外，肺、胃肠存有气体，气体的声阻抗率小，超声波难以在含有气体的组织中传播，故通常不用超声检查肺、胃肠器官等。综上所述，超声诊断更适用于有实质组织，并充满体液脏器的心内科、妇产科和泌尿科等。图10-1是人体心脏的声像图与解剖结构对比图，从图中可以看出，超声图像可以很好地反映心脏组织器官的解剖结构。

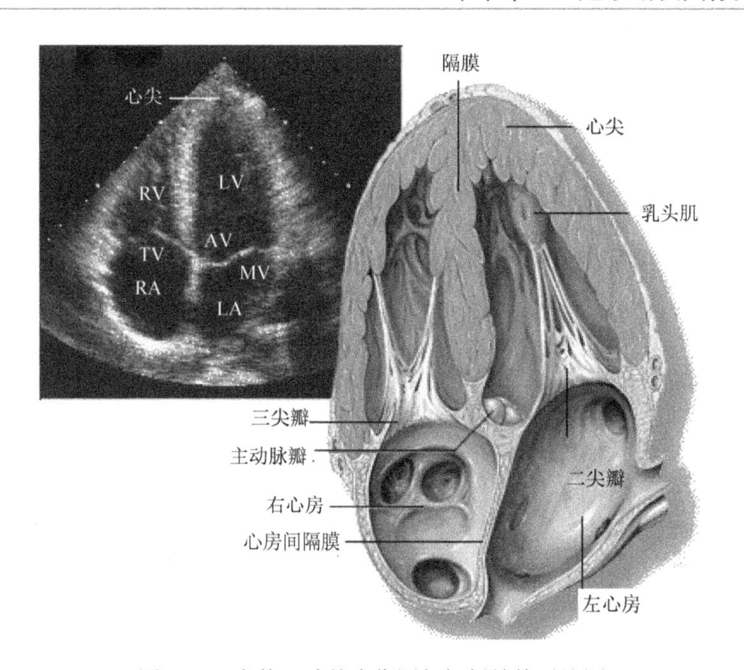

图 10-1　人体心脏的声像图与解剖结构对比图

RV. 右心室；LV. 左心室；TV. 三尖瓣；AV. 主动脉瓣；RA. 右心房；MV. 二尖瓣；LA. 左心房

一、组织的回声强度与形态

（一）回声强度

强回声接近或等于灰标的最亮部位，如宫内节育环回声；高回声介于中等回声与强回声之间，如血管壁的回声；中等回声接近或等于灰标的中等亮度部位，即灰标的中间部分的亮度，如子宫肌层回声；低回声介于中等回声与弱回声之间，如淋巴结的回声；弱回声接近或等于灰标的最暗部位，即灰标的最低部分的亮度，如缓慢流动的血液回声；至于无回声，指的是除仪器噪声外，没有任何回声，如单纯囊肿内纯净液体的回声。

（二）回声形态特征

回声所占据的空间范围和声像图上所表现的几何形态描述如下。

1）点状回声：与仪器分辨力接近的直径很小（2～3mm）的回声点，又被描述为“光点”。

2）斑状回声：大于点状回声（直径 5～10mm）的不规则的回声斑，又称“光斑”。

3）团块状回声：通常指所占空间位置大（直径＞10mm）的实质性组织形成的回声，形态规则，也可不规则，也称“光团”。

4）带状回声：形状像条带的回声，也称“光带”。

5）线状回声：很细的回声线。

6）环状回声：为圆形或类圆形的回声环，又称“光环”。

以上各种回声在图像上所占据的部位，统称为回声区。

二、各种组织成分的声像表现

（一）实质性组织

实质性组织常有比较明确的边界或包膜，实质可呈低至高不同水平的回声，内部可有管道状结构出现，提高仪器的增益，整个结构回声水平都有不同程度的提高。

（二）液性组织

液体与周围结构之间有鲜明的分界，液体的回声强度总是最低的，在声像图上表现为无回声区，其后方回声增强，提高仪器的增益，液体区的回声水平无改变。

（三）含气组织

气体回声强度是最强的，依气体所在部位不同，其声像图表现也有所不同，位于消化管腔内的气体呈团块状强回声，其后常伴有不纯净的声影；位于实性脏器中小管腔内的气体呈线状或条状强回声，其后有“混响”伪差，呈彗星尾征，与体内金属的彗星尾征相比，其形态不稳定。

（四）骨骼等固态组织

典型声像图特征为强回声，其表面形态可清晰显示，为条状、块状强回声，伴有完全的声影。

（五）结石及钙化灶

其声像图特征是点状或团块状强回声伴声影，但由于结石大小、形态、成分的差别及其在超声束内的位置不同，声像图也会有所不同。例如，质地松散含钙盐较少的结石，声影可不明显，在声束聚焦区以外的结石，声影也可不明显。

三、人体组织正常回声

（一）边缘回声

边缘回声是指实质脏器包膜形成的回声，呈白色光滑的灰阶，具有某一脏器外形轮廓，如肝、脾、肾、胰等的包膜（多反射型）。

（二）液性暗区

液体为均质的介质，声阻抗无差别，呈黑色灰阶，如正常的羊水、血液、尿液、玻璃体及胸水、肾盂积水、胆囊积液、心包积液或积血等皆呈液性暗区（无反射型）。

（三）均质性实质性反射

体内实质性器官如脾、淋巴结、肾皮质、大脑等组织内部有较少不同声阻抗界面存在，因而呈黑色灰阶或灰色灰阶，稍加大增益，即有光点分布其中，据此可与液性暗区鉴别（少反射型）。

（四）非均匀实质性反射

如肝、胰腺、肾盂部等，内部有很多不同声阻抗界面存在，呈不同程度的光点回声，表现为相对不均质图像（少反射型）。

四、人体组织异常回声

（一）光区

1）光团：为实体占位回声图，呈现密集光点区如球形，有时为多个图形融合成的白色增亮灰阶区，或灰阶稍浅，边沿清晰或模糊不定，直径为 1～12cm，提示为肿瘤、结石等。

2）光点：直径在 0.5cm 以下的白色增亮光点散布出现，是声阻抗相差悬殊的表现，细小结石、钙化及纤维结节皆可引起，图 10-2 所示为乳腺钙化的点状强回声。

3）光斑：呈白色不规则片状灰阶，边缘呈雾状，直径为 0.5～1.5cm。炎症及融合的肿瘤组织皆可有此表现。

4）光带：显现白色增强的线状回声，多为韧带、重叠的血管壁或脏器包膜，可能为钙化表现。

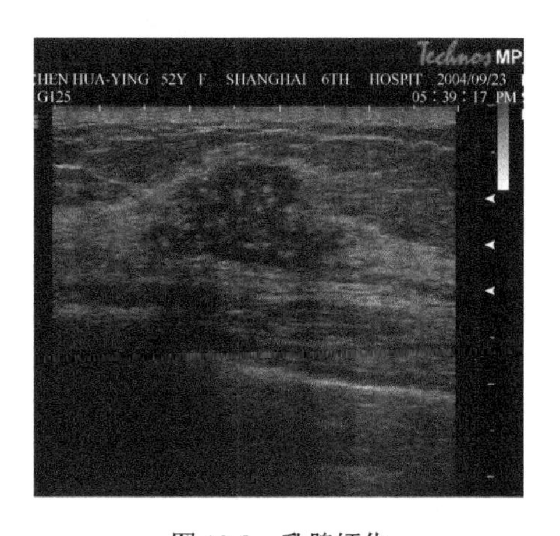

图 10-2　乳腺钙化

（二）暗区

1）囊性暗区：具有囊性的液性占位，呈黑色灰阶，血肿、脓肿、囊肿等有此表现。

2）实质性暗区：实体占位回声图。它与所在脏器断面回声比较，实质性暗区回声较少，呈块状或圆形黑色灰阶，其中有着浅灰色稀疏光点或光带，部分肿瘤早期多属此类图像。

3）弱回声环：多见于肝病占位病变。肿块膨胀性地向外生长，压缩四周组织，肿块周围为一圈黑色暗区。

4）强回声环：肿块周围有一增强的线状回声环，构成肿块边界，多数情况是包膜或被压缩的组织内结缔组织增多所致。

5）结中结（nodule in nodule）：肿瘤增殖期图像。在较大的肿瘤图像中，出现直径为 1～2cm、回声强弱不等、具有一定边界的小结节病灶图像，如图 10-3 所示。

6）强间隔是组织内的强回声带，弱间隔是组织内的弱回声带。

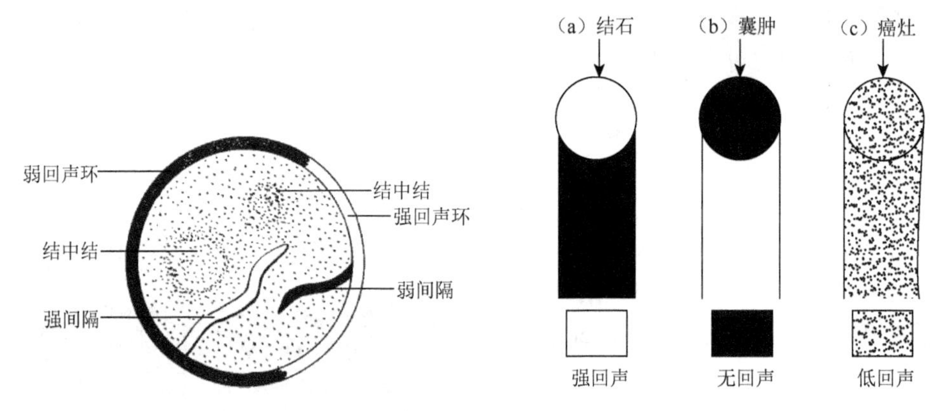

图 10-3　结中结声像模式图

图 10-4　结石、囊肿、癌灶远场回声图特点

结石、囊肿、癌灶远场回声图特点如图 10-4 所示。（a）图如胆结石，因胆结石与胆汁的声阻抗率相差很大，故绝大部分超声波被结石的分界面反射，形成强的回声光团。透过结石的声波很少，所以远场形成回声很低的声影。（b）图如囊肿，其中液体为均质体，没有界面，全部声波透过液体进入后壁及远场，所以后场反射声波较多，回声较强，形成后壁及远场回声增强。（c）图如一些癌肿的某一阶段，病灶是低回声，远场也是低回声，这是因为癌肿大量吸收声波，使声波既没有强反射而造成病灶的强回声，也没有因为无超声波透过使后壁及远场没有回声而成“声影”。

五、超声耦合剂

在超声临床诊断中，通常将耦合剂填充于探头表面和皮肤之间，以驱除空气，形成使超声波顺畅和不失真传播的通道，超声耦合剂的效果和应用如图 10-5 所示。目前临床上用的超声耦合剂是一种由新一代水性高分子凝胶组成的医用产品，pH 为中性，对人体无毒无害，不易干燥，不易酸败，超声显像清晰，黏稠性适宜，无油腻性，探头易于滑动，可湿润皮肤，消除皮肤表面的空气，润滑性能好，易于展开；对超声探头无腐蚀、无损伤；对皮肤无刺激、无过敏反应，且易擦除，具有良好的触变性且不流淌，操作容易掌握；不污染衣物，易于清洗；稳定性好，不受气候变化的影响。20世纪70年代初的美国专利中曾对超声耦合剂提出过10项要求，虽然历经数十年，但现在看来仍不过时，详述如下。

1）与人体组织声速相等，以确保超声波束形状不失真。

2）衰减系数很小，不致降低信噪比，有利于检出弱回波信号。

3）与人体组织声特性阻抗近似相等，以减少反射损失。

4）与探头表面和皮肤两者良好浸润，以彻底排除空气。

5）涂布后能保持较长时间而不干化。

6）涂布后在较长时间内保持黏性和黏附性，以便探头沿皮肤顺畅滑移。

7）不刺激皮肤，且即使较长时间接触也不引起致敏反应。

8）不使患者反感，即必须是非脏污的，外观悦目，呈水溶性，很容易洗掉。

9）具有热稳定性，即在临床环境中和涂布于皮肤上之后，其黏附力不降低。

10）同时具备声透射和电绝缘能力。

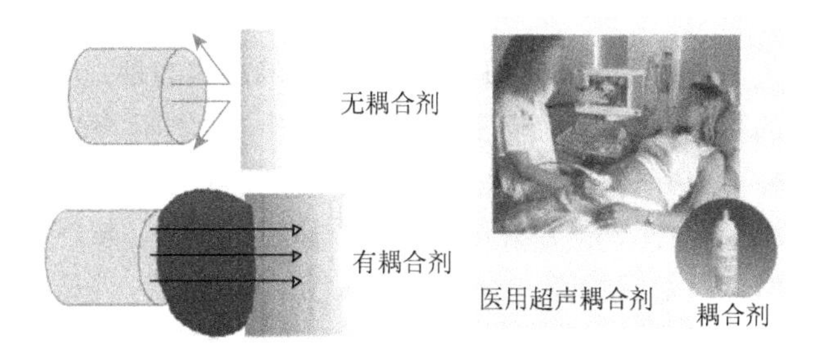

图10-5　超声耦合剂的效果和应用

第二节　B超图像的阅读方法

一般情况下，B超图像的阅读方法如下：首先看图像下面的体位标志和探头位置。这样可知道图像是在什么体位获得的，以及探头在何种位置得到的切面图像。然后结合超声报告中的描述，观察脏器或病灶的内部回声、边缘情况、后壁回声、血管分布与邻近脏器的关系，有无异常回声（暗区或团块状强回声）。最后再结合患者的临床情况进行综合分析，得到正确结论，通常在临床上，超声诊断有两种探查方法。

直接探查法：探测时，探头与体表直接接触。涂上导声的超声耦合剂，使探头与皮肤保持紧密接触，不致因有空气间隙而使超声发生显著衰减。探查时，探头要与体表垂直，使探头表面的晶片与被测的内脏界面平行，这样才能有效地反射回波。

某些脏器或病变的前后界面不平行，为了获得对脏器或病变比较完整的概念，允许探头与皮肤紧密接触，作一定程度的倾斜侧动，使每个界面都呈较强的反射。

间接探查法：探头与被测物的距离在 1.5cm 以内，显示器上常看不到被测物的反射回波。这样，对浅表部分（如乳房）及子宫颈表面的探查，就需用间接探查法。方法是在不漏水的圆筒（塑料或橡皮圈）内盛水，将探头放进液体中离体表约 1.5cm 处进行探查。子宫颈疾患可用窥阴器扩大阴道，然后灌无菌盐水做间接探查。

一、胎儿 B 超

胎儿 B 超是产科临床工作中不可缺少的一部分，利用 B 超探查胎儿、胎盘、羊水、脐带，观察它们的解剖形态，并进行生物学测量，据此来评价妊娠情况，对正常和异常妊娠做出诊断。探查方法一般采用经腹壁法，早期怀孕者于检查前适度充盈膀胱；中晚期妊娠除需观察胎盘下缘与子宫颈内口位置关系外，检查前不必充盈膀胱。其他方法如腔内探测，因探头接近目标，可采用较高频率（5～7.5MHz），故可获得更多的图像或血流的诊断信息。

（一）正常胎儿 B 超

正常胎儿胎头 B 超：图 10-6 为正常胎儿胎头的超声表现，胎头的横切面为椭圆形或近似圆形的强回声光环，有厚度均匀的边界（边界回声）。

正常胎儿脊柱 B 超：脊柱是胎儿超声检查中很重要的结构。据此可评定胎位、卧姿、脊柱弯度，在第 12 孕周后胎儿脊柱就能被显示出来。超声检查脊柱的方法常用的有纵切、横切及冠状切面。脊柱纵切（图 10-7）时，可见两条平行断续光带，它是脊柱两侧椎弓板或后椎弓板的反射。至第 20 周时，因脊柱较长，且有一定弯度，单一纵切面难以观察其全貌，可移动探头由头侧至尾端逐渐检查。纵切检查后，再自上而下或相反方向逐段进行横切检查（图 10-8）。脊柱横切超声显示为近圆形或三角形的强回声，其间为椎管。

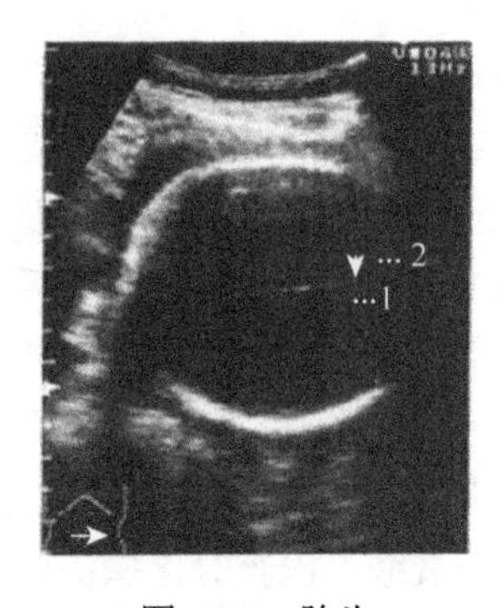

图 10-6 胎头

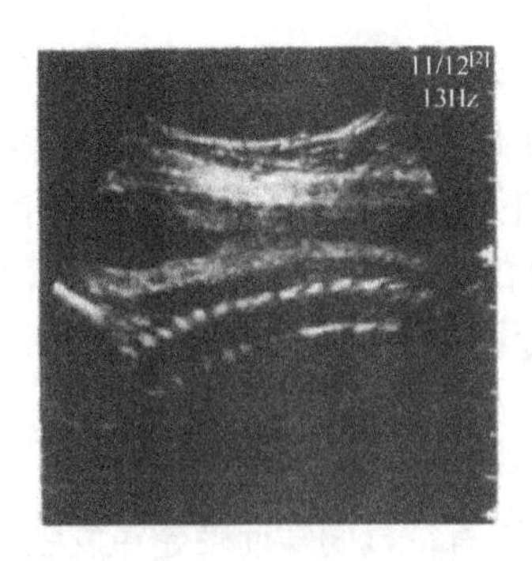

图 10-7 胎儿脊柱纵切

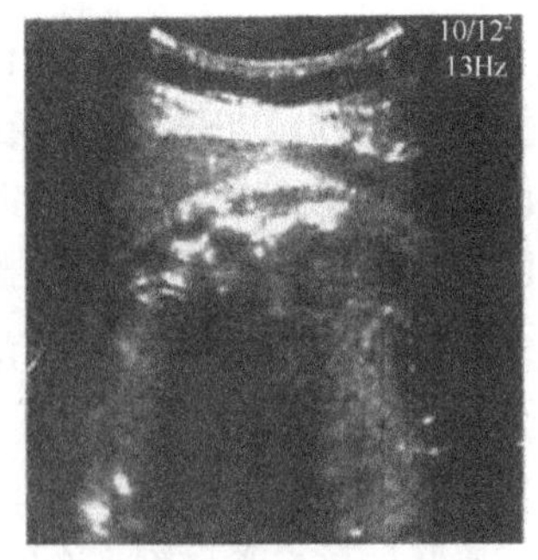

图 10-8 胎儿脊柱横切

（二）异常胎儿 B 超

1）脐带绕颈：脐带绕颈约占分娩人数的 20%，多数绕颈 1～2 圈，3 圈以上者少见。脐带绕颈与脐带过长、胎动频繁、胎位变化有关。缠绕松弛者对胎儿的影响不大；缠绕过紧或多圈者可能影响胎儿供血，造成胎儿缺氧，甚至死亡。个别孕妇在临产时可能会出现胎盘早剥。脐带绕颈的超声表现为，可见颈部软组织出现压迹，因为 B 超图像为切面图，所以绕 1 圈的 B 超图像呈“U”形，绕两圈压迹呈“W”形。图 10-9 为脐带绕颈 1 圈的 B 超图像，图 10-10 为脐带绕颈实际图。

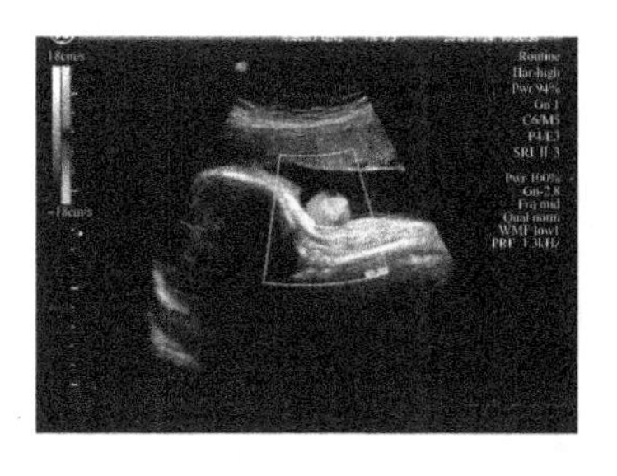

图 10-9　胎儿脐带绕颈 1 圈的 B 超图像

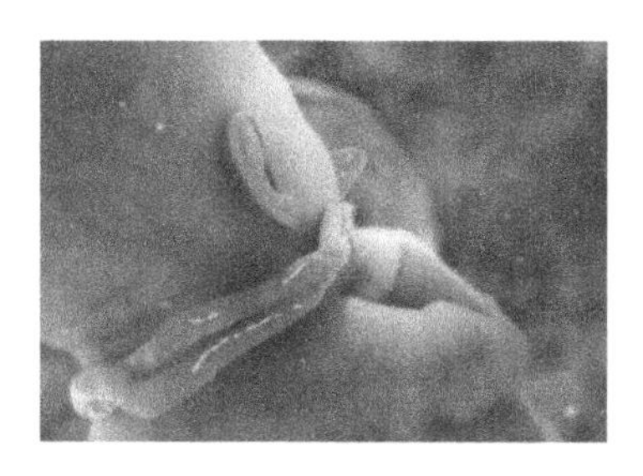

图 10-10　脐带绕颈实际图

扫一扫　看彩图

扫一扫　看彩图

2）左脚内翻（病例：孕 39 + 6 周）：胎儿左小腿纵切面上同时显示小腿与脚掌，胎儿活动后无变化，产后证实左脚内翻，如图 10-11 和图 10-12 所示。

此外，临床上用 B 超也做葡萄胎（hydatidiform mole）、脑积水（hydrocephalus）和腹水（ascites）等病症的检查。

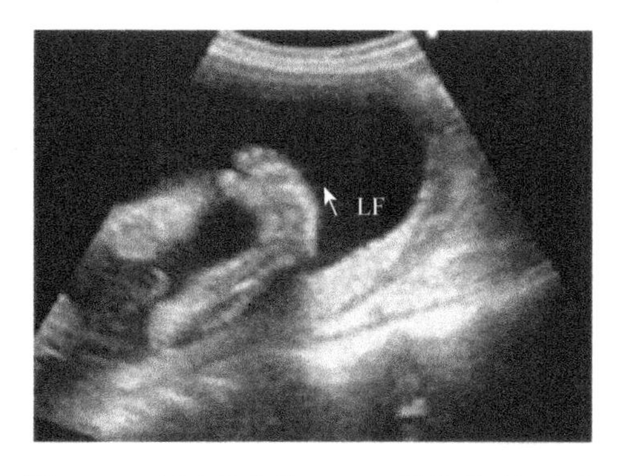

图 10-11　新生儿左脚（LF，箭头所示）内翻超声图

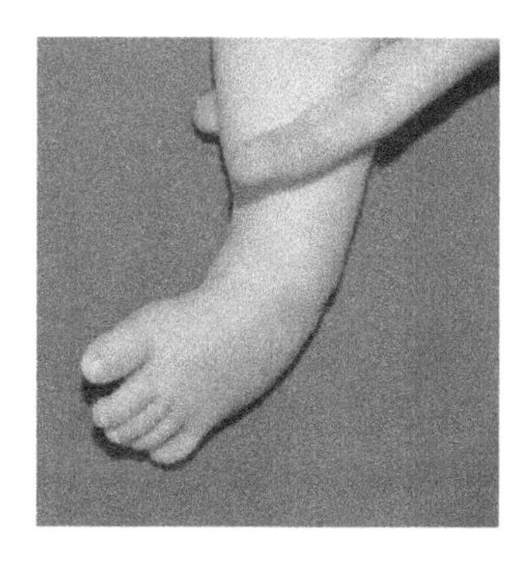

图 10-12　新生儿左脚内翻产后照片

二、乳腺B超

（一）正常乳腺B超

正常乳腺的声像图在水囊下有一白色增亮的灰阶。它呈弧形，为皮肤图像，其下方为呈浅色灰阶的脂肪层（脂肪厚度因人而异，一般为0.5～1cm），可有散光点。此后即可见半圆形乳腺范围（呈点线状、斑状反射回波）或囊性导管，以及经皮下脂肪向乳腺延伸的Cooper韧带，再下即达胸壁。腺体层厚度一般为3～4cm（图10-13）。

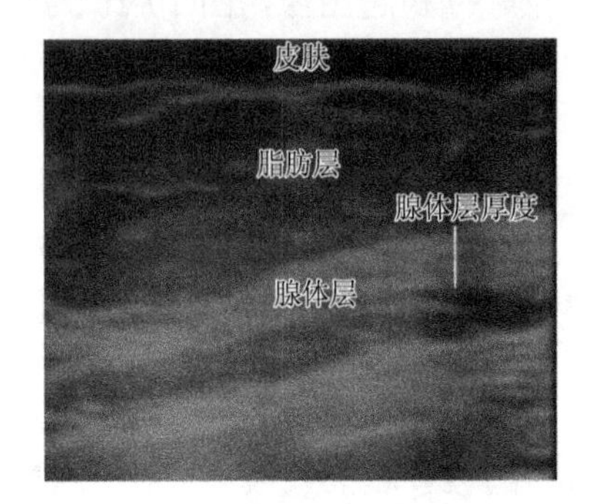

图10-13　正常乳腺声像图

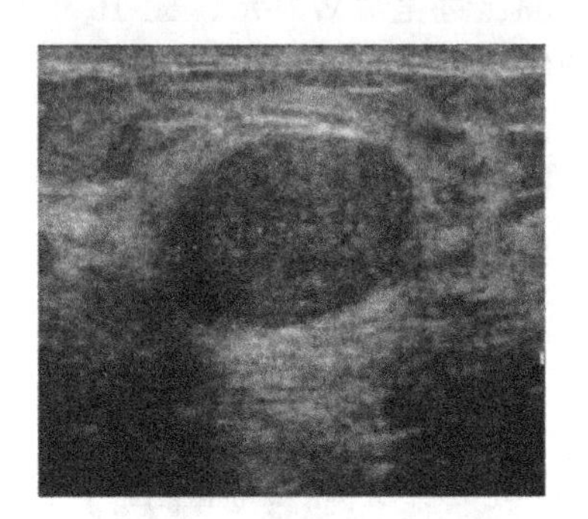

图10-14　乳腺肿块声像图

（二）乳腺肿块B超

正常乳腺内无占位图像，故凡乳腺断面像中出现实质性占位、囊性病灶、实质性暗区或弱回声区，皆为异常。诊断时应根据其声学图像特点，结合临床予以判断。如为恶性肿块，则图像形状不规则，边界凹凸不齐，内部回声不均质，肿块后壁回声衰减。良性肿瘤则与此相反，图像形状呈圆形或卵圆形，边界整齐光滑，内部回声均质，后方呈增强效应及蝌蚪尾征，如图10-14所示。

三、肝超声

（一）正常肝

正常肝组织的B超表现为：肝表面光滑；边缘呈锐角；内部回声为细光点，分布均匀；肝内管道显示清晰。图10-15为右肋间斜切正常肝图，图10-16为正常肝解剖结构图。

（二）肝硬化

肝硬化的声像图表现为肝失去正常形态，体积多缩小；肝表面常凹凸不平，有的呈锯齿状或波浪状；肝实质回声增亮而不匀。根据肝内病变的程度不同，可以有不同的声像图，如图10-17为异常肝声像图，显示为门静脉分支出现扭曲、变细及管壁回声增高。门静脉主干常扩张，大于 1.4cm，正常人门静脉主干内径多不超过 1.2cm。脾静脉及肠系膜上静脉也可扩张，前者内径正常为 0.4～0.7cm。因门静脉高压，脾功能因慢性淤血而增大，脾区脾静脉内径增大，脾实质回声增强增密。

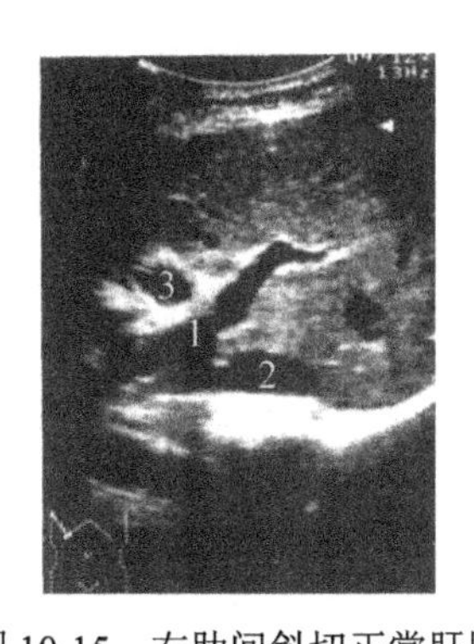

图 10-15　右肋间斜切正常肝图

1. 门静脉；2. 下腔静脉；3. 胆囊

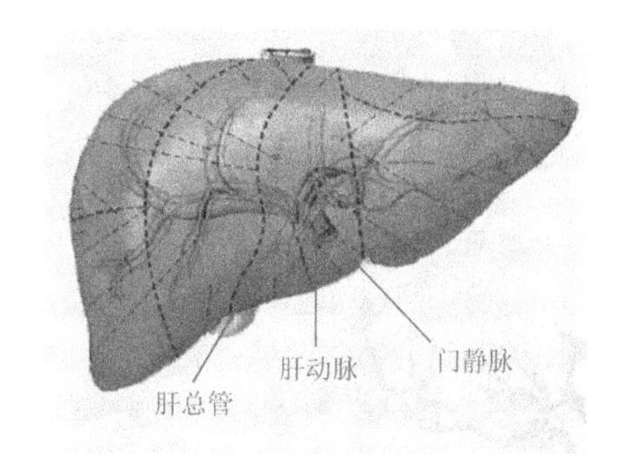

图 10-16　正常肝解剖结构图

（三）脂肪肝

脂肪肝的声像图表现为肝轻度或中度增大，表面较光滑。肝内回声增强、增多，前半部回声细而密，呈云雾状改变，后半部回声微弱而稀少，后方轮廓回声也显著减弱，甚至极难观察到。其原因为肝内弥漫性脂肪浸润，导致声散射及声衰减明显增加，如图 10-18 所示。

（四）肝癌

肝癌的声像图表现为肝肿大、形态失常，可见驼峰征；其回声表现多种多样，可见偏低回声、增强回声或弥漫样回声，以不均质增强回声为多见；可见声晕征，有此征的肿瘤生长迅速；肝内可见压迫征象：血管受压变细、弯曲和绕行；肝内胆管扩张；压迫可引起门静脉、肝静脉、下腔静脉癌栓，肝管、胆管内癌栓，以及相邻脏器受压变形或移位（图 10-19）。

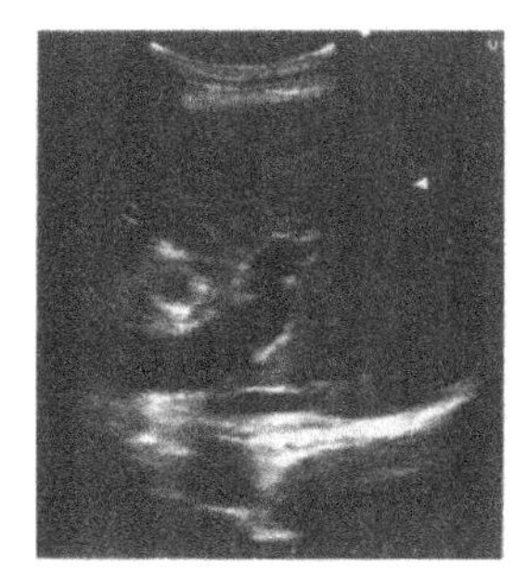

图 10-17　门静脉变形肝声像图

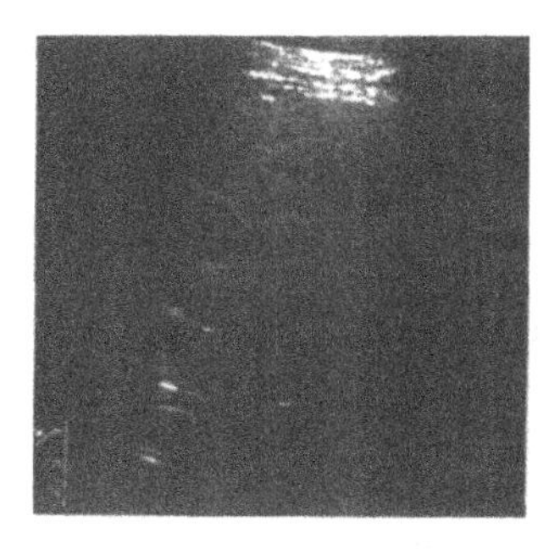

图 10-18　中度脂肪肝

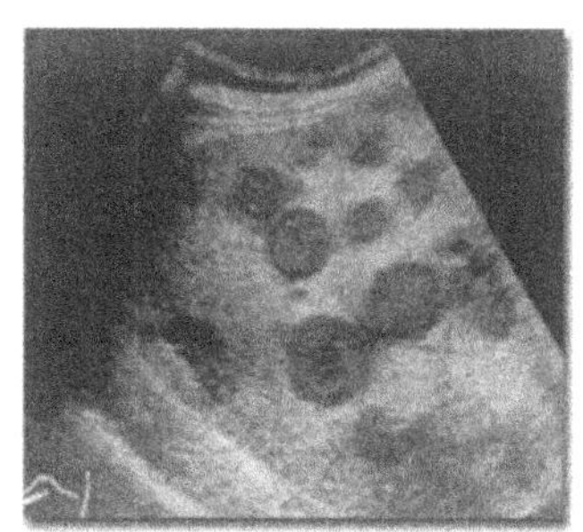

图 10-19　肝癌 B 超图像

第三节　B 超图像处理算法

超声图像由于其成像机制的原因，一般都具有较大的噪声干扰。为改善图像的质量，得到更清晰的图像，可对 B 超图像进行噪声抑制和图像增强等算法处理。

一、B 超图像噪声抑制

Jain 在 1989 年提出了一种超声图像噪声模型，该模型如式（10-1）所示：

$$F(x,y)=h(x,y)\cdot m(x,y)+a(x,y) \tag{10-1}$$

式中，$F(x,y)$为实测图像；$h(x,y)$为去噪后的图像（原始图像）；$m(x,y)$为系统的乘性散斑噪声；$a(x,y)$为系统的加性噪声；(x,y)为像素点。加性噪声一般指热噪声等，它们与信号的关系是相加，不管有没有信号，噪声都存在。一般信号系统中把加性随机噪声看成系统的背景噪声。高斯白噪声是典型的加性随机噪声，可以通过维纳滤波等线性方法消除。乘性噪声一般由信道不理想引起，它们与信号的关系是相乘，信号在它在，信号不在它也就不在。乘性噪声可以看成是由系统的时变性（如衰落或者多普勒）或者非线性造成的。

超声图像的噪声主要来源于散斑，称为斑纹噪声，它是由超声成像的相干特性引起的。超声换能器接收到的回波信号除来自体内大界面的目标反射、折射返回，显示脏器的轮廓外，还有来自软组织内随机分布的散射子。这些散射子不仅个数随机，它们之间的相位也是随机的，探头收到的是它们的代数和。散射子回波信号叠加会引起干涉，使探头上的信号随机起伏，产生了图像中不规则的斑斑点点，这就是斑纹噪声的来源。斑纹噪声降低了图像质量，严重影响细微特征的分辨，因此需要对采集到的超声图像进行预处理，以弱化和滤除斑纹噪声的干扰。研究表明，超声图像中的斑纹噪声具有瑞利分布特征，超声图像中的斑纹噪声可通过滤波抑制。对超声图像滤波工作的一般要求是，在有效抑制斑纹的同时，能很好地保留图像中对后期的分析和诊断有用的细节信息。对于超声图像中一些微小的结构信息，如器官之间高亮度的界面（如肝与膈）、与斑点尺度相近的微小结构（如小的血管）、灰度相近区域的边界等，必须在滤波时很好地保留，所以超声图像的滤波有其特殊性，是一项要求较高的工作。因为 B 超图像中的斑纹噪声是乘性噪声，属于与图像信号相关的噪声，传统的线性滤波方法不能满足超声图像滤波的要求，因为线性滤波器在平滑噪声的同时也对图像的细节信息进行了抑制。

对于医学超声图像来说，在实际去噪过程中，加性噪声对系统的影响非常小，也比较容易滤除，因此常常把加性噪声忽略，把式（10-1）改为

$$F(x,y)=h(x,y)\cdot m(x,y) \tag{10-2}$$

为了滤除乘性噪声，可以对图像进行同态滤波，即对图像取对数，把乘性噪声转

换为加性噪声，这样可以很方便地用线性滤波的方式对图像加以处理，达到滤除乘性噪声的目的。具体模型如式（10-3）所示：

$$\log F(x, y) = \log h(x, y) + \log m(x, y) \tag{10-3}$$

此外，还可以通过中值滤波等非线性滤波方法滤除乘性噪声。

中值滤波器是一种非线性的滤波器，在一定的条件下可以克服线性滤波器（如最小均方滤波、均值滤波等）带来的图像细节模糊。由于它同时具有噪声抑制和边缘保护的特性，在图像处理中有着广泛的应用，而且在实际运算过程中不需要图像的统计特征，因此也带来不少方便。

一般情况下，应用在图像处理方面的都是二维中值滤波器，而且窗口内的值一般都是图像像素的灰度值。中值滤波被定义为：$y_k = \text{med}\left\{x_{k-N}, x_{k-N+1}, \cdots\cdots, x_{k+N-1}, x_{k+N}\right\}$，式中 med 的意思是对输入序列按从小到大重新排序，并将排在中间位置的样本值赋值给 y_k。其过程如下。

1）对滑动窗（$2N+1$）的样本$\{x_i\}$进行重排序，使 $x(1)<x(2), \cdots\cdots, <x(2N)<x(2N+1)$。

2）取排序之后位置排在中间位置的那个值 $x(N)$，代替原来位置的值。

以图 10-20 为一维示例，*m* 位置的原始值为 2，经过中值滤波后变为 6。

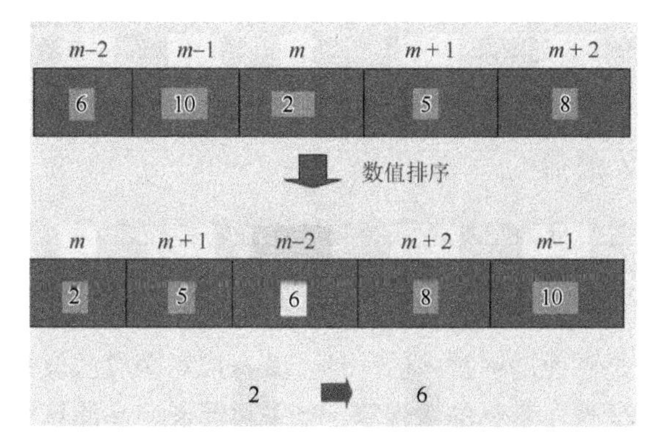

图 10-20　中值滤波的算法示意图

图 10-21 是二维的中值滤波示意图，（a）图为原始图像的像素灰阶，经过中值滤波之后，变成了（b）图的结果，其中滑动窗选择为[3*3]。

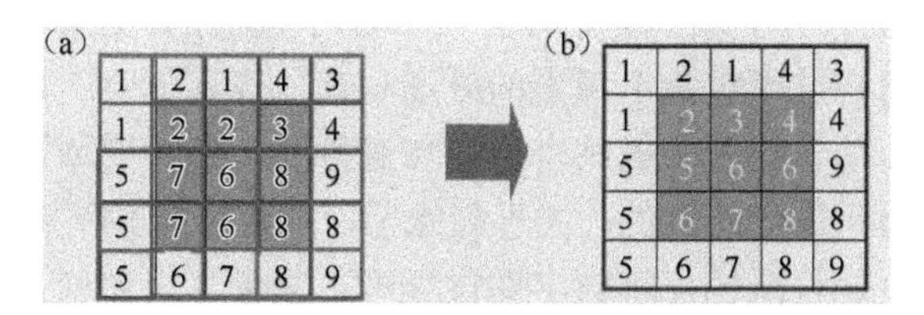

(a)

1	2	1	4	3
1	2	2	3	4
5	7	6	8	9
5	7	6	8	8
5	6	7	8	9

(b)

1	2	1	4	3
1	2	3	4	4
5	5	6	6	9
5	6	7	8	8
5	6	7	8	9

图 10-21　中值滤波的前后比较

扫一扫 看代码

二维中值滤波的窗口形状和尺寸对滤波效果有一定的影响，根据不同的图像内容和不同的应用要求，往往采用不同的窗口形状和尺寸。根据一般经验来讲，对于有缓变的较长轮廓线物体的图像，采用方形或圆形窗口为宜。而典型 B 超图像中的一些有诊断价值的目标区域（如血管的边缘轮廓、肝组织的隔膜等）正好满足这个条件，因此使用方形窗口既合理又方便。图 10-22 为原始 B 超图像，图 10-23 为中值滤波之后的图像。读者可扫码下载用 Python 语言实现的中值滤波算法代码。

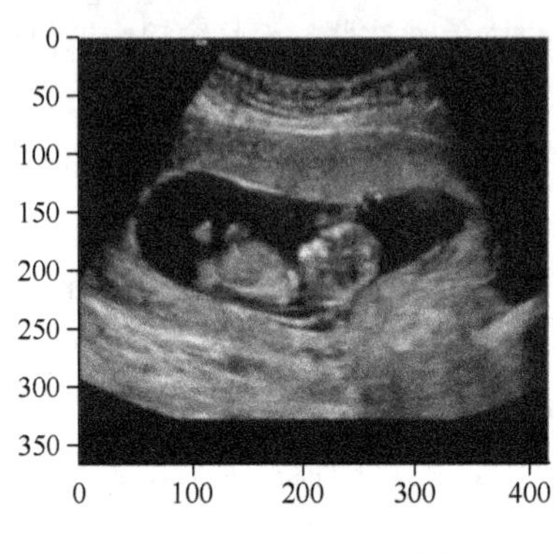

图 10-22　原始 B 超图像

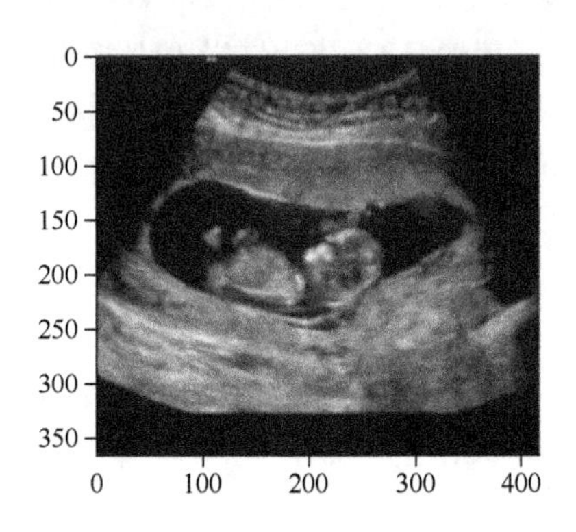

图 10-23　中值滤波之后的图像

二、B 超图像增强

B 超图像增强通常分为空域增强和频域增强两种技术。

（一）空域增强

空域增强算法是图像增强技术的一种，其直接对图像的像素（灰度值）进行处理，不需要进行变换。常见的增强算子如锐化算子、高通算子、平滑算子等，可以完成图像的边缘提取、噪声去除等处理。采用空域法进行处理的模型为

$$g(x, y) = \mathrm{EH}[f(x, y)]$$

式中，$f(x, y)$为待增强的图像；$g(x, y)$为空域增强函数；EH 为增强操作。

空域增强技术可分为基于像素（点）的和基于模板的。在基于像素的处理（也叫点处理）中，增强过程对每个像素的处理与其他像素无关；而模板处理则是指每次处理操作都是基于图像中的某个小区域进行的。各种空域滤波处理根据功能又主要分成平滑的和锐化的目的，关于红绿蓝三原色（RGB）格式的彩色 B 超图像的高斯平滑，拉普拉斯锐化等数字图像处理可参考牛金海（2020）的方法。空域增强一般又分为灰度变换和直方图修整法。

1. 灰度变换

灰度变换是基于点操作的增强方法，即将$f(x, y)$中的每个像素按EH（增强操作）直接变换以得到$g(x, y)$。灰度变换一般包括：①图像求反，②线性变换，③窗口变换，④阈值变换，⑤灰度拉伸等。

2. 直方图修整法

灰度直方图反映了数字图像中每一灰度级与其出现频率间的关系，它能描述该图像的概貌。通过修改直方图的方法增强图像是一种实用而有效的处理技术。灰度直方图是灰度值的函数，描述的是图像中具有该灰度值的像素的个数，其横坐标表示像素的灰度级别，纵坐标是该灰度出现的频率（像素的个数）。直方图修整法通常有直方图均衡化和直方图规定化两类：①直方图均衡化就是把给定图像的直方图分布改变成均匀分布的直方图分布。直观地看，直方图均衡化将导致信号值所占区域的对比度增加。要进行直方图均衡化，需要注意的是，由于灰度离散化，均衡化图像的直方图只是近似均匀的直方图分布。均衡化后的图像动态范围扩大了，但其本质是扩大了量化层间隔，而非量化层的数目，相反，均衡化后级数分布减少，因而可能会出现伪轮廓。②直方图规定化希望能够达到预先给定的分布密度，以便突出感兴趣的灰度范围。

下面给出直方图均衡化的一个实例，设f、g分别为原始图像和直方图均衡化处理之后的图像，如图10-24所示。

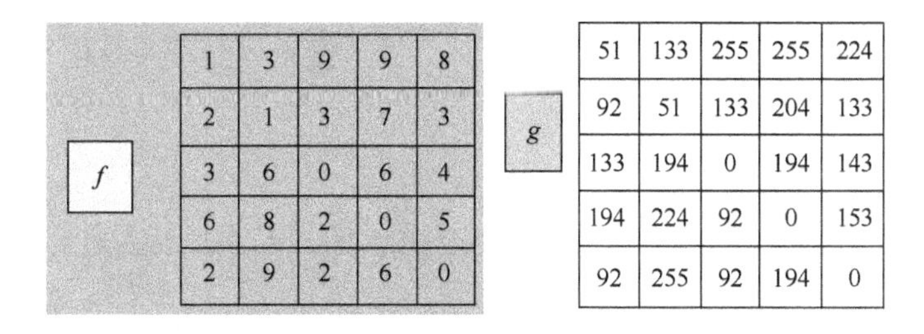

f

1	3	9	9	8
2	1	3	7	3
3	6	0	6	4
6	8	2	0	5
2	9	2	6	0

g

51	133	255	255	224
92	51	133	204	133
133	194	0	194	143
194	224	92	0	153
92	255	92	194	0

图10-24　直方图均衡化的一个实例

f是原始图像像素；g是直方图均衡化之后的像素

1）先求原始图像f的直方图，即计算每个灰度级的像素个数，将计算结果记为h，h是元素个数为256的一维向量，如图10-25所示。

2）求出原始图像f的总体像素个数，$N_f = m \cdot n$（m、n分别为图像长和宽的像素数），然后计算出在每个灰度级的像素个数在整个图像像素中的百分比：$hs(i) = h(i)/N_f(i = 0, 1, 2, \cdots\cdots, 255)$。

3）计算图像各灰度级的累积分布 $\mathrm{hp}(i)=\sum_{k=0}^{i}\mathrm{hs}(k)$，$(i=0, 1, 2, \cdots\cdots, 255)$。

4）直方图均衡求出新图像 g 的灰度值 $g(i)=255\cdot\mathrm{hp}[f(i)]$，$(i=1, 2, \cdots\cdots, 255)$，若 $f(i)=0$，也可以将 $g(i)$直接赋 0，即 $g(i)=0$。

h

0	3
1	2
2	4
3	4
4	1
5	1
6	4
7	1
8	2
9	3

hs

0	0.12
1	0.08
2	0.16
3	0.16
4	0.04
5	0.04
6	0.16
7	0.04
8	0.08
9	0.12

hp

0	0.12
1	0.20
2	0.36
3	0.52
4	0.56
5	0.60
6	0.76
7	0.80
8	0.88
9	1.00

图 10-25　直方图均衡化过程中的各向量

下面，我们用 Python 语言实现了直方图均衡化算法，图 10-26 是均衡化前后的直方图，图 10-27 是均衡化前后的图像，读者可扫码下载用 Python 语言实现的直方图均衡化算法的代码。

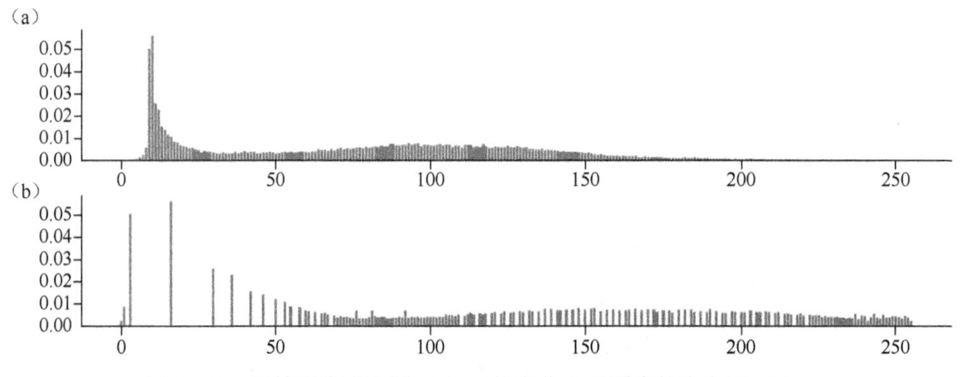

图 10-26　原始图像直方图（a）和均衡化之后图像的直方图（b）

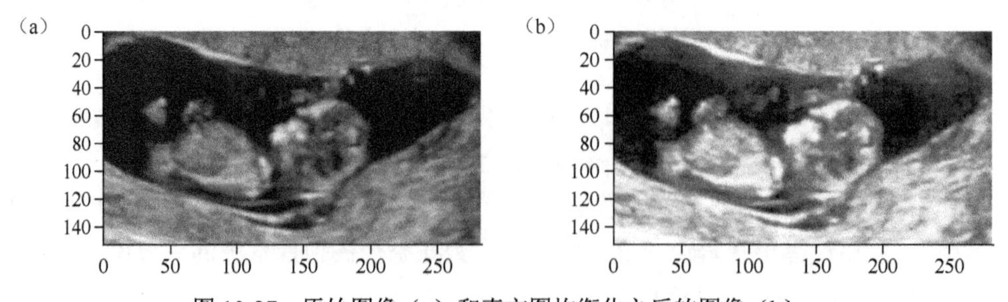

图 10-27　原始图像（a）和直方图均衡化之后的图像（b）

（二）频域增强

频域增强主要是在频域内对图像进行变换。频域增强算法的处理基础是傅里叶变换和滤波技术，主要有低通滤波（平滑）、高通滤波（锐化）、同态滤波等。一般来说，图像的边缘和噪声都对应于傅里叶变换的高频分量，而低频分量主要决定图像在平滑区域中总体灰度级的显示，故被低通滤波的图像比原图像少一些尖锐的细节部分。同样，被高通滤波的图像在图像的平滑区域中将减少一些灰度级的变化并突出细节部分。在频域，图像的信息表现为不同频率分量的组合。如果能让某个范围内的分量或某些频率的分量受到抑制而让其他分量不受影响，就可以改变输出图的频率分布，达到不同的增强目的。低通滤波器是使低频通过而使高频衰减的滤波器。被低通滤波的图像比原始图像少一些尖锐的细节部分，因为高频部分已被衰减。常见的有理想低通滤波器、巴特沃思低通滤波器及高斯低通滤波器。高通滤波器是使高频通过而使低频衰减的滤波器。被高通滤波的图像在平滑区域中将减少一些灰度级的变化并突出过渡（如边缘）灰度级的细节部分。这样的图像将更为锐化。边缘和其他尖锐变化（如噪声）在图像的灰度级中主要处于傅里叶变换的高频部分。常见的有理想高通滤波器、巴特沃思高通滤波器及高斯高通滤波器等。可扫码下载锐化、平滑、负片算法及代码。

扫一扫　看代码

第四节　B 超图像伪影

B 超图像伪影（假象）的原因很多，伪影多与超声的物理特性、仪器的性能、仪器的调节及人体生理病理等情况有关。超声成像仪正常工作的几个假设条件是：①所有组织内部的声速相同（通常假设为 1540m/s）；②声束沿直线传播；③从超声脉冲发射到声信号返回到换能器的时间，与该界面到换能器的距离直接相关；④声能在组织内的衰减系数是均匀的；⑤换能器所探测到的所有回声信号默认都来自声束中轴；⑥回声强度与反射体界面的阻抗差异相关，并不与组织的成分直接相关等。上述成像假设常常与实际情况不符，因而将会导致出现各种与实际解剖结构不一致的图像内容，是 B 超声像产生伪影的主要原因。

一、侧壁回声失落

大界面的反射回声与角度有关，尤其对于镜面或较平滑的病灶边缘界面，角度依赖特性更明显，超声束入射角较大达到或超过临界角时，会发生全反射，超声束不能返回至声源的原有发射区，所以该处的界面虽有入射声束，并有反射，但是探头未能接收到回声，声像图上不能显示这一界面的存在，产生回声失落（echo loss）现象，常见的是侧壁回声失落。例如，囊肿或者肿瘤外周包以光滑的纤维薄包膜，超声常可以清晰显示其稀薄的前后壁，但是侧壁不能显示。这是因为声束对侧壁的入射角过大而使侧壁回声失落，见图 10-28。例如，小血管横断面呈现等号征“=”而不是圆形，改变探头扫查方向可以减弱或消除伪影。

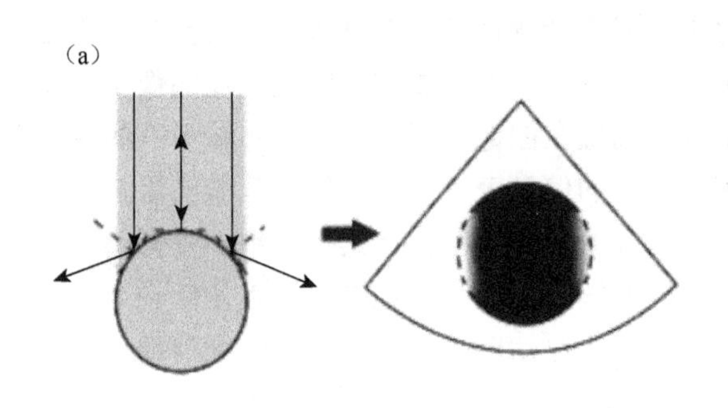

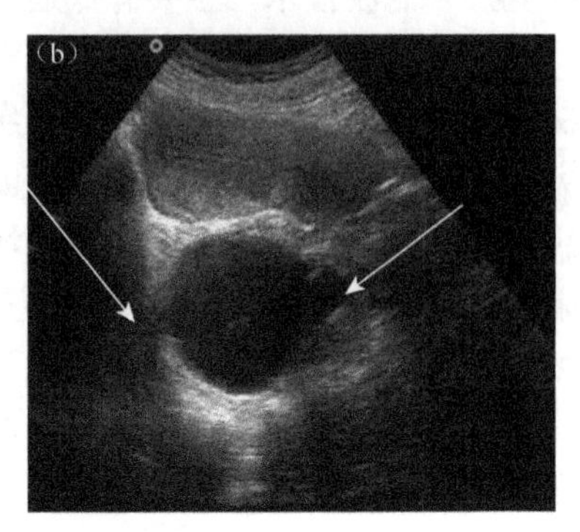

图 10-28　侧壁回声失落伪影示意图（a）及 B 超伪影实例（b）

二、边缘折射伪影

声束通过两种声速差别较大的介质形成的界面时会发生折射，如果第二介质的声速大于第一介质，或第二介质本身的声速虽然小于第一介质，但在第二介质的周围具有较薄层纤维组织包膜时，其声速大于第一介质，入射声束在此发生折射或全反射，在这一段界面的下方就会出现一个声束无法进入的“失照明”区，即产生“假性声影”。假性声影并非衰减所致，这一现象常在球形病灶的两个侧面边缘下方出现，不能将之误诊为钙化或结石存在，如图 10-29 所示。

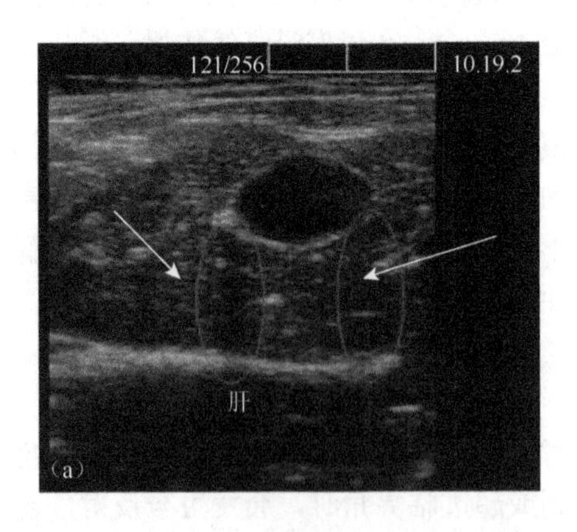

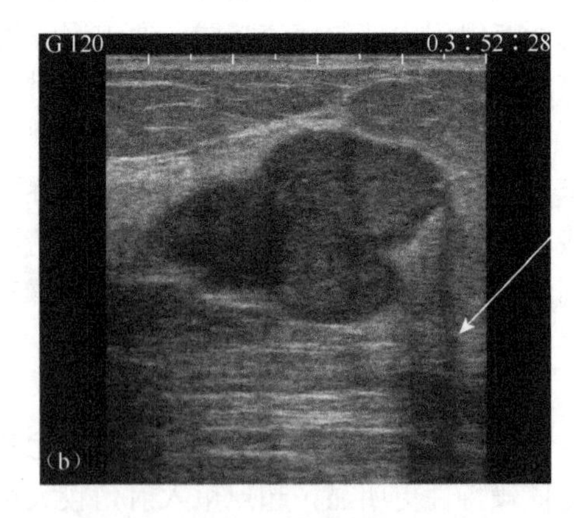

图 10-29　胆囊两侧下方边缘折射伪影（a）及囊肿两侧下方边缘折射伪影（b）

三、衍射声影抵消

衍射使声束途径朝向界面的一方偏转。在较小尺寸的障碍物，因其左右两侧声束均向障碍物的正后方偏向，故可使原来障碍物后方的声影区交叉照明，而使原来的暗区变为亮区，产生“声影消除”效应。衍射所致的声影抵消可造成图像分析中的混淆，如结石后方的声影是诊断结石的重要特征之一，但如果结石过小（小于 2mm），其后方声影可被衍射效应消除，如图 10-30 所示。

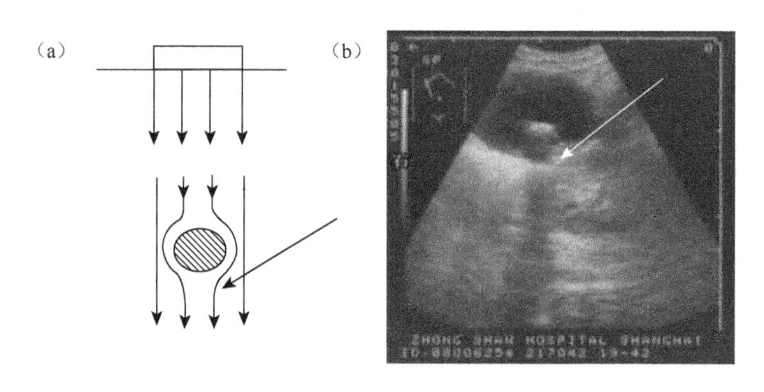

图 10-30　小尺寸结石衍射（a）及衍射伪影（b）

四、镜像伪影

镜像伪影可出现在较深的镜面界面处。一个靠近镜面型大界面附近的病灶可同时在该界面的另一侧出现一个对称性的相似病灶图形，诊断中应予以注意。镜像伪影常见于横膈附近（如膈-肺界面），一个实质性或液性肿瘤可在横膈的两侧同时显示，见图 10-31。

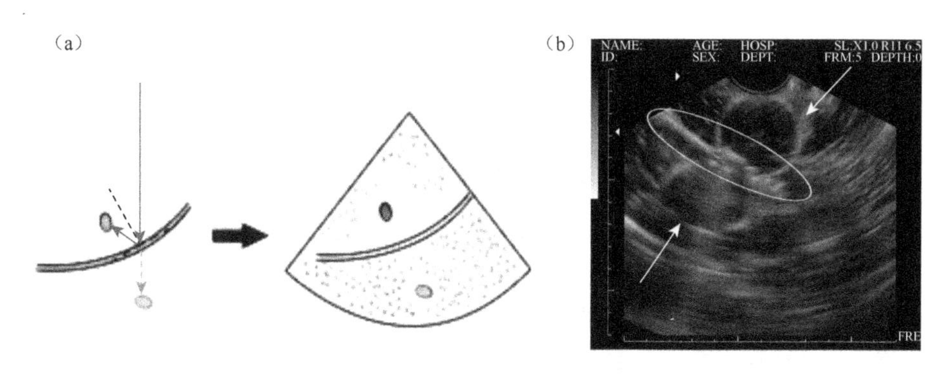

图 10-31　镜像伪影示意图（a）及 B 超镜像伪影实例（b）

五、旁瓣效应

声源除发射主瓣之外，还存在数对旁瓣，其中，第一旁瓣的声压幅度较大，为主瓣的 20%～21%，处于主瓣声轴的±（10°～20°）。当主瓣声束对物体检测时，旁瓣同样对±（10°～20°）以内的物体进行检测，因此旁瓣也可以产生回声信号，但是超声仪器将其视为中轴主瓣的回声，并将旁瓣回声与主瓣所测得的回声重叠考虑，因此，旁瓣回声会导致图像失真。由于超声波束具有三维结构，旁瓣不仅存在于扫描切面之内，而且存在于声束的四周。除非对于气体这样的强反射体，否则旁瓣回声幅度常小于主瓣，因而多不能显示。实际上在所有的较大界面上均产生旁瓣伪影，只因旁瓣图形被掩盖在主瓣回声图之间而不予显示。在液性暗区中，因无其他回声掩盖，这时的旁瓣伪影尤为明显，呈现“披纱状边缘”，如图 10-32 所示。

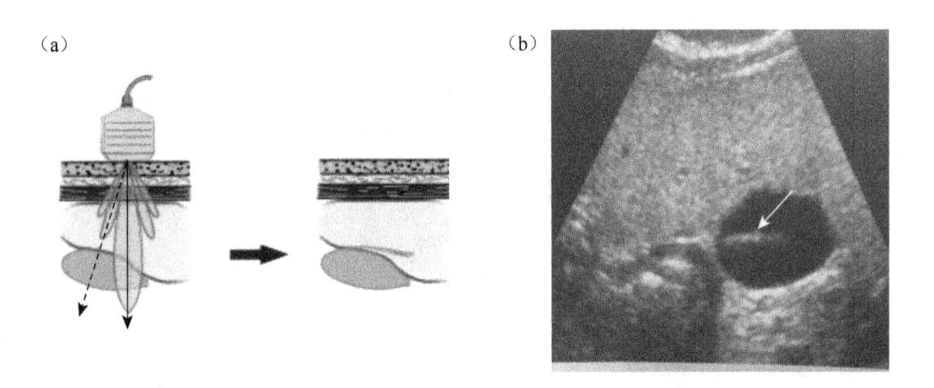

图 10-32　旁瓣伪影示意图（a）及囊肿内的旁瓣伪影（b）

旁瓣伪影也常见于膀胱等区域内，此时旁瓣所探测到的邻近肠管内的回声，会被仪器误认为膀胱内的回声信号。囊肿内也常会出现这一伪差，误将周围结构的回声显示在囊肿内部，导致将这些伪影误诊为囊肿的分隔。

六、部分容积效应（声束宽度伪影）

声束即使经过聚焦变窄但在非聚焦区不可能达到最细，有时直径在数毫米甚至 1cm 以上。因此，声束“切割”的组织并非很薄。但如有一小于切片厚度的病灶被声束所切割，则声像图上表现为既有病灶又有其周围区的重叠回声图，这种现象称为部分容积效应，如图 10-33 所示。这一效应可使小囊肿内部液性暗区变为细小回声区，易将其误认为实质性病变。在常规扫描中，这一伪影可见于无回声区域内的伪假回声。例如，当肠管的反射回声来源于声束边缘时，其会被显示于膀胱矢状切面内部，即该声束的中央部位，如图 10-34 所示。此外，由于声束的部分容积效应，点状反射体的声像图被显示为短线而非点状图像。

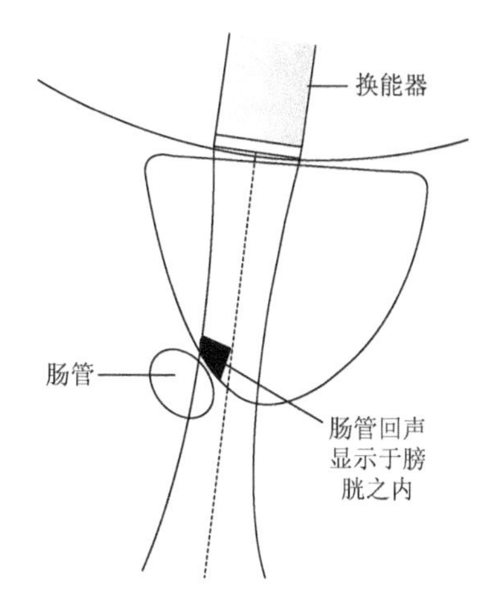

图 10-33　声束宽度引起的部分容积效应

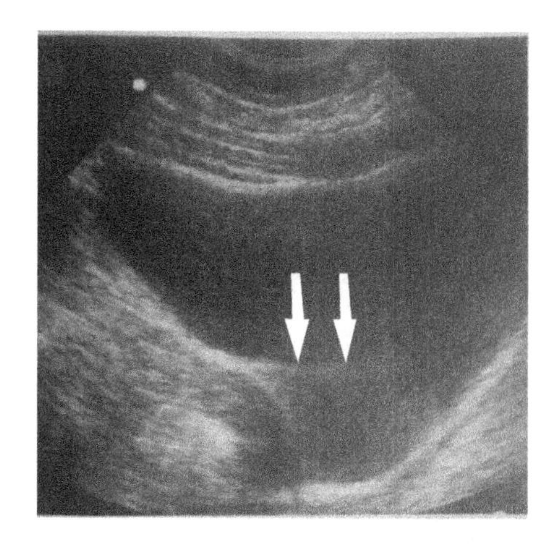

图 10-34　膀胱矢状面的声束宽度伪影

七、亮度增益调节不当

B 超图像的显示与增益调节的正确使用有关。亮度增益太大，使得弱回声区亮度增大；而增益过小，会使强回声区的 B 超图像变暗。图 10-35 的圈所示为膀胱的后方增益伪影。

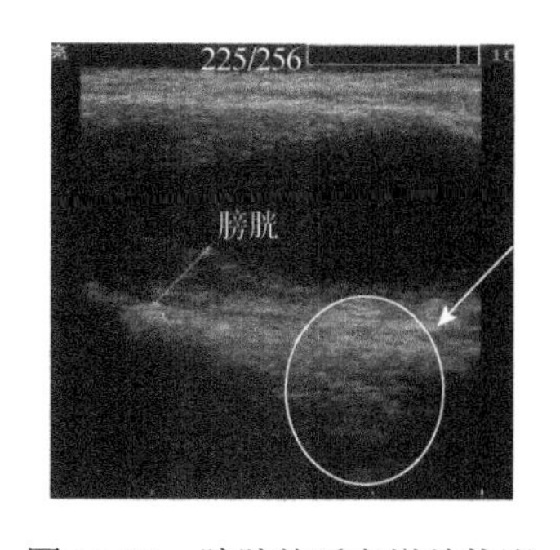

图 10-35　膀胱的后方增益伪影

八、衰减或者强反射声影

超声在传播过程中，如遇到强反射或高衰减的组织或病变时（如血管内钙化斑块、气体、骨骼、结石），其后方会形成回声低弱甚至接近无回声的平直条状区，称为衰减或者强反射声影，见图 10-36（a）。在较多纤维组织、韧带或疤痕组织的下方，纤维组织等将回声吸收得过多，会造成其下方的超声能量明显减弱，即所谓弱照射。弱照射情况下界面回声必然更弱，常难显示该处的细节而致漏诊。在大块钙化结石或骨骼下方，衰减更大，更难显出图形细节。例如，图 10-36（b）所示的胆结石强反射，导致身后留下长长的伪影不能误诊为液性暗区。

气体与软组织间声阻抗差别极大，其反射系数在 99.95%以上，气体本身的声衰减又最大。强烈反射与大量衰减相结合，使气体层下方的脏器或病灶被完全掩

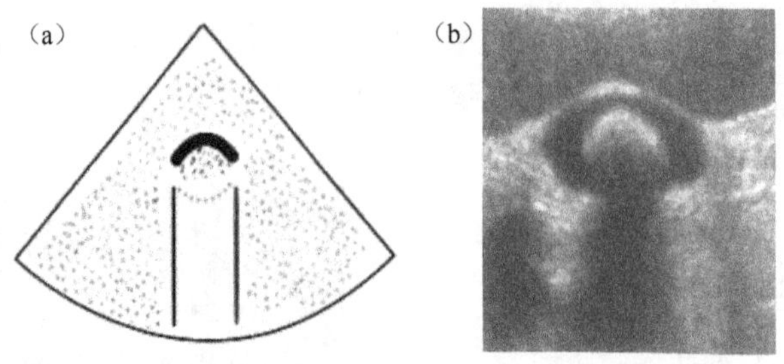

图 10-36　衰减或者强反射声影（a）及结石强反射声影（b）

盖，绝对无法在声像图上显示。胃肠道高度充气时，这种现象更为显著，有时即使十分明确的病灶，超声也无能为力；肺内巨大病灶周围有肺组织包绕，超声仍然不能测及。

九、组织声速差异引起的伪影

纵向测距误差取决于介质声速与软组织平均声速间的差值，如图 10-37（a）所示，本来水平的组织结构界面，由于声速较低的组织存在，回波时间加长，使得本来水平平整的界面扭曲为弯曲界面；横向测距伪差多由折射的结果引起，也与界面两侧的声速变化有关，如图 10-37（b）所示，导致目标真实的位置与图像显示的位置不一致。声速差异引起的伪影，对于不同仪器差异不同，最大测距误差纵向可达 3mm，横向可达 7.9mm。

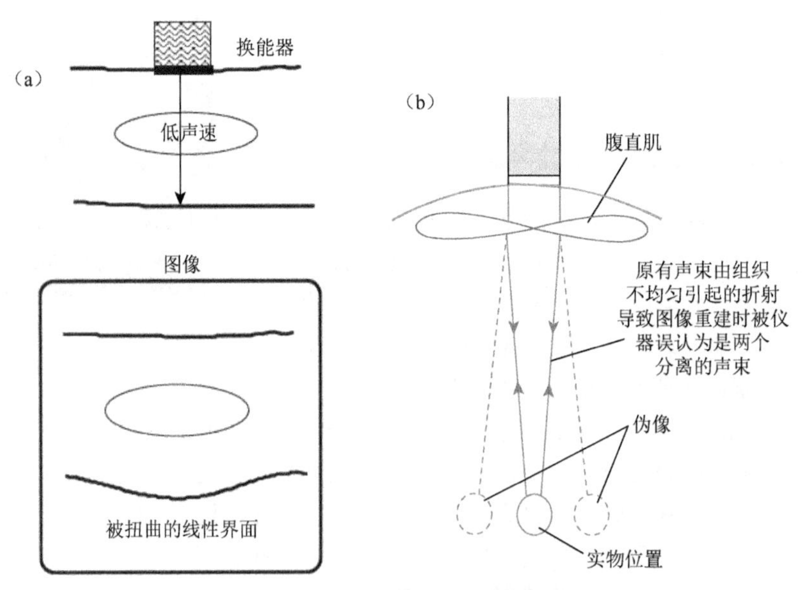

图 10-37　组织声速差异引起的伪影

（a）为纵向；（b）为横向

十、混响效应

对于镜面型大界面，如果界面两侧声阻抗差别较大，而第一界面中物质的衰减较小或者厚度甚小时，最易发生混响效应，这时 B 超仪器将两个界面之间声波的来回反射，误判为不同深度多层界面的反射。这一现象最易在浅部囊肿中出现，在充盈的膀胱也同样容易出现。在声像图中表现为界面上方的各层组织结构成为倒影映入液性的无回声区之中。混响效应也同样存在于实质性反射之中，如图 10-38 和图 10-39 所示。

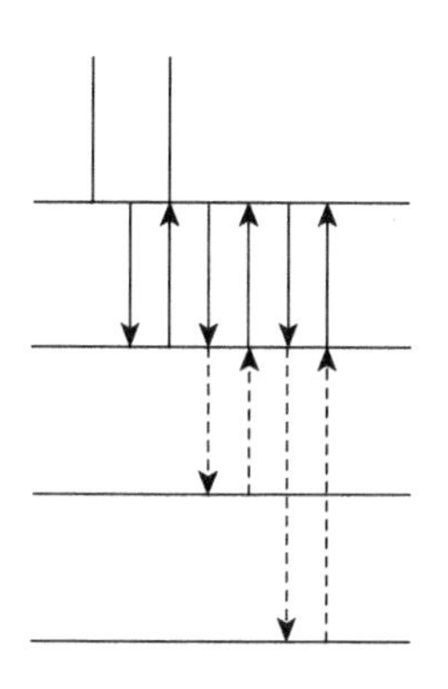

图 10-38　两界面间多次反射造成的回声混响

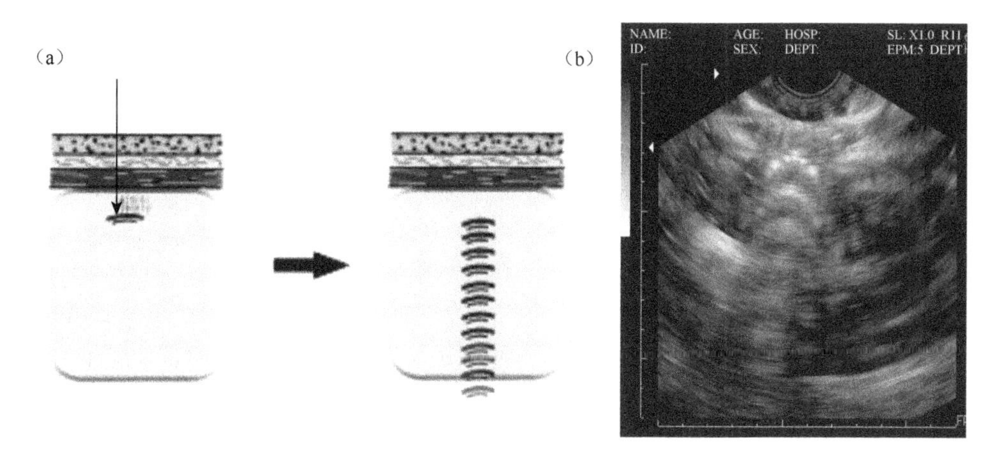

图 10-39　多次内部混响示意图（a）及由此引起的声影（b）

还有很多形成伪影的原因，如散射体引起的伪影、近场盲区引起的伪影等，这里就不再一一详述。

思考与练习题

一、是非题

1. 通常要求超声耦合剂具有良好的导电性。（　）
2. B 超探头可以很好地直接探测浅表的组织结构。（　）

二、选择题

1. 临床上，B 超图像诊断被广泛应用于____等科室。

A. 胸外科　　B. 心内科　　C. 妇产科　　D. 五官科

2. 超声耦合剂____。

A. 用在患者和换能器之间　　B. 主要是用来润滑，减少摩擦

C. 消除空气，增加超声的通透性　　D. 通常是水性高分子凝胶

3. TGC 操作是因为____。

A. 聚焦　　B. 机器不稳定　　C. 换能器老化　　D. 探测深度方向衰减

4. 在诊断方面，超声波被用于____。

A. 产生生理功能的动态图像

B. 显示软组织结构

C. 监测心脏瓣膜的运动

D. 可产生三维图像

5. 下列属于强回声的是____，属于中等回声的是____，属于弱回声的是____。

A. 宫内节育环　　B. 子宫肌层　　C. 血流

6. 伪影可能由下述____因素引起。

A. 仪器假设声波直线传播

B. 仪器认为组织声速均匀

C. 仪器认为所有回波来自主瓣

三、简答题

1. 临床上形状为球形的结石、胃肠气、囊肿的 B 超图像分别呈现什么灰度特征？请图示。

2. 乳腺良性肿块与恶性肿瘤 B 超图像的差异有哪些，如何鉴别？

3. 理解各种超声伪影产生的机制，并掌握区别方法。

4. 瘤肿的超声图像有何特征，机理是什么？

5. 不同类型组织的超声特性差异是如何反映在 B 超图像上的？请示例说明。

6. B 超图像中的噪声有什么特点？采用什么样的数字图像处理技术可以较好地滤除超声图像中的噪声？

7. 请用 Matlab 等编程语言，实现中值滤波和直方图均衡算法，并处理一幅 B 超图像，比较处理前后图像的差异。

8. 辨析侧壁回声失落（echo loss）和边缘折射伪影的差异。

9. 哪些原因会造成“点状实物”的 B 超图像成为“线状伪影”？

10. 辨析部分容积效应（声束宽度伪影）与旁瓣效应伪影的差异。

11. 下图（a）是换能器的主瓣和旁瓣的声束图，（b）图中圆圈“○”为被测物在图像视场中的真实位置，请在（b）图中画出旁瓣效应引起的伪影可能的位置和图像，并说明伪影成像机理。

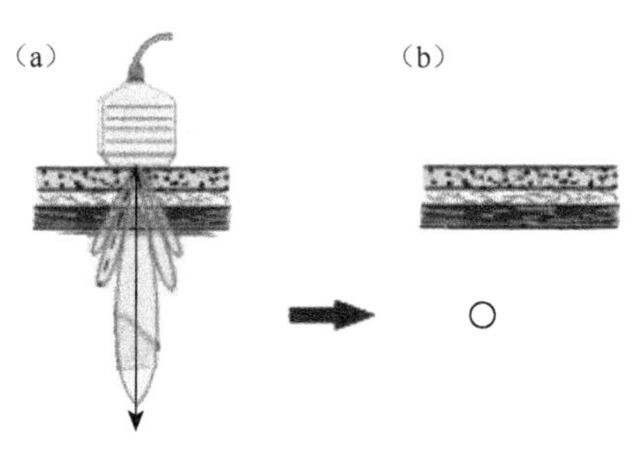

题11图

参考文献

牛金海. 2020. 超声原理及生物医学工程应用. 上海：上海交通大学出版社：165～192

Gibbs V，Cole D，Sassano A. 2013. 超声物理基础必读.戴晴，孟华主译. 北京：人民军医出版社：36～43

第十一章

超声多普勒成像原理

第一节　超声多普勒血流测量原理

人体血液成分虽然非常复杂，但血液对超声波的散射主要来自红细胞，而血小板等的散射可以忽略不计。红细胞的形状一般为扁平的圆盘状，直径约为8.5μm，中央下凹。以超声工作频率为3MHz为例，其波长为0.5mm，约为红细胞直径的60倍，因此红细胞是很好的超声散射源。红细胞的散射强度与其浓度密切相关。

经典物理中介绍过，当声源、媒质及接收器三者中，任何两者有相对运动，接收到的声波的频率就与原发射频率不同，两者之差为多普勒频移，且它们之间的关系满足式（11-1）：

$$f = \left(\frac{v + v_{\mathrm{r}}}{v + v_{\mathrm{s}}}\right) f_0 \tag{11-1}$$

式中，f_0为发射波频率；f为接收到的声波的频率；v为媒质中声波的速度；v_{r}为接收器相对于媒质的速度，当接收器朝着声源方向移动时，这个值为正值，反之为负值；v_{s}为声源相对于媒质的速度，当声源的移动方向远离接收器时，这个值为正值，反之为负值。只要声源与接收器向背而行，接收到的频率就会降低。

当超声换能器从一定角度辐照血管，运动的血流经过声场时，由于运动红细胞的散射作用，换能器接收的回波信号产生一个多普勒频移量Δf。一般认为血流速度即红细胞的运动速度为每秒钟几十厘米。如图11-1所示，血流远离探头，回波信号频率减小，血流流向探头，回波信号频率增大。

建立如图11-2所示的模型，以研究超声多普勒频移的计算公式。假设有一运动目标沿水平方向的移动速度为V，有一束频率为f_{i}的超声波以ψ_{i}的入射角辐射到运动物体上，接收换能器的方向与水平方向呈ψ_{r}角度。

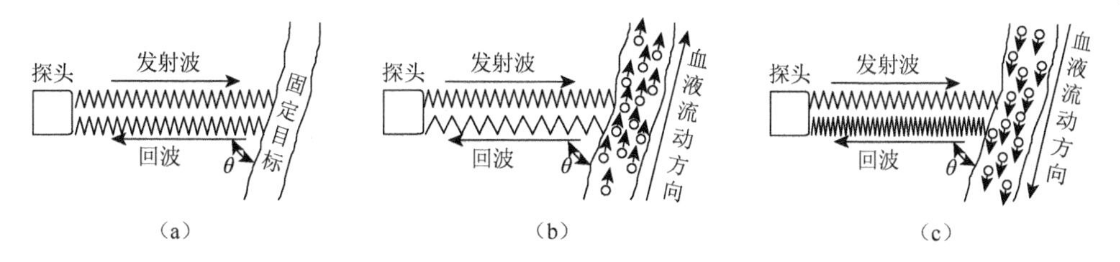

图 11-1　超声波频率变化示意图

（a）固定目标的回波；（b）逆向血流的回波；（c）正向血流的回波。θ. 声束与血管的夹角

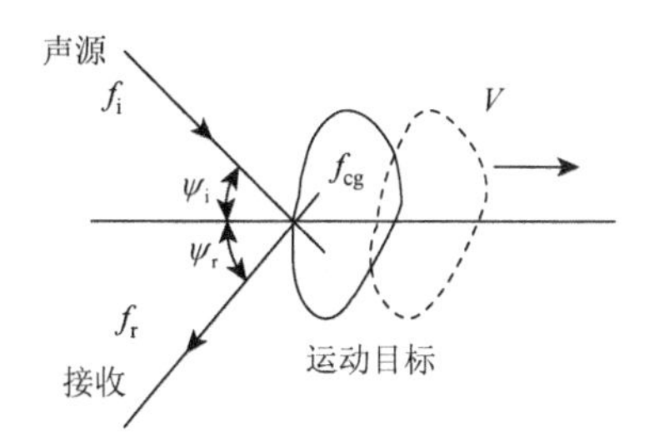

图 11-2　超声波频率变化示意图

当声源与反射或散射目标之间存在相对运动时，接收到的回波信号将发生多普勒频移，它的幅度大小及正负与相对运动速度的幅值和方向有关。

1）声源至运动界面，运动界面接收到的频率 f_{cg} 为

$$f_{cg} = f_i\left(1 - \frac{V\cos\psi_i}{c}\right) \tag{11-2}$$

2）运动界面至接收通路，接收器接收到的频率 f_r 为

$$f_r = \frac{c}{\lambda_r} = \frac{f_{cg}}{1 + (V\cos\psi_r / c)} \tag{11-3}$$

3）当声波在介质中的传播速度远远大于目标的移动速度时，即 $c \gg V$ 时，多普勒频移 f_d 为

$$f_d = \Delta f = f_r - f_i = -\frac{V}{c}(\cos\psi_i + \cos\psi_r) f_i \tag{11-4}$$

式中，c 为声速。

根据上式，当血流方向朝向探头时，$f_d > 0$，称为正向流。当血流方向离开探头时，$f_d < 0$，称为反向流。当血流方向与声束方向垂直时，$f_d = 0$。以人体内血流的运动状态检测为例：声波的发射源与接收器均为超声探头自身，在检测时刻，探头是固定不动的。假定频率 f 为 3.5MHz 的超声波，正对着以 0.1m/s 速度运动的血流发射，正常声速 $c = 1540$m/s，则回声的频移量 Δf（由 $\Delta f = 2f \cdot V/c$ 可得）为 ±450Hz。由此可见，多普勒频移量 Δf 与超声固有频率 f 及反射目标的运动速度

V 成正比；与声波在组织中的传播速度成反比。另外，常用超声频率在人体组织中产生的多普勒频移量 Δf 恰好在人耳的敏锐听觉辨别范围内（为 200～1200Hz），因此只要将此信号检测放大后，仅凭有经验的医生聆听，就可以获得有价值的临床诊断信息。在实际应用中，超声的发射与接收并不一定正对着探测目标的运动方向，多数情况下它们之间会存在一个夹角 θ，因此上述多普勒频移量 Δf 的完整表达式应为：$\Delta f = 2f\cos\theta \cdot V/c$，如表 11-1 及图 11-3 所示，当 $\theta = 0°$时，血流流向正对着探头，这时测得的多普勒频移正向最大，当 $\theta < 90°$时，血流流向探头；当 $\theta = 90°$时，血流方向与探头的声束方向垂直，这时测不到多普勒频移信号，当 $\theta > 90°$时，血流方向背向探头，当 $\theta = 180°$时，血流方向完全背离探头，这时测得的多普勒频移负向最大。

表 11-1　不同入射角的 cosθ 值

θ 角/(°)	cosθ 值
0	1.00
30	0.87
45	0.71
60	0.50
75	0.26
90	0.00

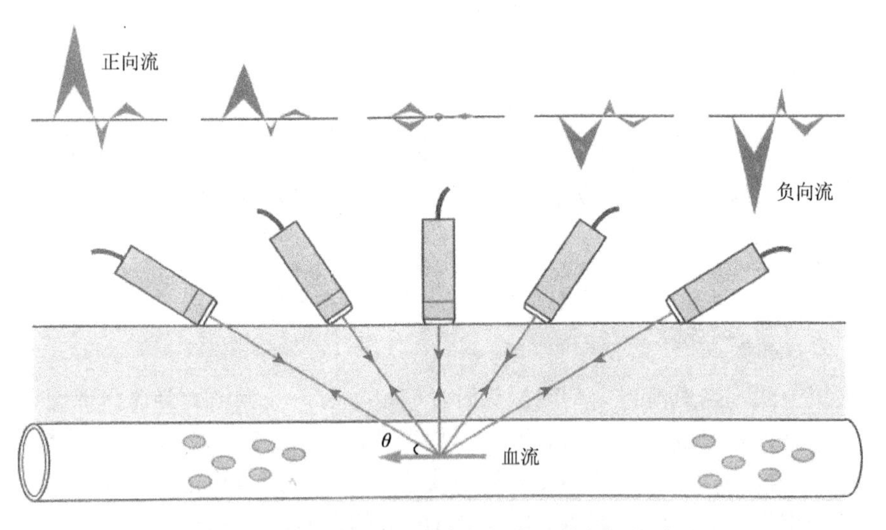

图 11-3　超声多普勒测血流与声束入射角的关系图

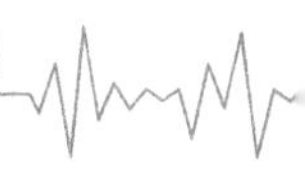

第二节　超声多普勒血流成像仪

D 型超声成像诊断仪主要分为如下三种：①连续波超声多普勒成像仪；②脉冲波超声多普勒成像仪；③彩色多普勒血流成像系统。

一、连续波超声多普勒成像仪

连续波超声多普勒成像仪被最早应用，其架构如图 11-4 所示。主频振荡器产生并输出频率为 f 的振荡信号，送入超声发射驱动单元，经过放大后驱动探头中的压电换能器向外辐射出频率为 f 的连续超声波。接收到频率为 f' 的回声波，将之转换为电信号，通过电缆线送至机器的高频放大单元，经过信号幅度放大后再送至混频解调器作解调处理。混频解调器是一个非线性差频处理单元电路，它有两个输入信号端口和一个信号输出端口。两个输入信号分别为：①高频放大单元送来的信号 f'；②主频振荡器分出的参考信号 f。在混频解调器内，这 2 个信号进行混频、相差处理，将差频信号 $\Delta f = f' - f$ 从输出端口送出。根据处理和显示方式的不同，可转换成声音、波形或血流图以供诊断。

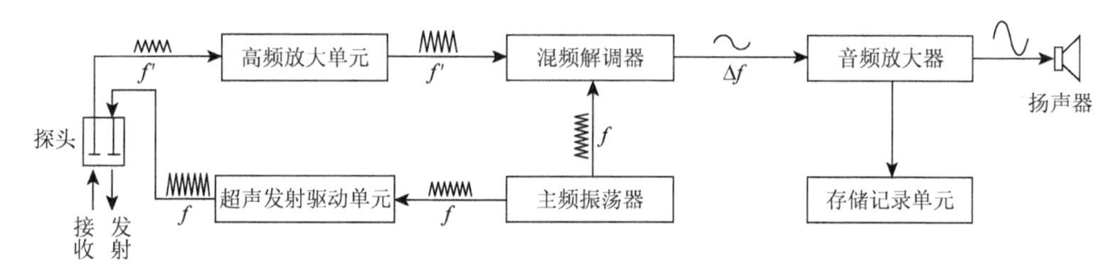

图 11-4　连续波超声多普勒成像仪的架构

通常，连续波超声多普勒成像仪是超声波束方向上所有深度的被测运动目标信号的总和，没有空间分辨力。如果想测量组织某一区域的超声多普勒平移，可以利用发射和接收声束交叉技术来实现距离选通，如图 11-5 所示。声束交叉域法采用两个相隔一定距离的探头，一个发射，另一个接收。当发射声束与接收声束在人体某一深处交叉时，这一阴影区域的血流信号就被检测到了。

连续波超声多普勒的优点是：连续多普勒信噪比高，适合弱信号提取，最大检测速度与最大检测深度不会相互制约。其缺点是：无法测距，且需要取样单元体积大，体积大小和形状随声束夹角和取样深度的变化而改变。

二、脉冲波超声多普勒成像仪

脉冲波超声多普勒成像仪中的探头兼作发射、接收两用，其结构如图 11-6 所示。

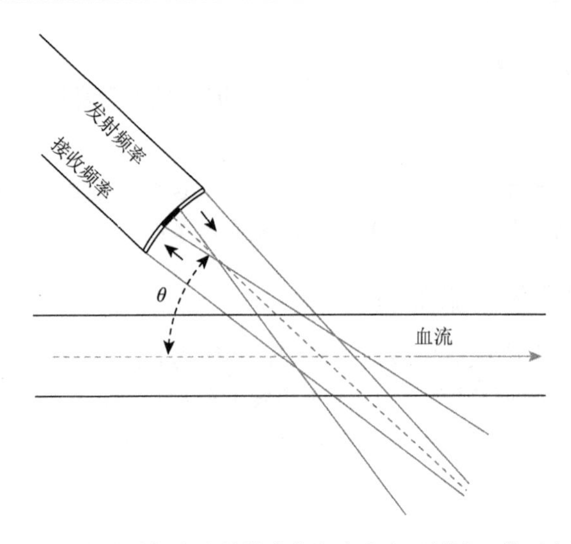

图 11-5　连续波超声多普勒成像仪声束交叉域法工作示意图

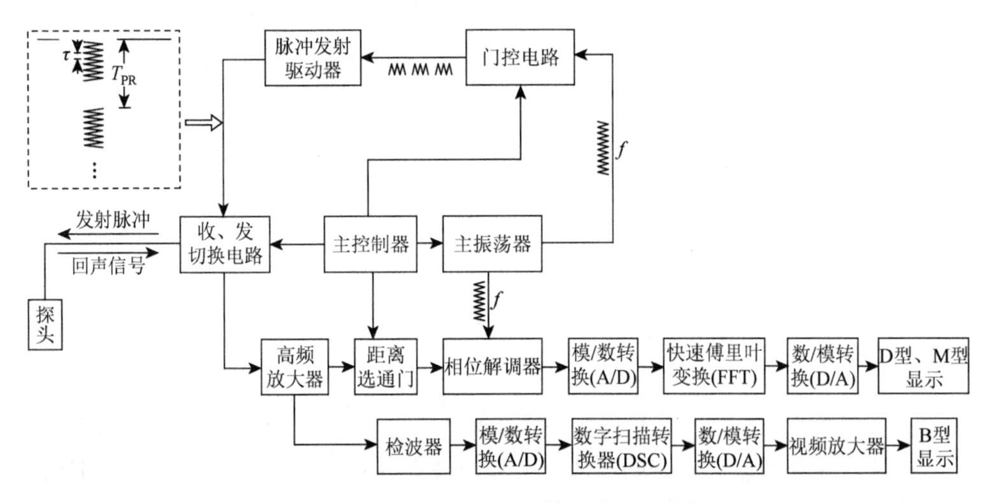

图 11-6　脉冲波超声多普勒成像仪的结构

在医学临床诊断中，往往要求有选择地对人体某一深度血管进行无损测量，这样就产生了各种有距离选通功能的超声多普勒技术。获得人体内部所需探测目标的回声信息，就必须采用距离（或深度）选通接收门控制器。在人体软组织中，超声的传播速度差别不大，可以将平均声速视为常数（$c = 1540\text{m/s}$），故从发射脉冲信号的前沿为起始时刻（t_0）计起，至返回脉冲信号的到达时间（t_1）的长短与运动器官距离换能器的深度成正比。只要调节距离选通门的启闭时间，就能控制探测距离和沿着这一距离方向上的一段长度（又称作“容积”）的多普勒回声，这样就可以只接收感兴趣目标的回声信号，滤除前后的无关信号。脉冲波超声多普勒成像仪利用距离采样门及时间延迟技术对特定深度的被测运动目标进行分析，如图 11-7 所示。

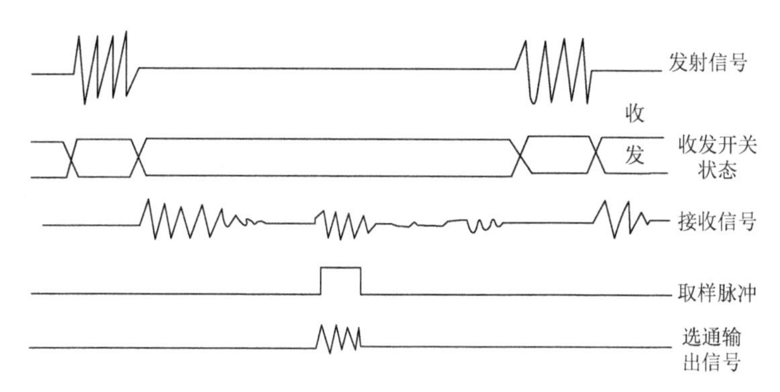

图 11-7　脉冲波超声多普勒距离选通时序

三、彩色多普勒血流成像系统

脉冲波超声多普勒成像仪探测的只是一维声束上超声多普勒血流信息，获得血流的信息和显示功能有限。而二维彩色多普勒成像技术，对于血流的多种状态具有强大的显示能力，如：同时显示心脏某一断面上异常的血流分布情况；反映血流的途径及方向；明确血流性质是层流、湍流或涡流；可以测量血流束的面积、轮廓、长度、宽度；血流信息能显示在二维切面像或 M 型图上，更直观地反映结构异常与血流动力学异常的关系等。

为此，人们发展了彩色多普勒超声显像仪（CDI），又称彩色多普勒超声血流图（CDF），血流的分布和方向呈二维显示，不同的速度用不同的颜色加以区别，与 B 超结合，形成彩色多普勒血流成像系统。B 超和多普勒系统的结合能更精确地定位特定血管信息。其中，血流方向的显示，在 CDI 中，以彩色编码表示血流方向，红色或黄色表示血流流向探头（热色）；而以蓝色或蓝绿色表示血流流离探头（冷色）。而在频谱多普勒显示中，以零基线区分血流方向。在零基线上方显示血流流向探头，零基线以下显示血流离开探头。关于血管分布的显示，CDI 显示血管管腔内的血流，因而属于流道型显示，它不能显示血管壁及外膜。此外，采用 CDI 技术可以鉴别癌结节的血管种类，用 CDI 也可对肝癌结节的血管进行分类。

如图 11-8 所示，彩色多普勒血流成像系统通过接收电路接收到的回声信号后，进行如下处理流程。①模拟滤波：该系统中，超声探头的中心频率为 6～10MHz，高于普通 B 超的工作频率，适合浅表血管的诊断，带宽一般比较固定，回波信号较弱，因此需要中心频率高、机械品质因数（Q_m）值较高、稳定性强和中心频率可调的带通滤波电路，以滤除系统电源引入的低频噪声和其他高频噪声。②前置放大、AD 采样及 TGC 处理：超声回波信号一般都比较微弱，需要前置放大到

ADC 采样的量程范围内，之后再进行 TGC 等处理。③波束合成：波束合成完成对信号的延时加权累加，实现动态聚焦接收；之后的信号分两路处理，一路进入数字 B 超 DSC，另一路进入多普勒频移信号处理子系统。④组织结构形成：数字 B 超 DSC 处理之后，以 B 超形式显示需要测量血流分布的组织结构，最后与多普勒处理的结果结合形成组织的彩色多普勒图像。⑤回波信号解调：进入多普勒信号处理子系统的信号包含高频的发射信号（f_0 载波），其频谱如图 11-9（a）所示，需要通过解调处理分离提取多普勒频移 f_d，通常采用正交解调技术，关于这部分内容下面章节重点介绍。⑥取样选通：解调之后的信号，再经过取样选通，获取需要做多普勒处理的区域的数据信息。⑦壁滤波器：解调之后的信号，再经过低通滤波器滤除高频载波信号，这时虽然消除了发射信号 f_0，但是其中仍然还有静止目标及血管壁等慢速目标的低频回波干扰信号，如图 11-9（b）所示，为提高血流速度估计的精度，采用壁滤波器消除低频干扰，即图 11-9（b）所示中的杂波，壁滤波器通常采用固定目标消除器（FTC）技术，为高通滤波器。⑧流速估计：经过壁滤波器之后，得到相对干净的多普勒频移信号，这时可以进行流速估计，得到血流速度、流向、方差、功率等的估计，流速估计的方法很多，其中时域自相关法在估计精度、计算速度、实时性方面具有很大优势，在具体实践中多被采用，下面章节也重点介绍。⑨后处理：后处理主要是针对流速估计得出的二维血流分布图进行平滑、降噪等处理，具体方法一般包括帧内或者帧间数据的均值、滤波等，不同硬件设计所采用的后处理方法也不同，常用的方法是利用图像中相邻的像素进行平均。⑩优先编码：经过后处理的血流数据要通过伪彩色编码，再与组织形态灰度图（B 超图像）叠加形成彩色血流图像。在进行伪彩色编码之前，还要判断信号是真正的血流信号还是由组织运动或者噪声产生的伪影，以决定在相应的区域显示灰度结构信息还是显示伪彩色血流信息。这一过程称为优先编码，也称为伪影抑制。这一过程的目的是使彩色血流图与形态灰度图能很好地吻合，不出现血流和血管壁之间存在缝隙或者血路“溢出”血管的现象。

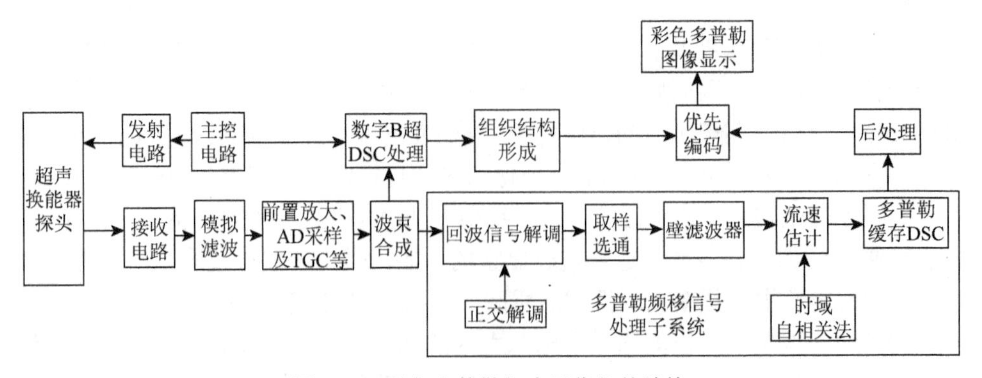

图 11-8　彩色多普勒超声显像仪的结构

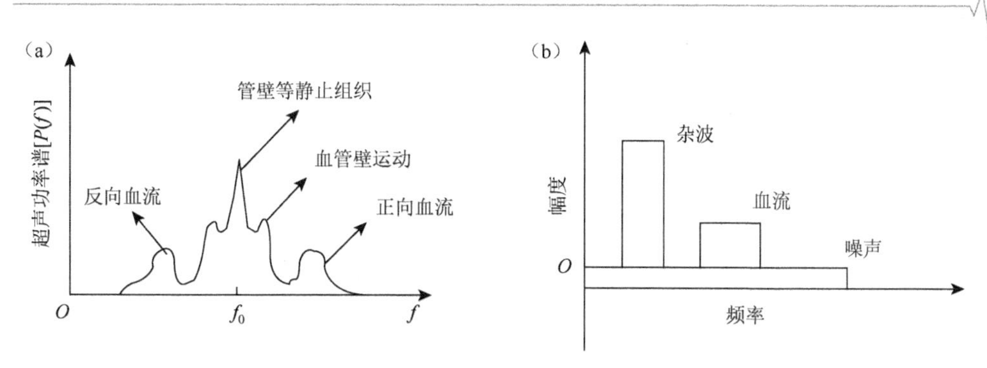

图 11-9 超声回波的多普勒信号频域模型（a）和解调之后的回波信号频谱组成（b）

1. 彩色多普勒二维图像及声谱图的解读

通过数字电路和计算机处理，将血流的某种信息参数处理成国际照明委员会规定的彩色图。规定血流的方向用红色和蓝色表示，朝向探头的运动血流用红色表示，远离探头运动的血流用蓝色表示，而湍动血流用绿色表示。血流的速度与红蓝两种彩色的亮度成正比，正向速度越高，红色的亮度越亮，如图 11-10 所示。

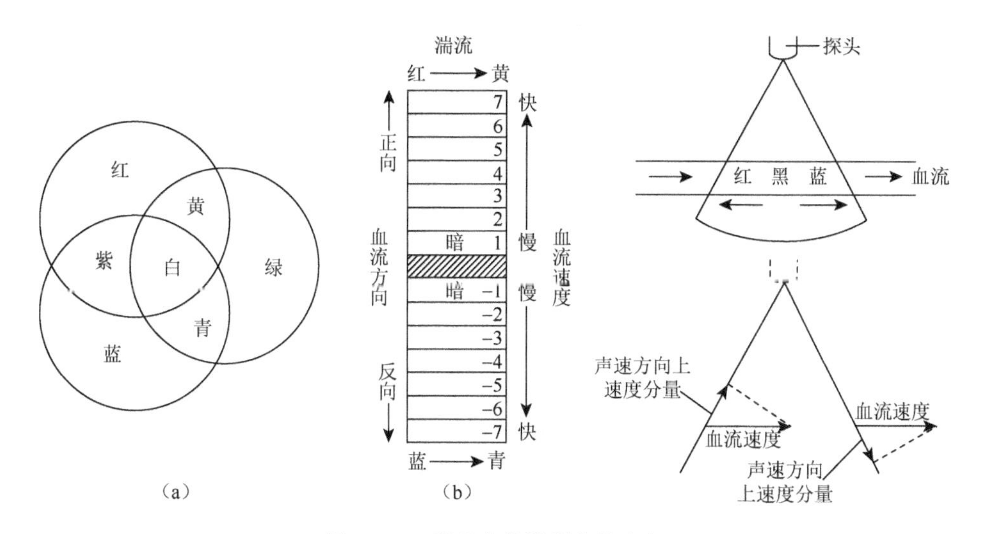

图 11-10 彩色多普勒彩色的含义

（a）为由 RGB 三基色生成的其他颜色；（b）为血流流向、流速与颜色的映射关系；（c）为场景示意图

在彩色多普勒中，由于血流的方向决定了血流的颜色，同一流向的血流处在与声束不同角度时，血流的颜色也可能不同，如图 11-10 所示。彩色多普勒测血流的示意图如图 11-11 所示，一般由一幅 B 超图像叠加一个彩色多普勒窗口而成。图 11-11 中是胎儿降主动脉的多普勒血流测量示意图，右上角为声谱图。

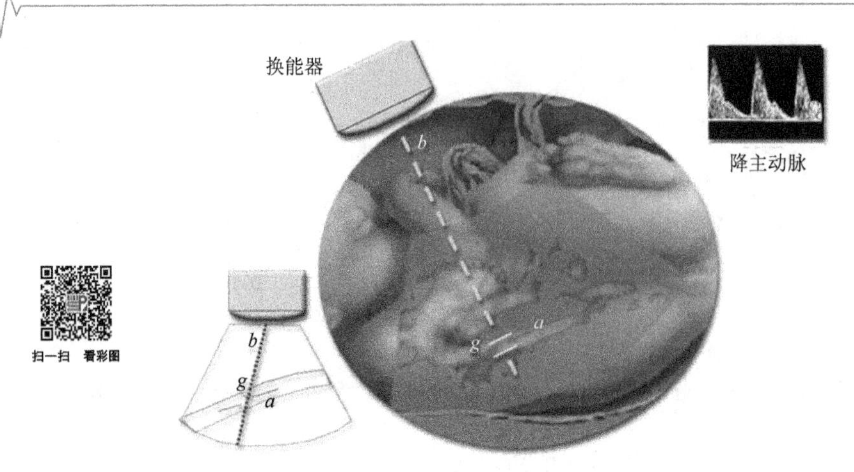

图 11-11 胎儿降主动脉的 B 超与彩色多普勒的组合显示示意图（右上角为声谱图）

b. 多普勒声束的方向；*g*. 采样容积；*a*. 提示正确的角度

1）图 11-12 中上半部分表示 B 超图像与彩色多普勒的结合，其中彩色部分表示运动的多普勒血流区域，红色表示正向流，蓝色表示负向流；贯穿于这幅图的一条白色直线指示当前声束的轴线方向；血管内平行于血管壁的短白线指示声束轴应该的正确方向，也表明了当前声束与血流方向的夹角；垂直于声束轴线的两平行短线表示取样容积，代表下面声谱图所采用的原始数据的区域。下半部分是取样容积内的血流的声谱图。

2）血流方向显示：如图 11-12 所示，血流朝向换能器时频谱被显示在基线上面（正的多普勒频移），而血流背离换能器而去则显示在基线下面（负的多普勒频移）。基线表示血流速度为 0 的点。关于正向流和反向流及其声谱图可以看图 11-13。

3）血流时间：频谱曲线上横轴代表时间，即血流持续时间，单位为秒（s），可与心电图同步记录，分析血流随时间的变化。

4）血流速度：纵轴代表速度（频移）大小，单位为 cm/s。

5）频谱宽度：表示多普勒频移在垂直方向上的宽度，即某一瞬间采样血流中血细胞速度分布范围的大小。如速度分布范围大，频带则宽；如速度分布范围小，频带则窄。

6）频谱强度：即通过频谱线灰阶的强度表示信号强度，表示某时刻采样容积内血流速度相同的血细胞数目的多少。速度相同的血细胞数目多，则后向散射回声强，灰阶级数高（显示较亮）；反之回声弱，灰阶级数低（显示较暗），如图 11-14 所示。

7）回声频谱图中峰值部分表示此刻血流速度最大，代表收缩期的血流速度；经过一段时间之后，谱线幅度回落到基线附近，表示此刻血流速度下降并接近 0，代表舒张末期的血流速度。健康人的声谱图中，在一个心脏运动周期有明显的频谱窗口。

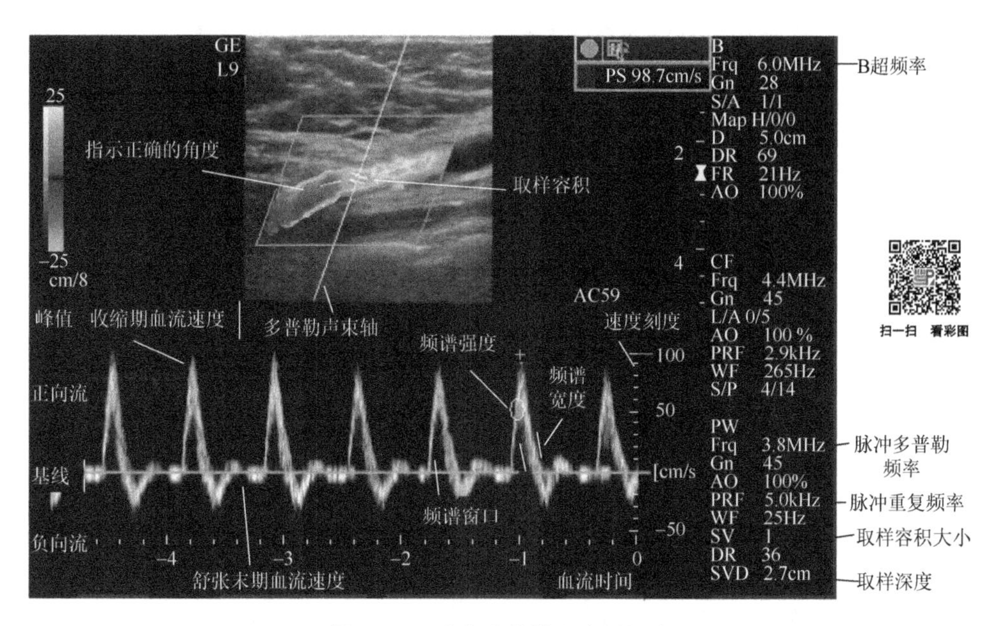

图 11-12　彩色多普勒血流图解读

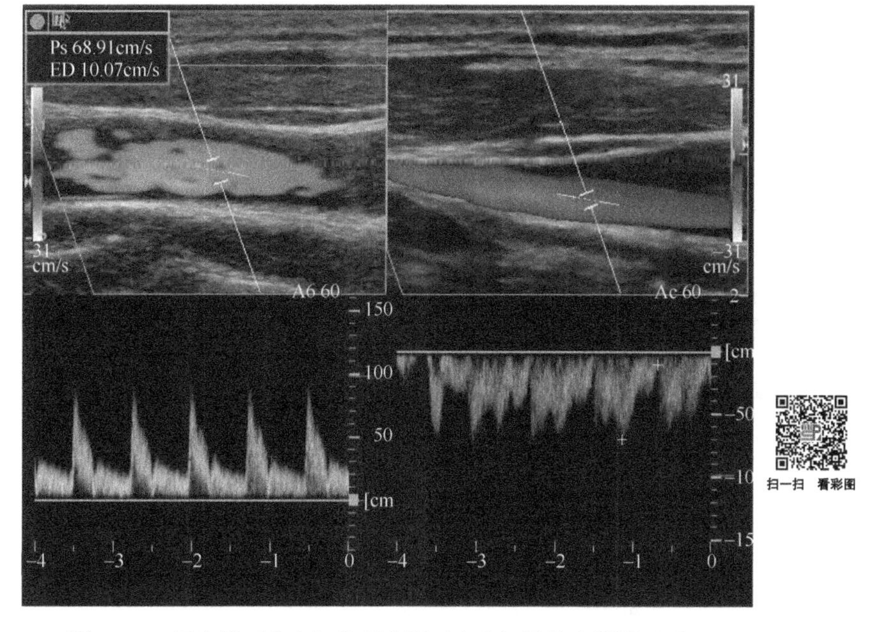

图 11-13　正向流（上左）和反向流（上右）及其声谱图（下）

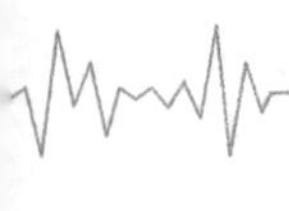

扫一扫 看彩图

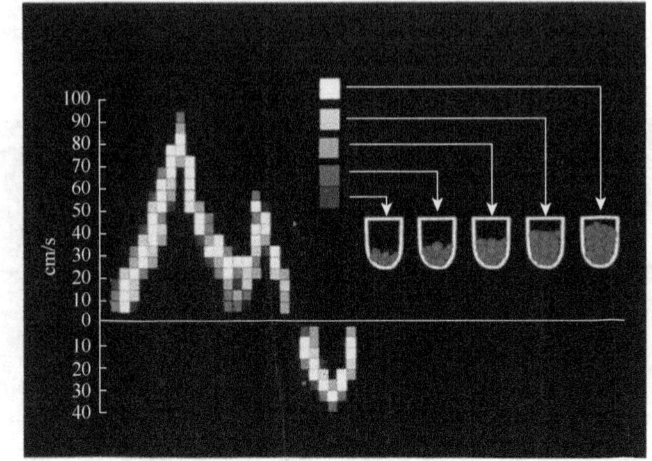

图 11-14 谱线灰度与红细胞数量的关系

8）关于取样容积及其位置和大小对声谱图的影响，如图 11-15 所示，如果取样容积大，则包含的血细胞多，血细胞的速度分布宽，导致声谱图的频谱宽度增大；如果取样容积小，则被测区域的血细胞少，血细胞的速度分布窄，导致声谱图的频谱宽度变窄。取样容积位置对声谱图的影响，如果取样容积落在血管中央，在这种情况下，血流速度较大，声谱图的幅度就大；如果取样容积落在血管壁附近，在这种情况下，血流较慢，则声谱图表示血流速度的幅度就小。

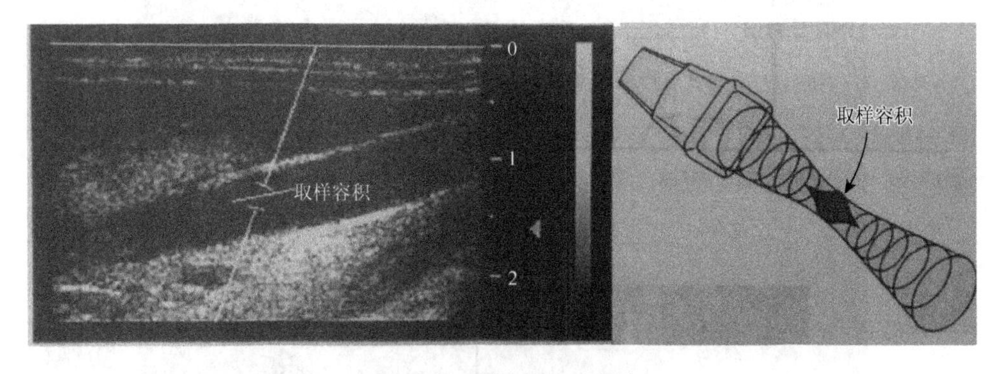

图 11-15 取样容积示意图

2. 血管中层流和湍流的声谱图

血管中层流和湍流的声谱图见图 11-16～图 11-18。

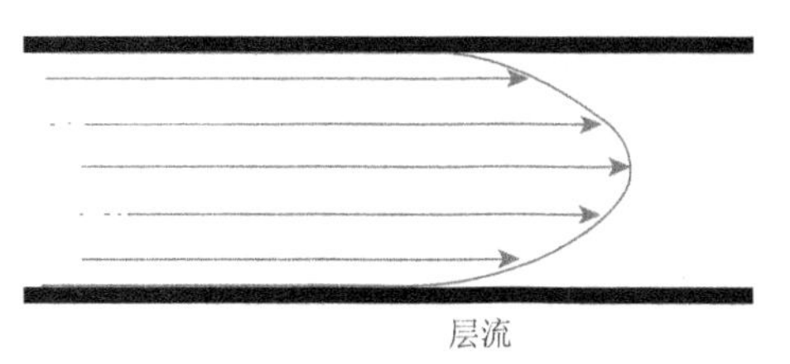

图 11-16　血管内血液层流示意图

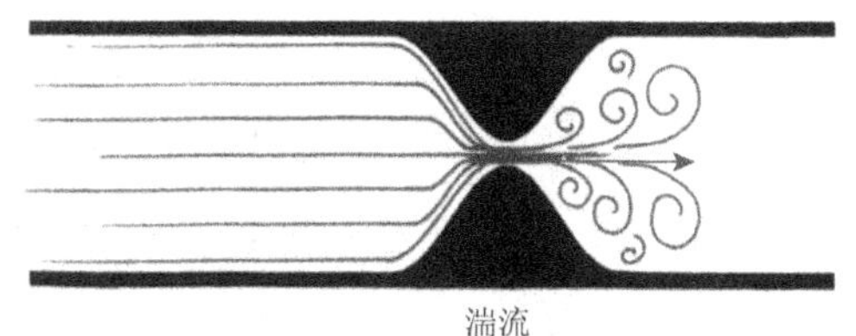

图 11-17　血管内血液湍流示意图

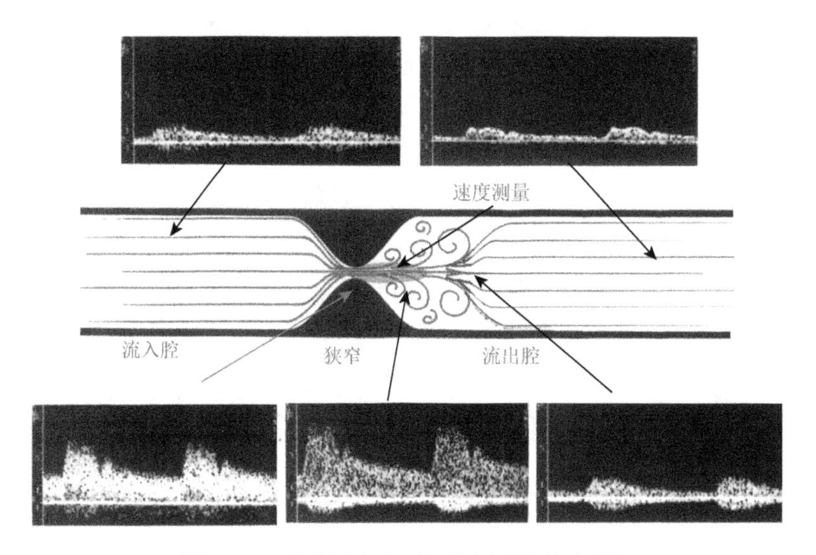

图 11-18　湍流过程中不同位置对应的声谱图

3. 脉冲波超声多普勒的局限性

脉冲波超声多普勒的局限性有以下三个方面。

1）脉冲重复频率 F_{PR} 与最大测量速度。采用脉冲波多普勒超声测量血流速度受到脉冲重复频率的限制。为了准确显示频移大小和方向，根据采样定理，F_{PR} 必须大于多普勒频移 f_d 的两倍，即 $F_{PR}>2f_d$，或 $f_d<1/2F_{PR}$，采样率不足造成的数据失真见图 11-19。$1/2F_{PR}$ 称为奈奎斯特频率极限，如果多普勒频移（或换算成血流速度）超过这一极限，脉冲多普勒所测量的频率改变就会出现大小和方向的伪影，即频率失真，或称为频率混淆（图 11-20，图 11-21）。

2）脉冲重复频率与最大采样深度。脉冲多普勒血流检测的最大采样深度（d_{max}）取决于脉冲重复频率，即由两个发射脉冲的时间间隔所决定，最大采样深度为

$$d_{max}=\frac{c}{2F_{PR}}$$

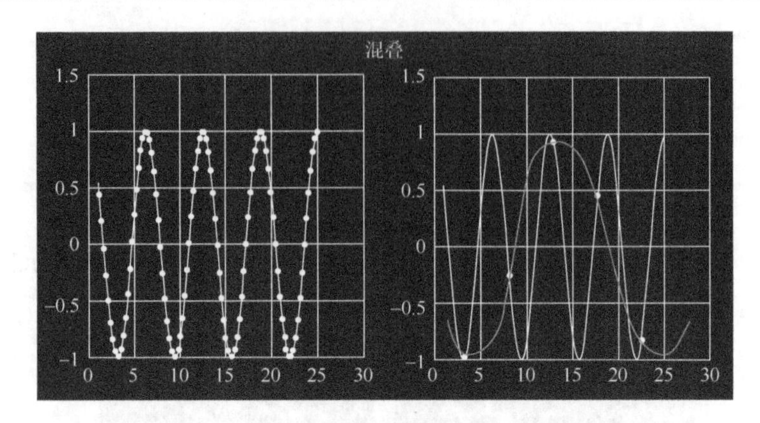

图 11-19　采样率不足造成的数据失真示意图

扫一扫　看彩图

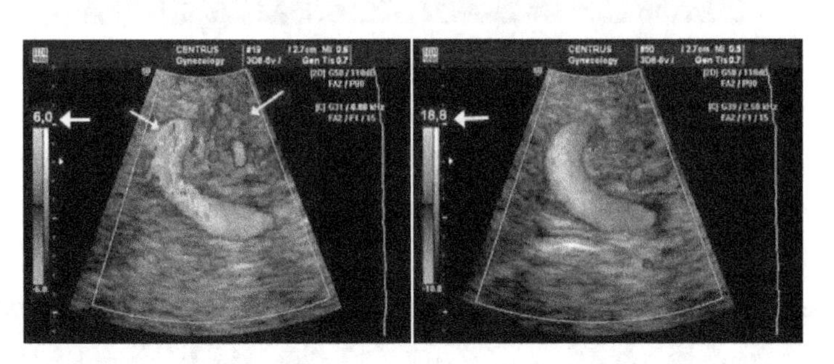

图 11-20　有混叠的彩色多普勒图（a）及提高 F_{PR} 消除混叠之后的图（b）

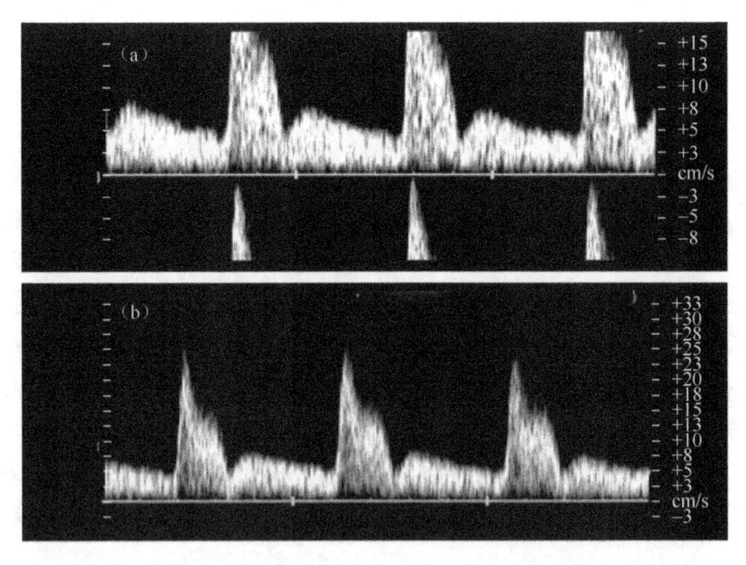

图 11-21　有混叠的声谱图（a）及提高 F_{PR} 消除混叠之后的声谱图（b）

脉冲重复频率越高，则两个脉冲的间隔时间越短，采样深度也越小；反之则采样深度越大。这样，为了获得深部的血流信息，就要以减少采样频率为代价。

3）距离测量与速度测量。当发射超声频率一定时，$d_{\max}$乘以$v_{\max}$（最大测量血流速度）的乘积为一常数，探测深度越深，则可测得的速度范围便越小，两者相互制约。

第三节　超声多普勒信号的处理与实现

通常发射信号遇到散射体时，其幅度、频率和相位会发生改变，这可以理解为散射体对发射信号进行了幅度调制、频率调制和相位调制。根据多普勒原理，固定不动的目标不会影响回波信号的频率，而移动的目标则使得回波信号的频率不再与发射信号相同，且频率的改变，即多普勒频移与移动目标的速度相关。临床上，若要从超声回波信号中提取血流的流速、流向及湍流等信息，需对回波信号做解调、流向判断、流速估计等一系列处理。通过解调，将低频的多普勒频移信号从高频载波中分离出来，将多普勒频移信号提取出来之后，可以进一步估计血流的方向和流速大小，如果多普勒频移为正值，则为正向流，表示血流流向探头，反之为负向流，血流背向探头流动，血流流速的大小与多普勒频移的平均角频率相关，实际中，可以通过时域自相关等方法获得这些信息。

一、多普勒频移信号的解调

超声多普勒换能器接收到的回波信号，既含有血流等快速运动目标的回波，又包含静止目标及血管壁等慢速运动目标等产生的回波信号。反映血液等运动目标状态的多普勒频移f_d相当于对发射信号（载波）f_0做了频率调制。将较低频率的多普勒频移信号从高频回波信号中提取出来的过程称为解调，多普勒频移信号的解调分为非定向解调和定向解调。非定向解调指的是解调过程无法获得血流的方向，只能得到血流大小。非定向解调又分为相干解调和非相干解调：相干解调指的是解调过程需要将入射波信号作为解调的参考输入，而非相干解调不需要入射波的信息。定向解调指的是通过解调既可以获得血流的大小信息，也可以获得血流的方向，定向解调有单边带滤波法、外差法等。

实际中，常用正交相位解调法处理多普勒回波信号，该方法的基本思想是：将回波信号$[\cos(\omega_0 t+\omega_D t+\varphi_D)]$放大并用AD采样成数字信号，然后分成两路，一路与载波信号$[\cos(\omega_0 t)]$相关解调，另一路与相移90°之后的正交载波信号$[\sin(\omega_0 t)]$相关解调，解调之后，再通过低通滤波器滤除2倍载波信号频率的高频成分$[\cos(2\omega_0 t)]$，得到频率较低的多普勒频移信号$[\cos(\omega_D t)]$，如图11-22所示（其中ω_0为发射信号角频率，ω_D为多普勒频移信号角频率）。

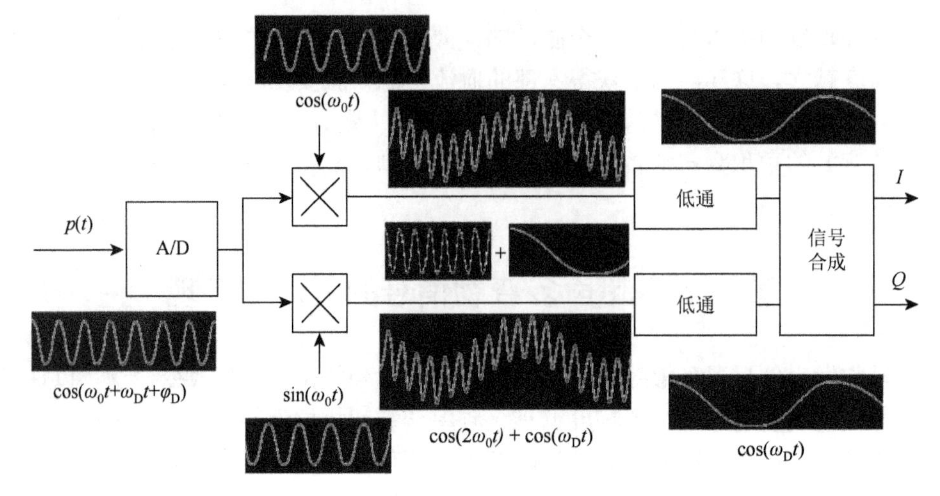

图 11-22　正交相位解调法

正交相位解调的具体操作如下。设发射信号为 $E(t)=E\cos(\omega_0 t)$ ，回波信号为 $p(t)$，其中含有杂波（固定目标的回波）、顺流和逆流分量等，如式（11-5）所示：

$$p(t)=A\cos(\omega_0 t+\varphi_0)+B_{\mathrm{F}}\cos(\omega_0 t+\omega_{\mathrm{F}} t+\varphi_{\mathrm{F}})+B_{\mathrm{R}}\cos(\omega_0 t-\omega_{\mathrm{R}} t-\varphi_{\mathrm{R}}) \quad (11\text{-}5)$$

式中，B_{F}、ω_F、φ_F 分别为顺流回波信号的幅度、角频率和相位；B_{R}、ω_{R}、φ_{R} 分别为逆流回波信号的幅度、角频率和相位。用参考信号 cos($\omega_0 t$)与 $p(t)$相乘，进行相干解调，利用三角函数的积化和差公式，可以将多普勒频移信号从载波信号中分离出来，读者可以自行计算，并用低通滤波器滤去 $2\omega_0 t$ 高频部分，得到直接通道的输出信号 $I(t)$为

$$I(t)=\frac{1}{2}A\cos\varphi_0+\frac{1}{2}B_{\mathrm{F}}\cos(\omega_{\mathrm{F}} t+\varphi_{\mathrm{F}})+\frac{1}{2}B_{\mathrm{R}}\cos(\omega_{\mathrm{R}} t-\varphi_{\mathrm{R}}) \quad (11\text{-}6)$$

类似地，正交通道的参考信号为 cos($\omega_0 t$–90°) = sin ($\omega_0 t$)，与接收信号相干解调，滤除高频信号，得到正交通道的输出信号 $Q(t)$为

$$Q(t)=-\frac{1}{2}A\sin\varphi_0-\frac{1}{2}B_{\mathrm{F}}\sin(\omega_{\mathrm{F}} t+\varphi_{\mathrm{F}})+\frac{1}{2}B_{\mathrm{R}}\sin(\omega_{\mathrm{R}} t-\varphi_{\mathrm{R}}) \quad (11\text{-}7)$$

再滤除低频杂波和直流分量，可得式（11-8）和式（11-9）：

$$I(t)=\frac{1}{2}B_{\mathrm{F}}\cos(\omega_{\mathrm{F}} t+\varphi_{\mathrm{F}})+\frac{1}{2}B_{\mathrm{R}}\cos(\omega_{\mathrm{R}} t-\varphi_{\mathrm{R}}) \quad (11\text{-}8)$$

$$Q(t)=\frac{1}{2}B_{\mathrm{F}}\cos(\omega_{\mathrm{F}} t+\varphi_{\mathrm{F}}+90°)+\frac{1}{2}B_{\mathrm{R}}\cos(\omega_{\mathrm{R}} t-\varphi_{\mathrm{R}}-90°) \quad (11\text{-}9)$$

直接通道和正交通道输出都包括顺流和逆流的多普勒频移信息，还必须经相域（图 11-23）或者频域处理技术进行分离才能检测出血流的方向信息。将正交通

道输出的 $Q(t)$信号超前 90°，再与 $I(t)$求和后得到逆流信号为

$$B_R \cos(\omega_R t - \varphi_R) \tag{11-10}$$

同理，将直接通道输出的 $I(t)$信号超前 90°，再与 $Q(t)$求和后得到顺流信号[注：$\cos(\pi/2 + \alpha) = -\sin\alpha$]为

$$-B_F \sin(\omega_F t + \varphi_F) \tag{11-11}$$

这样，就得到正向流和负向流的多普勒频移信息。

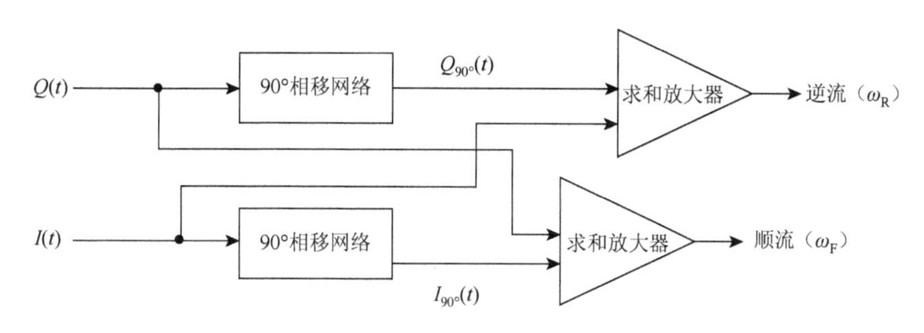

图 11-23　相域处理技术原理方框图

二、血流方向和速度的提取

经过解调及壁滤波器之后，将多普勒频移信号从复杂的载波信号中分离出来，但还需要对血流的速度和方向进行估计。

（一）血流方向信息的提取

血流方向信息的提取是建立在滤波基础之上的。通过数字滤波器（如同一扇依不同对象而开闭的人门）可选择出信号中的某些频率成分，衰减掉其他频率成分。由多普勒效应可知，频率信号本身就携带方向信息。如果获得高于发射频率的信号，意味着多普勒频移为正，血流分量朝探头运动；反之，如果接收频率低于发射信号，则意味着其代表反向血流，是远离探头运动的。血流方向信息的提取，可以在解调之前也可以在解调之后，解调之后的定向在上节正交解调中已经给出介绍。此外，定向的处理也可以在解调之前进行，比如采用单边带滤波技术。

下面简要介绍如何用单边带滤波技术提取血流方向信息。为了讨论方便，可将接收换能器接收的频移信号 $R_D(t)$表示为

$$R_D(t) = A_F \cos(\omega_0 t + \omega_F t) + A_R \cos(\omega_0 t - \omega_R t) \tag{11-12}$$

式中，A_F、ω_F 为顺流信号的振幅和多普勒频移；A_R、ω_R 为逆流信号的振幅和多普勒频移。

在实际解调时，用精密调谐的射频滤波器，让回波信号分别经过一个高通和低通滤波器，高、低通滤波器的截止频率设置为 ω_0，经过高通滤波器得到的信号

为正向流（$\omega_0+\omega_F$），经过低通滤波器得到的信号为负向流（$\omega_0-\omega_R$），但该方法对电路的要求极高，要求滤波器必须很精密、稳定性能好。图 11-24 给出了单边带解调法结构示意图，图 11-25 给出了单边带滤波波形示意图。如果先对回波信号进行 AD 采样，也可以设计数字滤波器实现单边带滤波。

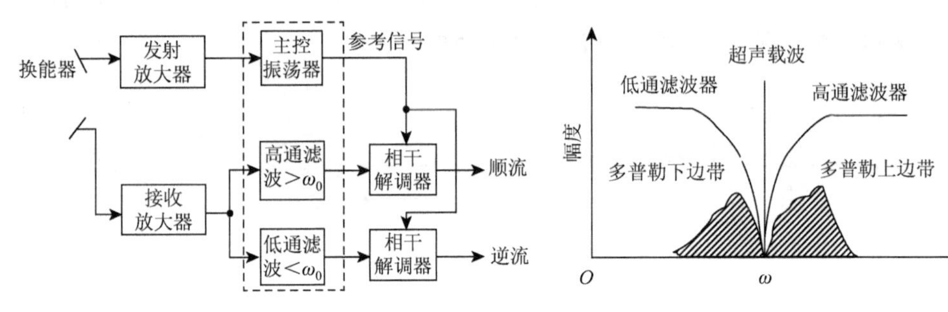

图 11-24　单边带解调法结构示意图　　图 11-25　单边带滤波波形示意图

（二）血流速度大小的提取

经过解调和定向处理，我们得到了只含有多普勒频移成分的信号，也判断出频移的正负，但是如何提取多普勒频移的具体数值，并对应到血流的速度上，还需要进一步的信号处理。血流速度提取的方法可分为频率分析法和时域分析法。时域分析法是常用的方法，其中时域自相关处理算法最为重要，下节专题来进行介绍。

第四节　多普勒血流回波的时域自相关处理算法

一、时域法提取多普勒频移的原理

先研究散射子运动速度与时域回波信号相位的关系，通常 B 超脉冲回波系统只提取各距离分辨单元的回声幅度，而脉冲多普勒系统还要提取各距离分辨单元的回声相位。

建立如图 11-26 所示的模型，散射子以速度 v 向右移动，第 i 次采样与第 $i+1$ 次采样之间的时间差为采样周期 T_s（即脉冲重复周期），又由于散射子的移动，实际上两次回波之间的时间差为 $T_s+\Delta t$，同理由于散射子的运动，回波信号的频率已经由发射信号的 f_0，变为叠加多普勒频移的 f_0+f_d，所以两次采样散射子的回波信号的相位差 $\Delta\varphi=2\pi(f_0+f_d)\times(T_s+\Delta t)$。因为 T_s 是发射脉冲信号周期的整数倍，所以 T_s 对回波信号的相位没有影响，这一过程是由发射信号对齐实现的，也就是说以 T_s 对齐采样数据后，两次回波信号的相位差只与 Δt 有关，如果散射子静止不动，则两次采样虽然有 T_s 的时间差，但是相位差为 0，而由于散射子运动引起的时间差 $\Delta t = 2*\Delta d/c = 2vT_s/c$，其中 v 为散射子的移动速度，T_s 为采样周期，c 为声速；所以两次回波的相位差 $\Delta\varphi = 2\pi(f_0 + f_d)\Delta t$，又由于 $f_0 \gg f_d$，f_d 对原始接收信号相位的影响可以忽略，所以对于原始接收信号相位差为 $\Delta\varphi \approx 2\pi f_0 \Delta t$。由上节正交解调内容公式式（11-6）～式（11-9）可知，解调前后信号的相位并没有发生变化，所以对于解调之后的多普勒频移信号来说，解调之后信号的相位差 $\Delta\varphi$ 仍然是由采样周期 T_s 和散射子运动引起的延时 Δt 决定，但是注意到解调之后的多普勒频移信号相对于载波信号频率非常低，且 $\Delta\varphi = 2\pi f_d(T_s + \Delta t)$，这时 T_s 不再是多普勒频移信号周期的整数倍，根据采样定律，$1/T_s$ 至少要大于 2 倍的 f_d，所以 T_s 实际上小于多普勒频移信号周期的一半，T_s 对多普勒频移信号相位的影响不能忽略，同时我们注意到 T_s 远远大于 Δt，所以对于解调之后的多普勒频移信号，影响其相位的决定因素是 T_s，所以 $\Delta\varphi \approx 2\pi f_d T_s$，具体而言将 $\Delta t = 2vT_s/c$ 代入表达式 $\Delta\varphi = 2\pi f_0 \Delta t$，即可得到，$v = \Delta t c/(2T_s) = \Delta\varphi c/(2\omega_0 T_s) = \dfrac{c}{2\omega_0}\dfrac{\Delta\varphi}{T_s} = \dfrac{c}{2\omega_0}\overline{\omega_d}$，而回波信号的相位变化 $\Delta\varphi$ 可以通过自相关函数获取，从而可以估算出运动目标的平均移动速度 v。第 i 次和 $i+1$ 次回波的自相关函数如图 11-26 所示，其中 $t = \Delta t$ 时两个信号的相关性最大，意味着两个信号的时间差为 Δt。

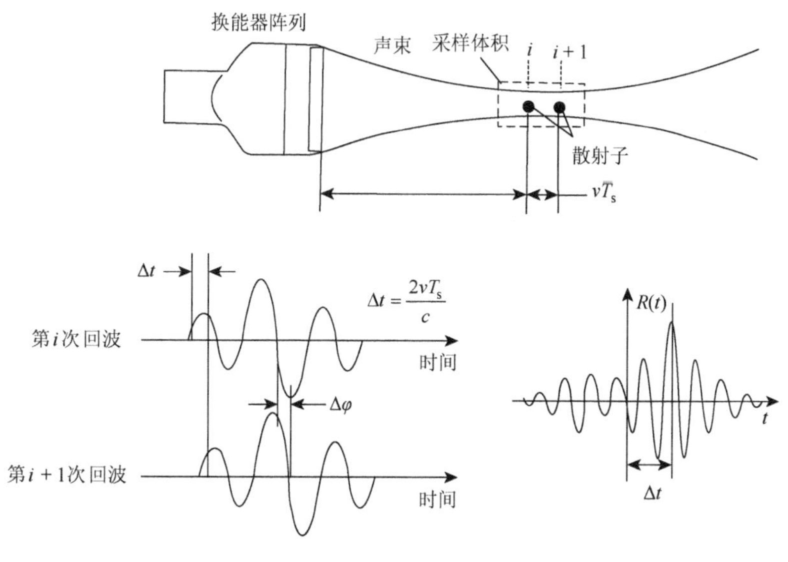

图 11-26　多普勒信号的时移

$R(t)$为自相关函数

由于脉冲宽度仅有微秒量级，而通常回声源的最大移动速度仅有 1m/s，因此，在脉冲持续时间内，可认为回声源没动，回声相位是恒定的，但在下一个脉冲周期时，由于时间间隔 T_{PR} 在毫秒量级，这期间回声源的移动可能足以引起回声相位显著的变化。这样，当对一个距离分辨单元连续观测多个脉冲周期时，通过自相关算法，可以计算出回波的相位差，再根据相位差等于多普勒频移与脉冲重复周期的乘积，推出多普勒平移，最后根据多普勒平移与移动物体的速度关系，算出运动物体的速度。速度方差的估计也类似，进而得到回声的多普勒频谱。

二、时域自相关处理的理论基础

研究表明，超声多普勒信号是由大量红细胞的背向散射形成的，而且多普勒信号是分布在发射频率附近的窄带信号（相对于载波信号的频率，多普勒频移很小），Brody 根据统计理论得出血流平均速度与该窄带信号的平均角频率之间具有较为固定的关系，从而可以将对血流速度的估计转换为对多普勒信号平均角频率的估计。平均角频率的估计方法有信号过零检测法、频率分析法、锁相环路法等，但时域自相关估计法可能是最好的选择，这里重点介绍。在实际应用中，多普勒彩色血流成像采用的是自相关算法，本质上是采用对回波相位进行求一次导数的思想，而且求导的实际时间间隔是 T_{PR}，下面分析如何通过自相关算法获取回波相位的原理与实现。根据 Brody 的理论，血流平均速度与多普勒频移窄带信号的平均角频率 $\overline{\omega_d}$ 之间的关系 $\overline{v(t)}$，可以用式（11-13）表示：

$$\overline{v(t)}=\frac{c}{2\omega_0\cos\theta}\frac{\int_{-\infty}^{+\infty}\omega P(\omega)\mathrm{d}\omega}{\int_{-\infty}^{+\infty}P(\omega)\mathrm{d}\omega} \tag{11-13}$$

式中，ω_0 为发射超声的中心角频率；c 为超声在探测人体组织中的传播速度；θ 为声束与血流的夹角；ω 为中心角频率；$P(\omega)$为多普勒频移信号的角频率的功率谱，根据平均角频率的定义[式（11-14）]：

$$\overline{\omega_d}=\frac{\int_{-\infty}^{+\infty}\omega P(\omega)\mathrm{d}\omega}{\int_{-\infty}^{+\infty}P(\omega)\mathrm{d}\omega} \tag{11-14}$$

可以得到式（11-15）：

$$\overline{v(t)}=\frac{c}{2\omega_0\cos\theta}\overline{\omega_d} \tag{11-15}$$

为了得到实际采样脉冲回声相位，必须对回声射频信号进行正交解调，得到回波信号的解析形式，其模$|R(t)|$是回波幅度，相角$[\Phi(T)]$是回波信号的相位，设正交解调后超声回波信号 $S(t)$的自相关函数为

$$R(t)=|R(t)|e^{j\Phi(t)}\equiv\int_{-\infty}^{+\infty}S(t+\tau)S^{*}(\tau)d\tau \tag{11-16}$$

则回波信号 $S(t)$的多普勒平均角频率 $\overline{\omega_d}$ 和方差 σ_d^2 为

$$\overline{\omega_d}=\frac{\Phi(T)}{T},\qquad \sigma_d^2=\frac{2}{T^2}\left(1-\frac{|R(T)|}{R(0)}\right)$$

式中，T 为脉冲重复周期。

对于平均角频率的表达式现证明如下，根据维纳-辛钦定理（Wiener-Khinchine theorem），多普勒信号的自相关函数是其功率谱的傅里叶逆变换，即式（11-17）：

$$R(t)=\int_{-\infty}^{+\infty}P(\omega)e^{j\omega t}d\omega \tag{11-17}$$

所以多普勒信号自相关函数的导数 $R'(0)$ 为

$$R(0)=\int_{-\infty}^{+\infty}P(\omega)d\omega$$

$$R'(0)=\frac{dR(t)}{dt}\Big|_{t=0}=j\int_{-\infty}^{+\infty}\omega P(\omega)e^{j\omega t}d\omega\Big|_{t=0}=j\int_{-\infty}^{+\infty}\omega P(\omega)d\omega \tag{11-18}$$

又根据平均角频率的定义[式（11-14）]，则设 $t=0$ 时，可以得到平均角频率的表达式为

$$\overline{\omega_d}=-j\frac{R'(0)}{R(0)} \tag{11-19}$$

以上方程可以进一步简化，令 $R(t)=|R(t)|e^{j\Phi(t)}$，由于 $P(\omega)$ 是实数，因此$|R(t)|$应为偶函数，$\Phi(t)$为奇函数。令 $|A(t)|\equiv|R(t)|$，得 $R'(t)=A'(t)e^{j\Phi(t)}+j\theta'(t)e^{j\Phi(t)}$，$R'(0)=jA(0)\Phi'(0)$ 和 $R(0)=A(0)$。将自相关函数的一次导数在零点的值代入式（11-19），可以得到平均频率为

$$\overline{\omega_d}=-j\frac{R'(0)}{R(0)}=\Phi'(0) \tag{11-20}$$

同样考虑到多普勒信号自相关函数的相位是奇函数 $\Phi(0)=0$，式（11-20）可以近似表示为：$\overline{\omega_d}=\Phi'(0)\approx\frac{\Phi(T)-\Phi(0)}{T}=\frac{\Phi(T)}{T}$，$T$ 是超声脉冲重复周期。这就证明了平均频率的表达式。对频率方差的证明，同样从定义出发来进行，可以参看相关文献，在此省略证明。

三、时域自相关处理算法的实现

彩色血流成像的关键在于多普勒信号的平均角频率及其方差的估计，其流程如图 11-27 所示，声束在采样容积的每一个扫查方位角 θ 上停留 N 个脉冲周期，

即在每一个扫查方位角上发射 N 次脉冲波（$4 \leqslant N \leqslant 16$），然后换一个方位角（$\theta + \Delta\theta$），再发射 N 个脉冲波，直到把一个扇区断面扫描完毕，如图 11-28 所示，对接收的回波信号进行正交解调得到解析的回声多普勒信号，在该信号中由于存在一些运动器官或者组织的回波信号，并且这些信号的幅度远远大于血流回波信号的幅度，但是这些信号的频移比血流多普勒频移信号的频率低，所以通过一个具有一定高通特性的壁滤波器进行滤波，然后将得到的血流多普勒信号进行自相关平均血流速度和方差估计，最后将得到的参数作为彩色血流成像的色彩参数使用。这就是基于时域自相关处理算法的彩色多普勒血流成像的原理。

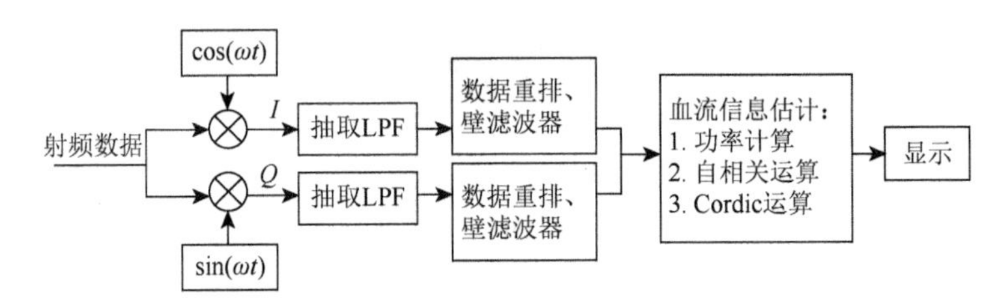

图 11-27　脉冲多普勒信号处理结构图

LPF. 低通滤波器（low-pass filter）

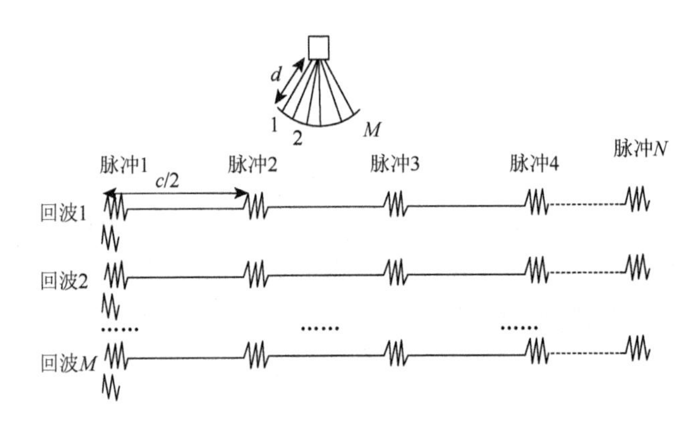

图 11-28　典型超声脉冲发射系统示意图

M. 扫描线数；*d*. 扫描深度

设将一个二维分辨单元回声幅度的 N 个抽样值表示为

$$z_k = x_k + jy_k \quad k = 1,2,3,\cdots,N \tag{11-21}$$

式中，z_k 为对连续时间信号 $z(t)$的抽样且为复数，抽样间隔为 T_{PR}，则对于多普勒信号平均角频率估计的自相关方法问题转化为：利用 $z(t)$的 N 个样本 z_k 估算出 $z(t)$自相关函数 $R(\tau)$ 在 $\tau = 0$ 和在 $\tau = T$ 处的值。根据自相关函数的定义可以得到式（11-22）和式（11-23）：

$$R(0)=E[z(t)\cdot z^*(t)]=E[|z(t)|^2]$$
$$\approx\frac{1}{N}\sum_{k=1}^{N}\left(x_k^2+y_k^2\right)=C \tag{11-22}$$

$$R(T)=E[z(t)\cdot z^*(t-T)]=E^*[z(t)\cdot z^*(t+T)]$$
$$\approx\left[\frac{1}{N-1}\sum_{k=1}^{N-1}z_k\cdot z_{k+1}^*\right]=A+jB \tag{11-23}$$

式中，$E[\ ]$为求期望值，上标“*”表示共轭；$R(0)$记为 C；$R(T)$的实部与虚部分别记为 A、B。

$$A=\frac{1}{N-1}\sum_{k=1}^{N-1}(x_kx_{k+1}+y_ky_{k+1}),B=\frac{1}{N-1}\sum_{k=1}^{N-1}(x_ky_{k+1}-y_kx_{k+1})$$

设两个信号的相位差为φ，则 $\tan\varphi=B/A$，且φ与多普勒平均角频率$\bar{\omega}_{\mathrm{d}}$的关系为$\bar{\omega}_{\mathrm{d}}=\varphi/T$，所以：$\overline{\omega_{\mathrm{d}}}=\frac{1}{T}\arctan\left[\frac{B}{A}\right]$，从而可以得到血流平均速度为

$$\overline{v(t)}=\frac{c}{2\omega_0\cos\theta}\overline{\omega_{\mathrm{d}}}=\frac{c}{2\omega_0\cos\theta}\frac{1}{T}\arctan\left[\frac{B}{A}\right]=F\arctan\left[\frac{B}{A}\right] \tag{11-24}$$

式中，$F=\frac{c}{2\omega_0\cos\theta T}$。又因为血流速度的方差与多普勒频移方差的关系如式(11-25)所示：

$$\sigma_{\mathrm{d}}^2=E[(\omega_{\mathrm{d}}-\overline{\omega_{\mathrm{d}}})^2]=E\left[\left(\frac{v}{FT}-\frac{\bar{v}}{FT}\right)^2\right]=\frac{1}{F^2T^2}\sigma_{\mathrm{v}}^2 \tag{11-25}$$

式中，$\overline{\omega_{\mathrm{d}}}$、$\sigma_{\mathrm{d}}^2$分别为多普勒频移角频率的平均值和方差；$\bar{v}$、$\sigma_{\mathrm{v}}^2$分别为血流速度的平均值与方差。根据$\sigma_{\mathrm{d}}^2=\frac{2}{T^2}\left(1-\frac{|R(T)|}{R(0)}\right)$，可以推出血流速度的方差的表达式为

$$\sigma_{\mathrm{v}}^2=F^2T^2\sigma_{\mathrm{d}}^2=2F^2\left(1-\frac{\sqrt{A^2+B^2}}{C}\right) \tag{11-26}$$

四、自相关彩色多普勒血流成像系统设计中应该注意的问题

设每个扫描角度重复发射的脉冲次数为 $N(4\leqslant N\leqslant 16)$，两次发射的时间间隔为 T，即脉冲发射频率 $F_{\mathrm{s}}=1/T$，在脉冲多普勒系统中，多普勒频率分辨率Δf_{D}为

$$\Delta f_{\mathrm{D}}=\frac{1}{N\times T_{\mathrm{PR}}} \tag{11-27}$$

式中，T_{PR}为脉冲重复周期。结合实际的多普勒速度对应公式，通过整理可以得到脉冲多普勒系统的速度分辨率为

$$\Delta v = \frac{c}{N \times T_{PR} \times f_0 \times \cos\theta} \tag{11-28}$$

从上面的式子可以看出，发射脉冲次数 N、脉冲重复周期 T_{PR}、超声波中心频率 f_0 与速度分辨率成正比，但是超声波频率越高，超声在媒质中的衰减越快，实际可以探测的深度就越受到限制；N 越大，系统处理数据的负担就越大。

此外，因为脉冲多普勒系统采用多脉冲重复周期的空间采样，脉冲多普勒系统的最大多普勒频移还受到脉冲重复频率的限制，只能是脉冲重复频率的一半，即

$$f_{Dmax} = \frac{1}{2} F_{PR} \tag{11-29}$$

这实际上是由于脉冲多普勒系统中多普勒频移信号是通过频率为 F_{PR} 的采样脉冲进行采样得到的，从而必然受到采样定理的限制，结合多普勒频移和血流速度的关系可以得到最大血流速度为

$$v_{max} \leqslant \frac{c}{2} \frac{f_{Dmax}}{f_0 \cos\theta} = \frac{c}{4} \frac{F_{PR}}{f_0 \cos\theta} \tag{11-30}$$

综上所述，脉冲多普勒超声血流成像系统的设计中，要合理地选择发射频率 f_0、脉冲重复频率 F_{PR}、脉冲发射次数 N，最终选取一种各种指标达到折中的方案。

本书实现了多普勒测血流算法的仿真，读者可扫描二维码下载学习。

思考与练习题

一、综合题

1. 为什么不能直接设计低通滤波器将多普勒回波中的高频载波直接滤除，得到频率较低的多普勒频移信号，而要先经过解调处理？

2. 连续波式多普勒系统有什么明显的技术缺陷，有哪些技术可以弥补这一缺陷？

3. 推导超声多普勒法测血流的式（11-4），注意其适用条件，即在什么情况下不适用或使用该公式会产生较大的误差？

4. 假定频率 f 为 3.5MHz 的超声波，正向着以 0.1m/s 速度运动的血流发射，设声速 $c = 1540$m/s，则回声的频移量 Δf 为多少？

5. 简述多普勒测血流的基本原理。

6. 证明平均频率方差为 $\sigma_d^2 = \frac{2}{T^2}\left(1 - \frac{|R(T)|}{R(0)}\right)$。

7. 简述彩色多普勒信号的处理过程，如何从回波信号中提取出血流的速度大小与方向？具体的实现思路是什么？

8. 简述彩色多普勒血流成像系统的架构。

9. 请问下列哪张声谱图对应的取样容积大，哪张对应的取样容积小？

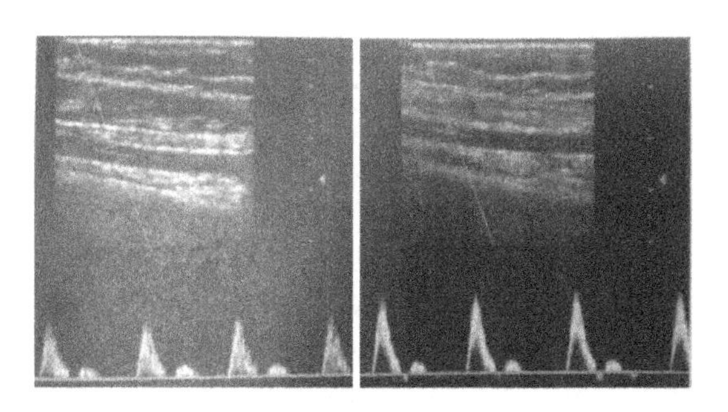

题 9 图　取样容积的大小对声谱图的影响

10. 请问哪张声谱图对应的取样容积的位置在血管中间，哪张在血管边缘？为什么？

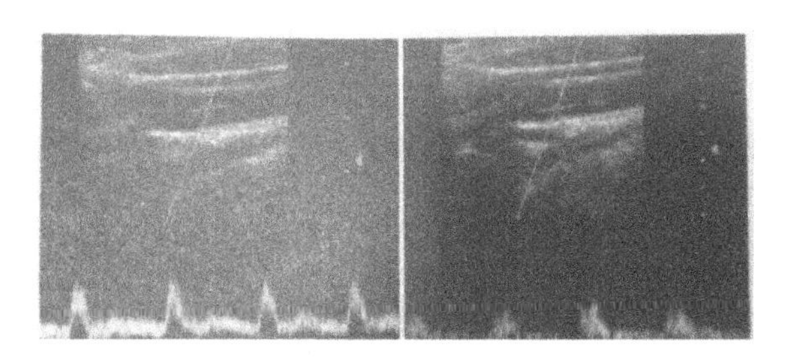

题 10 图　取样容积的位置对声谱图的影响

11. 为什么对于射频回波信号影响相位的时间差取 Δt，而对于解调之后的多普勒频移信号则取 T_s？

二、选择题

1. 关于多普勒频移，下列说法正确的有____。

A. 与介质的声阻抗率有关

B. 与界面运动方向无关

C. 可以用于确定血流信息

D. 多普勒频移信号有些可落在声音频段，可以用耳朵听闻

E. 5MHz 的发射信号比 2MHz 探测到的频移大

2. 多普勒频移____。

A. 与界面运动速度成反比　　B. 与脉冲重复频率成正比

C. 与介质中超声速度成反比　　D. 与发射频率成正比

3. 如果红细胞速度分布小，则声谱图的带宽____。

A. 窄　　B. 宽　　C. 不受影响

参考文献

付亚光. 2013. 基于 FPGA 的彩色多普勒超声信号处理. 成都：电子科技大学硕士学位论文

汤乐民，包志华. 2012. 医学成像的物理原理. 北京：科学出版社

肖磊. 2015. 彩色超声多普勒血流成像关键技术的研究. 成都：西南科技大学硕士学位论文

张平. 2001. 超声多普勒自相关彩色血流成像原理和数字实现技术研究. 中国医疗器械杂志，25（1）：1～5

周佩璠. 2009. 脉冲超声多普勒系统前端电路及信号处理的研究. 天津：天津大学硕士学位论文

Gibbs V，Cole D，Sassano A. 2013. 超声物理基础必读. 戴晴，孟华主译. 北京：人民军医出版社

第十二章

高频超声及超声显微镜

第一节 高频超声及其临床应用

通常，工作中心频率在 7.5MHz 以上的超声都可以称为高频超声，高频超声可用于对生物组织进行高分辨力无损探查。超声频率越高，其分辨力越好，但同时穿透性越差，所以高频超声主要用于探查浅表区的器官、组织。皮肤病变会使皮肤各层厚度发生变化，利用 15MHz 或更高频率超声测量各层厚度可以对皮肤病变进行诊断。随着换能器制造工艺的提升，配备 40～100MHz 的系列换能器的高频超声扫描设备出现了，并被应用于眼科和皮肤科临床试验和诊断。用于小动物的 Vevo660 型超声显微镜的分辨力达 30μm，可用于小动物及其胚胎检查，还可以得到血流信息。

一、表面皮肤成像

超声可以对皮肤的角质层到深筋膜进行高分辨率成像，高频超声（HFUS，7.5～30MHz）及超高频超声（UHFUS，＞30MHz）进一步提高了成像清晰度。高频超声已经融入皮肤成像领域，成为辅助临床诊断的有效方法，并在常见皮肤肿瘤、皮肤病和皮肤美容方面得到应用（Levy et al.，2021）。图 12-1 为使用 50MHz HFUS 探头从前臂获取的正常皮肤声像图。首先进入回声的是深度约为 1mm 的高回声真皮，在真皮深处有较厚的水平带，对应于网状真皮中有呈水平排列的胶原束。真皮深处是主要由低回声脂肪球组成的皮下组织，在这一层内包含高回声的浅层筋膜，以及皮下组织深处是覆盖二头肌的高回声深层筋膜，再深入便是肌肉组织。图 12-2 是表皮的解剖结构图。

图 12-3 显示的是一名 66 岁男性的左下睑颊结节性基底细胞癌，大小为 5mm×7mm。（a）为珍珠状边界和中央溃疡，皮肤镜照片（b）显示的是多形血管和溃疡，（c）为穿过结节性基底细胞短轴的真皮浅层 5mm 低回声病变（使用 50MHz UHFUS 探头）。

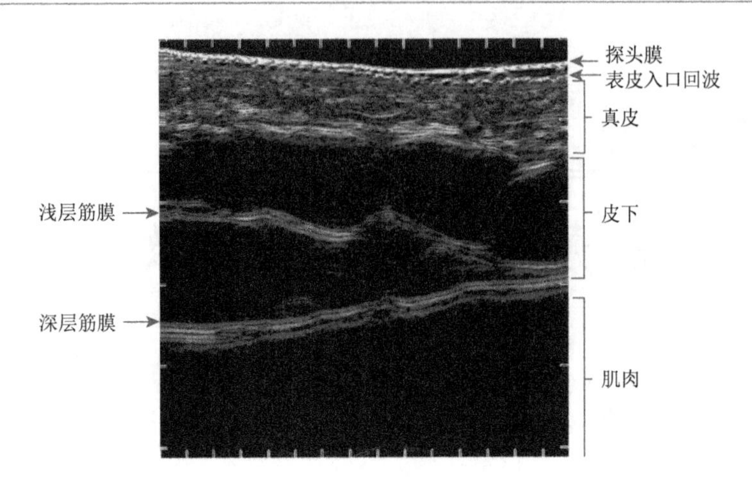

图 12-1　高频超声探测的表皮声像图

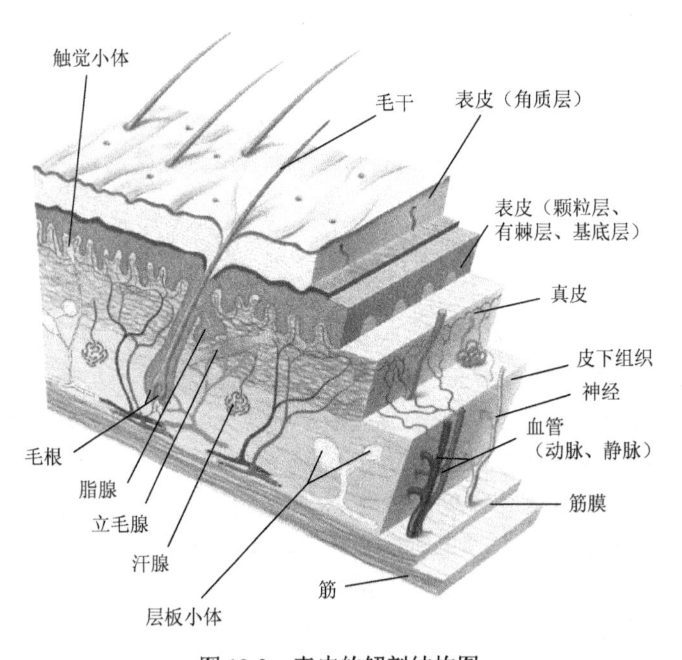

图 12-2　表皮的解剖结构图

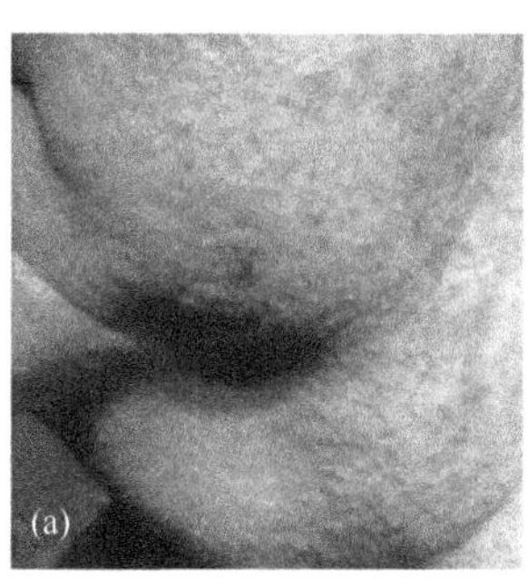

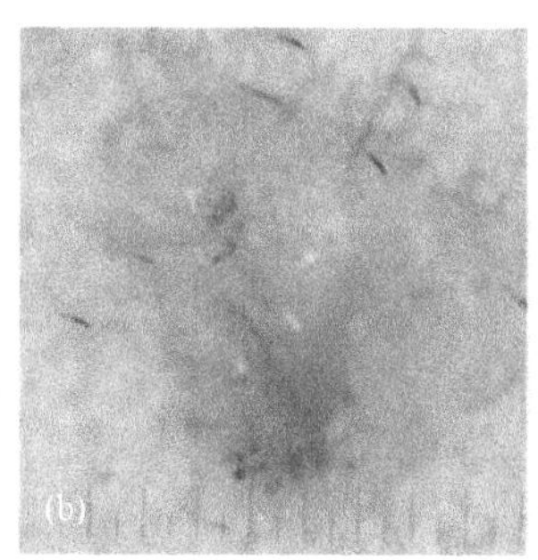

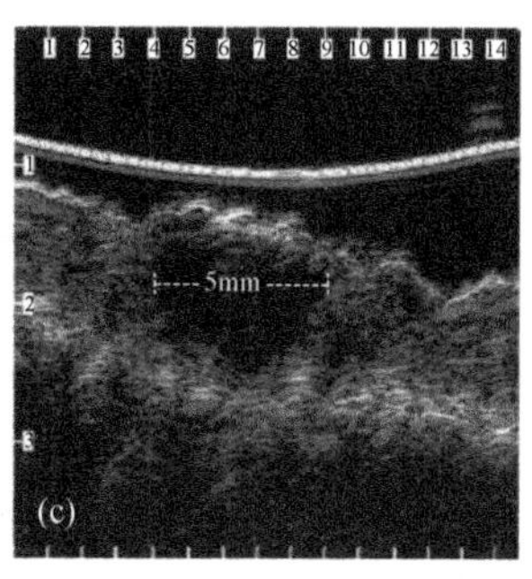

图 12-3　皮肤癌及高频超声图像

二、浅表血管

颈动脉因浅且易被超声检测，而成为超声检测大动脉粥样硬化（atheroma sclerosis，AS）最常采用的部位。通过对患者颈动脉高频超声检查，观察颈动脉内膜中层厚度（intima-media thickness，IMT）和斑块形成。血管壁内膜中层增厚是动脉粥样硬化的早期标志。动脉粥样硬化时，动脉管壁正常的三层结构消失，内膜不规则增厚，出现形态不一、大小不等的粥样斑块，导致管腔不同程度狭窄，这里简要介绍两种：①动脉内膜面少量类脂质沉淀于内膜，形成条带，呈线状回声，贴附在内膜上形成 IMT 增厚。病变处动脉血管内膜回声增强，连续性差，有中断现象，图 12-4（a）显示了颈总动脉后壁血管内膜不连续，箭头所示为近颈动脉分叉处局部呈线状回声，黏附在内膜上形成 IMT 增厚。②粥样硬化斑块形成，形态多不规则。斑块纤细化、钙化，内部回声增强，管壁呈不均匀性增厚，增厚的局部有粥样硬化斑块，可表现为硬斑，团状增强回声附着于血管壁上，后方伴有声影，图 12-4（b）显示的是形成的动脉硬化硬斑，箭头所示为颈总动脉后壁强回声斑块，其后方伴有明显的声影。

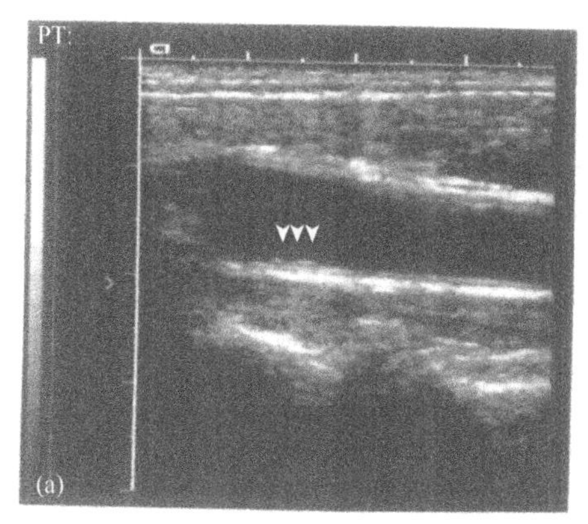

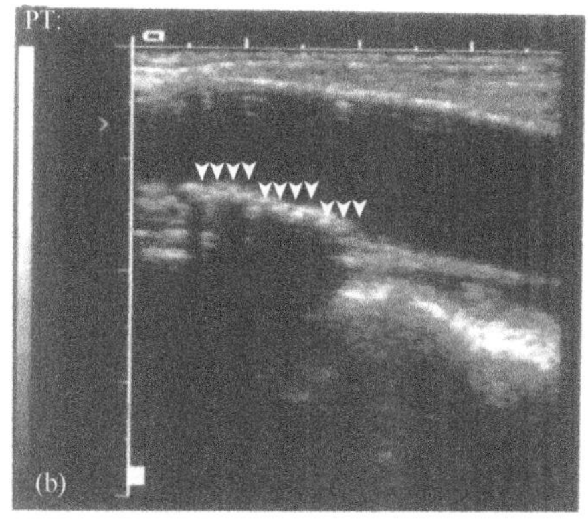

图 12-4　颈动脉血管高频超声图像

三、肌肉骨骼系统

1）肌腱：通常肌腱的位置表浅，与皮肤平行，呈直线走向。探头的频率选择依被检肌腱的深度而定。高频探头（7.5MHz 或 10MHz）可产生理想的空间和对比分辨率，但因其观察深度浅而受到限制，一般在 3～4cm，且视野狭窄，因此，在换高频探头前应先用 5MHz 探头观察肌腱的全貌。

2）跟腱：正常跟腱厚 4～6cm，长 6cm。完全撕裂形成腱组织断裂和血肿的超声图像，表现为高回声及低回声混杂，无连续性。可鉴别纵向撕裂和横向撕裂，如图 12-5 所示，箭头所指为断裂处。

3）软组织和肌肉：表浅软组织的感染性病变主要是蜂窝组织炎和脓肿。蜂窝组织炎超声表现为皮肤及皮下组织的弥漫性增厚，回声杂乱，偶被网状的无回声带分隔。有壁的脓肿内可呈均质无回声，或呈混合性无回声及气体高回声，如图 12-6 所示。

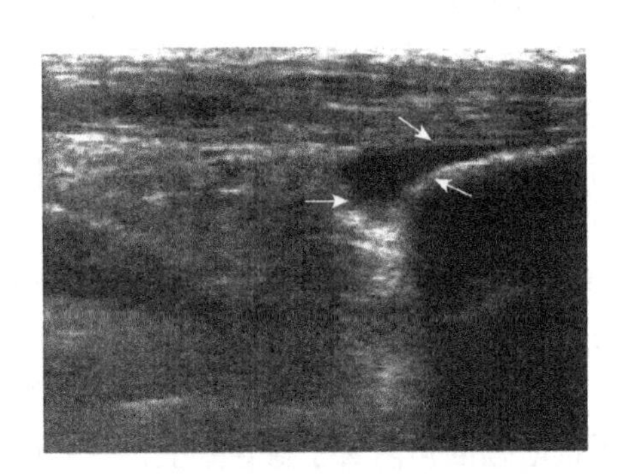

图 12-5　跟腱部分断裂声像图

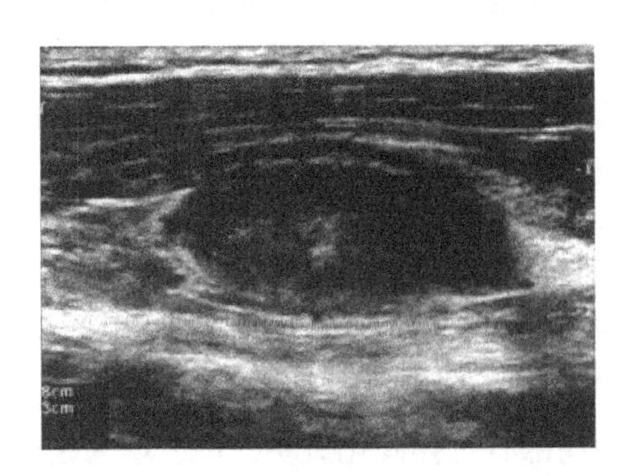

图 12-6　股四头肌内横纹肌肉瘤声像图

四、乳腺

乳腺癌是起源于乳腺导管上皮和腺泡上皮的恶性肿瘤。高频超声具有较高的二维分辨力和组织对比分辨力，为乳腺癌临床诊断重要的技术手段。微小钙化灶又称沙粒状钙化，20MHz 高频超声表现为病灶内出现多发性的细小点状强回声，分布在病灶中心部位，后方伴有声影，常见于甲状腺、乳腺等恶性肿瘤。乳腺导管扩张呈条状无回声带，其内部往往可见明显实性团状回声，后方未见声影，如图 12-7 所示。

五、眼科

20MHz 高频超声在眼科的临床应用包括检查青光眼、眼前节肿瘤、角巩膜疾病，观察眼外伤，研究人工晶体植入术后的复发性前房出血等，如图 12-8 所示，其中角膜呈一条弧形高回声，前房为无回声，虹膜呈短条状高回声，晶状体前后囊膜呈弧形高回声，晶状体内部呈无回声，玻璃体内完全无回声（声波从上向下入射）。

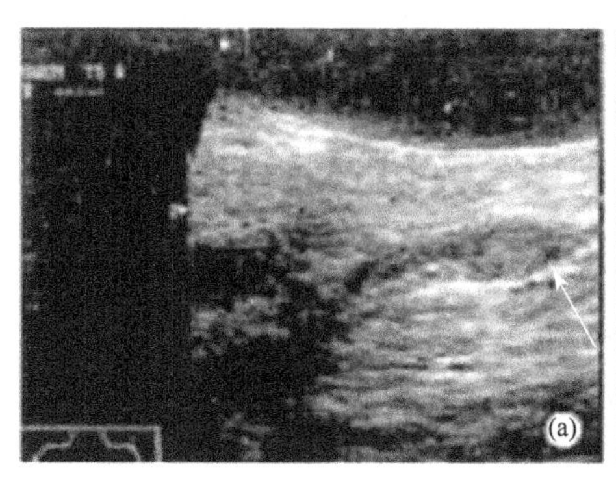

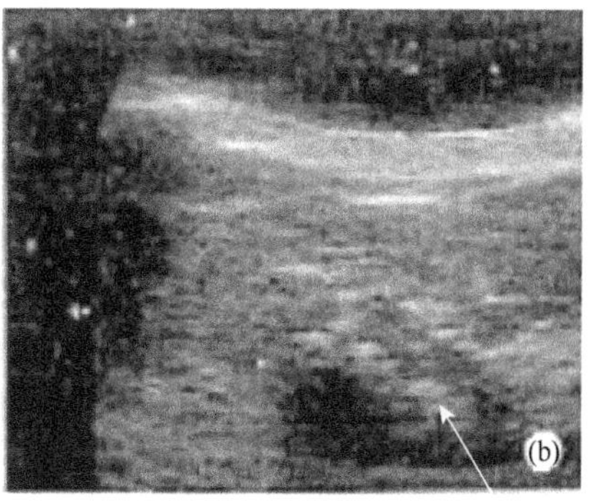

图 12-7　20MHz 高频超声乳腺成像

（a）箭头处指示乳腺导管内乳头状瘤伴乳腺导管扩张；（b）箭头处指示乳腺硬癌结节内沙粒状钙化灶

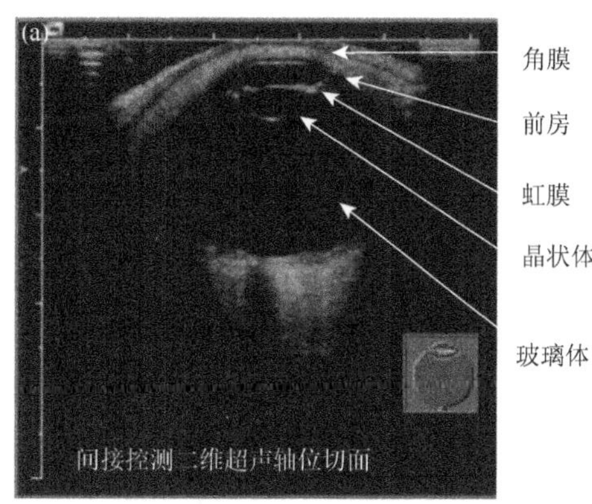

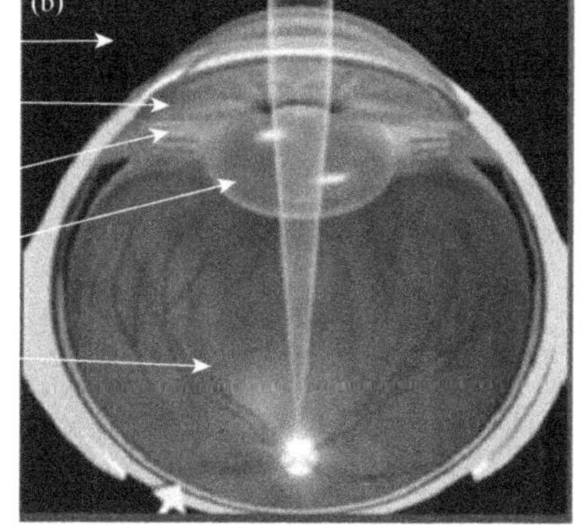

图 12-8　眼睛的高频超声图像（a）和解剖结构（b）

第二节　超声显微镜

超声显微成像的设想最早由苏联学者索科洛夫于 1936 年提出。随着声成像技术的进步，超声显微镜（ultrasonic microscope）同电子显微镜一样有了长足发展，其中凯斯勒等提出的激光扫描超声显微镜（scanning laser acoustic microscope，SLAM）和夸特等提出的扫描超声显微镜（scanning acoustic microscope，SAM）是目前超声显微镜两个较主要的分支。这是继光学显微镜（LM）和电子显微镜（EM）之后的又一类生物医学细微结构分析研究的有力工具。

超声显微镜利用物体声学特性的差异来显示物体。物体的声学特性是指声阻抗率和声衰减等，它们与物体的结构、成分、弹性和黏弹性有关，而与物体的透光性、颜色无关，所以超声显微镜最引人注目的特点是：被测物体不需透光；对于生物组织切片或样品不需要染色，不需要损坏样品即可进行内部观察，可以测量焦点处样品的力学参数，甚至可以观测活性的生物样本。这些优点源于声波在样品表面或内部进行聚焦，利用焦点处的反射回波进行成像，得到的图像反映了样品不同区域的声学性质的差异。它与光学显微镜和电子显微镜相互补充，成为现代显微技术发展进程中一个重要的里程碑。超声显微镜一般用到的超声都是频率在 100～3000MHz 的超高频声波。

我们知道，由于波的衍射作用，显微镜的分辨力大小主要取决于探测波的波长，波长越短，分辨力越高。当声波的频率相当高时，声波波长可以小到与光波波长相比拟，甚至可以比可见光的波长短得多。因此，超声显微镜的分辨力不仅可以与光学显微镜的分辨力相媲美，还有可能大大超过它。超声显微镜若以水作为显微镜的声耦合媒质，当声波的频率被提高到 3×10^9Hz 时，由于水中的声速不变，仍为 1500m/s，此刻其中对应的声波波长 $\lambda = c/f = 0.5\mu m$。这比绿色的可见光波长 0.55μm 还要短一些。按照分辨力 $d\approx 1/2\,\lambda = 0.25\mu m$，则超声显微镜在 $f = 3$GHz（3×10^9Hz）时，它的分辨力已能和光镜相媲美。实际上，在通过采取提高声波频率、降低工作温度及增大声波功率等措施的基础上，还可以进一步地提高超声显微镜的分辨本领。据报道，在以液氦作为声耦合介质的 0.1K 的超低温下，其分辨力已有达到 0.09μm 的纪录。

一、扫描超声显微镜

扫描超声显微镜通常采用机械方式扫描，又可分为透射式和反射式，这里以透射式为例加以介绍。由换能器产生的声波在经过声波透镜的汇聚后穿过液体耦合剂（在常温下用水进行工作）到达样品处，从而得到样品的透射信号。

透射式扫描超声显微镜的原理如图 12-9 所示。高频电信号激发压电换能器发射高频超声波，经声透镜聚焦成一细小声束，穿过放在平面上的被测样品，载物片是极薄的均匀透明薄膜，声耦合介质是水，当声波到达对面共焦的声透镜时，含有样品信息的声波经压电换能器接收又变成电信号，经接收电路送到示波器。声透镜通常是用蓝宝石晶体制成的，对称两组透镜的外表面为平面，而相对的内部为抛光的半球形凹面声聚焦透镜。凹面表层还涂有一层玻璃，用以在蓝宝石与水之间的声阻抗变化上起到匹配作用，以减少声波在界面上产生反射。两相对的凹面中间充以水作为传声媒质，超声压电换能器被分别贴装在蓝宝石声透镜的两侧外表面。当超声频率电压激励发射换能器时，会产生平行声束，并且经过声透镜的作用汇聚于水中的焦点上，此焦平面即载放台上被观察样品的位置。透过样品的声波经过另一块声透镜后会还原成平行声束，声束经过接收换能器又被转换为包含样品内部声学参量信息的电信号，经过放大及处理后可送入显示器重现出样品上某点的影像。在机械装置的推动下，载放台连同样品在垂直于声透镜轴线的 *x-y* 平面内做有规律的扫描运动，就能使样品中的每一点依次被直射声波所透射扫描。同时，显示器的光栅也做同步扫描运动，则可以在荧光屏上显示出样品结构的全部影像。通常这一扫描运动在几秒内便可完成一幅影像的重现过程。

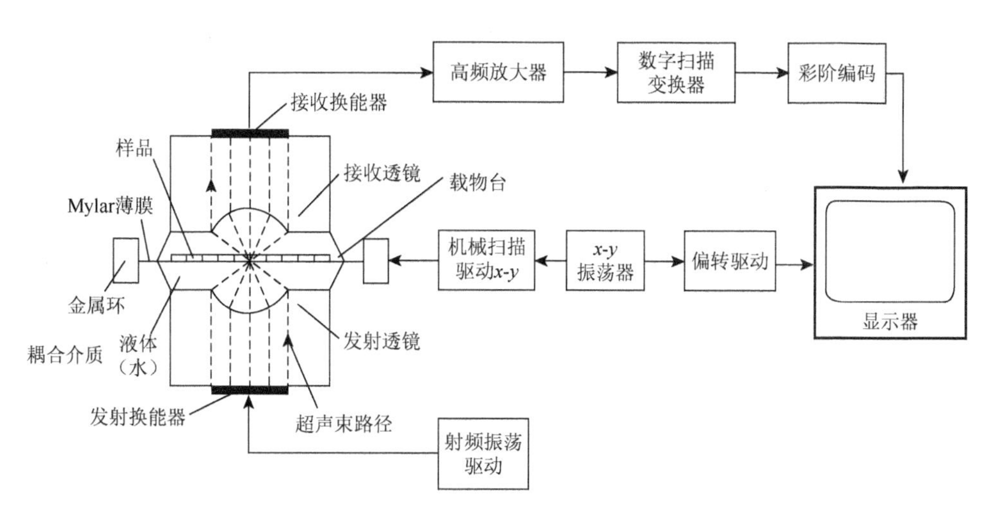

图 12-9　透射式扫描超声显微镜原理图

SAM 的原理是利用超声波在硬度、构造和黏性等不同的样品中传播时，声波状态产生微细差异这一特性，从中选取工作参量，比如以声速和声衰减作为测定目标，便可派生出两种计量方法：①相位计测法，由于是将组织中传播的声速变化量显示成影像，故而以声速越快的组织越接近于红色、声速越慢越接近于蓝色的颜色而显示出来；②振幅计测法，由于是将组织中的声波衰减量作为振幅的变化而加以显示，故而以衰减（振幅的变化）越大的组织越接近于红色、衰减越小则越接近蓝色的颜色显示出来。进一步还能够将影像上任意一点的横向组织中声速变化或衰减量的变化作为波状图形而同时显示出来。当然生物组织中是没有明显颜色差异的，这里所显示的颜色也是通过我们以前叙述的彩阶处理技术，依靠计算机彩色编码来实现色彩显示的。图 12-10 为 SAM 所成像的两幅诊断图（原图为彩色），图 12-10（a）为发生了梗死心肌的相位影像，波状图形表示画面中的声速分布，右侧为梗死后的纤维组织，表现为声速较高（原图以红色标记）；图 12-10（b）为发生了肺癌的组织利用振幅方式来观察时的影像，右侧的癌变组织与正常组织相比较，超声的衰减量为大（原图以黄红色标定）。其视场面积为

1.92mm^2，超声频率分别选择 130MHz 和 110MHz。在这里，超声频率 f 的选择依据样品的厚薄和放大倍率的要求来综合选定。

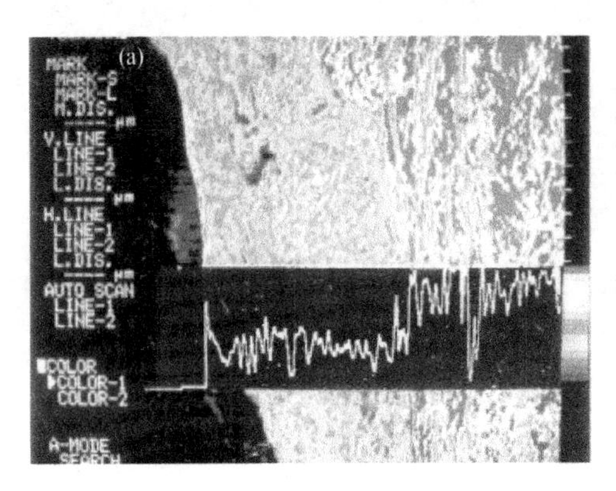

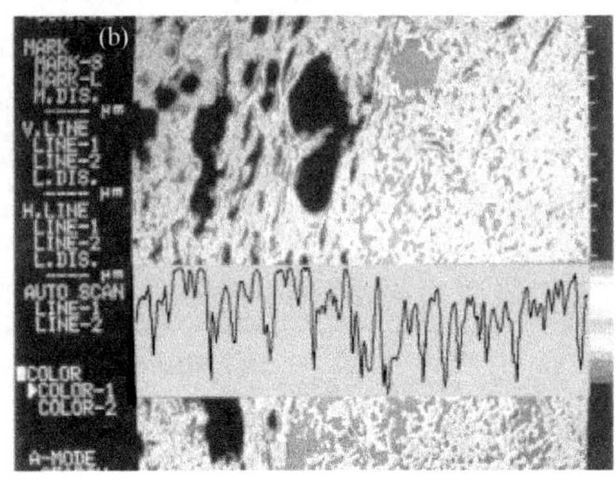

图 12-10　超声显微镜影像

（a）心肌梗死的相位（声速）影像；（b）肺癌组织的振幅（声衰减）影像

二、激光扫描超声显微镜

扫描超声显微镜的扫描速度较慢，每幅画面需要几秒钟。而激光扫描超声显微镜（SLAM）的成像速度可达每秒 30 帧。SLAM 是由美国 Zenith 无线电公司的 Kessler 和他的同事最早研制成功的。SLAM 与 SAM 最重要的区别是不聚焦声波及扫描方式不同。SLAM 系统示意图如图 12-11 所示。样品放在工作台上，由压电换能器产生的高频连续平面波以一小角度入射，通过工作台和样品间的耦合剂（常用蒸馏水或者惰性液体）辐射在样品上，声波受到样品内部结构的调制；最终，折射波透过样品（在样品内部，由于超声波传播需要介质，因此遇到诸如气孔、缝隙、分层等缺陷时，部分被反射、散射、吸收），并在与入射声源相反的样品最上层表面产生了带有样品内部微观信息的微小动态波纹。用一束聚焦的激光扫描工作面板表面的光栅图案，经过声光相互作用，反射光束中含有了样品内微观结构信息。由于声波振幅很小，因此仅仅考虑 0 级和±1 级衍射光束。如果光电二极管全部接收所有的反射光，它的输出电流全是直流，到达光电二极管的光强不会随角的变化而变化，所以就必须在光电二极管前放置一个诸如刀口的光阑，那么输出电流就含有直流部分和反映声波信息（样品信息）的交流部分，这样，CRT 检测器就可以以 1 秒 30 帧的速度“读出”声波振幅图像，据此判断样品内的缺陷情况。

激光扫描超声显微镜的情况类似液面声全息，它采用平面波，但不需要参考声波干涉。从原理上来说，它要比 SAM 优越，但其结构较为复杂。由于它只需一薄层水放置样品并形成液面，因此衰减比 SAM 小许多，有利于提高工作频率或样品的厚度。此外，它的样品不移动，保持静止，由激光束进行扫描，影像稳定。提高 SLAM 分辨率的关键除提高超声波的频率 f 之外，还需进一步缩短激光的波长。超声显微镜的工作频率很高，介质的吸收衰减也非常大，穿透深度很有限，所以它更适合做成标本切片观察。

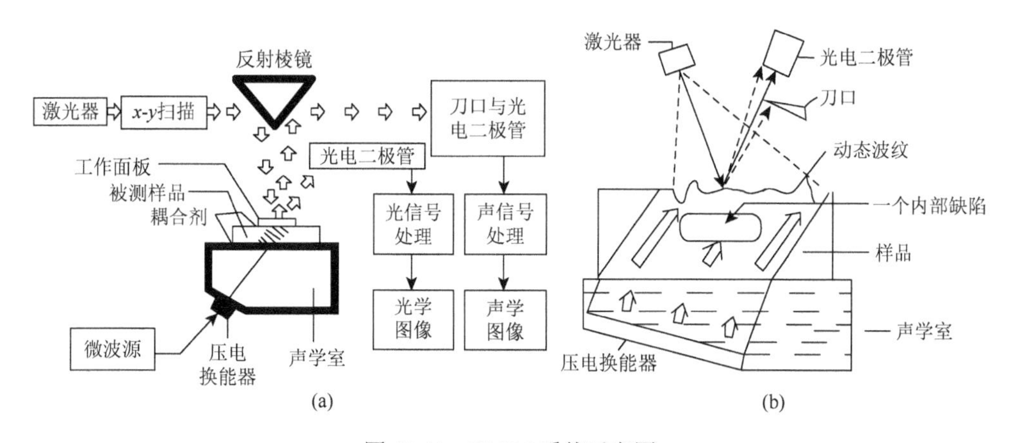

图 12-11　SLAM 系统示意图

（a）系统结构图；（b）成像原理图

三、超声显微镜的应用

以超声生物显微镜（ultrasound biological mirror，UBM）对活体眼的检查为例介绍超声显微镜在医学中的应用。UBM 是可实时地对活体人眼的相关解剖结构进行观察和研究的一种 B 型高频超声诊断仪，其分辨力可以达到普通光学显微镜的水平。它提供一种无创性的眼部房角、睫状体解剖结构的高分辨图像，使医生能清晰地观察到过去无法用肉眼及相关设备检查到的眼前节。利用 UBM 对青光眼患者眼前节的检查可以直观地揭示虹膜表面和房角表面的形态，而且可显示与房角形态相关的组织结构（如虹膜断面、虹膜根部附着位置、睫状体形态、后房形态），从而完成房角的整体观察。利用 UBM 进行房角检查时不依赖照明光，可以在任何设定的照明条件下进行，消除了光线对房角检查结果的影响，为房角实时观察提供了条件。它是安全、无创伤性质的检查项目，能够为医生提供非常有价值的临床资料，指导医生对疾病进行正确的诊断，并为治疗方案的选择提供准确的一手资料，如图 12-12 所示。

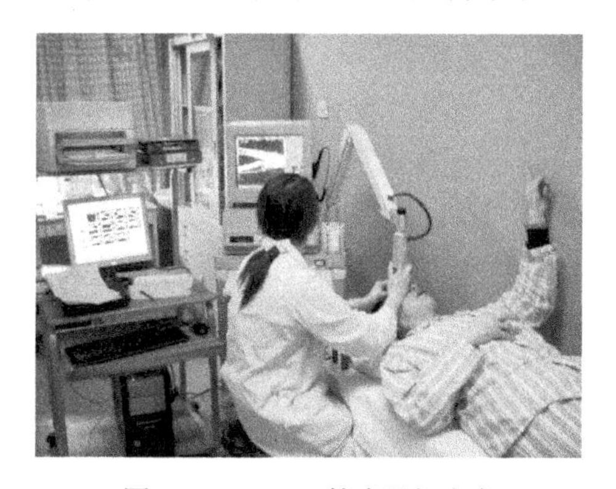

图 12-12　UBM 检查眼部疾病

四、展望和发展

超声显微镜经过几十年的演变和发展，目前 SLAM 型的工作频率高至 500MHz，最近美国斯坦福大学将超声显微镜放在 0.2K 液氦环境中工作，由于声速小，获得了 50nm 的分辨力；英国 C. R. 佩茨采用高压气体作声耦合媒质，在压力为 30atm[①]的氩气中，频率为 45MHz，就可获得 7μm 的分辨力。在声聚焦方面，一方面用传递函数进行声透镜理论分析，另一方面，日本的中鉢宪贤发展了无透镜技术，直接采用微型球面聚焦换能器。在应用方面，超声显微镜在计量方面得到新的应用，如测量极薄层状结构的层厚，对鸡胚胎纤维细胞的观察，有助于细胞生理学的研究。

思考与练习题

一、简答题

1. 简述高频超声的特点。
2. 超声显微系统与光学显微系统和电子显微系统相比有哪些优势？
3. 高频超声设备中的声学透镜有什么特殊要求？
4. 试比较 SLAM 与 SAM 的技术特点。
5. 在 SAM 中，蓝宝石凹透镜与耦合剂水接触的凹面要涂一层玻璃，这层玻璃的作用是什么？

二、选择题

影响超声显微镜分辨力的主要因素是声波的 __________。

A. 散射　　B. 反射　　C. 折射　　D. 衍射

三、是非题

1. SAM 成像的速度比 SLAM 快。(　　)
2. 在整个成像过程中，SLAM 的声衰减比 SAM 小。(　　)
3. 高频超声成像需要在有可见光的条件下进行。(　　)

参考文献

牛金海. 2020. 超声原理及生物医学工程应用. 上海：上海交通大学出版社

Levy J，Barrett D L，Harris N，et al. 2021.High-frequency ultrasound in clinical dermatology：a review. The Ultrasound Journal，13（1）：1～12

---

① $1atm = 1.013\ 25 \times 10^5 Pa$。

第十三章

超声的生物效应及安全性

第一节　超声的生物效应

超声波作用在生物组织上，会对生物组织产生什么影响，这是医学超声研究人员非常关心的话题。研究表明，超声的强度在 0.1W/cm^2 以下时，不会引起明显的生物效应，这是诊断超声的剂量范围。目前诊断超声用的平均声强多在 0.01W/cm^2 以下，对人体基本无害，但对生殖细胞、胚胎等娇嫩组织是否有潜在性危害，以及安全剂量的阈值何在，还需进一步探究。超声的强度在 0.1W/cm^2 以上时，会引起生物效应，并导致人体组织发生功能性和器质性变化。例如，超声可改善局部血液和淋巴液循环，对细胞的物质交换及组织营养都有好处；超声还可以使组织升温，从而可以使局部血管扩张，血液循环加快，组织代谢增高，白细胞吞噬作用增强，促进病理产物的吸收消散等；加速或抑制生化反应等。器质性的改变又分为可逆性的和非可逆性的，一般认为 3W/cm^2 以上的超声强度即可对某些组织产生非可逆性的器质变化。低强度超声的治疗剂量一般为 0.2～2.5W/cm^2，它是非损伤性疗法。超过 3W/cm^2，为中高强度损伤性超声治疗法，如超声碎石、超声治癌、超声减肥、超声手术刀等。高强度聚焦超声（HIFU）的强度有的可高达 7500W/cm^2。超声的生物效应主要有热效应、机械效应、空化效应、生物化学效应、声冲流效应、触变效应和弥散效应等，下面将具体讨论。

一、热效应

由于组织对声波的吸收，超声波在组织中传播时，一部分机械能转变成热能，引起组织升温（图 13-1）。被组织吸收的超声波作用于分子会产生两种基本的结果：①分子振动和转动能量发生可逆转性的增加，使组织温度上升；②分子结构永久性地被改变。由于组织有相当高的吸收系数，而热传导性较差，当组织中温度升高足够大时，组织将被损伤，如蛋白质变性。在生物组织中，绝大部分损耗掉的声能是由大的蛋白质分子经各种弛豫过程所吸收。然而，由于超声对人体的作用不像 X 线具有累积效应，并且超声声子能量还不足以引起危险的电离损害，所以超声波对人体是相对安全的。

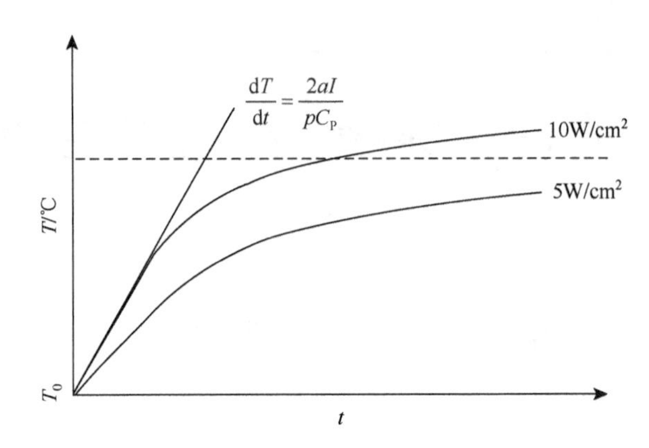

图 13-1　生物组织在超声照射下温度的上升

下面对超声波的热效应进行定量分析，设入射声强为 I_0 的超声波入射到长度为 L 的生物组织上，单位面积上吸收掉的声功率 ΔI 为

$$\Delta I = I(0) - I(L) = I_0(1 - e^{-2\alpha L}) \tag{13-1}$$

式中，α 为吸收系数。当 $2\alpha L$ 远小于 1 时，$e^{-2\alpha L} \approx 1 - 2\alpha L$，所以 $\Delta I \approx 2\alpha L I_0$。

那么，单位体积内转化成热能的声功率为 $\Delta W \approx 2\alpha I_0$，最后可以得到单位介质体积 Δt 秒时间内所产生的热能 Q 为

$$Q = 2\alpha I_0 \Delta t (\mathrm{J/cm^3}) \tag{13-2}$$

式中，I_0 为入射声强，$\mathrm{W/cm^2}$；α 为吸收系数，Np/cm；Δt 为时间，s（王鸿樟，1991）。

当超声治疗机声头通过耦合剂向人体内辐照超声波时，由于人体组织有较高的超声衰减系数，则可近似地看成是行波而满足上式条件。从已获得的有关超声吸收的数据出发，可以认为，动物软组织的超声吸收系数 α 与超声频率 f（单位取 MHz）的关系，大体上可由式（13-3）描述［其单位为奈培/厘米（Np/cm）］：

$$\alpha = 0.026 f^{1.1} (\mathrm{Np/cm}) \tag{13-3}$$

如设软组织的密度 $\rho = 1\mathrm{g/cm^3}$，比热容与水接近，即 $C_p = 4.18\mathrm{J/(g \cdot ℃)}$，且吸收声能而转变的热能又不散失，那么经超声波辐照 Δt 之后，软组织的升温 ΔT 应为

$$\rho C_p \Delta T = 2\alpha I_0 \Delta t \tag{13-4}$$

如取 $f = 1\mathrm{MHz}$，$I = 1\mathrm{W/cm^2}$，则超声波辐照 $\Delta t = 1\mathrm{s}$ 引起的温升为 0.012℃，辐照 1min 温升为 0.7℃，5min 为 3.5℃（周永昌和郭万学，2006）。由此可见，超声波辐照引起的组织升温是显著的。在超声波理疗中，为防止人体组织内局部升

温过高，须不停地移动探头辐照位置。式（13-4）同时适用于连续超声波与脉冲超声波，只需注意式中声强 I 为时间平均值，且 Δt 为总的超声辐射时间即可，在脉冲超声波情况下，它应是脉冲发射与间歇时间的总和。已知骨骼的超声吸收要比软组织高出几十倍，因此当超声波用于辐照骨骼时，其热效应较为显著，对此应予以特别注意。此外，当较强的超声波辐照人体时，组织的非线性特性导致声波的非线性畸变，产生高次谐波成分，从而使超声吸收增大，这种附加的温升贡献常常也是不可忽视的。

当声强一定时，某种组织的温度变化与声波辐照时间的关系如图 13-1 所示，图中虚线表示生物组织发生不可逆变化的温度（应崇福，1990）。

超声波的热效应可引起血管功能和代谢过程的变化，以及由此引起一系列复杂的神经反射或各种其他效应等。如果超声波的能量持续增加，组织温度上升到65℃以上时，由于过热，组织将会发生蛋白质变性引起的凝固性坏死，这是不可逆的生物热效应，也是 HIFU 杀死肿瘤组织的主要因素。

二、机械效应

超声波是机械振动能量的传播，故描述波动过程的各有关力学参量，如质点位移、振动速度或加速度及声压等交替压缩与伸张，形成的压力变化都可能与声波的生物效应有关。当生物效应的发生与一个或多个上述力学参数有关时，便可把产生这种生物效应的物理机制归结为机械机制。可以设想当生物大分子、细胞及组织结构处在激烈变化的机械运动场中时，其功能、生理过程乃至结构都可能受到影响。当声强较低时，生物组织产生弹性振动，其振动幅度与声强的平方根成比例，机械效应相当于对细胞作轻微的按摩，这种按摩将引起一系列反应，如增加细胞半透膜的弥散作用，增强细胞的代谢和活力，对增强组织渗透、提高代谢、促进血液循环、刺激神经系统及细胞的功能等均有重要意义。当声强足够大时，机械振动产生的剪切力会超过组织细胞的弹性极限，造成组织断裂或粉碎，这时机械效应对组织具有损伤性。超声手术刀和超声碎石等都利用了这一效应。尤其重要的是，当辐射声强较高时，声场中的一些二阶声学参量（主要为辐射压力、辐射扭力及声冲流等）会变得明显起来，从而可能出现各种非线性现象，对生物组织产生非线性的机械效应等。

三、空化效应

超声空化（cavitation）的定义为充有气体或者水蒸气的空腔在外场的作用下发生振荡的任何现象。空化现象可以通过升高温度、施加机械力来影响生物系统，还可以通过产生自由基引起化学变化。猛烈的超声空化会引起高热和更大的机械力，可能给组织造成严重的损伤或破坏。超声空化一般可分为稳态空化和瞬态空化。

稳态空化：当液体介质的声场中存在适当大小的气泡时（气泡太大会飘浮至液面而逸走；反之气泡太小时，因表面张力很大，会溶解在液体中），它会在声波的交变声压作用下进入振动（即体脉动）状态。当声波频率接近气泡共振的特征额定时，气泡的振动就进入共振状态，使脉动的幅度达到极大。气泡的这种动力学表现称为稳态空化。

瞬态空化：当用强度较高的超声波辐照液体时（如 HIFU），声场中气泡的动力学过程变得更为复杂和激烈。在声波的负压半周期内空化核（微小气泡）迅速膨胀，随后气泡又在声波正半周期内被压缩以至崩溃，这一过程称为瞬态空化。当气泡被压缩至崩溃前的短暂时间内（可能为 1ns 以下），气泡内的温度可高达数千摄氏度，压强可高达几百个大气压。超声瞬态空化现象表现为，存在于液体中的微小气泡（空化核）在强超声场的作用下振动、生长并不断聚集声场能量，当能量达到某个阈值时，空化气泡急剧崩溃闭合，如图 13-2 所示。空化气泡的寿命约为 0.1μs，它在急剧崩溃时可释放出巨大的能量，并产生速度约为 110m/s、有强大冲击力的微射流，使碰撞密度高达 1.5kg/cm^2。空化气泡在急剧崩溃的瞬间产生发光、局部高温（5000K）、10^7Pa 以上的高压、可达 10^9K/s 的冷却速度、冲击波和射流等极端的物理条件。超声波这种空化作用大大提高了非均相反应速率，实现非均相反应物间的均匀混合，加速了反应物和产物的扩散，促进了固体新相的形成，并可控制颗粒的尺寸和分布。

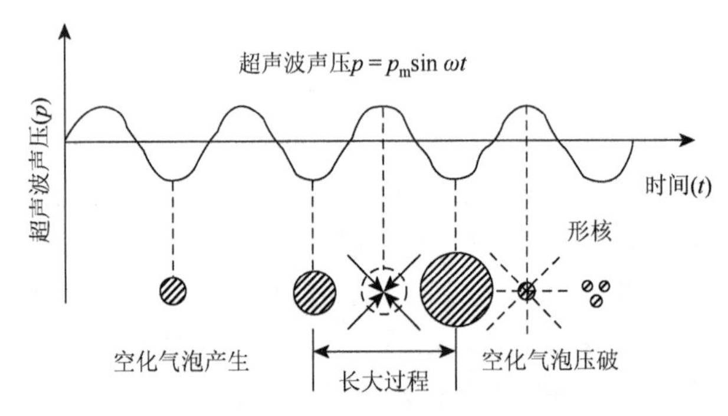

图 13-2 空化效应的发生过程

p_m. 声压幅值

瞬态空化效应这种极端的高温、高压及剧烈的振动，可以在瞬时杀死病变组织，在 HIFU 的治疗中起到一定的作用。

四、生物化学效应

超声波在生物组织中传播时，其压力和温度的变化可引起组织化学特性的变化，如化学动力学特性和化学通路的变化。超声波的生物化学作用是不容忽视的，如影响酶的活性、加速细胞新陈代谢、刺激人体细胞合成等。

五、声冲流效应

当超声波射入两种不同声阻抗率的介质界面时，动量发生变化，产生辐射压力。两介质阻抗相差较大且界面为平面时，辐射压力基本上与超声束的作用面积及声波的平均声强度成正比。辐射压力对组织可产生撕力，引起声冲流，当这种运动的幅度足够大时，会引起组织的损伤。

六、触变效应

超声波的作用会引起生物组织结合状态的改变，如引起黏滞性降低，造成血浆变稀、血球沉淀等，称为触变效应。声强较低时，触变效应可能是可逆的，声强过高时会造成组织的不可逆变化。

七、弥散效应

超声波能提高半透膜的渗透作用，可使药物更易进入细菌体内。目前已经证明将消毒药物与超声合并使用，可提高细菌对药的敏感性，增强药物的杀菌作用，药物透入疗法的原理也在于此。

第二节　医学超声的安全性

医学超声的安全性，始终是超声临床诊断治疗等应用中最需要关注的问题。由于生物组织成分和结构复杂，精确测定和评估超声能量在人体内组织的分布较为困难。对于诊断超声，设备的设计和使用应遵循“最小剂量原则”（as low as reasonably achievable，ALARA）。1992 年，美国超声医学会（AIUM）和国际电气制造业协会（NEMA）明确设定了输出显示标准（ODS）。每一项超声检查都在屏幕上实时显示产生的生物效应的危害。ODS 基于两个主要的计算输出量的指数（Gibbs et al.，2013）。

一、热指数

热指数主要关注热效应，与平均声强有关，具体定义为

$$TI = W/W_{deg}$$

式中，TI 为热指数；W 为换能器输出的声功率；W_{deg} 为使组织温度上升 1℃所需要的声功率。对于胚胎和胎儿做超声检查推荐的最长辐照时间，见表 13-1。

表 13-1 胚胎和胎儿做超声检查推荐的最长辐照时间（伍于添，2012）

TI	最长辐照时间/min
0.7	60
1.0	30
1.5	15
2.0	4
2.5	1

二、机械指数

机械指数主要关注超声机械效应和空化效应，与声压的峰值有关，具体定义为：稀疏压强峰值（p-）（单位是 MPa）与超声频率 f（单位是 MHz）平方根的比值。从机械指数（MI）的定义可以看出稀疏压力的峰值对 MI 的贡献很大，美国食品药品监督管理局（FDA）超声规范允许的机械指数最大为 1.9，用于眼睛的最大值为 0.23，其他检查可用范围为 0.05～1.90。

超声波的生物效应在很大程度上取决于辐射强度与持续时间。当辐射强度变大时，其辐射在短时间内具有时间累积效应，辐射时间越长，生物效应越明显，所以如果辐照时间越长则允许的安全声强越低，比如超声诊断，一般认为几十 mW/cm^2 是比较安全的。图 13-3 给出了阈值剂量曲线，一般认为，对于该阈值剂量曲线，在低声强长辐照时间范围内，引起损伤的原因是以热学机制为主，而在高声强、辐照时间短的范围内，损伤机制则是以瞬态空化为主；当声强为 700～1500W/cm^2 的中间值时，损伤机理主要来自于力学机制。

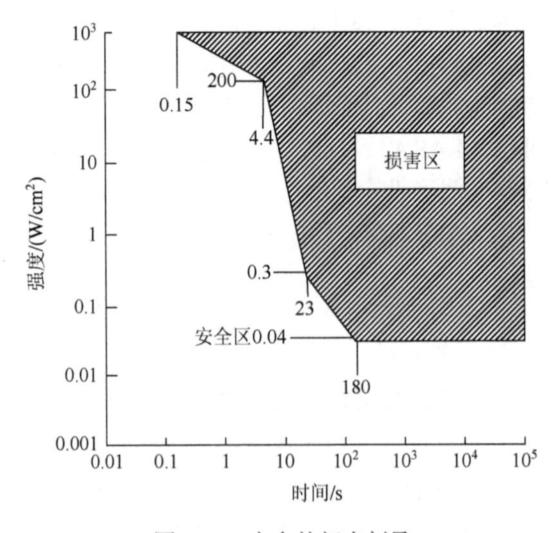

图 13-3 安全的超声剂量

通常超声治疗采用较低的频率，一般多用 0.8～1.2MHz；超声诊断使用的频率较高，常用 2.5～7.5MHz；表浅器官用 10MHz 或以上；超声显微镜等用 50MHz 至数百 MHz。可见超声诊断应选择高频率、小剂量，而超声治疗应使用低频率、大剂量。表 13-2 是医学超声设备参数的典型输出量的范围，可以参考。

表 13-2　医学超声设备参数的典型输出量的范围（伍于添，2012）

设备类型	频率范围/MHz	声源面积/cm^2	占空系数	声功率/mW	体外探头		内腔探头	
					I_{SPTA}/(mW/cm^2)	p-/MPa	I_{SPTA}/(mW/cm^2)	p-/MPa
脉冲回波								
B 模式	1～20	1～30	0.001	4～256	1～1 330	0.45～5.54	0.8～284	0.66～3.5
M 模式	1～20	1～30	0.001	0.5～213	4.2～604	0.45～5.54	2.0～210	0.66～3.5
多普勒胎儿								
心音监测	2～4	1	1	5～30				
脉冲多普勒	5～10	1	0.01	11～324	36～9 080	0.67～5.32	97.2～1 440	0.97～3.53
彩色血流	5～10	1	0.01	35～295	21～2 150	0.46～4.25	0.97～3.53	1.14～3.04
声辐射压力								
脉冲成像	7.2		0.15		＞10^6			
理疗								
连续波	0.75～3	3～7	1	0～15 000	＜3 000			
脉冲波	0.75～3	3～7	0.2	0～3 000	500	0.5		
手术	0.5～10	50	1	200 000		5		
HIFU	0.5～5	＜1 000		500 000	（1～20）×10^6			
碎石机	上升时间＜8ns					p_+：70　p_-：12		

思考与练习题

一、问答题

1. 用超声多普勒测量血流时，通常超声多普勒仪采用的超声强度要大于 B 型超声，请分析为什么。

2. 为什么在考虑超声波的安全剂量方面，采用声强比声功率更有意义？

3. 超声的生物效应有哪些？安全的超声剂量主要取决于哪两个因素？

二、选择题

1. 超声可能产生____。

A. 组织冷却　B. 空化　C. 流动　D. 振动

2. 下列____可能会导致患者接收超声检查的剂量增加。

A. 增加脉冲重复频率　B. 降低声强并提高增益

C. 使深部组织能识别　D. 增加回波信号的动态范围

参 考 文 献

王鸿樟. 1991. 声学及医学超声应用——生物医学声学. 上海：上海交通大学出版社：222

伍于添. 2012. 医学超声设备——原理・设计・应用. 北京：科学技术文献出版社：70，73

应崇福. 1990. 超声学. 北京：科学出版社：331

周永昌，郭万学. 2006. 超声医学. 北京：科学技术文献出版社：49

Gibbs V，Cole D，Sassano A. 2013. 超声物理基础必读. 戴晴，孟华主译. 北京：人民军医出版社：70

第十四章

超声治疗学

第一节　超声治疗学概述

超声治疗学是超声医学的重要组成部分。超声治疗将超声波能量作用于人体病变部位，以达到治疗疾患和促进机体康复的目的。

一、超声治疗的发展简述

早在第一次世界大战末，法国物理学家在研究超声水下探测时，就发现强超声波会对鱼类等水生小动物产生致死效应。接着 Langevin（图 14-1）等发现，超声辐照可使动物体内温度升高，以致造成细胞结构损伤。1922 年，德国出现了首例超声治疗机的发明专利，1939 年发表了有关超声治疗取得临床效果的文献。经过近 100 年的发展，超声治疗已累积了相当数量的资料和丰富的临床经验。目前，超声治疗还包括诸如超声药物透入疗法、超声雾化吸入法、超声穴位疗法（也称声针疗法），以及与其他理疗技术协同应用的超声电疗法等。特别引人瞩目的是超声外科、体外机械波碎石术和高强度聚焦超声（HIFU）无创外科手术等，它们的出现与发展已使超声治疗在当代医疗技术中占据重要位置。2005 年，*Nature* 杂志公布了超声治疗可应用的领域，为行业发展展现出更广阔的空间（图 14-2）（Mitragotri，2005）。

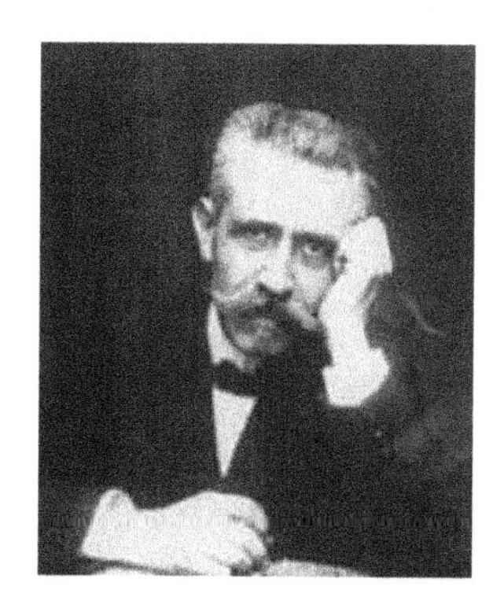

图 14-1　法国物理学家 Langevin

二、超声治疗的生物效应及作用机理

超声的生物效应如前章节所述，低能量超声波的生物效应可以使局部组织细胞受到微细按摩，使局部组织分层处温度升高，细胞功能受到刺激，血循环增进，组织软化，化学反应加速，新陈代谢增加，蛋白质分子和各种酶的功能受到影响，pH 变化，生物活性物质含量改变等，并通过神经、体液途径传播而产生治疗作用。

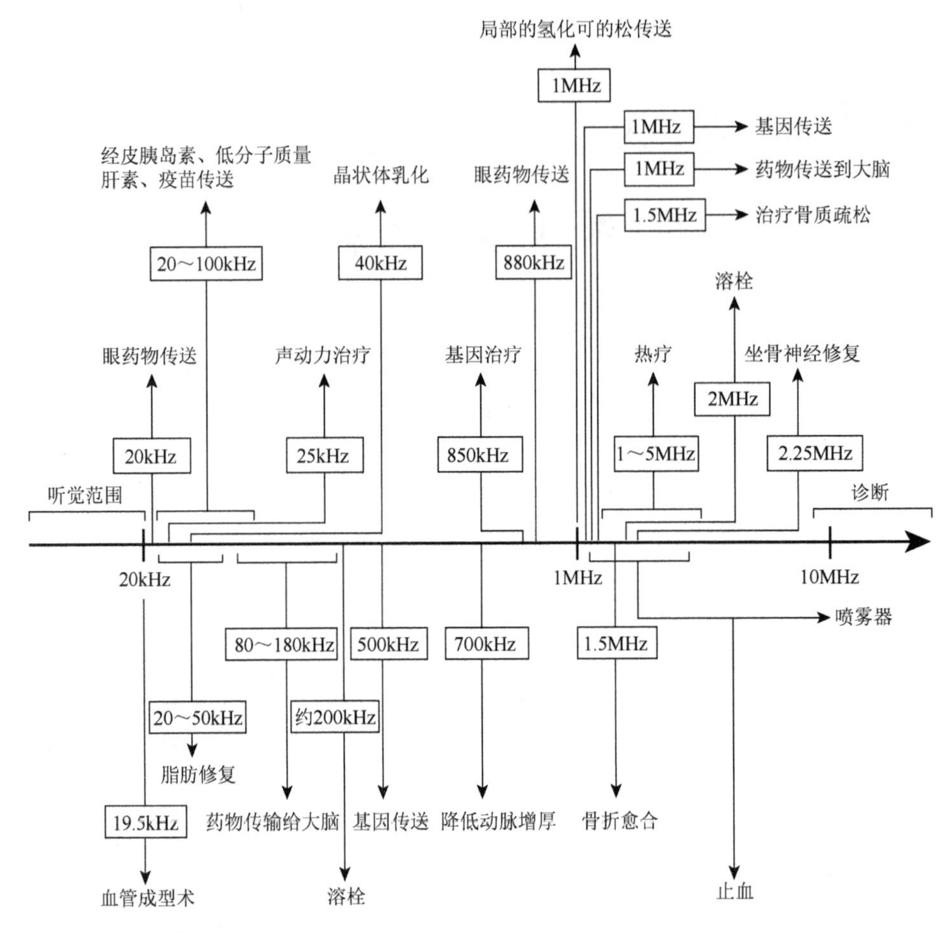

图 14-2　超声治疗可应用的领域

而高强度聚焦超声及高能量超声冲击波则可以直接杀死病灶组织及粉碎体内结石。目前，关于超声波的生物效应机理仍有多种不同解释；但多数学者认为，具有物理学特性的超声机械振动，以及在此基础上产生的特殊分布的“内生热”与生物理化改变有必然联系。孤立地强调哪一方面的作用都可能是片面的，超声生物效应是在上述多方面基本作用因素的基础上，通过复杂的神经-体液调节途径治疗疾病的。神经系统的反应和调节在低强度超声波的治疗机理中起着主导作用，而超声作用过程中发生的体液方面的改变，又是作用的物质基础，二者有机结合构成统一的反应过程。

三、超声治疗对机体的具体作用

（一）对神经系统的影响

小剂量超声波能使神经兴奋性降低，传导速度减慢，因而对周围神经疾病如神经炎、神经痛，具有明显的镇痛作用。大剂量超声波作用于末梢神经可引起血管麻痹、组织细胞缺氧，继而坏死。中枢神经对超声波显示较高的敏感性，有研究指出，即使是用强度为0.1W/cm^{2}的超声直接作用于脑组织，也可造成不可逆的损伤，因此，国外有学者指出“超声波禁用于脑部”。但近年来国内不少科研机构通过实验研究和临床实践证明，使用强度为1.5W/cm^{2}以下（常用0.6～1.2W/cm^2）的脉冲式超声波动态作用于头部，对脑实质无损害（由于大部分超声波能量被头皮及颅骨吸收和反射，只有 2.5%～20%透入颅内），并可用于治疗脑血管意外偏瘫及其他神经系统疾病（冯若，2002；王慕冰和袁泽惠，2004）。

（二）对循环系统的影响

超声波主要影响心脏活动能力及其节律。大剂量超声波可使心律减慢，诱发心绞痛，严重时发生心律不齐，最后导致心跳停止；小剂量超声波使心脏毛细血管充血，对冠心病患者有扩张动脉管腔及解除血管痉挛的作用，故用1W/cm^{2}以下脉冲式超声波作用于心脏，对冠状动脉供血不足患者有一定的疗效。不同超声治疗剂量对血管的作用不同，通常可见血管扩张，血循环加速。低强度超声作用可使血管扩张；较大剂量作用时可引起血管收缩；更大剂量的超声可使血管运动神经麻痹，从而造成血液流动停止，也可直接引起血管内皮肿胀，造成血循环障碍。

（三）对眼睛的影响

由于眼的解剖结构特点是球体形态，层次多，液体成分和血循环特点等因素容易积聚热而致损伤。大剂量超声可引起结膜充血、角膜水肿，甚至眼底改变，对晶体可致热性白内障，还可以引起交感性眼炎。但用小剂量（脉冲式0.4～0.6W/cm^2，3～6min或以下），可以促进吸收，改善循环，对玻璃体浑浊、眼内出血、视网膜炎、外伤性白内障等有较好的疗效。

（四）对生殖系统的影响

生殖器官对超声波较敏感，治疗剂量超声波虽不足以引起生殖器官形态学改变，但动物实验可致流产，故怀孕早期对孕妇下腹部禁用超声。睾丸组织对超声波很敏感，高强度超声波作用可有实质性损害和不育症。实验证明适量超声波可以减少人和动物精子的产生，因此提出，将超声波作为一种男性可逆性避孕的方法。

（五）对骨骼的影响

小剂量超声波（连续式0.1～0.4W/cm^2、脉冲式0.4～1W/cm^2）多次投射可以促进骨骼生长，骨痂形成；中等剂量（$3W/cm^2$ 以下 5min）超声波作用时可见骨髓充血，温度上升 7℃，但未见到骨质的破坏；大剂量超声波作用于未骨化的骨骼，可致骨发育不全，因此对幼儿骨骺处禁用超声。超过 $3.25W/cm^2$ 剂量被认为是危险的剂量。

（六）对结缔组织的影响

结缔组织对超声波的敏感性较差，对有组织损伤的伤口，有刺激结缔组织增长的作用；当结缔组织过度增长时，超声波又有软化消散的作用，特别是对于浓缩的纤维组织作用更显著。因此，超声波对瘢痕化结缔组织有“分离纤维”作用，有使“凝胶变为溶胶”的作用。在临床上也可见超声波对瘢痕有较明显的软化消散作用。

第二节　超声冲击波碎石

一、超声碎石概述

常见的人体结石有肾结石、输尿管结石、膀胱结石、胆囊结石、尿道结石。按结石的化学成分可将其分为含钙结石、感染结石、尿酸结石、胱氨酸结石 4 类。其中胆囊结石与喜静少动、不吃早餐等生活习惯有关，主要是胆囊肌的收缩力下降，胆汁排空延迟，造成胆汁淤积，胆固醇结晶析出而形成的，如图 14-3 和图 14-4 所示。泌尿系统的结石也与生活饮食习惯有关，多喝水有助于预防和缓解该类结石的形成。

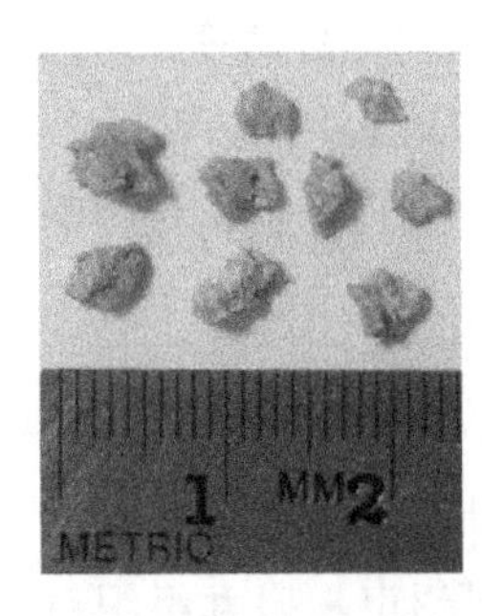

图 14-3　超声碎石后排出体外的草酸钙结石（直径约 0.5cm）

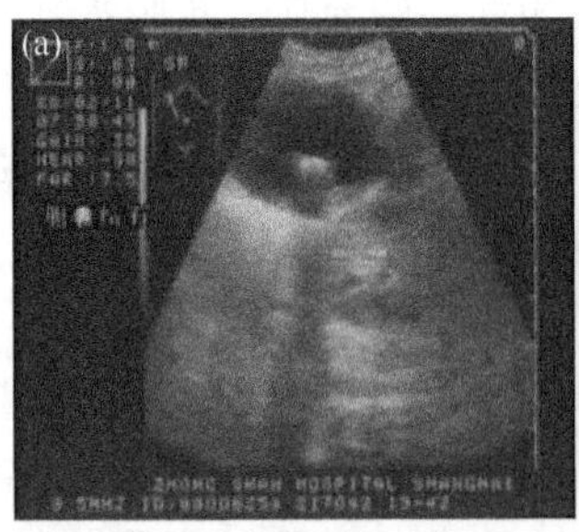

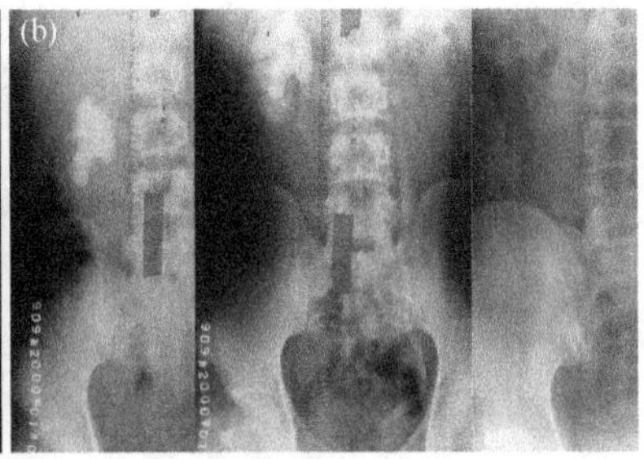

图 14-4　胆囊结石的超声图像（a）及右肾鹿角形结石的 X 线片（b）

1950 年，Lamport 和 Newman 首次发表了用连续超声波非接触式粉碎人体结石的报道。Anmin、Bebrends 等最早提出体外冲击波碎石术（ESWL）的思想。1985 年，我国第一台 ESWL 样机由中国科学院电工研究所与北京大学医学部附属医院研制成功，同年 8 月应用于临床。与此同时，上海交通大学也研制成功 ESWL 机，并于年底投入临床应用（崔振宇，2011；陈景秋等，2007；周水根等，2000）。

二、超声碎石的原理

冲击波可使体内坚硬的结石破碎而不影响周围的正常软组织。冲击波波形如图 14-5 所示，振幅和持续时间是不对称的。随着输出挡位的提高，冲击波的 P^+、P^-、t^+和声能相应增加，而 t_r 和 t^-则降低。冲击波的幅度很大，对应的质点位移速度与声速相比，已不能忽略不计，称为有限振幅声波，不再满足线性声学要求的近似条件。

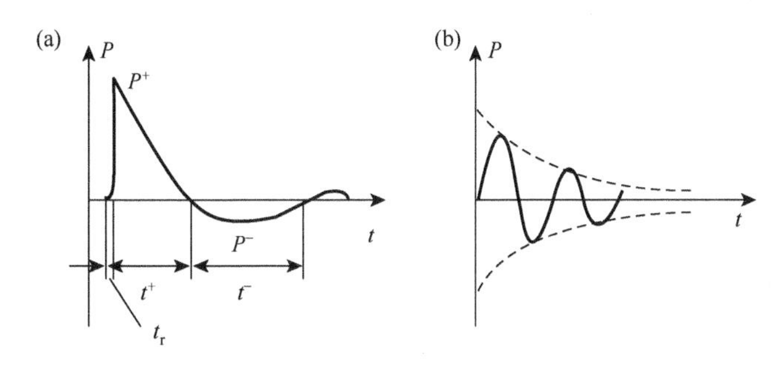

图 14-5　冲击波（a）和脉冲波（b）的比较

冲击波碎石的作用压力峰值极高，作用时间极短，声压极高，正声压峰值达 20～140MPa，而声压负峰值达−15～−8MPa。作用时间仅几微秒，作用频率 1～2Hz，作用 2000 个脉冲。关于冲击波体外碎石的原理有很多解释，归纳起来主要包括如下两点。首先，冲击波在结石前后界面上产生应力。结石是一种脆性物质，其抗压强度在 100 个大气压左右，即约 10^7Pa，而抗张强度只有抗压强度的 1/10，即约 10 个大气压（10^6Pa）。一般来说，结石的声阻抗不同于其周围组织的声阻抗，当冲击波传播到结石前后界面时都要发生反射。冲击波在结石前界面上作用以压力，在结石后界面的反射却表现为张力（因为一般结石的声阻抗都大于周围组织的声阻抗）。当冲击波在结石前后表面上作用的压力和张力大于结石本身的耐受强度极限时，冲击波的反复作用就会使结石从前后表面上被逐层压碎和裂解。对于人体软组织，由于其对压力和张力具有更高的耐受极限，因此不至于被冲击波所损伤。其次，空化的作用：结石内部结构通常较为稀疏并含有许多孔隙。结石的孔隙中一般都充满液体，若液体中含有空化核，则进入结石的冲击波及其界面反射波就可能会激活空化核，从而产生空化现象。在空化过程的反复作用下，将会产生从内部破坏结石的机制，并进而导致整个结石的疏松和碎裂。冲击波碎石的原理很可能是上述两种因素的综合作用结果，如图 14-6 所示。

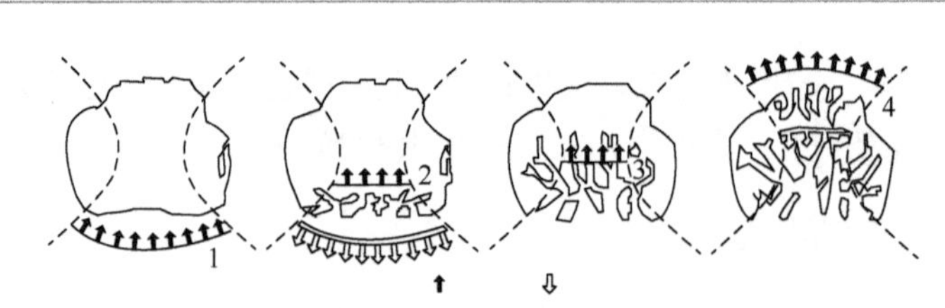

图 14-6　冲击波碎石的原理

1～4 为超声波碎石过程的 4 个阶段：1. 入射波作用在前表面的压力；2. 反射波表现的张力；3. 热效应与机械效应引起的内部裂解；4. 后表面压力和张力引起的裂解。图中箭头所指为结石所受力的方向

三、超声碎石装置的工作原理

用冲击波击碎人体内结石，在实施方案上分为体内接触式和体外非接触式两种。体内接触式是介入式超声疗法，主要被应用于治疗泌尿系统的结石，其通过将鞘管和声头导入扩张的尿管，并采用泌尿系内窥镜技术确定结石位置，利用声头端部顶住结石于对侧膀胱壁上，接触并击碎结石。体外冲击波碎石是非接触式碎石技术，它是在人体外产生冲击波能量，通过人体组织传入体内，并予以汇聚，使之在结石处提高能量密度，足以将结石击碎。

（一）体内超声波碎石装置

采用顶端装有超声换能器的探杆通过内窥镜接触结石，利用超声发生器产生的电振荡使超声换能器产生高频机械振动。超声波被传递进结石，在结石的表面产生反射波，结石表面会受压而破裂，当超声波完全穿过结石时，在后界面被再次反射，这一反射产生张力波，当张力波的强度大于结石的扩张强度时，结石破裂。

体内超声波碎石装置包含超声振子、振动棒、超声发生器、灌流液吸引泵和脚踏开关等部件。其结构如图 14-7 所示：①分体结构，②一体结构，③顶端可拆卸，④中空的振动棒。振动棒中空的作用是利用负压泵吸附并排出小结石碎片。体内冲击波碎石的临床治疗如下。

1）治疗操作：①泌尿系碎石，与内窥镜技术相结合，如膀胱镜、输尿管镜、肾镜。②器件和用具的消毒，患者身体的局部消毒，麻醉剂的选用及治疗体位的确定等。③扩张尿道，放入鞘管。充盈膀胱，确定结石位置，再用声头端部顶住结石于对侧膀胱壁上。开机击碎结石。碎石颗粒通过灌注或自行排出体外。碎石过程可在 X 线监视下进行。

2）适应证：适用于膀胱结石、输尿管结石、肾盂和肾盏结石。治疗的结石以尿酸结石疗效最佳，线径＞1cm 为宜。

3）合并症：主要合并症有感染、渗出性出血，但较少出现碎石梗阻现象。

4）禁忌证：会有高热、出血倾向等。

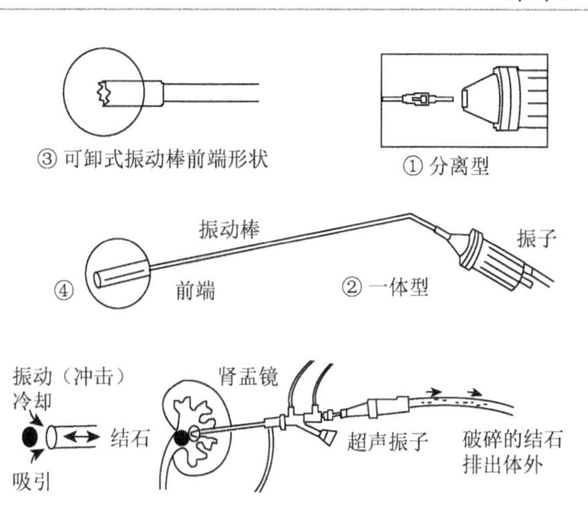

图 14-7 体内超声波碎石装置

（二）体外冲击波碎石装置

体外冲击波碎石装置（extracorporeal shock wave lithotripsy，ESWL）是使用体外冲击波在体内聚焦粉碎人体结石，这类仪器按其波源的不同一般分为三种：液电式、电磁式和压电式。从原理上讲，ESWL 主要有如下 4 个技术要点。

1. 冲击波的产生技术

压电式冲击波源产生冲击波的方式如图 14-8 所示，波源由几百到上千个压电陶瓷振子构成。具体原理为：各振子发射超声脉冲波→聚焦→冲击波。

2. 冲击波的聚焦技术

1）半椭球反射面聚焦：点状冲击波源产生球面波、半椭球反射体，如图 14-9 所示。图 14-9 中的冲击波源在焦点 F_1 处。反射汇聚点（焦点）在焦点 F_2 处。汇聚点的压力比自然场压力高 200 倍。有效截面为 1.5～2.0cm^2。应用的波源有液电、微爆破冲击波源。

2）球面发射聚焦：球面冲击波源发射，焦点位于球面的球心，如图 14-10 所示。应用波源有压电式冲击波源。

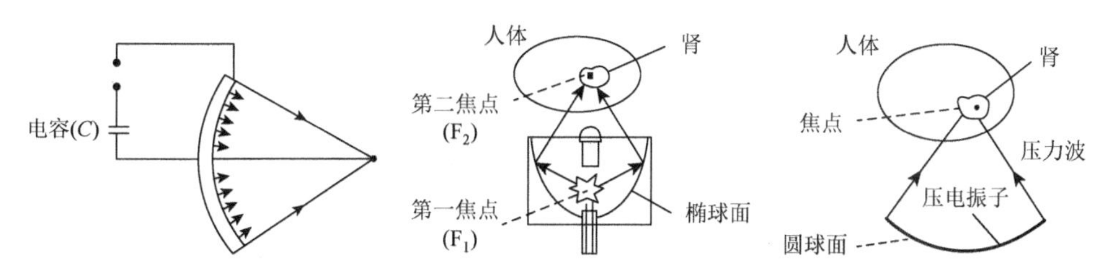

图 14-8 压电式超声脉冲波源　图 14-9 半椭球反射面聚焦　图 14-10 球面发射聚焦

3）抛物面反射聚焦：为圆柱面冲击波源，抛物面反射体，焦点为抛物面焦点，如图 14-11 所示。应用波源有压电式、电磁式冲击波源。

4）声透镜聚焦：为平面冲击波源，金属凹面声透镜，焦点与凹面曲率相关，如图 14-12 所示。应用波源有压电式、电磁式冲击波源。

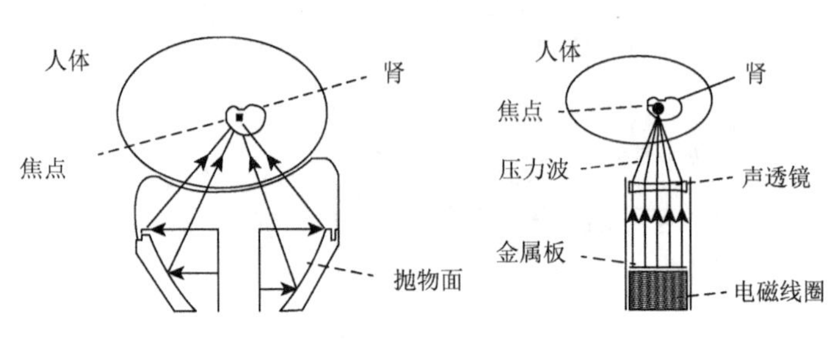

图 14-11　抛物面反射聚焦　　图 14-12　声透镜聚焦

聚焦时，聚焦体的尺寸和焦距的不同都会对治疗产生不同影响。聚焦体的口径如果过小，那么要求的冲击波强度就会更大，使患者产生痛感；但如果口径过大，那么骨骼又会对冲击波形成阻碍。而关于焦距：如果要减小衰减，焦距应尽量短；但为了避免伤害正常组织，焦距是越长越好。根据不同的患者，结石处于体内的深度不同，焦距调节应灵活方便。

3. 波源与人体的耦合技术

人体与探头的主要耦合方式如图 14-13 所示，（a）浴缸式耦合：患者、冲击波源在水槽中，需要大量的水，装置很大。（b）水瓶式耦合：冲击波源在水槽中，患者身体部分接触水，水槽缩小。（c）水囊式耦合：耦合体是薄膜水囊。其优点是装置小型化；缺点是薄膜会有部分反射。水囊式耦合有冲击波源下置式、冲击波源上置式两种。

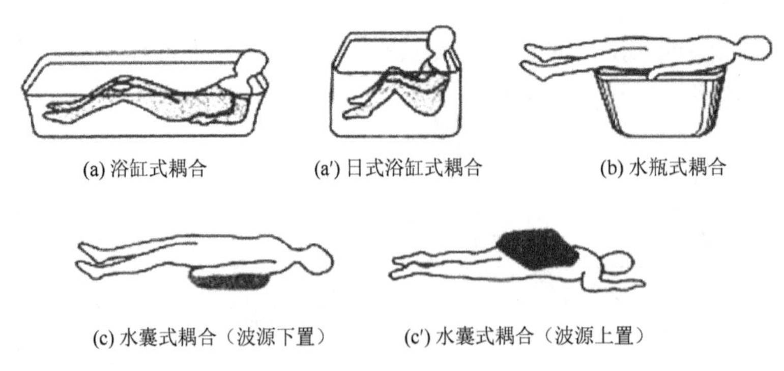

图 14-13　体外冲击波碎石波源与人体的耦合技术

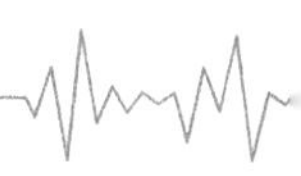

4. 冲击波焦点的定位技术

定位的目的是使焦点的位置对准结石，主要有X线和B超两种定位方式。

1）X线影像定位系统：如图14-14所示，采用双束交叉式定位原理，结构为两套X线机（球管、影像增强器、监视器等），两束X线，45°～90°交叉，交叉点也就是冲击波焦点。定位步骤是，调整机械装置→人体位置，使各位置之间的关系满足：体内结石＝X线轴线交点＝冲击波焦点。其优点是能够透视泌尿系统的所有含钙结石（占95%），图像直观，易于掌握。缺点是有X线损伤，不能定位阴性尿石、胆石，同一高度、体积相同的结石，定位时可能混淆目标。

2）B超影像定位系统：其结构如14-15所示，对于扇形B超，超声探头固定在反射体上。定位时的具体要求：①扇形扫查中轴线、反射体中轴线处于同一平面。②中心轴线交叉点＝冲击波焦点。③超声探头与反射聚焦系统的相对位置不变。

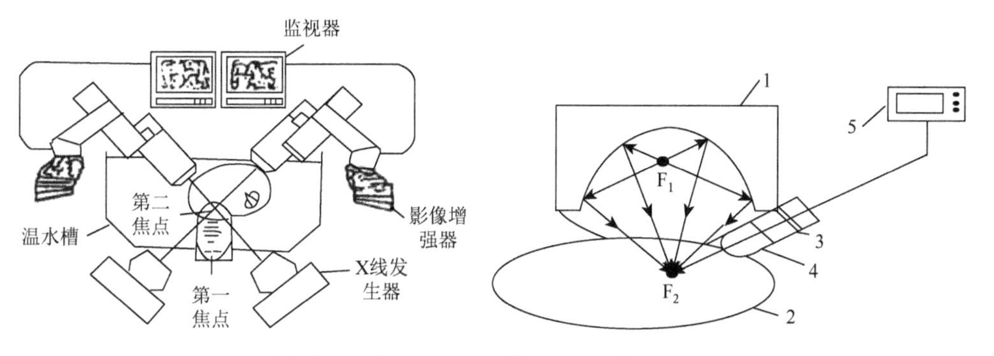

图14-14　两台X线机交叉定位

图14-15　超声定位时定位器与反射体的配置

1. 反射体；2. 人体；3. 定位器；4. 超声探头；5. 监视器

B超定位的优点是：①可清晰显示非钙化的结石图像——阴性尿路结石、胆结石。②无X线损伤。③有移动治疗头，人体可不动。缺点是：①声窗限制，相当部分输尿管结石显示困难。②肥胖患者，超声波衰减较大，结石影像不够清晰，有碍判断。

体外冲击波碎石装置的优点是：治疗过程基本是非侵入性的，患者易于接受。而且它的治疗成功率高，对人体组织的损伤较少。其缺点是：体外冲击波碎石装置在治疗嵌顿的输尿管结石和完全性鹿角形结石等时仍比较困难，X线定位治疗时患者还要受到X线辐射。

第三节 其他超声治疗应用

一、聚焦超声在药物靶向传送方面的应用

除了传统的聚焦超声在肿瘤消融方面的应用，聚焦超声在药物传送（drug delivery）方面的应用也得到发展，这一应用得益于聚焦超声具有增加细胞膜通透性的生物效应，且聚焦超声通过其热效应或者机械效应可以促使纳米微粒释放其所包裹的药物到治疗靶区。

载有药物分子的纳米微粒，通过血液被传送到身体的各个部位，聚焦超声可以将焦点指向靶向治疗组织，在超声热效应等的作用下，焦点区域的纳米微粒释放携带的分子药物，这使得药物可以在靶向组织得到释放和高效利用，如图 14-16 所示，其中（a）为装有化疗药物的温敏脂质体（TSL）被静脉注射；（b）为在影像学引导下，HIFU 被应用于肿瘤，导致局部温度上升和组织灌注增加；（c）为局部热疗刺激 TSL 释放化疗药物。为了配合聚焦的热效应，纳米颗粒必须对温度敏感，当聚焦超声的热效应超过一定的温度阈值时，药物就会被释放出来。Dromi 等科研人员建立了体外和体内的小鼠模型，注射低温敏感脂质体到动物模型，并用聚焦超声脉冲激发脂质体纳米颗粒，其携带的阿霉素可以快速集中地在靶区释放（Elhelf et al.，2018）。因此，利用聚焦超声技术热和（或）机械效应，可有选择性地“激活”装载药物的纳米微粒，在体外触发调控体内药物的释放，达到对药物释放时间及空间的控制。表 14-1 给出了与 HIFU 一起用于癌症治疗的纳米颗粒。

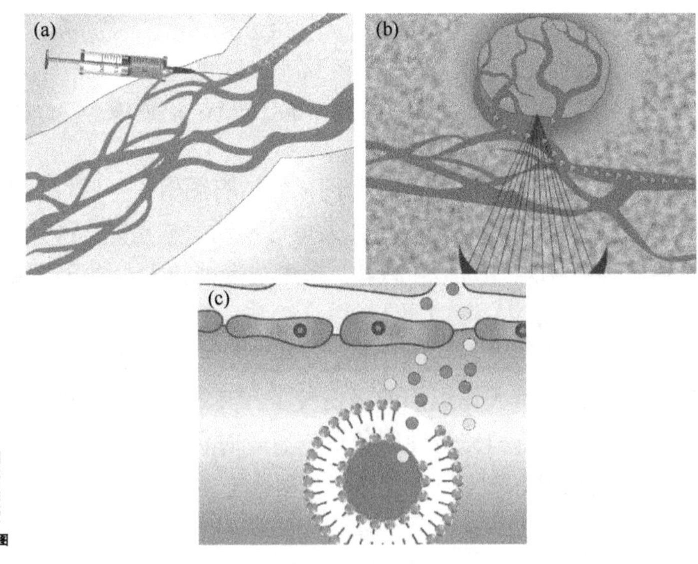

扫一扫 看彩图

图 14-16 靶向药物输送的概念

表 14-1　与 HIFU 一起用于癌症治疗的纳米颗粒

HIFU 效应	粒子类型	粒子	模型
热效应	共轭高分子聚合物（conjugated polymer）	HMME + PFP/PLGA-Ab［液体氟碳（liquid fluorocarbon）］	乳腺癌
	脂质体（liposome）	低温敏感脂质体	乳腺癌
		高温敏感的神经酰胺脂质体	乳腺癌
机械效应	金属	金	结肠癌
		多孔硅	喉癌
		二氧化钛	口腔鳞状细胞癌
		磁铁矿（Fe_3O_4）	乳腺癌
	共轭高分子聚合物	Fe_3O_4-PFH/PLGA	肝细胞癌

注：HMME. 血卟啉单甲醚；PFP. 全氟戊烷；PFH. 液态氟碳全氟己烷；PLGA. 聚乳酸-羟基乙酸共聚物。

此外，通过声孔效应（sonoporation），也可以促进药物的吸收。聚焦超声的机械效应会使细胞膜的通透性增大，也可以使细胞间空隙加大，有助于增加药物纳米颗粒的通透性和药物的释放吸收，如图 14-17 所示。这些纳米颗粒可以是有机的，如脂质或聚合物基的，也可以是无机的，如金属的，还可以是有机和无机的混合组合（Bachu et al.，2021）。

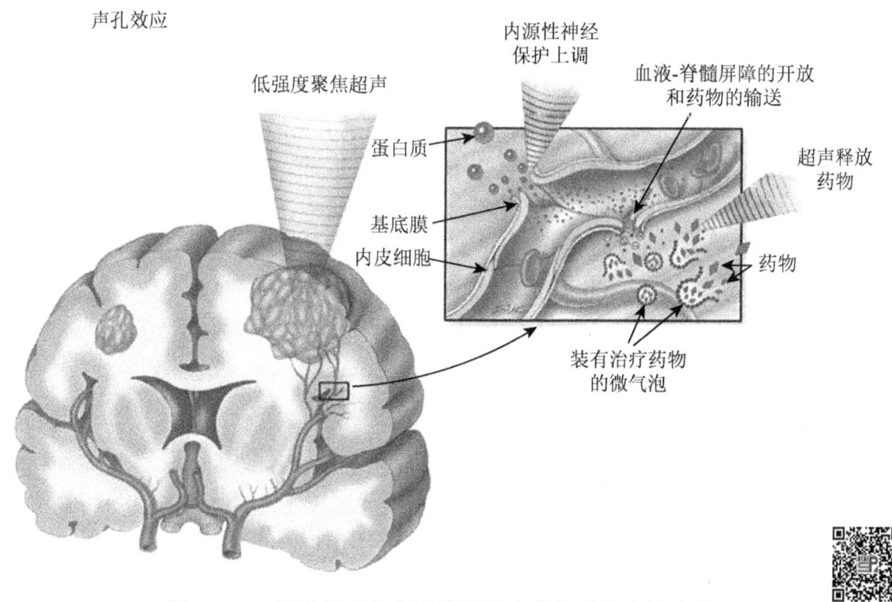

图 14-17　聚焦超声的声孔效应及在药物吸收中的应用

扫一扫　看彩图

HIFU 在促进药物传送方面的局限性包括其作用持续时间短等。在临床实践中，实体肿瘤受益于化疗药物的持续释放，并能充分被肿瘤吸收。由于 HIFU 传递机制安全性的原因，在每次疗程的脉冲数量不能太多，也不能长时间辐照，而大肿瘤可能需要更长的时间和更复杂的治疗方案。

二、超声雾化器

超声雾化器利用高频超声波的空化效应，可使液体雾化成小分子的气雾，并使药物分子通过气雾直接进入毛细血管或肺泡，达到治疗作用。其适合治疗感冒（流感）、过敏性鼻炎、鼻塞、鼻息肉、肺气肿、急慢性咽炎、喉炎、气管炎、支气管哮喘等上呼吸道感染性疾病，还适于治疗老幼患者和行动不便的人。超声雾化，不需加热或添加任何化学试剂。与加热雾化方式比较，能源节省了 90%。另外，在雾化过程中将释放大量的负离子，其与空气中漂浮的烟雾、粉尘等发生静电式反应，使其沉淀，同时还能有效去除甲醛、一氧化碳、细菌等有害物质，使空气得到净化，可减少疾病的发生。

三、超声美容仪

超声美容仪利用超声波的生物效应，达到人体面部美容的目的。将超声波作用于面部，机械效应可以使皮肤细胞随之振动，产生微细的按摩作用，改变细胞容积，从而改善局部血液和淋巴液的循环，增强细胞的通透性，提高组织的新陈代谢和再生能力，软化组织，刺激神经系统及细胞功能，使皮肤富有光泽和弹性。另外，超声波的温热效应也可以提高皮肤表面的温度，使血液循环加速，增加皮肤细胞的养分，使神经兴奋性降低，起到镇痛的作用，使痉挛的肌纤维松弛，起到解痉的作用。超声波的热是内生热，热量的 79%～82%被血液流动带走，18%～21%由热传导而分散至邻近组织中，因此，患者无明显的热感觉。此外，超声波生化效应可以加强催化能力，加速皮肤细胞的新陈代谢，使组织 pH 向碱性方向变化，减轻皮肤炎症伴有的酸中毒及疼痛。超声波可以提高细胞膜的通透性，使营养素和药物解聚，利于皮肤吸收营养，以及药物透入菌体，提高杀菌能力。

超声美容仪的具体功能如下：软化血栓，消除“红脸”。用于脸部微细血管变形、血液循环障碍引起的面部红丝、红斑，以及由螨虫感染引起的面部红斑或酒渣鼻。适应证：①消除暗疮及愈合瘢痕。②改善皮肤质地，并帮助药物吸收。③消除皮肤色素沉着。④淡化黄褐斑、暗斑、雀斑等。⑤消除皮肤细小皱纹、眼袋和黑眼圈。⑥治疗皮肤硬化症及蛇皮病等。

思考与练习题

1. 试分析比较超声治疗仪器与诊断仪器，在设计时需要注意哪些问题?
2. 请简述 ESWL 超声碎石的 4 个关键技术。
3. 超声冲击波作用在结石上会产生哪几种作用力？何种作用力对结石的破坏性最大?
4. 试述体外冲击波碎石机的原理。其与传统手术相比较有哪些优点?
5. 试简述 B 超在结石成像定位中的优缺点，如何提高结石的识别率?
6. 简述聚焦超声药物传送领域的机理与优势。

参考文献

陈景秋，韦春霞，邓艇，等. 2007. 体外冲击波碎石技术的力学机理的研究. 力学进展，37（4）：590～600

崔振宇. 2011. 经皮肾镜 Cyberwand 双导管超声碎石术治疗肾铸型结石的体会. 中国全科医学，14（14）：1601～1602

冯若. 2002. 实用超声治疗学. 北京：科学技术文献出版社

王慕冰，袁泽惠. 2004. 超声波在医学中的应用. 中国西部科技，（10）：125～126

周水根，孙西钊，叶章群. 2000. 体内碎石技术的原理与临床应用. 临床泌尿外科杂志，15（7）：332～334

Bachu V S，Kedda J，Suk I，et al. 2021. High-intensity focused ultrasound：A review of mechanisms and clinical applications. Annals of Biomedical Engineering，49（9）：1975～1991

Elhelf I A S，Albahar H，Shah U，et al. 2018.High intensity focused ultrasound：the fundamentals，clinical applications and research trends. Diagnostic and Interventional Imaging，99（6）：349～359

Mitragotri S. 2005. Healing sound：the use of ultrasound in drug delivery and other therapeutic applications. Nature Reviews Drug Discovery，4（3）：255～260

第十五章

高强度聚焦超声的原理及临床应用

早在 1942 年，Lynn 就提出了高强度聚焦超声（high intensity focused ultrasound，HIFU）的概念；1958 年，Fry 将 HIFU 技术用于开颅治疗帕金森病的实验研究，发现聚焦超声可以在机体选定的深度产生一个较好的焦域，破坏靶组织又不损伤邻近组织。

超声作为治疗肿瘤的一种物理热源，早期被应用于温热疗法（hyperthermia therapy）。研究表明，肿瘤组织和正常组织一样，都需要通过血管输送氧气和营养，当组织被加热，其温度上升时，正常组织的血管会扩张，血流会加快，带走多余的热量，保证正常组织的正常新陈代谢；然而，对于肿瘤组织，当其温度升高时，肿瘤组织内部的血管不会扩张，导致肿瘤组织会蓄积热量，这会造成氧气与营养的输送障碍，通过多个疗程的治疗，癌细胞因为缺氧和营养不良而慢慢凋亡，如图 15-1 所示。温热疗法就是利用这一机理，将肿瘤组织温度加热并严格控制在 41～45℃（最佳 42℃），并持续十几分钟，造成肿瘤组织血流不畅，散热困难，由积热导致肿瘤细胞死亡，温热疗法更适合体表和浅层肿瘤组织的治疗。

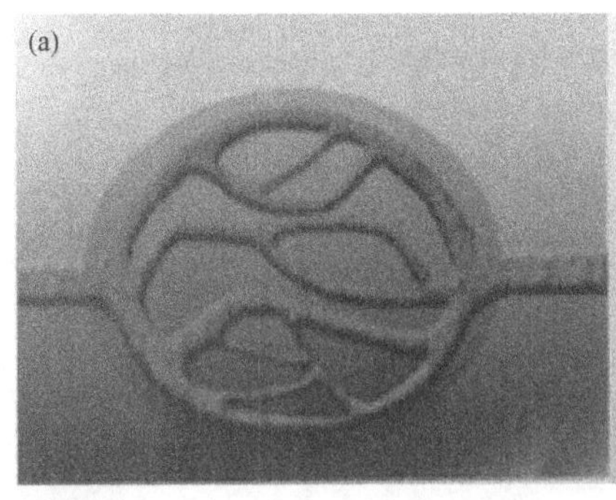

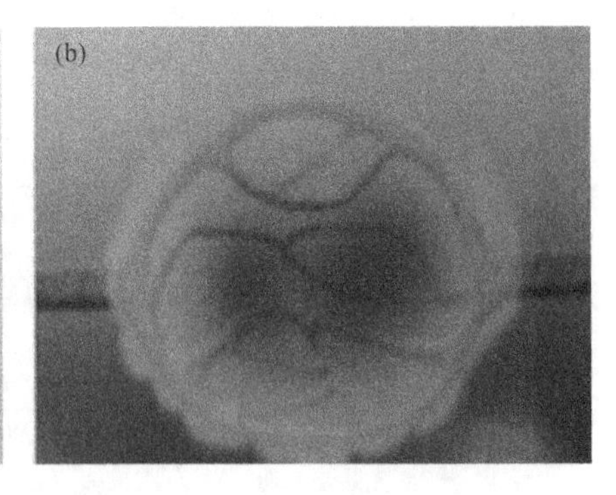

图 15-1 加热之后正常组织（a）和癌细胞组织（b）血供的差异

第一节　HIFU 系统及原理

一、HIFU 的原理

高强度聚焦超声与超声温热疗法的治疗机理有明显区别，高强度聚焦超声是将低 MHz 的超声波汇聚于靶组织，利用超声波良好的方向性、穿透性、聚焦性能，使其所穿过的非治疗部位的能量不足以对组织造成损伤，而焦点的声强高达几千至几万 W/cm^2，短时间（0.5～5s）内引起靶区温升至 50～100℃（高温效应），致其靶区病变组织急性热凝固性坏死（necrosis）又不伤及周围的正常组织。与此同时，强烈、高频的机械振动（机械效应）可破坏肿瘤细胞膜及细胞内结构，使其出现坏死。此外，高能量的超声引起的空化效应使组织间液、细胞间液和细胞内气体分子在超声波正、负压相作用下形成气泡，并随之收缩和膨胀以致最终爆破，所产生的能量导致细胞损伤、坏死，凝固性坏死组织可逐渐被吸收或瘢痕化。HIFU 主要适用于治疗组织器官的恶性与良性实体肿瘤，聚焦超声焦域的形态、大小等因素对超声治疗的深浅度、组织损伤范围和损伤程度起着决定性的作用。因此，通过对超声换能器参数的设置可以达到靶向破坏病变的目的，而对治疗靶点周围组织却没有损伤，从而实现无创或者微创治疗的目标。美国聚焦外科公司和印第安那大学医学院给 HIFU 也下了相似的定义："能够将超声波束聚焦，从而使靶组织生热致其消融，而不损伤周围健康结构的一种治疗技术"。

HIFU 技术聚焦的原理类似于光学聚焦，但是 HIFU 的优势是其超声能量可以穿透不透明的组织，到达体内深层脏器。如图 15-2 所示：通过一定的聚焦方式将超声能量汇聚到病变组织中的一个较小区域。组织内超声聚焦形成的强度相对较高的区域称为"焦区"（focal zone），焦区内组织在超声照射下形成的坏死区称为

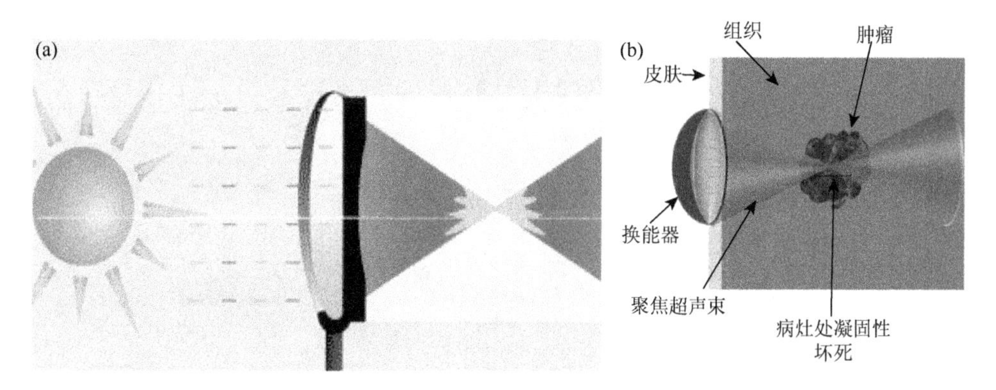

图 15-2　光学聚焦原理（a）及高强度聚焦超声治疗肿瘤示意图（b）（Bachu et al.，2021）

“焦斑”（lesion）。目前，HIFU 在临床上有广泛应用，常用于肝部、乳腺、前列腺部位肿瘤及子宫肌瘤的治疗等；也扩展到了治疗很多非肿瘤疾病，如妇科疾病、过敏性鼻炎等。

二、HIFU 系统简介

高强度聚焦超声治疗系统主要包括操控台、治疗床、电源柜、水处理及循环子系统、监控引导与测温 B 超或者磁共振成像（MRI）等设备，如图 15-3 所示。①治疗床，包括超声治疗探头及支架系统、床面位移系统及相关驱动电路。②操控台，包括操控计算机控制系统、控制机箱及桌面。操控台用于控制各种相关操作；输入治疗相关资料、数据，编制治疗程序，通过对各种位移和功率超声波发射的控制完成治疗过程；并可打印输出相关资料。控制机箱装有计算机主机、信号控制系统及电源等。③B 超诊断机，用于术前诊断及定位引导，以及术中的监控。④电源柜，主要完成整机电源供给及发射器功率输出。电源柜包括主电源开关、超声驱动电路及电源隔离装置。面板上安装有急停按钮、电源启动和关断按钮等。⑤水处理及循环子系统，完成治疗用水的加热脱气，以及探头与人体之间耦合水囊的给水排水等功能，主要包括贮水罐（内部装有涡流泵、加热器）、真空泵、滤水器、阀门、水泵、控制面板及相关控制电路。水循环系统的主要作用是通过水囊耦合超声波到人体，并通过水循环带走治疗探头及人体体表的热量，防止治疗过程中组织烫伤等。

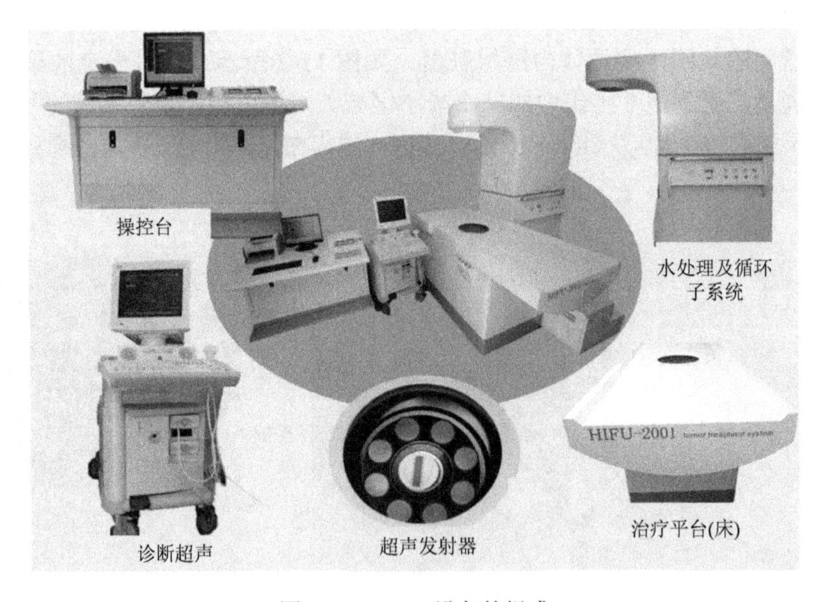

图 15-3　HIFU 设备的组成

高强度聚焦超声肿瘤治疗系统的关键技术参数（以上海爱申科技发展有限公司生产的 HIFUNIT9000 型为例）如下。治疗参数：频率 1MHz，焦距 135mm，焦域 1.5mm×1.5mm×10mm，声强 5000～15 000W/cm^2。治疗在全麻或硬膜外麻醉下进行，也有不需要麻醉的应用，利用逐层适形扫描技术，根据治疗层面治疗前后声像图形态和组织回声变化，实时反馈并控制治疗方案中预置的超声剂量，保证完全破坏靶区肿瘤组织。

（一）HIFU 的探头及聚焦方式

聚焦是 HIFU 治疗的关键技术之一，为了在人体深部病变组织内得到高强度的聚焦超声，主要采用的聚焦方式有凹面自聚焦、嵌在球冠表面的多阵元聚焦及相控阵列聚焦等，如图 15-4 所示，在前面章节已对聚焦原理做过介绍，这里不再展开。由于声透镜对超声波具有吸收反射等作用，因此这种聚焦方式的效率比较低，而且声透镜吸收产生的高温会使其变形，影响精度，所以透镜聚焦很少在 HIFU 中使用。

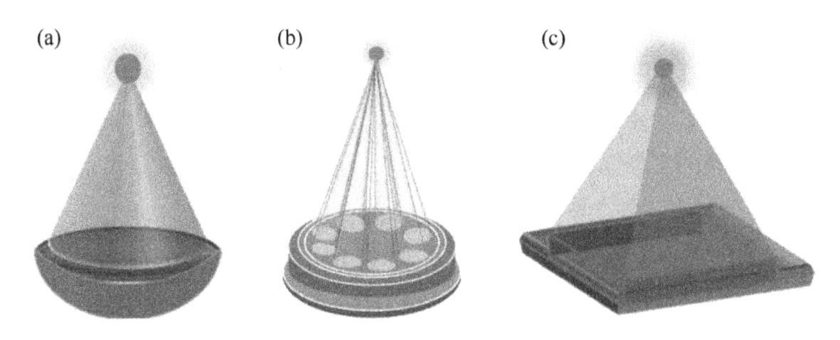

图 15-4　凹面自聚焦换能器（a）、嵌在球冠表面的多阵元聚焦换能器（b）及相控阵列聚焦换能器（c）

临床上，HIFU 设备通常采用组合探头，将 B 超探头与聚焦探头组合在一起使用，B 超探头起到引导监控等作用，如图 15-5 所示，中间为 B 超引导探头。

通常，HIFU 设备的探头采用机械控制的方式实现治疗区域的三维扫描。这使得 HIFU 系统的结构更加复杂，体积和成本相应增加。相控 HIFU（PHIFU）实现了对阵元发生脉冲相位电子的控制，可达到聚焦和扫描的效果。相控阵列聚焦具有许多优点：①可以形成不同的焦点强度和声场分布模式，不但能形成单焦点模式，而且可形成多焦点模式；②实现了电子聚焦和扫描，且焦距、焦域可变。相较于机械聚焦和扫描，电子聚焦和扫描提高了治疗定位的准确性和灵活性及焦点位置的转换速度，并大幅缩短了治疗时间；③可以使声束绕过骨骼等屏障，避免超声波损伤正常组织，使得超声体外治疗的应用范围更加广阔，如图 15-5 和图 15-6 所示；④电子控制方式可以校正由组织的不均匀性、换能器性能的差异及治疗目标的移动引起的各种聚焦和定位误差。

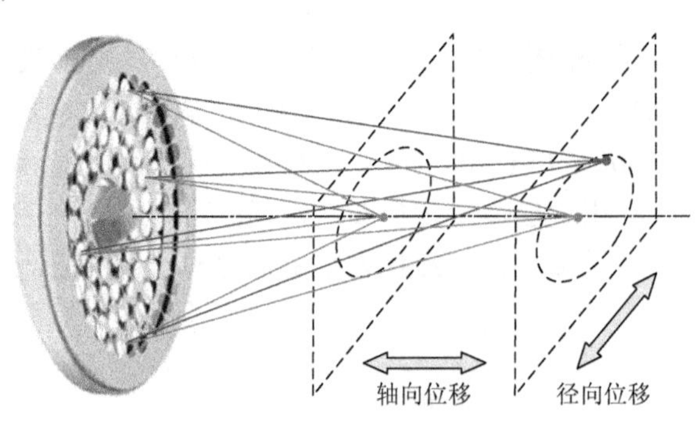

图 15-5　相控 HIFU 聚焦原理示意图

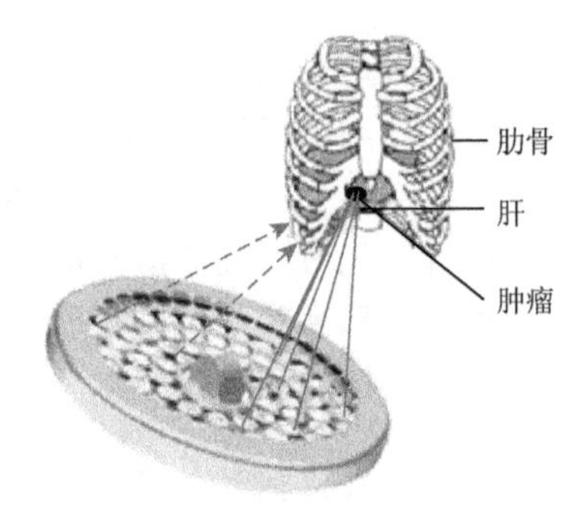

图 15-6　相控阵列对声场的控制

（二）HIFU 功率放大器

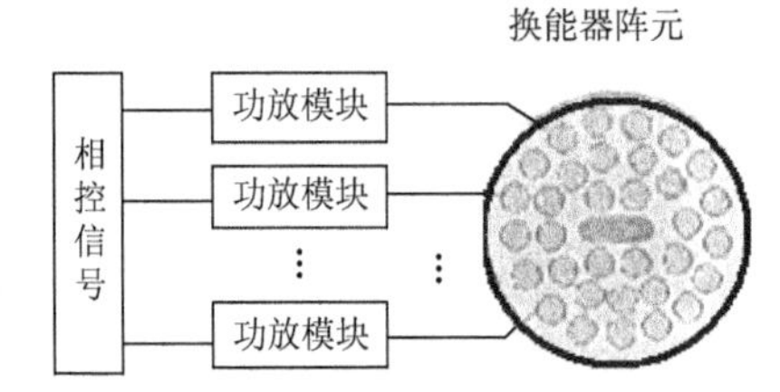

图 15-7　相控型 HIFU 系统的换能器阵元及对应的功放模块的工作原理图

图 15-7 为相控型 HIFU 系统的换能器阵元及对应的功放模块的工作原理图。相控信号一般为可调相、调幅为 500kHz～1MHz 的方波信号，用以作为各个功放模块的输入信号，功放模块将这个信号经功率放大为固定相差的同频率正弦信号，并在电功率的驱动下，压电陶瓷换能器阵元产生大功率超声波。

在实际应用中，超声换能探头的阵元数目较多，而且驱动信号移相精度要求也比较高，所以要实现每一路信号相位的连续调控仍具有相当难度。上海交通大学生物医学工程学院生物医学仪器研究所研制的相控 HIFU 采用了 96 个换能器阵元，应用现场可编程门阵列（FPGA），结合谐振式功率放大器实现了相移精度为 5.625°的 96 路通道相控阵列驱动系统。

目前国内外有多家企业在研发、生产、推广 HIFU 设备，上海交通大学生物医学工程学院的师生主持或合作参与了 HIFU 的产业化，提供了核心技术，做出了重要贡献。

第二节　HIFU 的生物效应和临床应用

一、HIFU 的生物效应

HIFU 的生物效应主要包括热效应、空化效应、机械效应、对化疗的增强作用、对机体免疫机能的增强作用及诱导肿瘤细胞凋亡等。

（一）热效应

HIFU 主要利用超声波的可聚焦性及其在人体组织内传播时，由于组织的内摩擦黏滞消耗、热传导损耗及一些分子弛豫过程等，不断地把一部分有序的声波振动能量转化为无序的分子热运动，产生热能起到治疗作用。HIFU 基本不损伤周围的正常组织，而且治疗区边界清晰，可达到微创“切除” 肿瘤的目的。一般认为热效应机制在超声肿瘤治疗特别是 HIFU 治疗中起主要作用。虽然组织内温度上升受多种因素影响，但组织吸收能量是主要因素，当组织温度升至 50～60℃时，生物组织蛋白质变性明显，主要表现为凝固性坏死。在 HIFU 治疗时，焦域内温度几秒内可达 65℃，而 43℃以上足可致肿瘤细胞不可逆损伤。

（二）空化效应

研究表明，当超声辐照强度超过一定值时，焦斑中通常含有小“孔”或“内爆”，这些“孔”可能是由组织间液体（主要是水）的“暴沸”引起的，这就是空化效应。空化效应可使生物组织产生自由基而损坏生物组织。组织中的空化效应应该尽量避免，因为它可能使焦斑扩散且扩散点位置难以预测，因此在强度选择和加热时间之间需平衡考虑，加热时间短，则焦斑体积小，可以减少血流影响，但是要求声强度高，有可能超过空化效应的阈值，引起空化效应；也有研究表明空化效应也会加剧对病灶组织的破坏。

（三）机械效应

超声波是物质机械振动状态（或能量）的传播形式，其频率为 2×10^4 ～ 2×10^9 Hz。高强度聚焦超声可使受到超声作用的组织细胞高速来回振动，强烈变化的力学作用可以破坏靶区的细胞及其支持结构，改变细胞的功能，使 DNA 大分子降解及酶变性等。

（四）对化疗的增强作用

目前化疗仍是恶性肿瘤治疗的重要手段，提高化疗效果和降低其副反应是许多研究人员试图解决的问题。研究表明，HIFU 治疗肿瘤与药物具有协同作用，可提高化疗的疗效。这种增强化疗作用的机制可能与超声机械效应相关，它既能使肿瘤组织局部药物浓度增加，又会影响肿瘤组织血流而加速肿瘤凋亡。

（五）对机体免疫机能的增强作用

也有研究表明，HIFU 治疗与机体免疫相关，可以诱发宿主细胞免疫功能增强，HIFU 治疗对宿主抗瘤免疫的确切影响和机制尚不明确。有学者认为，HIFU 治疗时焦域内高温造成组织凝固性坏死，起了高温固化留置瘤苗的作用：一方面，超声破坏癌肿，使瘤/宿主优势得以改善；另一方面，高温使瘤组织变性，肿瘤组织抗原性改变，更易于刺激机体的免疫系统。局部热疗与免疫关系的研究表明，高热可促进肿瘤组织合成热休克蛋白（HSP）。HSP 可刺激机体免疫系统，提高机体免疫功能。此外，也有 HIFU 诱导肿瘤细胞凋亡的报道。

二、HIFU 的临床应用

高强度聚焦超声技术已应用到许多医学领域，如神经外科领域的帕金森病、眼科的青光眼疾病、泌尿科的前列腺增生，特别是肿瘤学等，如图 15-8 所示。

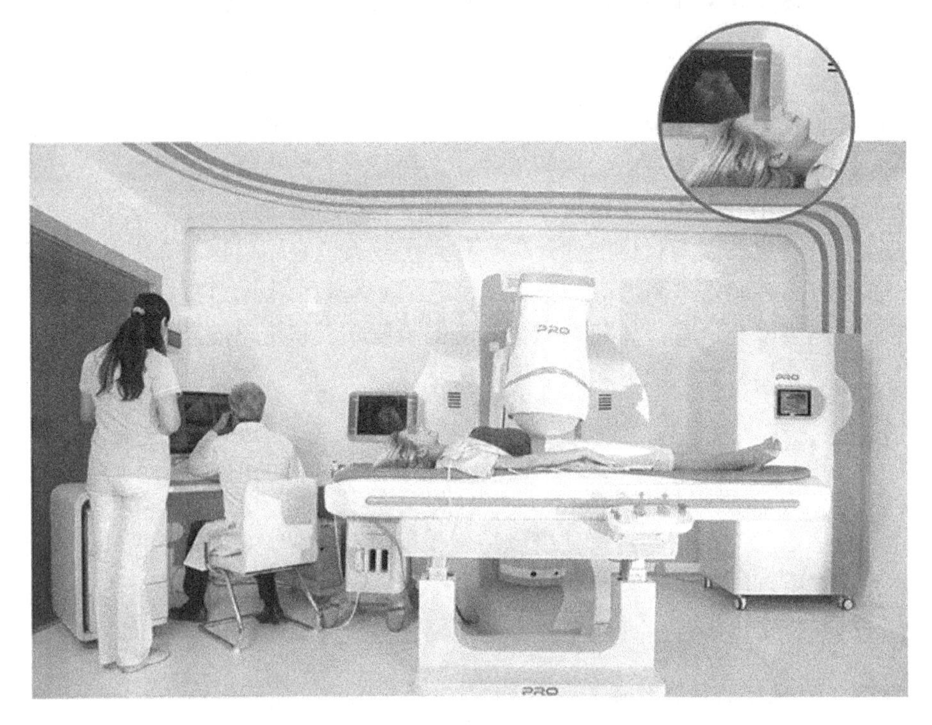

图 15-8　HIFU 临床应用实景图

（一）神经外科

有研究表明，HIFU 技术可被用于治疗帕金森病，但是由于 20 世纪 60 年代左旋多巴药物疗法对帕金森病疗效的有效发展，HIFU 失去了其技术优势。此外，中低强度的聚焦超声可用于大脑神经调控，后续章节我们会重点介绍。

（二）眼科

HIFU 在治疗眼科白内障、青光眼、泪腺缺损缝合、眼内肿瘤治疗、视网膜分离、玻璃体充血实验等方面也有报道，大概由于激光治疗技术在眼科上的应用飞速发展，HIFU 技术在眼科上的应用没能得到进一步研究发展。

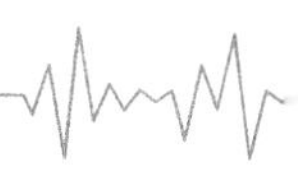

（三）泌尿科

聚焦超声比较适合于治疗泌尿科疾病，特别是在治疗前列腺良性肿瘤方面效果良好，能有效增加患者的尿流率，对周边组织器官如直肠、膀胱、尿道等没有明显伤害，HIFU 治疗后的副作用是尿潴留等。

（四）妇产科

HIFU 目前已被应用于妇产科疾病治疗中，由于其具有无创和保留器官功能等优势，越来越受到临床医师的重视。除妇科的各类肿瘤（子宫肌瘤、卵巢癌、乳腺癌等）的治疗之外，HIFU 还可用于下列妇科疾病的治疗：①计划生育终止妊娠；②子宫内膜异位症；③慢性宫颈炎；④外阴白色病变等。

（五）止血

超声的热效应和空化效应有助于止血。聚焦超声和手术刀都能用于止血，不同之处在于：超声手术刀是直接作用在组织出血部位，而聚焦超声则是让换能器与出血部位有一定的距离，即出血部位在焦点处。另外，超声手术刀的工作频率较低，为几万赫兹，而聚焦超声的工作频率为高频（1MHz），声强也高，达 4000～8800W/cm^2。高强度聚焦超声的止血作用可以闭塞血管，被应用于对肝、脾和动静脉出血的止血中。在聚焦超声的肿瘤治疗中，闭塞血管可用于切断支路血管而切断肿瘤血供。聚焦超声止血的一个特殊应用是阻断双胞胎孕期综合征的某一异常胎儿的供血通路。此外，它还被应用于战场上外伤出血的紧急处理。HIFU 的空化效应使组织乳化，这种乳化作用可达到止血的闭塞作用，空化还能加强血小板的凝血作用，也可添加超声造影剂使空化增强从而使凝血加速。此外，还有 HIFU 治疗鼻炎等的报道。

三、HIFU 应用于肿瘤的治疗

HIFU 治疗肿瘤总的原则是通过治疗机上的超声探头可以观察到全貌的实体性肿瘤，均可进行 HIFU 治疗。目前较公认的具有确切疗效的适应证有前列腺癌、肝癌、肾癌、肾上腺癌、乳腺癌、膀胱癌、胰腺癌、骨肿瘤、腹膜后恶性肿瘤和腹腔淋巴结转移癌等。HIFU 也可试用治疗下列肿瘤如胃癌、贲门癌、子宫内膜癌、卵巢癌、门静脉癌栓等。目前的研究热点，其一为 HIFU 如何联合其他传统的治疗手段提高临床治疗的有效性和安全性，其二是如何通过更好的成像显影技术，提高治疗过程中的实时跟踪监控，做到真正意义上的“精确切除”，无创治疗。

（一）泌尿系统肿瘤

通过直肠或者尿道，使用 HIFU 技术可以治疗泌尿系统的前列腺恶性肿瘤等。HIFU 可作为主要治疗手段，也可辅助放疗治疗。国内外多篇文章报道了 HIFU 治疗前列腺肥大及前列腺癌的情况，5 年和 7 年存活率显著提高，表明 HIFU 治疗的长期有效性。随着计算机断层扫描（CT）、MRI、超声波等显像技术的提高，肾肿瘤已能早期诊断，并进行初步治疗，如图 15-9 和图 15-10 所示。

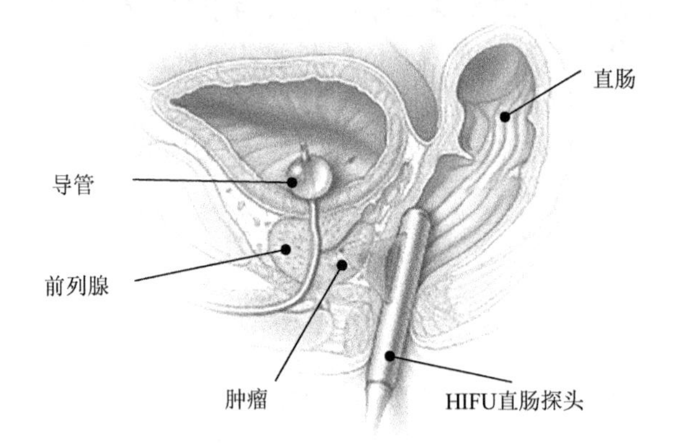

图 15-9　经直肠超声引导的 HIFU 系统示意图

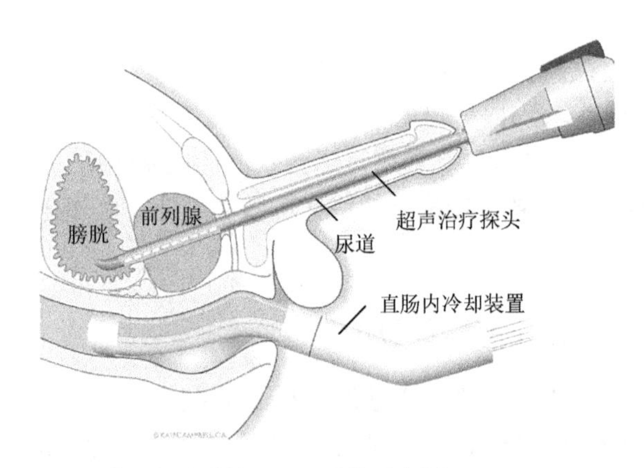

图 15-10　经尿道超声引导的 HIFU 系统示意图（Dubinsky et al.，2020）

（二）肝肿瘤

HIFU 用于肝肿瘤治疗的研究较多，其机理如图 15-11 所示，其治疗过程如图 15-12 所示。研究结果表明，HIFU 可明显抑制肝肿瘤细胞的生长，缓解疼痛，经过几个疗程可有效缩小肿瘤实体，如图 15-13 所示。

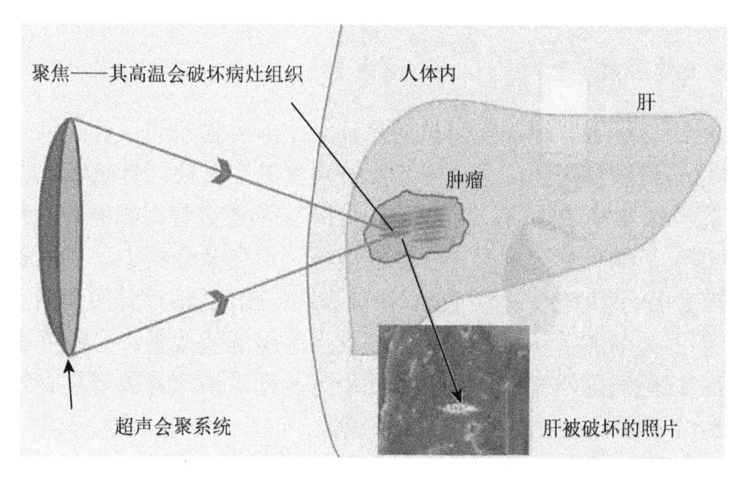

图 15-11　肝 HIFU 热疗详解

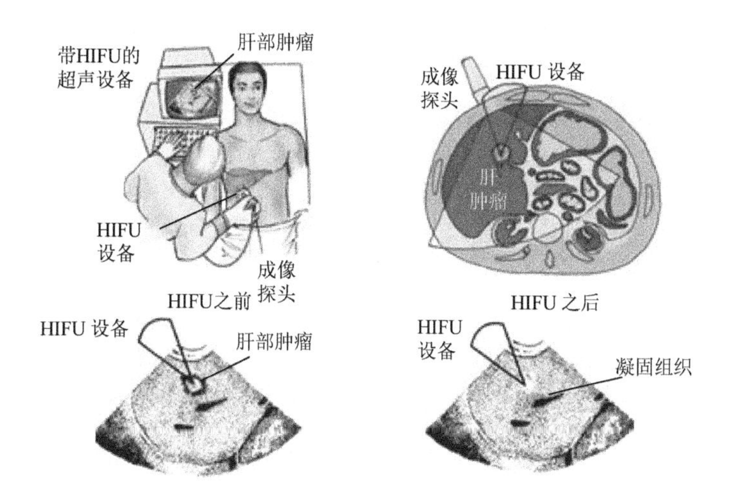

图 15-12　肝部肿瘤治疗的过程

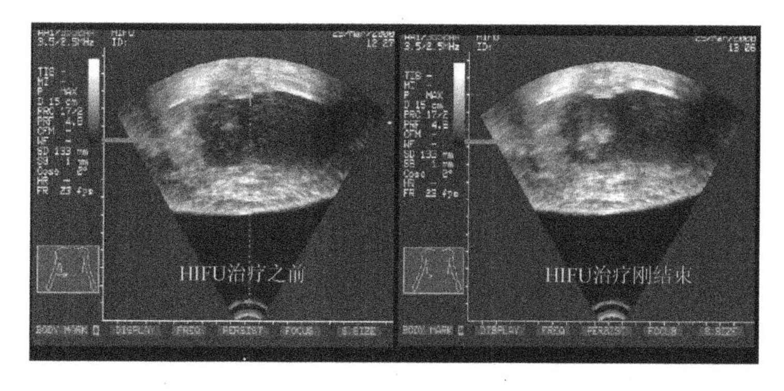

图 15-13　HIFU 治疗肝肿瘤前后超声影像对比

（三）恶性骨肿瘤

由于骨组织与周围软组织声阻抗的差异大，形成强烈的反射，引起骨旁组织高温，使得这些组织易损伤，且进一步影响声波的穿透性；骨组织使超声波急剧衰减，因而超声很难穿透骨骼。既往认为，HIFU 不适宜骨组织的肿瘤治疗。但当骨骼在病理情况下如患骨肉瘤时，骨骼被破坏，声衰减会变小，声束易于穿过，这就使得 HIFU 治疗骨肿瘤成为可能。研究表明，HIFU 治疗骨肉瘤后，患者的症状如疼痛、邻近关节的活动度等都有不同程度的缓解或改善；光镜下可见到肿瘤细胞核固缩、细胞间隙增宽，肿瘤实体缩小等，证明治疗骨肿瘤具有效性和可行性。如图 15-14 所示，从发射计算机体层成像（ECT）影像上看，HIFU 治疗 6 个月和 1 年之后，骨肉瘤的实体明显缩小，图如 15-15 所示。

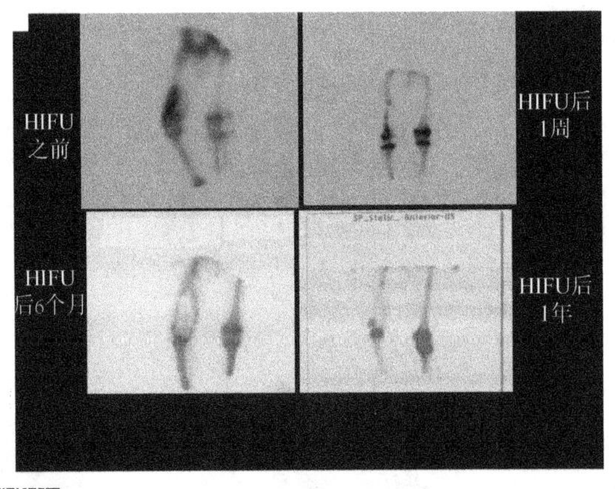

扫一扫 看彩图

图 15-14 骨肉瘤 HIFU 治疗前后 ECT 影像对比

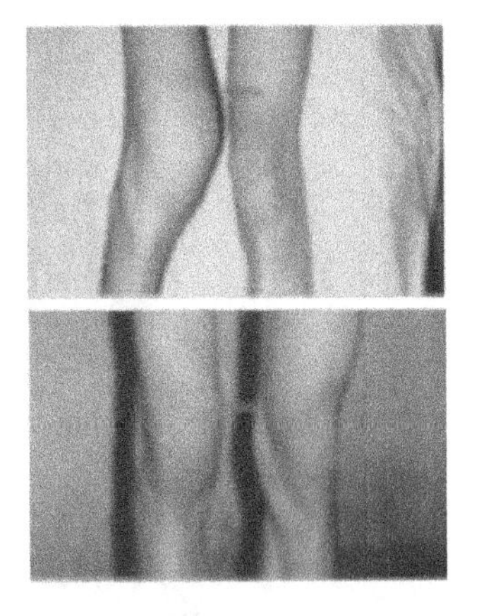

图 15-15 骨肉瘤 HIFU 治疗前后对比

（四）乳腺肿瘤

实验结果表明，HIFU 照射不但可以直接杀死靶区的乳腺肿瘤细胞，而且 HIFU 治疗后的乳腺肿瘤组织细胞会失去增殖、黏附及分泌金属蛋白酶的能力，且靶区内细胞的端粒酶活性降低，接近阴性水平，说明这些细胞失去了永生化特点及恶性行为的能力，也有经 HIFU 治疗后发现细胞毒性 T 细胞（CTL）和自然杀伤（NK）细胞显著升高，这两种细胞的升高可能刺激患者潜在的细胞免疫应答，增强患者免疫力等方面的报道。图 15-16 为乳腺肿瘤 HIFU 治疗前后单光子发射计算机体层成像（SPECT）对比及 MRI 影像对比。

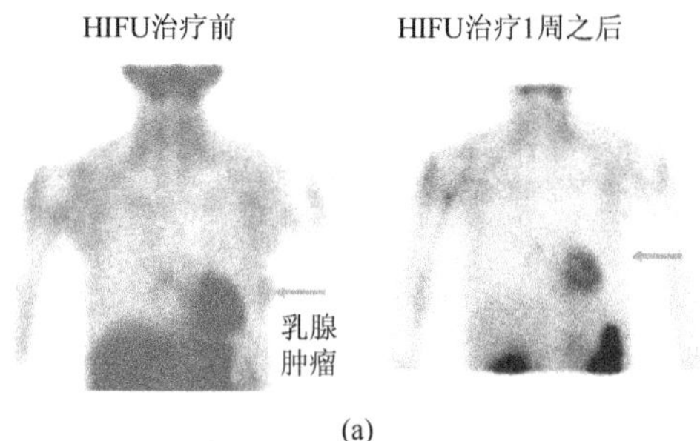

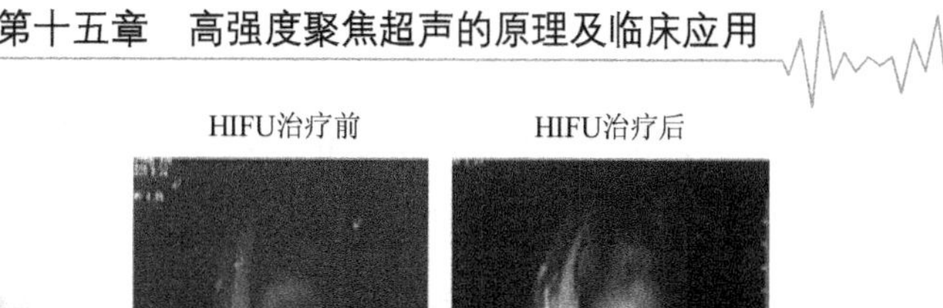

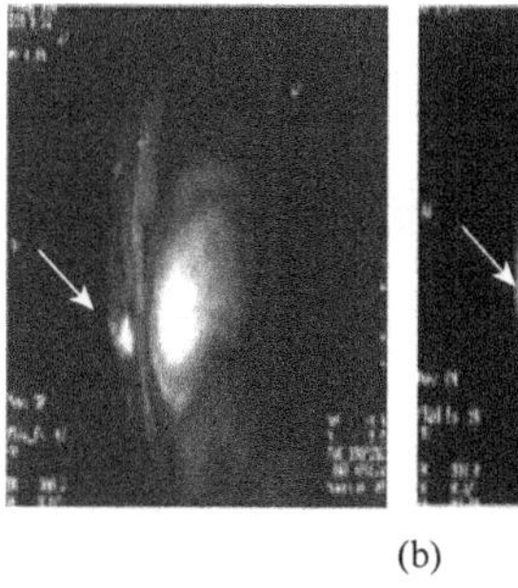

图 15-16 乳腺肿瘤 HIFU 治疗前后 SPECT 对比（a）及 MRI 影像对比（b）

（五）子宫肌瘤

大量临床实践表明，HIFU 可以明显改善子宫肌瘤患者的临床症状，并且大部分子宫肌瘤可以实现消融治疗，无明显副作用。HIFU 治疗子宫肌瘤的疗效高、安全、不良反应小，具有无创、保留子宫、痛苦小、不住院、不影响日常工作和生活等优势，如图 15-17 和图 15-18 所示。

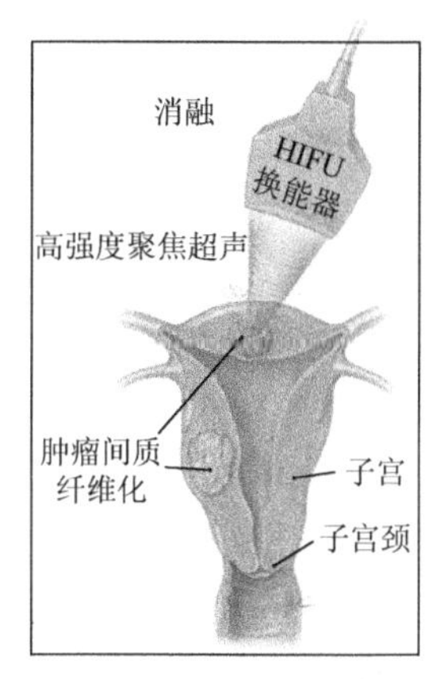

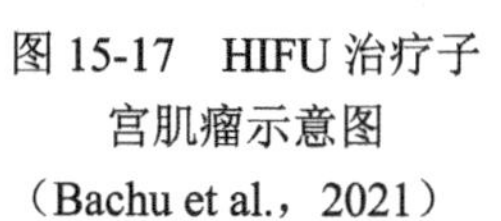

图 15-17 HIFU 治疗子宫肌瘤示意图（Bachu et al.，2021）

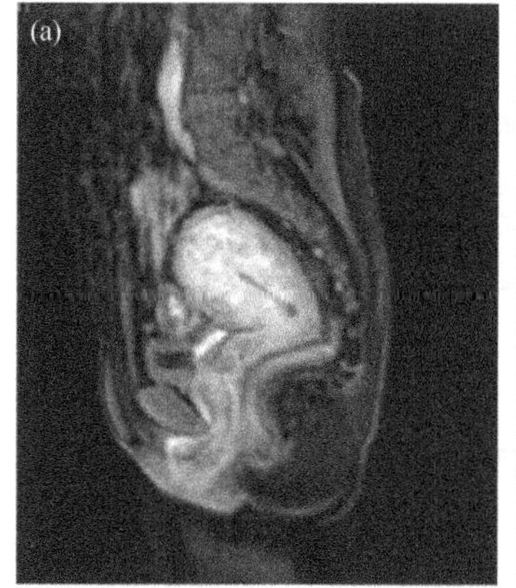

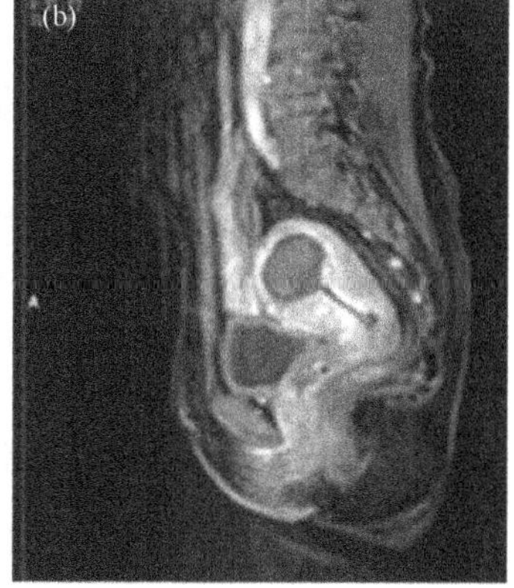

图 15-18 术前和术后的增强 MRI（Lian et al.，2015）

（a）治疗前的子宫腺肌症强化 MRI 显示子宫底肌层增厚，血供丰富；（b）HIFU 治疗 1 天后，子宫腺肌症患者的增强型 MRI，显示病变部位无灌注区

（六）胰腺肿瘤

胰腺肿瘤是常见的消化系统恶性肿瘤，外科手术是目前唯一有效的治疗手段。但适合根治性切除的病例极少，胰腺肿瘤 5 年生存率仅为 5%。HIFU 技术的兴起

为胰腺肿瘤提供了一种新的治疗选择，HIFU 在缓解患者疼痛方面有明显的治疗效果。此外，也有 HIFU 用于治疗卵巢癌方面的报道。

四、HIFU 临床治疗效果的评价

（一）HIFU 治疗的禁忌证

HIFU 治疗的禁忌证有：①超声入射通道有骨骼或含气组织的阻挡时，如肺、纵隔区、食管等肿瘤不能用 HIFU 治疗；②治疗靶区皮距小于 1cm 或入射通道处的皮肤有破溃或有感染及较重的放射性皮炎者；③下腔静脉、肾静脉癌栓在放置滤网前或手术取栓前；④血小板小于 30×10^9/L 和凝血系统严重紊乱者；⑤肝、肾、心、肺、脑功能严重不全者；⑥晚期肿瘤患者 Kamofsky 评分＜60 分者；⑦大量腹腔积液和严重黄疸（黄疸解除后除外）；⑧热过敏者；⑨4 岁以下的儿童和精神病患者。

（二）HIFU 治疗的常见并发症和不良反应

由于 HIFU 治疗是无创治疗，其并发症和不良反应相对较轻。①治疗时可有轻度的疼痛和烧灼感（非麻醉情况下），治疗前适当应用镇痛药物可以缓解；②治疗后少部分患者出现轻度发热，在 38℃左右，一般不需要处理；③皮肤烧伤，一般是浅Ⅱ度；④加重黄疸，在治疗胰腺癌、肝门部或胆总管肿瘤时，黄疸可能较治疗前加重，这是由于肿瘤在凝固性坏死过程中周围出现水肿和纤维化，胆汁排泄障碍而加重了黄疸，这类患者可以在治疗前做减黄术等；⑤胰瘘、出血、胰腺炎、胃肠道穿孔等理论上讲可能出现，但是临床上未见报道；⑥应用经直肠 HIFU 治疗前列腺癌，较常见的并发症是拔除导尿管后发生急性尿潴留。

（三）HIFU 治疗肿瘤的优势

HIFU 突出的优势：微创或者无创，被称为“不流血的手术”和“隔着肚皮切肿瘤”。具体为：①温度高，升温快。HIFU 治疗可在极短时间内使肿瘤治疗部位的温度达到 70～100℃，肿瘤细胞瞬间变性坏死，在治疗温度上明显优于传统的射频、微波等热疗技术。②精确度高。实验研究表明：在焦区与未损伤组织有着明显的分界线，一般不超过 10 个细胞的宽度。③无创性。HIFU 无须开放式外科手术，对机体也没有类似 X 线、γ 线所致的电离辐射损伤，是真正意义上的无创治疗。④适应证广泛，可治疗如肝癌、肠癌、肾癌、腹腔淋巴瘤、腹腔和腹膜后淋巴结转移、卵巢癌、子宫内膜癌、膀胱癌等 20 多种肿瘤，几乎包括了腹腔、盆腔内各种脏器的实体瘤。⑤高强度聚焦超声治疗与放化疗有协同作用，并对化疗也有增敏和减少药量、降低副作用的效果。⑥HIFU 会刺激人体免疫系统，促进人体的免疫反应等。

（四）HIFU 治疗的局限性

实际上，在临床应用过程中，HIFU 还存在如下一些问题需要改进和解决：①难以完全杀死靶区癌细胞。动物实验表明 HIFU 治疗过程中，有时会在靶点-靶点之间残留部分未杀死的肿瘤组织，而外科手术则可以将肿瘤组织切得非常干净。②脏器的运动限制会影响 HIFU 的精确定位。③无前瞻性试验对比验证 HIFU 治疗的有效性。比如，对于实验动物实体较小的肿瘤，HIFU 治愈率分别为 47%和 67%，但实际上对于如此小的肿瘤，外科手术切除治愈率应该达到 100%。④含气腔道及骨性组织的影响尚待排除。⑤经济适用、无创、实时测温系统尚待解决。⑥公认的治疗规范和疗效判断标准尚待完善。

第三节　HIFU 治疗中的引导和测温技术

HIFU 治疗过程中的引导和测温技术也是 HIFU 系统的关键技术，HIFU 治疗过程中的实时成像引导是治疗安全有效的基本保障。目前，通常采用超声或者 MRI 引导的聚焦超声（ultrasound-or MRI-guided focused ultrasound，USgFUS or MRgFUS）技术，如图 15-19 所示。通常希望 HIFU 治疗过程中的引导技术能兼顾组织温度的测量，并能反馈给超声功率输出装置，调节超声的输出剂量。

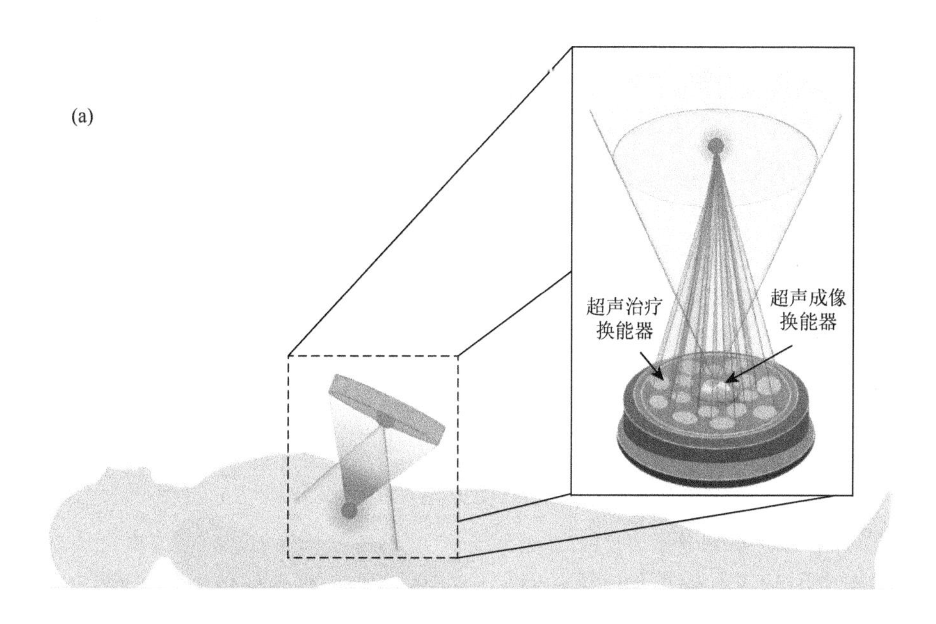

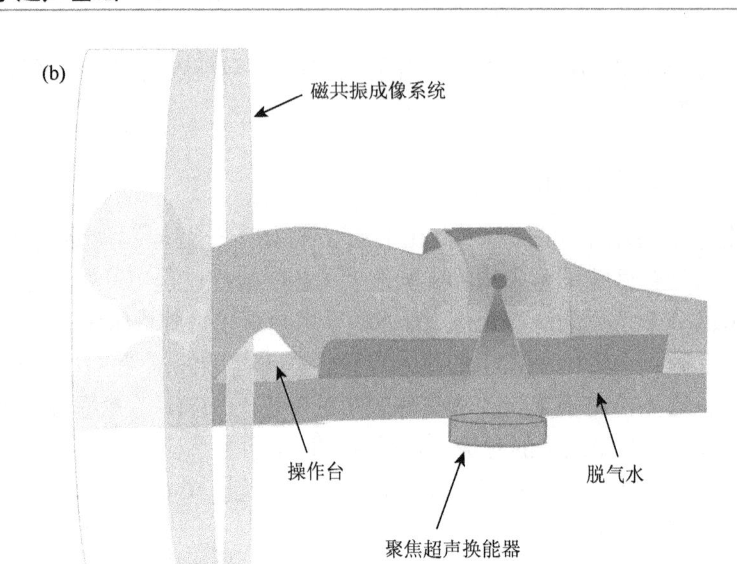

图 15-19　超声引导的 HIFU 技术（a）和磁共振引导的 HIFU 技术（b）（Zahra et al.，2020）

HIFU 治疗过程中的 MRI 引导技术，具有高空间分辨率、测温精度高等优点，但 MRI 设备昂贵，与 HIFU 设备的配合使用也存在诸多困难，实时性也较差，且需要的场地空间和人力成本也很高，限制了其普及应用。相对于 MRI 引导术，超声引导技术经济适用，且与 HIFU 系统可以很好地兼容使用，不足之处是超声引导技术无法对深部组织温度进行精确估算测量，此外在 HIFU 治疗过程中，由于空化效应，组织内会产生大量气泡，气泡会严重影响 B 超成像的质量，事实上，在 HIFU 治疗脉冲发射过程中，很难做到 B 超的监控，但是在术前、术后及治疗脉冲的发射间隙可以很好地引导和监测。

B 超或者 MRI 可以很好地成像，但是无法在 HIFU 治疗过程中直接给出组织的温度信息，为此，科学工作者探究了多种测温方式。HIFU 治疗中的测温技术可分为有创和无创温度测量，有创测温法也称为侵入式测量，即把热电偶、热敏电阻之类的温度传感器插入待测部位进行直接测量。这种测量存在如下问题：①受电磁干扰，会影响测量精度；②只能获得离散点上的温度信息，难以获得温度场的空间分布；③有引起癌细胞转移的潜在风险等。因此，寻求精度（0.5℃）的无创测温方法已成为人们所面临的紧迫课题。近年来已有不少癌热疗中无创测温方面的研究，主要有电阻抗测温法、磁共振无创测温、超声无创测温等，后两种方法将在本章节重点介绍。

一、超声无创测温原理

超声无创测温是利用超声波的某些声特性参数与温度的相关性来获取组织温

度信息，比如组织温度变化引起的声速变化，以及声阻抗率变化引起的B超图像的细微变化。前文提到，生物组织中的声速与组织温度相关，因此，我们可以通过测量回波的时间差，反推出组织内温度的变化。

超声在生物组织内传播的总时间可表示为

$$\tau(T) = 2\int_0^l \frac{\mathrm{d}\varsigma}{c(T,\varsigma)} \tag{15-1}$$

式中，$c(T, \varsigma)$ 为声速随温度和空间的变化函数；τ 为时间；T 为温度；ς 为一维空间变量。例如，聚焦加热，声速的空间分布近似呈高斯分布。这种方法的原理十分简单，但是鉴于组织结构复杂，精确测温技术上实现难度大。

我们也可以从B超图像中提取组织温度的相关信息。研究表明，B超图像灰度与组织温度具有相关性。B 超图像的灰阶与组织的反射系数相关，而组织的反射系数表达式为

$$r = \left[\frac{Z_{a2} - Z_{a1}}{Z_{a2} + Z_{a1}}\right] \tag{15-2}$$

式中，r 为反射系数；Z_{a1} 和 Z_{a2} 分别为超声在介质1和介质2中传播的声阻抗率。声阻抗率由 $Z_a = \rho \cdot c$ 决定。由于组织的声速及密度均与温度有关，可见声阻抗也与温度有关，超声波反射系数会随介质温度的变化而发生变化。因此作为固定频率的B超诊断仪，当被扫描组织类型一定，而组织温度发生变化时，具有温度相关性的超声特征参数（如声速 c、反射系数 r）必将发生变化，这会直接影响超声回波信号的强弱，根据回波信号重建的B超图像灰度必然发生变化。由此可见，生物组织B超图像灰度与组织温度具有相关性。实验结果显示，当组织温度升高时，超声回波幅度提高，B 超的视频输出灰度值随之增加。因此，理论上我们只要通过检测B超视频输出的灰度变化量，就可测出温度的变化量，从而最终测出生物组织的温度。

B超图像的平均灰度 $\bar{f}(x,y)$ 计算如下。

$$\bar{f}(x,y) = \frac{\sum\limits_{0 \leqslant x \leqslant M} \sum\limits_{0 \leqslant y \leqslant N} f(x,y)}{M \times N} \tag{15-3}$$

式中，M 和 N 分别为超声图像感兴趣区域的宽度和高度；$f(x,y)$为二维图像某像素点的灰度值。

实际上，在 HIFU 治疗过程中，靶区组织瞬间凝固性坏死，其声学特性发生明显变化，在B超图像中可以很容易识别，并标示出凝固性坏死的区域，但是如何从B超图像中精确评估出组织温度尚待进一步研究解决。为了研究 HIFU 治疗中生物组织温度与B超的相关性，建立基于B超图像的 HIFU 无创测温装置，研

究采用超声图像来检测加热组织温度变化，不仅所用装置较小，操作也简单，成本低。其系统结构如图 15-20 所示。

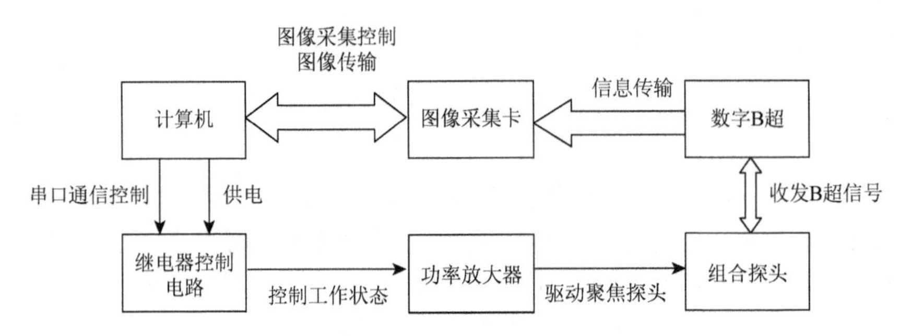

图 15-20　HIFU 无创测温装置结构图

图 15-20 中所述，计算机控制继电器开关及功放模块通过串口通信来设定并调整组合探头模块中聚焦换能器探头的输出功率、脉冲波的占空比及发射时间来控制发射剂量；计算机通过图像采集卡获取 B 超图像；组合探头模块，在机械上使 B 超探头与聚焦换能器探头较好地组合在一起，所采集的 B 超图像能较好地反映焦域图像信息。如图 15-21 所示：图中的热电偶探针，用来采集并记录组织中的实际温度。

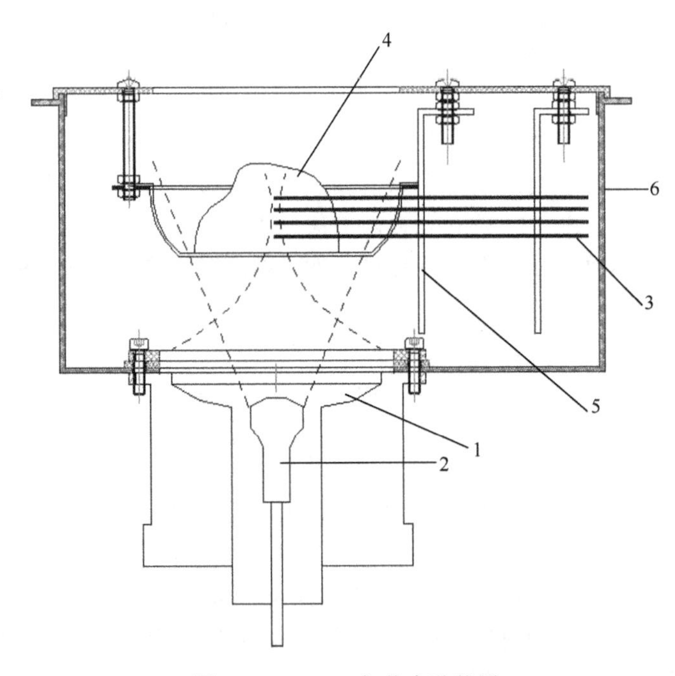

图 15-21　HIFU 加热实验装置

1. 聚焦超声换能器探头；2. B 超探头；3. 热电偶探针；4. 待加热生物体样品；5. 热电偶测温定位板；6. 水槽

在利用 HIFU 进行肿瘤治疗的过程中，为了在治疗中达到杀死肿瘤细胞而不损伤周围正常细胞的目的，对组织的蛋白质凝固的边界进行准确判定成为当前必须解决的问题。坏死后肿瘤组织的特性与原组织有很大差异，呈碳化钙化组织的特性，内部结构致密，与邻近的软组织或液体有明显的声阻抗差，引起强反射，形成块状强回声区（白影）。可以看出，从 B 超图像出发判断肿瘤组织的温度场边界是可行的。实验选取新鲜猪肉作为组织材料，在 HIFU 下击打 0.4s×15 次，截取焦域位置 50×80 像素区域。图 15-22 给出了 HIFU 治疗过程中焦点区域的 B 超图像，以及经过图像处理技术勾勒出的凝固性坏死区域，图像采集分别为 HIFU 加热之前，以及开始加热后每秒的 B 超图像。

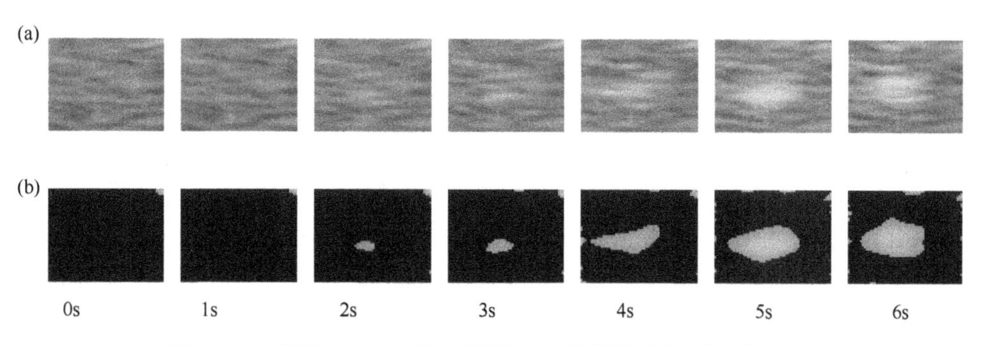

图 15-22 猪肉 HIFU 加热 B 超图（a）及凝固性坏死区域（b）

二、磁共振无创测温原理及其在 HIFU 中的应用

（一）MRI 无创测温原理

磁共振成像技术是一种无创无电离辐射的方法，可以生成不同方向的解剖图像。人体组织内与温度相关的一些参数都会影响 MRI 图像，而且在某种程度上几乎所有的 MRI 参数都与温度相关，因此我们就有可能研究利用 MRI 图像与温度的相关性来进行无创温度监测。目前，MRI 无创测温的方法一般有以下三种。

1. 利用温度与扩散系数之间的依赖关系

扩散是指分子受热能激发而产生的一种微观、随机的运动，也称布朗运动。分子扩散和温度是直接相关的。扩散加权成像能测量水分子的这种布朗运动，但需要较长的获取时间，对于运动也非常敏感，而且由加热所引起的组织变化会改变扩散系数（diffusion coefficient，DC）的大小，目前已很少有人采用基于扩散系数的原理进行 MRI 无创测温，而多利用另外两种原理。

2. 利用温度与质子共振频率的化学位移之间的依赖关系

水质子的化学位移（chemical shift，CS）与温度的依赖关系最早是由 Hindman 发现并研究的。化学位移是用来描述由分子环境产生的对核子所处的局部磁感应强度的影响。基于质子共振频率（proton resonance frequency，PRF）的化学位移的 MRI 无创测温方法，优点是有很好的时间和空间分辨力，且可直接进行图像的后处理，不需复杂的数据计算。但是这种测温方法对于 PRF 技术本身而言，是建立在假设组织不移动的基础上，因此，在 HIFU 治疗前后，采集的两层面之间有一点移动都会影响温度测量的准确性，特别是在受到呼吸作用影响的区域内（如肝等），而且这项技术要求 MRI 的磁场强度非常均匀且稳定。

3. 利用温度与纵向弛豫时间的依赖关系

温度和纵向弛豫时间（T_1）的依赖关系最早是由 Bloembergen 等发现的，这种依赖关系受弛豫过程中相邻自旋核之间相互作用及不同晶格之间能量交换所影响。在已研究的很大温度范围内将 T_1 和温度之间假定为线性关系，且都取得了很好的近似效果。由于不需要准确的图像像素对应，而且 T_1 与温度的变化在感兴趣区假定为线性关系，所以利用 T_1 提取的温度信息受运动的影响较 PRF 小，温度敏感性较好，而且该方法几乎不受超声波与组织相互作用的干扰，但是这种方法只适宜当组织类型和相应温度曲线已知时进行的活体内绝对温度的计算。

（二）MRI 无创测温在 HIFU 中的应用

目前，已开发出了与 MRI 机相配套的实时测温软件，可通过彩色编码图像技术实现对温度的定量和显示。在实时测温的基础上，MRI 系统根据温度-时间函数关系计算得到本次辐照在组织内积聚的热剂量。将其与造成组织损伤的阈值剂量比较，判断出坏死组织的范围，实现对靶区内能量的反馈性控制。目前，MRI 监控的 HIFU 临床应用有乳腺纤维腺瘤、乳腺癌、子宫肌瘤等。国内外也有一些生产相应仪器的厂商，代表性的设备有上海沈德医疗器械科技有限公司的 Aceso 磁共振引导的聚焦超声治疗系统。图 15-23 所示为该型号仪器，图 15-24 是 MRI 引导治疗子宫肌瘤的图像比对图。

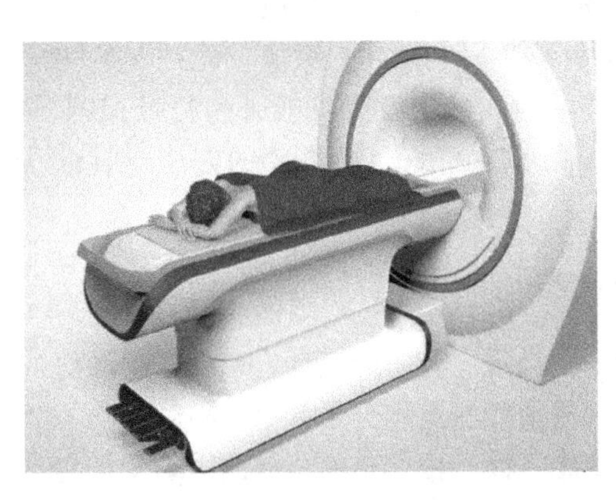

图 15-23　Aceso 磁共振引导聚焦超声治疗系统

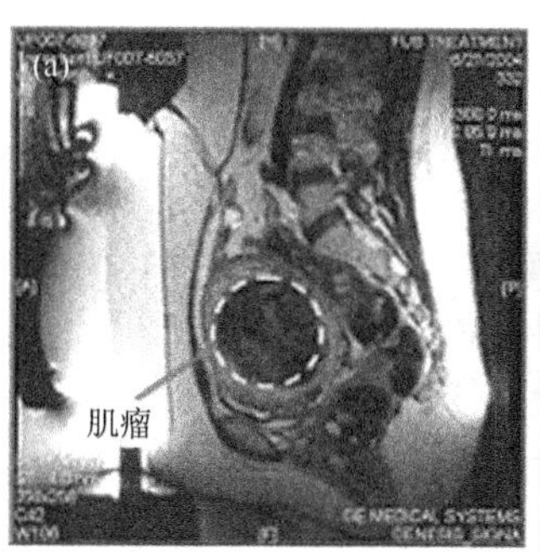

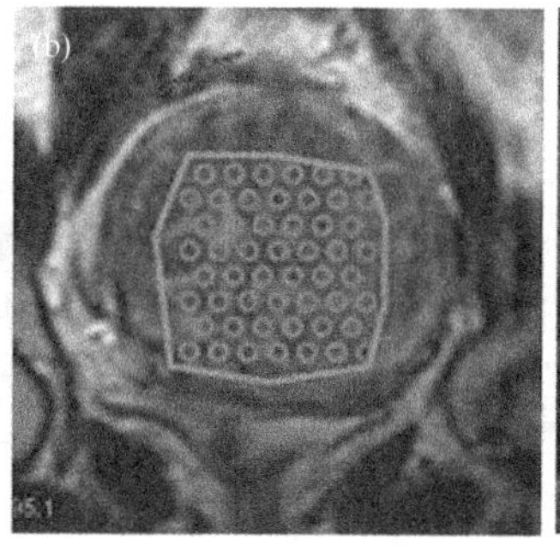

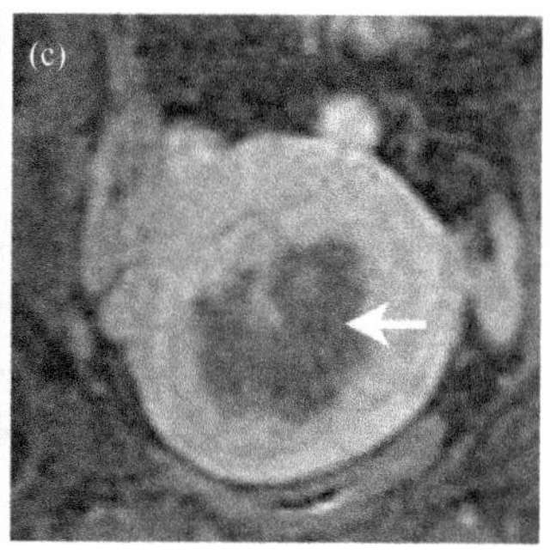

图 15-24　MRI 引导的聚焦超声治疗子宫肌瘤示意图（采用 ExAblate®2000 设备）

（a）治疗前的 MRI 图像；（b）HIFU 可以辐照到的区域；（c）HIFU 治疗之后的 MRI 图像，箭头所指是 HIFU 焦斑区域

思考与练习题

一、简答题

1. 简述 HIFU 的基本原理及 HIFU 系统的组成。
2. HIFU 治疗的生物效应有哪些？
3. HIFU 是如何实现无创或者微创治疗的？
4. HIFU 治疗中的循环水有什么作用？为什么要治疗时用循环水脱气？
5. HIFU 系统有哪些关键技术参数？
6. HIFU 治疗肿瘤时可能有哪些不良反应及并发症？
7. HIFU 治疗有哪些局限性？有哪些优势？这些因素将如何共同影响 HIFU 的发展？
8. HIFU 治疗与哪些技术结合，可以更好地监控并评价 HIFU 治疗的效果？

二、是非题

1. HIFU 声场的分析可以不考虑超声非线性效应。(　　)
2. 通常 HIFU 焦区与非焦区的边界有 100 多个细胞尺寸。(　　)
3. HIFU 焦区的升温速度很快，通常只需 20s 就能达到 65℃以上。(　　)
4. 相控 HIFU 的优势是可以多焦点治疗，并且焦点改变比较灵活。(　　)
5. HIFU 肿瘤治疗过程中，不需要对治疗区域进行温度监控。(　　)
6. 温热疗法比 HIFU 治疗对温度的监控精度要求更高。(　　)
7. HIFU 聚焦系统常采用透镜聚焦。(　　)

参 考 文 献

陈亚珠，霍彦明. 2000. 高强度聚焦超声技术的原理及机理研究. 中华物理医学与康复杂志，22（3）：172～174

葛辉玉，熊六林，王金锐，等. 2008. HIFU 治疗胰腺癌热损伤效果的超声影像学研究. 中国医疗设备，23（6）：140～142

刘红，龚忠兵，候孝林. 2003. 高强度聚焦超声及其应用. 中国医疗器械信息，9（5）：8～10

牛金海. 2001. 生物组织的超声散射及热疗无损测温. 上海：上海交通大学博士学位论文

史建伟，邓林云. 2006. 高强度聚焦超声在良性疾病中的应用及前景展望. 江西医药，41（10）：808～810

唐雪梅. 2009. 高强度聚焦超声治疗肿瘤的临床疗效评价. 国际肿瘤学杂志，37（4）：281～283

王海燕，曾燕，赵建农，等. 2008. 磁共振扫描用于评价 HIFU 治疗乳腺癌的效果. 重庆医科大学学报，33（3）：320～324

王志舟. 2010. 高强度聚焦超声治疗子宫肌瘤的临床疗效分析. 中国社区医师：医学专业，12（15）：109～110

叶欣，费兴波. 2010. 高强度聚焦超声治疗肿瘤. 国际肿瘤学杂志，（8）：584～587

Blana A，Murat F J，Walter B，et al. 2008. First analysis of the long-term results with transrectal HIFU in patients with localized prostate cancer. European Urology，53（6）：1194～1203

Bachu V S，Kedda J，Suk I，et al. 2021. High-intensity focused ultrasound：A review of mechanisms and clinical applications. Annals of Biomedical Engineering，49（9）：1975～1991

Dubinsky T J，Khokhlova T D，Khokhlova V，et al. 2020. Histotripsy: The next generation of high-intensity focused ultrasound for focal prostate cancer therapy. Journal of Ultrasound in Medicine，39（6）：1057～1067

Zahra I，Zohreh I，Chapman D，et al. 2020. An introduction to high intensity focused ultrasound: systematic review on principles，devices，and clinical applications. Journal of Clinical Medicine，9（2）：460

Harvey E N. 1929. The effect of high frequency sound waves on heart muscle and other irritable tissues. American Journal of Physiology，91（1）：284～290

Lian S，Mao S，Wu Q，et al. 2015. High-intensity focused ultrasound（HIFU）for adenomyosis：two-year follow-up results. Ultrasonics Sonochemistry，27：677～681

第十六章

现代超声成像设备的系统架构与实现

第一节　现代超声成像设备的系统架构

现代超声成像设备的系统架构如图 16-1 所示，美国德州仪器（TI）公司给出了基于该公司半导体元件、开发工具和软件的解决方案，具体有基于 C6678 多核 DSP 的高端数字 B 超的解决方案，基于开放式多媒体应用平台（open multimedia application platform，OMAP）等低功耗处理为核心的便携式 B 超解决方案，以及掌上 B 超的解决方案，TI 的方案具有很强的竞争力，并广泛被业界采用，期待基于国产半导体技术方案的出现。

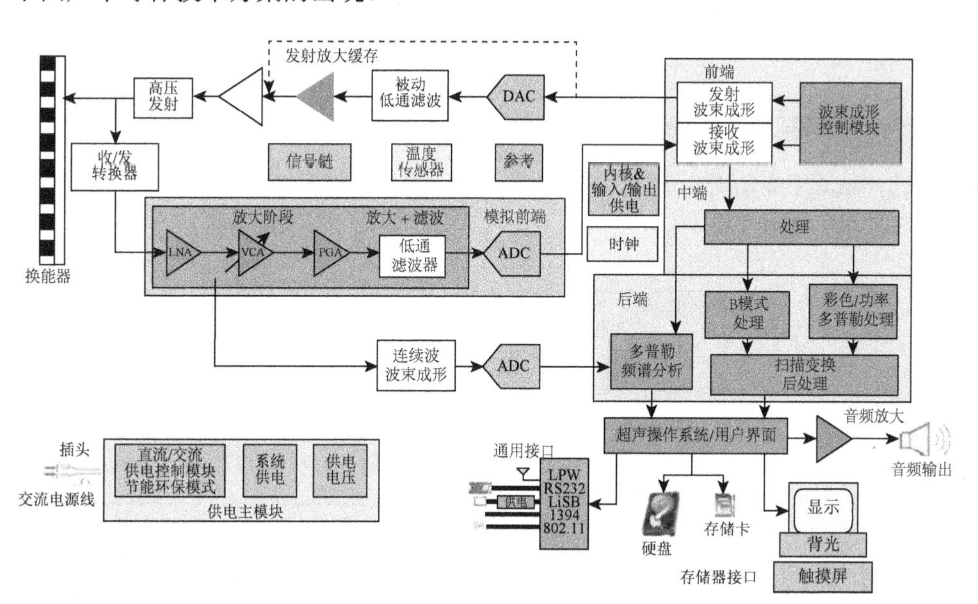

图 16-1　现代超声成像设备的系统架构

LNA. 低噪声放大器；PGA. 可编程增益放大器；VCA. 压控放大器；DAC. 数模转换器；ADC. 模数转换器；LPW. 低功耗无线网

超声诊断系统模块的基本功能包括换能器模块、供电模块、成像与图像处理模块、系统控制模块和显示模块等，见图 16-2。信号通路的前端、中端到后端的处理因不同的制造商会有所不同。它在某种程度上取决于采用的半导体芯片的技术类型，如专用集成电路（ASIC）、现场可编程门阵列（FPGA）、数字信号处理器（DSP）或者个人电脑（PC）。

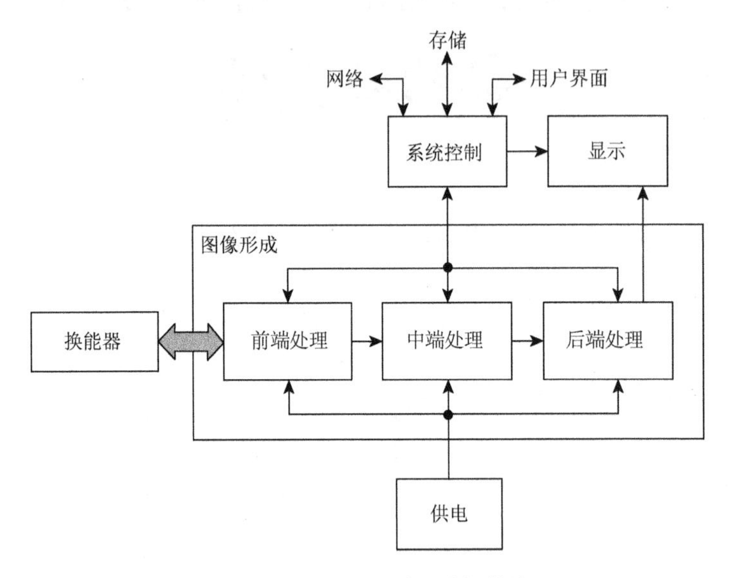

图 16-2　超声诊断系统功能模块

一、前端处理模块

超声成像的起始端，通常称为前端，使用脉冲回波技术，图 16-3 表示了这一功能模块的主要组件。

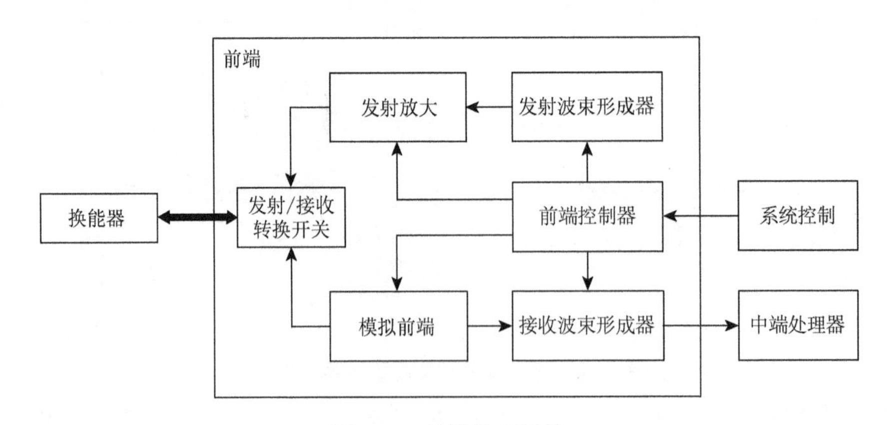

图 16-3　前端处理组件

发射波束形成器负责触发有序脉冲激励换能器元件，换能器使声波发射到感兴趣的区域。之后，在前端的发射/接收（T/R）转换开关被选择为接收模式。换能器元件将反射或回声转换成相应的电信号。模拟前端（AFE）组件适当地放大这些信号并把它们转换成用于进一步处理的数字数据流。通过对这些数据流的动态延迟，接收波束形成器将它们组合以形成一条扫描线，代表沿一条固定射线得到的感兴趣区域。重复该过程依次或者同时形成多条扫描线，以覆盖整个感兴趣的区域。前端控制器负责控制发射及接收波束的时间和顺序。模数转换使用前端的模拟/数字（A/D）转换器，采样频率可以是 16～50MHz，这取决于系统的要求。

二、中端处理模块

近年推出的大多数超声成像系统能够支持三种主要模式：B 模式、彩色血流处理和多普勒处理。B 模式得到用于检查组织结构和器官的灰度图像。彩色血流运算结果将血流平均速度的空间分布的颜色编码叠加在灰度图像上。多普勒处理在用户指定的位置上动态显示血流速度的分布。

图 16-4 给出了中端处理部分的三个主要模式及其组件。三种模式的初始阶段是一样的，波束形成的射频（RF）数据获取之后变换到基带，经过滤波、抽取，进入后续的处理模块。对于 B 模式，它是包络检测和对数压缩。彩色血流需要更多大量的计算，包括用高通滤波整合扫面线，去除血管壁或组织运动带来的影响。壁滤波器的输出被用来估计功率、平均流速和湍流。多普勒处理涉及一个简单的壁滤波器和使用短时傅里叶变换技术估计速度的分布。多普勒处理还产生表示多普勒频谱的立体声音频信号。

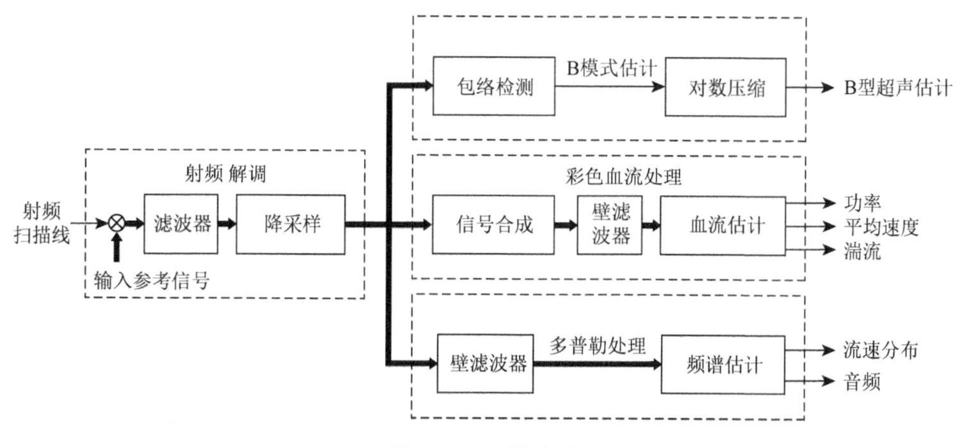

图 16-4　中端处理

三、后端处理模块

图 16-5 给出了后端的数据处理流程。B 模式和彩色血流估计都需要进行时间和空间处理，以减少噪声和增强感兴趣区域的特征。扫描变换是 B 模式和彩色血流估计转换为显示数据的操作，用像素 1∶1 的纵横比。当支持彩色血流模式时，B 模式和彩色血流像素须叠加以产生一个单一的图像。该叠加过程通常是基于与应用相关的阈值来实现的。

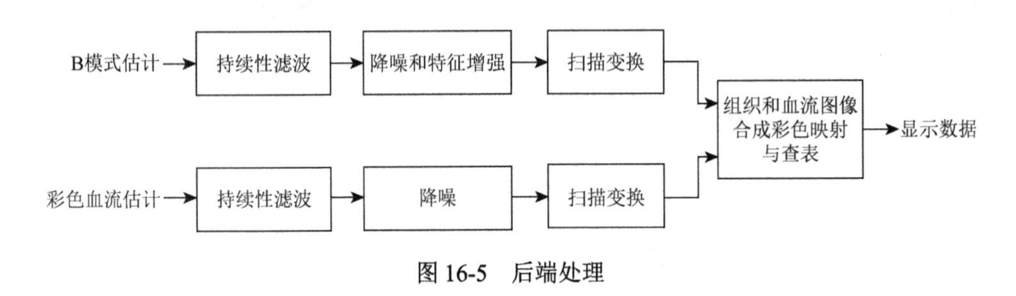

图 16-5　后端处理

四、系统控制器和内存管理接口

像大多数嵌入式系统一样，超声成像系统也需要一个具备系统控制功能的模块，实现如下功能：①配置和控制信号通路。②处理用户输入事件，并采取适当的响应动作。③监测声压和强度水平，确保患者安全。④对于便携式系统，开展智能电源管理，使一次充电系统的扫描工作时间最大化。⑤存储和调用图像素材。⑥运行应用程序，让用户可以获取图像序列临床相关的测量等。

第二节　超低功耗掌上 B 超设计方案

随着现代电子技术的发展，彩超这种复杂的电子仪器小型化成为可能，在保证主要功能的前提下出现了手提式彩超、掌上 B 超等方案。这种彩超主要应用于术中或急诊急救，另外在军队野外作战中也有广泛用途。掌上超声系统将传统台式超声成像仪的功能集成在手机大小的探头模块中，能为医生提供便捷、高质量的超声诊断图像。Signify Research 的报告称掌上超声将在 2020～2025 年迎来增长高峰，到 2023 年市场规模预计超过 4 亿美元，典型产品有 Butterfly iQ+、飞利浦 Lumify、飞依诺 Q 系列等。目前市面上的掌上超声主要将数据转化图像这一步放在探头或主机实现，智能终端及 APP 接收处理过后的图像，如果将处理过的回波数据直接发送到终端，充分利用移动终端的硬件资源，并在智能终端完成图像处理，可达到最优的系统设计。

美国 TI 公司提供了掌上 B 超的解决方案，并提供了原型机验证平台，具体包括 TX7332EVM 收发模块和 AFE5832EVM 模拟前端，配合 TSW1400EVM 高速数据采集卡，可组成 32 路超声成像系统，再加上多阵元超声换能器、电源和上位机即可组成基本的超声成像系统。

一、实验平台简介

（一）多阵元超声换能器

多阵元超声换能器采用定制的 128 阵元线阵换能器，集成了匹配层、声透镜、阻尼衬垫等声学元件，中心频率为 5MHz，单个阵元宽度为 1mm，阵元间距为 0.3mm。可连接换能器一侧的 32 个阵元来搭建验证平台，如图 16-6（a）所示。

（二）TX7332 多路脉冲发生器

TX7332 包含 32 路发射/接收转换开关和三级脉冲发生器，如图 16-6（b）所示，可直接连接到换能器的 32 个阵元，产生最高 200Vpp 的方波脉冲。支持片上和片外波束成形，最高时钟频率为 200MHz，能满足高频超声的需要，也支持连续多普勒（CW）模式，发射/接收转换开关会保护 AFE5832 的低压接收电路。TX7332 芯片尺寸为 17mm×11mm，B 超模式每通道典型功耗为 16.4mW，可配置不同工作模式，需要提供±5V 和正负高压电源。

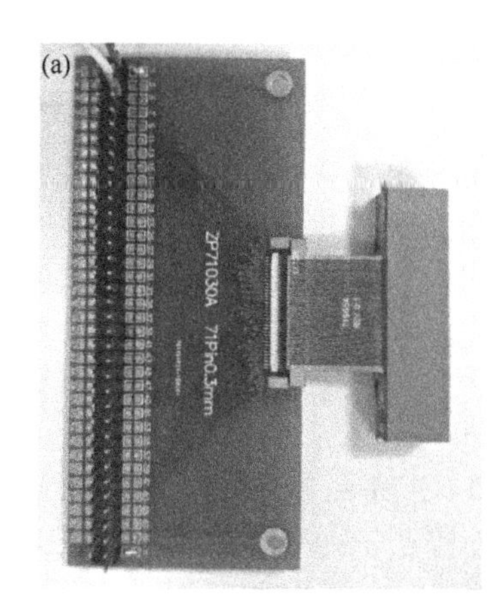

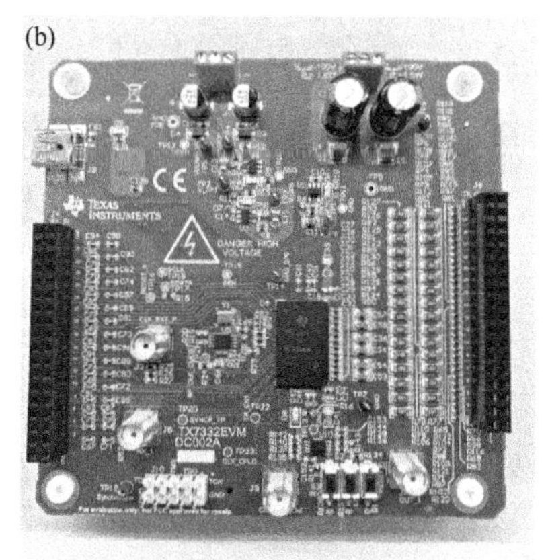

图 16-6　多阵元超声换能器（a）和 TX7332EVM（b）

（三）AFE5832 模拟前端开发板

AFE5832 模拟前端开发板是由两个压控放大器（VCA）裸片和一个模数转换器（ADC）裸片组成的多芯片集成模拟前端，如图 16-7（a）所示。VCA 共 32 个通道，支持时间增益补偿（TGC）和连续波（CW）两种模式，TGC 模式下每通道包含可变增益的衰减器、放大器和低通滤波器。ADC 有 16 个物理通道，能转换全部 32 路输入，以 12 位或 10 位精度运行，12 位下最大采样率 40MSPS×32 通道，通过低电压差动信号（LVDS）输出。AFE5832 芯片尺寸 15mm×15mm，TGC 模式每通道功耗低至 35mW，能满足小尺寸、低功耗、高性能的应用需要。

（四）TSW1400EVM 高速数据采集板

TSW1400EVM 高速数据采集板是一款模式生成器和数据采集电路板，用于采集 AFE5832 输出的数据，搭载 1GB 的双倍速率同步动态随机存储器（double data rate，DDR）内存。这部分功能也可以通过自行设计的 FPGA 单板来完成，如图 16-7（b）所示。

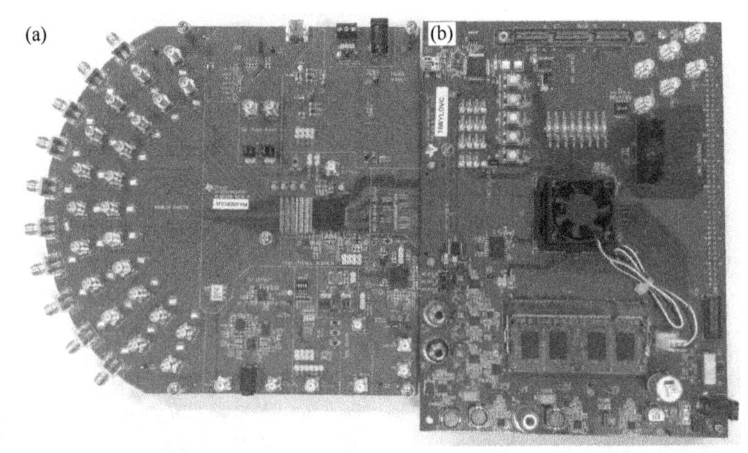

扫一扫 看彩图

图 16-7 AFE5832EVM（a）和 TSW1400EVM（b）

二、平台设计与测试结果

根据各开发板的用户手册将开发板供电并连接至上位机，可使用 20～100V 的高压电源，将 TX7332EVM 的 TX_OUT 连接至换能器，RX_IN 连接至 AFE5832EVM 的 SMA_INP，同步（SYNC）连接至 TSW1400EVM 的触发（TRIG）装置，在上位机安装并运行三块开发板的 GUI 软件。验证平台可采用 AFE5832EVM 板载的 125MHz 时钟，因此将 GUI 中的采样率设置为 15.625MHz。

在进行成像测试前，可根据用户手册将 AFE5832 和 TX7332 连接至信号发生器和示波器进行测试。将 63.2mVpp，5MHz 的正弦波输入 AFE5832 通道 1 且在 GUI 中采集信号，并测试了 TX7332 的发射波形及频谱特性，结果如图 16-8 和图 16-9 所示。

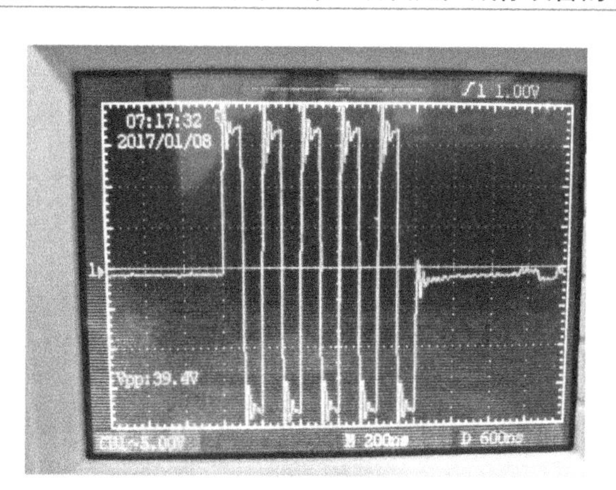

图 16-8　发射波形

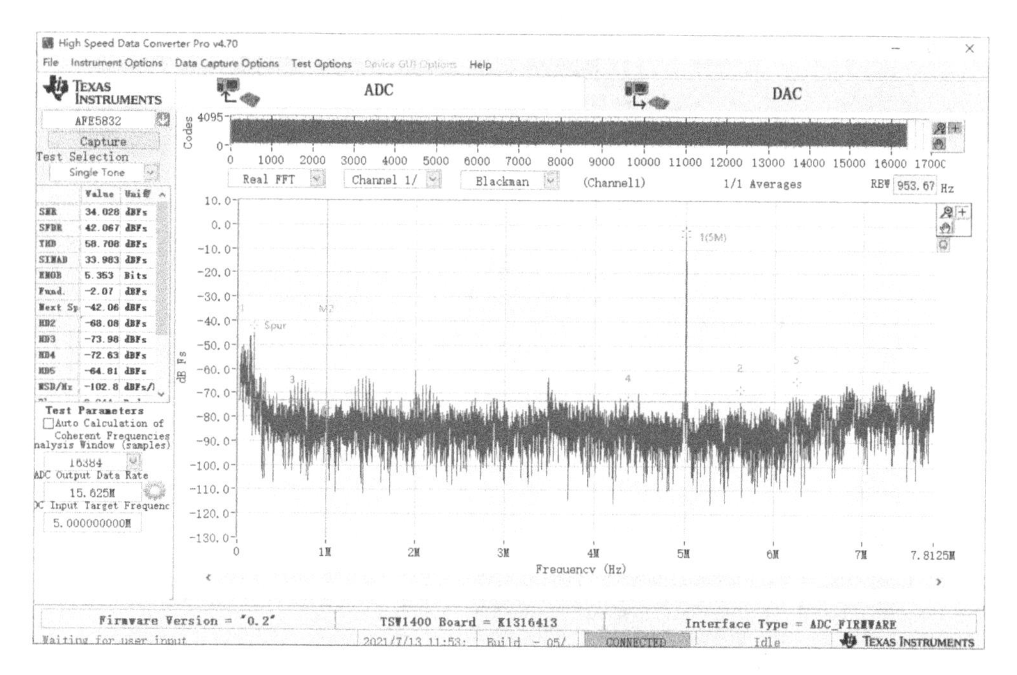

图 16-9　AFE5832GUI 采集到的发射信号频谱图

搭建的验证平台环境和功能框架图如图 16-10 和图 16-11 所示。线性扫描，可以采用每条扫描线由 5 个相邻阵元同时发射，连续重叠扫描，取每组中央的阵元回波，用 Matlab 进行数据处理和图像重建，脉冲重复频率为 TX7332EVM 板载的 1kHz 时钟。

环境搭建好之后，我们对由一细一粗两个圆柱形强反射体组成的样品进行了成像测试，样品如图 16-12 放置，得到的样品 A 型回波信号如图 16-13（a）所示，样品B超重建图像如图16-13（b）所示，换能器从左向右发射超声脉冲，横轴为回波时间，记录不同深度的回波强度，并将回波强度映射为灰度，纵轴为28条扫描线。

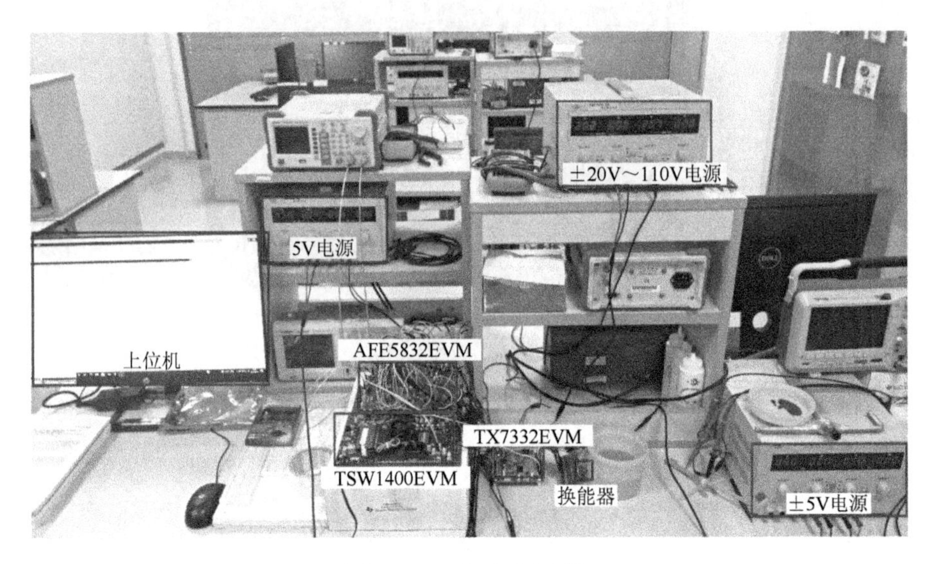

图16-10　验证平台环境

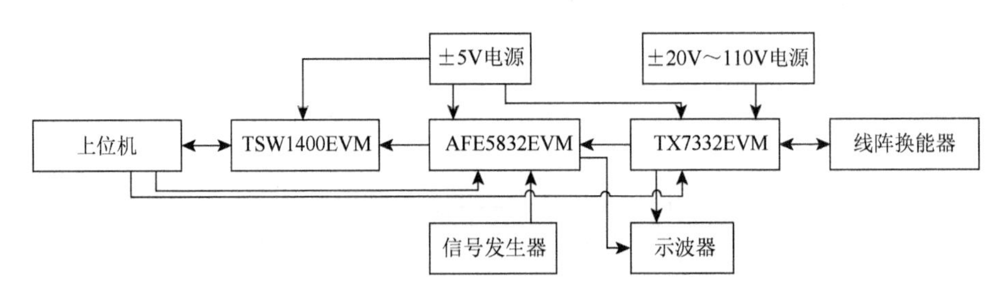

图16-11　验证平台功能

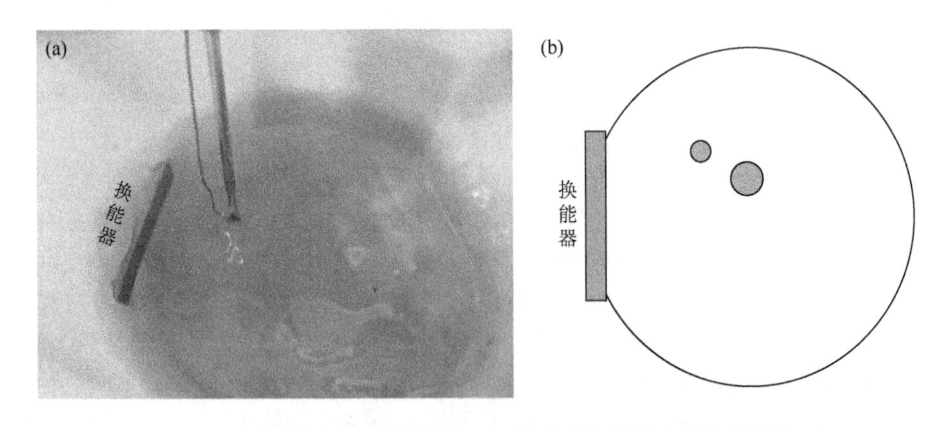

图16-12　浸没在耦合剂中的样品图（a）和声束扫描面内样品截面图（b）

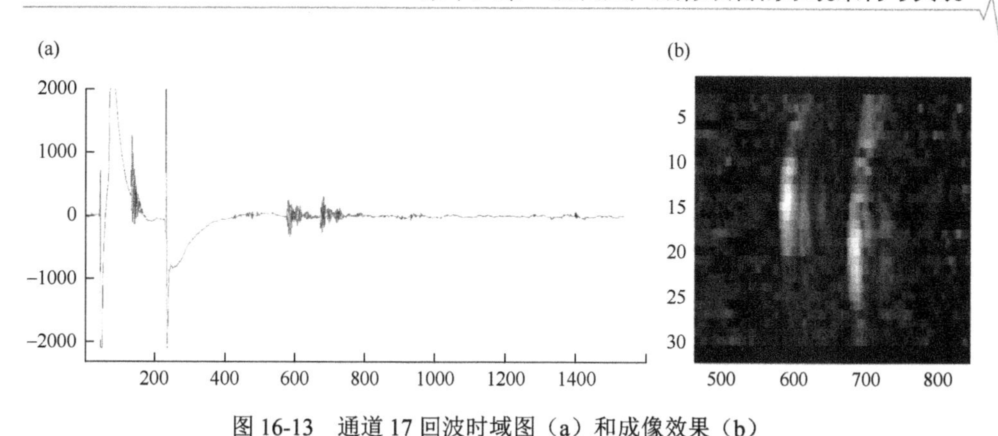

图 16-13　通道 17 回波时域图（a）和成像效果（b）

根据成像图中极大值点坐标估算，两样品横向间距约为 6mm，纵向间距约为 10mm。图像基本还原了两个反射体的位置关系，系统的功能得到验证。

基于这一验证平台，图 16-14 给出了掌上 B 超设计方案，该方案具有低功耗、体积小、高性能等特点。根据用户手册的数据估计，模拟前端部分每通道功耗约为 55mW，128 阵元的总功耗约为 7W，FPGA 的功耗由具体选型决定，智能探头的总功耗预计可控制在 10～15W，是理想的掌上 B 超解决方案。

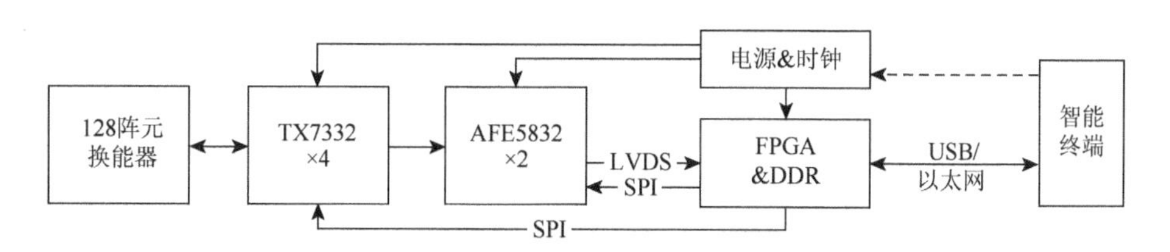

图 16-14　掌上 B 超平台设计

SPI. 串行外设接口

思考与练习题

1. 请简述新一代 B 超的系统架构。

2. 请给出便携式 B 超的设计方案，与台式 B 超相比，设计中需要注意哪些事项？

3. 便携式 B 超及掌上 B 超设计过程中，如何考虑其低功耗设计？

参 考 文 献

牛金海. 2020. 超声原理及生物医学工程应用. 2 版. 上海：上海交通大学出版社

Texas Instruments. 2008. Digital signal processor（DSP）for portable ultrasound. http://www.ti.com/lit/an/sprab18a/

sprab18a.pdf[2022-6-20]

Texas Instruments. 2018. AFE5832 32-channel ultrasound AFE with 35-mW/channel power，2.1 nV/ $\sqrt{Hz}$ noise，12-bit，40-MSPS or 10-bit，50-MSPS output，passive CW mixer and LVDS interface. http://www.ti.com.cn/cn/lit/ds/symlink/afe5832. pdf[2022-6-20]

Texas Instruments. 2019a. Highly integrated signal chain solutions TX7332 and AFE5832LP for smart ultrasound probes. http://www.ti. com/lit/an/sboa361/sboa361.pdf[2022-6-20]

Texas Instruments. 2019b. TX7332 three-level，32-channel transmitter with 1.2-A pulser，T/R switch，and integrated transmit beamformer. http://www.ti.com.cn/cn/lit/ds/symlink/tx7332.pdf[2022-6-20]

第十七章

生物医学超声前沿

第一节　低强度聚焦超声神经调控

早在 1929 年，E. N. Harvey 等就在实验中对蛙神经和乌龟的肌肉进行了超声刺激，发现高频超声能够调节可兴奋细胞的活动。近几年的大量实验进一步证实超声波可以根据其不同频率、强度、调制方式及其不同组合起到增强或者抑制神经活动的效果；包括改变动作电位的幅度、改变动作电位的持续时间或传导速度等参数，能够有效地调节大脑神经元的兴奋性，达到功能性脑刺激的效果，如图 17-1 所示（Bachu et al.，2021）。相对于深部脑刺激（deep-brain stimulation，DBS）技术、经颅磁刺激（transcranial magnetic stimulation，TMS）和经颅直接电流刺激（transcranial direct current stimulation，tDCS）等其他脑皮层刺激方案，经颅超声刺激（transcranial ultrasound stimulation，TUS）的优势在于确保无创刺激的同时仍然具有较高的空间分辨率，其精度可高达毫米级，可以对特定功能区域的脑组织进行刺激，整个过程无须外科手术；TUS 提供了一种实现无创、高分辨率大脑皮层功能刺激的新途径。

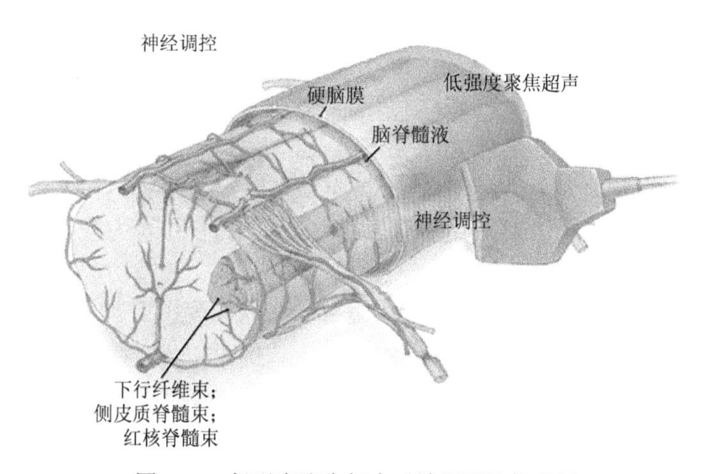

图 17-1　低强度聚焦超声对神经调控机理图

一、经颅超声刺激实验系统

（一）实验装置

图 17-2 是经颅超声刺激实验系统框图。该系统包括函数发生器（function generator）作为信号源生成刺激脉冲序列信号，该信号经过射频功率放大器（RF amplifier）放大，驱动超声换能器发射超声波，超声波经过声准直器（acoustic collimator）透过大鼠的头皮无创地刺激深部的大脑组织，整套实验装置采用 0.5MHz 的超声工作频率，声准直器起到声束聚焦的作用（郭腾飞，2014）。

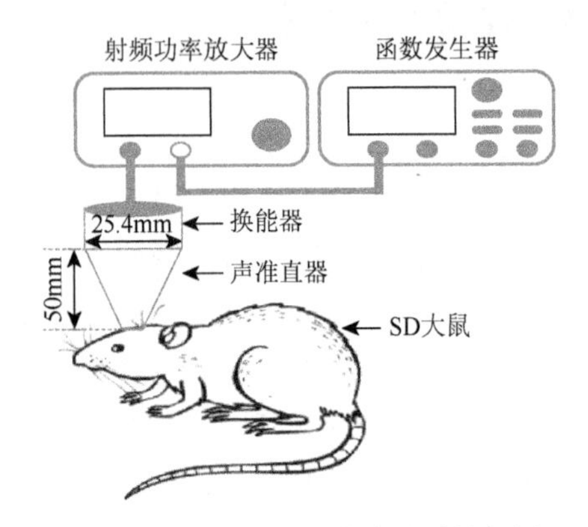

图 17-2　经颅超声刺激实验系统框图

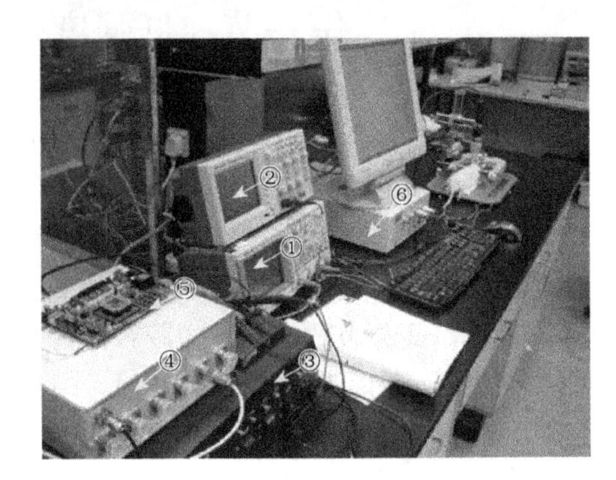

图 17-3　经颅超声刺激实验场景

为了提升经颅超声刺激的空间分辨率从而实现精确且有针对性地刺激大鼠的特定脑区，可采用引导装置——声准直器将超声波输出限制在一定的区域进行超声刺激。图 17-2 所示为在超声探头上加有声准直器时的实验场景图。该准直器呈“V”形的圆锥形状，上面的大口径部分与换能器套接，作为超声波的输入；下口径根据实验要求可以定制多种规格，如 2.5mm、3mm、5mm 和 7mm，以满足不同的空间分辨率，准直器内部充满超声耦合剂，特别注意超声耦合剂中不能有气泡，且与换能器及声准直器之间无空气缝隙，以减少对超声传播方向和超声能量的影响。图 17-3 为经颅超声刺激实验场景图，其中①为函数发生器，用于产生刺激信号；②为示波器，用于观察刺激信号波形；③为功率放大器，将函数发生器的信号放大至实验所需；④为滤波器，用来调整功率放大器的输出信号波形；⑤为单片机系统，为函数发生器提供外部触发信号；⑥为多通道生理采集系统，用于采集 Sprague-Dawley（SD）大鼠的肌电信号。

（二）经颅超声刺激序列

经颅超声刺激采用脉冲式的超声波，对于脉冲式的超声波可以通过组合以下一些参数来改变刺激序列，图 17-4 为刺激序列的各个参数及其相互之间的关系。其中，①声压幅度功率放大器的输出电压决定了超声换能器振动的声压幅度。电压越高，输出声功率也越大。②基波频率（F）：每个声脉冲群由若干个周期的正弦波组成，基波频率即组成脉冲的正弦波的频率，基波频率可选为 500kHz，基波频率的选取折中考虑了超声波的衰减和聚焦性能。③基波周期个数（number of cycles per pulse，NC/p）：为每个声脉冲群所包含的正弦波周期个数。增大基波周期个数，则每个脉冲群持续的时间更长，反之则缩短。改变基波周期个数能够获得不同的刺激效果，但同时该参数也受到超声换能器最大热耗散功率的限制。④脉冲重复频率（pulse repetition frequency，F_{PR}）：单个声脉冲群并不足以调制神经元的兴奋性。因此，需要重复单个声脉冲，使其在时间上产生累积效应。F_{PR} 越高，每两个声脉冲群之间越接近。⑤声脉冲群重复次数（number of tone burst，NTB）：声脉冲群重复若干次形成完整的刺激序列。NTB 和 F_{PR} 共同决定了整个刺激序列即刺激时间的长度。当 F_{PR} 确定时，NTB 越大，则刺激时间越长。

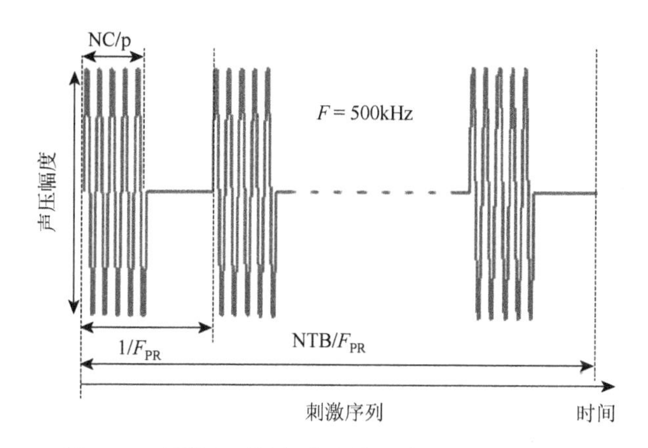

图 17-4　刺激序列的各个参数及其相互之间的关系

（三）超声波的声强

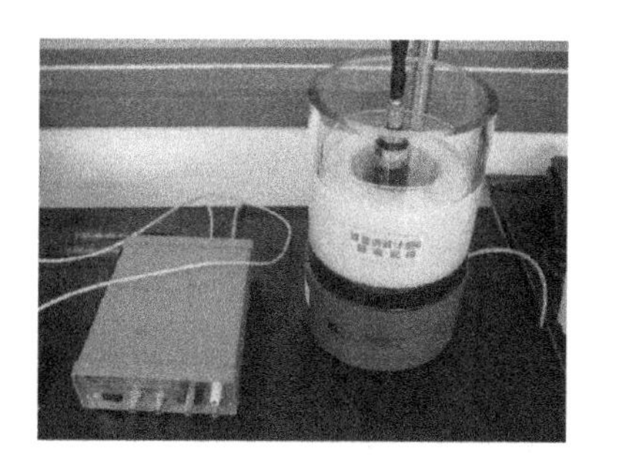

图 17-5　测量声强的场景图

声强（I）是经颅超声刺激的关键技术参数，在实验进行之前，首先测量了经颅超声刺激装置所发出的超声信号的声强。声强可以通过测量声功率换算得到，可以使用昂达（ONDA）公司生产的 RFB-2000 系列声功率测量计进行测量，如图 17-5 所示，其测量的精度为 1mW，可以由下式换算得到：I = 功率/面积。在未加声准直器的情况下，超声刺激信号的空间平均时间平均声强（I_{SATA}）为 14.08mW/cm^2；在加有 7mm 口径的声准直器时，超声信号的空间平均时间平均声强（I_{SATA}）为 86.20mW/cm^2。

二、实验及结果

（一）经颅超声刺激诱发肌电信号

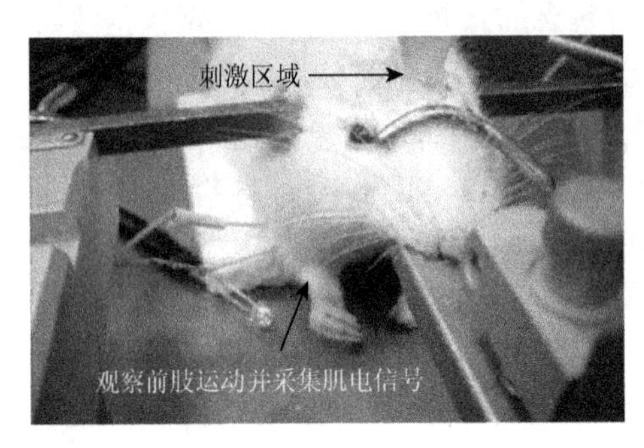

图 17-6　刺激 SD 大鼠运动皮层的不同区域

在加有声准直器的情况下，对 SD 大鼠的左右运动皮层进行刺激，图 17-6 所示为刺激 SD 大鼠运动皮层的不同区域，当刺激 SD 大鼠的左侧脑区时，可以观察到 SD 大鼠的右前肢和右侧胡须随着刺激信号的发出会相应地抽动，且记录到右前肢的几点信号，而左前肢和左侧胡须几乎没有响应，证实了 TUS 可以有效地刺激 SD 大鼠的神经元并唤醒其孤立的肌肉群。从动物行为学和神经生理信号两方面得到的实验结果都可以证实经颅超声刺激实验系统可以针对性地刺激大鼠的特定脑区并促进神经电位的产生而诱发其运动行为。图 17-7 为采集的 SD 大鼠的肌电图。

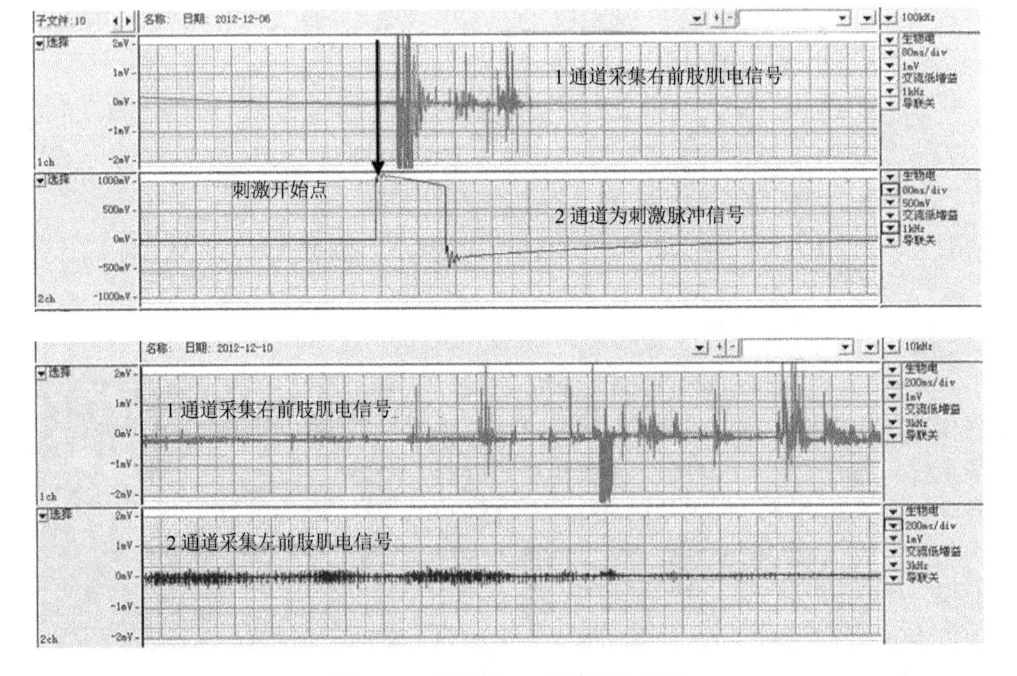

图 17-7　采集的 SD 大鼠的肌电图

（二）经颅超声刺激对脑缺血性损伤有保护作用

此外，作者课题组的研究实验表明，经颅超声刺激对SD大鼠大脑中动脉远端阻塞（dMCAO）模型的脑缺血性损伤有保护作用，现将实验过程与结果简要介绍如下：随机选取雄性SD大鼠24只，按照不同的时间窗将实验动物分为三个刺激实验组和一个空白对照组，每组6只大鼠。观测经颅超声刺激在不同的时间窗下对缺血性脑损伤的保护效果。为了分析各个实验组和对照组大鼠的脑区梗死面积，在模型建立48h之后将所有动物用异氟烷过量麻醉处死，取脑组织，经过切片、染色等处理得出如下结果。由图17-8切片结果可以发现，在不同的时间窗下经颅超声刺激对缺血性脑损伤的保护作用效果不同。利用经颅超声刺激对缺血性脑损伤进行刺激保护，分别为术后马上（0h）刺激保护、术后0.5h保护刺激及术后1h才开始刺激保护，保护效果：0h刺激组优于0.5h刺激组，0.5h刺激组优于1h刺激组，1h刺激组优于空白对照组。这与我们预想的结果一致：时间窗越短，即越早对缺血性脑损伤进行超声刺激，其脑保护效果越好。通过本实验的结果可以初步证实经颅超声刺激对于缺血性脑损伤具有一定的保护作用，并且越早进行刺激保护，动物脑区的梗死面积越小。关于时间窗的选择，通过实验分析发现，0h时间窗给予刺激的保护效果最好，并且表现出了很好的稳定性。

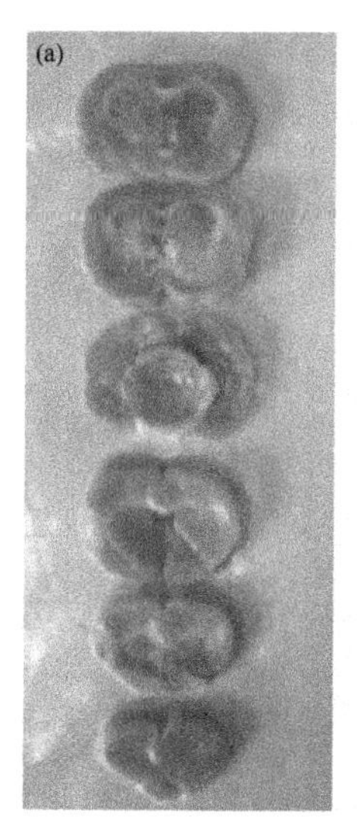

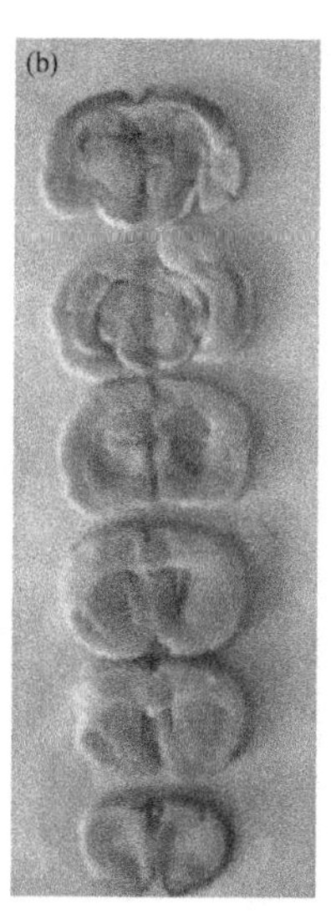

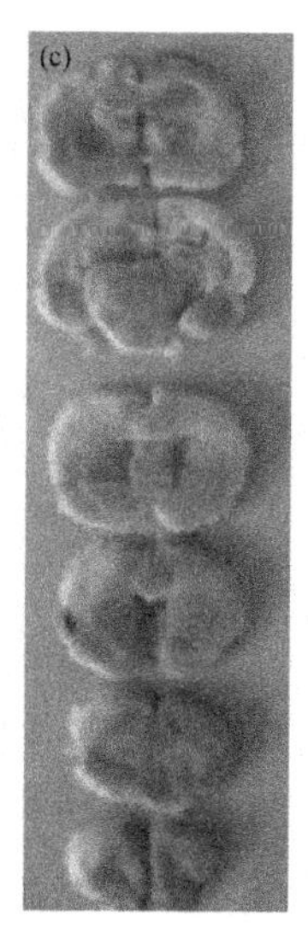

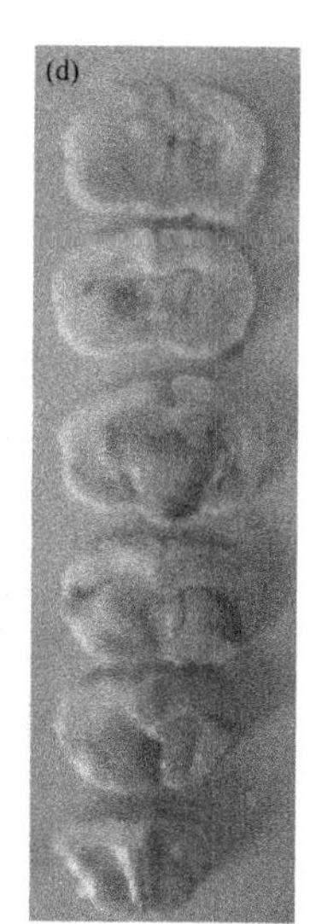

图17-8　时间窗选择实验的切片结果

从左至右依次为：（a）0h；（b）0.5h；（c）1h；（d）对照

扫一扫　看彩图

在上述实验的基础上，我们继续选用相同的 dMCAO 中风模型，选择 0h 作为我们的刺激时间窗，然后利用与上节相同的实验参数和刺激方法对雄性 SD 大鼠 dMCAO 中风模型的患侧脑区进行超声刺激；刺激结束后放至标准动物房继续正常饲养 48h，然后制取脑切片并进行 2, 3, 5-氯化三苯基四氮唑（TTC）染色从而评定脑组织梗死体积。观察并比较超声刺激实验组与空白对照组的梗死体积，从组织学上评定经颅超声刺激对于缺血性脑损伤的保护效果，空白对照组与实验组的差别是空白对照组做了中风模型，但没有做超声刺激保护。

根据实验组与对照组的切片数据，可以很清楚地发现经颅超声刺激对于缺血性脑损伤具有明显的保护作用。实验组的梗死面积比例明显低于空白对照组的梗死面积比例，是空白对照组的梗死面积比例的 31.76%左右；从图 17-9 和图 17-10 可以同样看出经颅超声刺激组的梗死面积比例明显低于空白对照组的梗死面积比例。

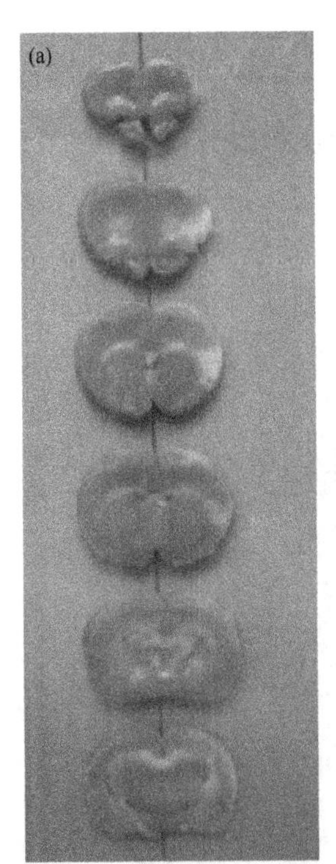

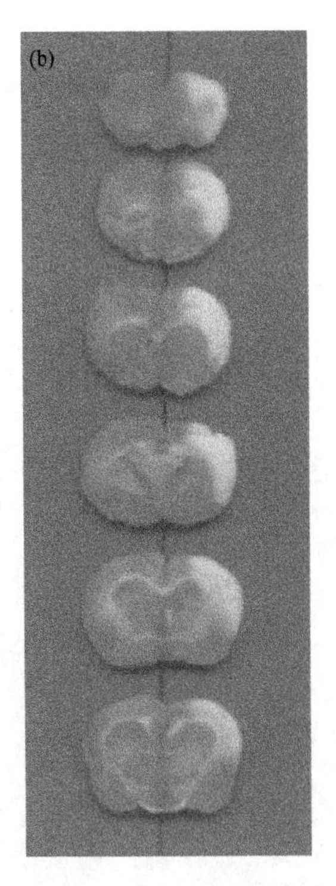

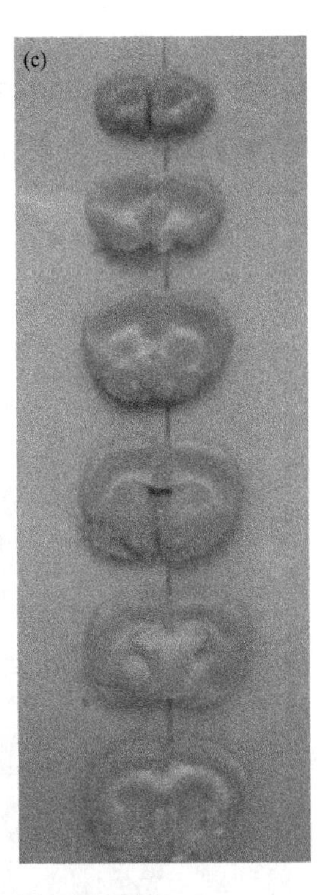

图 17-9 实验组、对照组及 Sham 组的动物脑切片结果组

（a）实验组；（b）对照组；（c）Sham 组，为只做手术，未做中风模型

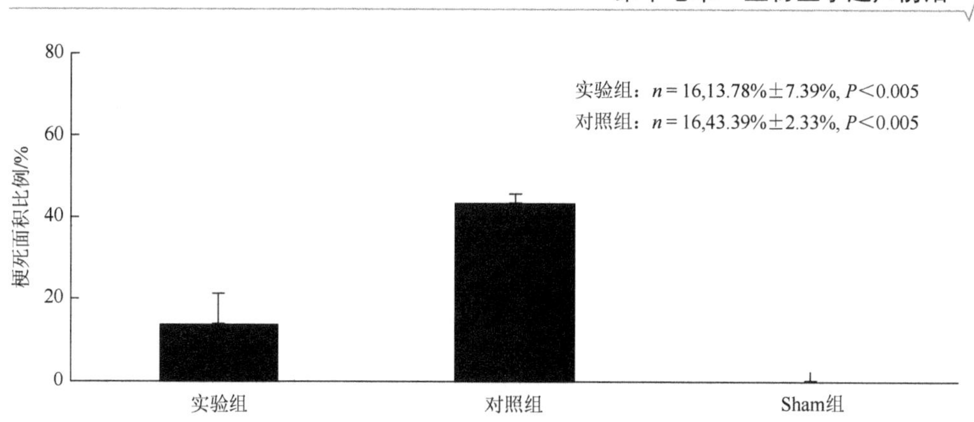

图 17-10　实验组与对照组的梗死面积比例对照图

第二节　三 维 超 声

一、三维超声的优势

三维超声成像（图 17-11）有诸多优势。①图像显示直观：可显示出脏器的解剖结构，实现多平面多角度观察组织器官，可以对图像进行放大、旋转及剖切，从不同角度观察脏器的切面或整体。②精确测量结构参数：可以对一些不规则形状的组织器官的结构参数进行精确的测量，如心室容积、心内膜面积等，作为心血管疾病诊断的重要依据。③准确定位病变组织：可以向医生提供肿瘤（尤其是腹部肝、肾等器官）在体内的空间位置及其三维形态，从而为进行体外超声治疗和超声导向介入性治疗手术提供依据。这将有利于避免在治疗中损伤正常组织。④缩短数据采集时间：成功的三维超声成像系统在很短时间内就可采集到足够的数据，并存入计算机。医生可以通过计算机存储的图像进行诊断，而不必在患者身上反复用二维探头扫查。

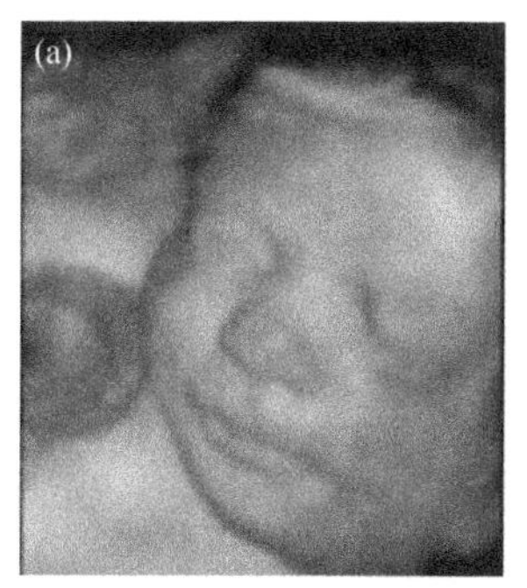

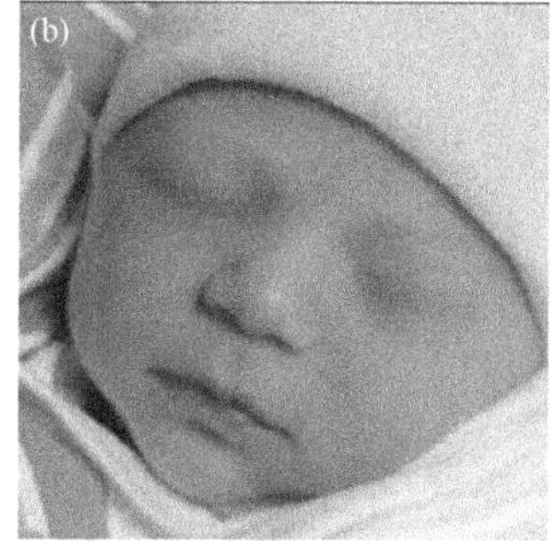

图 17-11　胎儿三维超声成像（a）及产后照片图（b）

二、扫描方式与图像数据的采集

三维数据采集是实现三维成像的第一步，也是确保三维成像质量的关键一步。目前，大多数超声三维数据的采集是借助已有的二维超声成像系统完成的。也就是说，在采集二维图像的同时，采集与该图像有关的位置信息，再将图像与位置信息同步存入计算机后，就可以在计算机中重构出三维图像。通常有三种扫查组织容积的方法：手动式、机械式和电子扫查（Gibbs et al.，2013）。

（一）手动式 3-D 成像

操作者使用这种方法在整个感兴趣区内移动换能器，根据患者各个切面的图像记录一系列的扫查切面（图 17-12）。为了记录这些切面，需要一种确定换能器位置的方法。这可以通过使用换能器上的接收器而实现，接收器将会探测到紧邻检查床的发射器产生的磁场（图 17-13）。每个图像层面将包含图像信息和位置信息用于 3-D 的构建。手动式 3-D 成像的优点是可以扫描大的容积，但是它对技术的要求高，并且测量值都不像自动扫查方法那样精确。

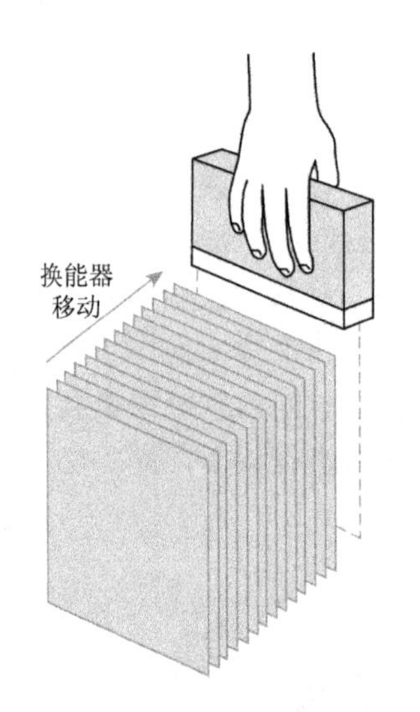

图 17-12　手动式 3-D 成像

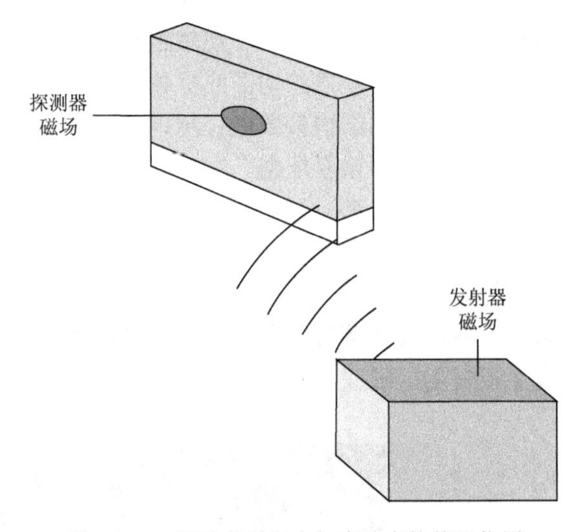

图 17-13　通过在磁场内扫查确定换能器位置

（二）机械式 3-D 成像

在机械式装置中，换能器内置一个传动器，传动器以成像切面的角度做扇形的机械性摆动（图 17-14），扫查组织的容积并以规律的空间间隔收集其 2-D 图像数据并储存，以构造 3-D 的图像。除了已经介绍的扇形容积，平行切面容积（图 17-15）和旋转切面容积也是可用的。平行切面容积可以做最精确的重建，因为切面的间隔是等同的；但是该扫查机制比扇形和旋转的方法更笨重。使用扇形和旋转容积方法，切面之间的间隔随着旋转轴的距离而增加，导致 3-D 构建的分辨力和准确性下降。

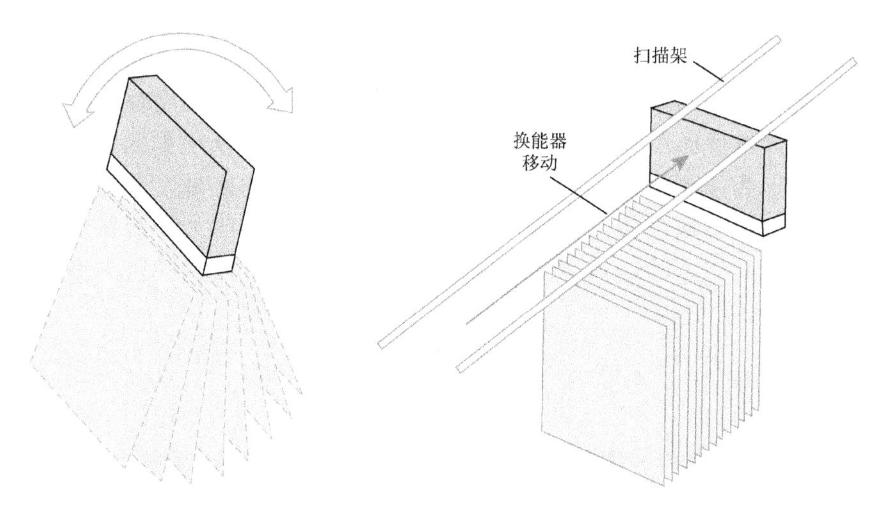

图 17-14　扇形运动扫查组织的容积　　图 17-15　平行运动扫查切面容积

（三）电子扫查 3-D 成像和 4-D 成像

这种方法使用 2-D 阵列（图 17-16）换能器收集锥形容积内的数据。这种类型的换能器可能有 2000 多个元件，同时从每个图像切面收集数据。可以使换能器每秒扫描 20 多个容积，产生实时 3-D 图像，这就是所谓的 4-D 图像。

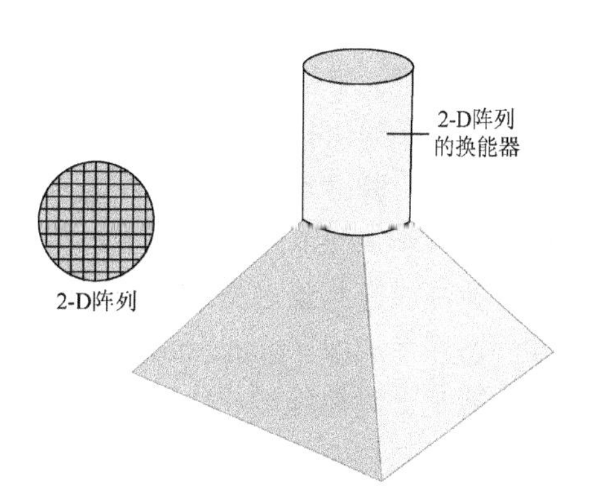

图 17-16　2-D 阵列的换能器

三、三维图像的显示

在三维超声图像的显示中有两个基本的概念，即数据的分类（classification）与分割（segmentation）。前者是指在表面拟合时选择恰当的阈值或在容积重建中选择合适的亮度或透明度。后者是指如何将具有不同回声特征的数据区分开，准确而自动的数据分割算法是三维超声研究所追求的目标。现今三维超声一般有平面投射、表面拟合和容积重建等三种显示方法。

第三节　超声弹性成像技术

B 型超声成像面临的最大挑战是难以准确诊断癌症、良性肿瘤和囊肿，因为它们的 B 超图像非常相似，很难辨别。临床上，人体正常软组织与异常软组织具有不同的超声波物理特征；特别是，软组织中的癌症病灶往往比周围的组织显得更加“坚硬”。因此，超声弹性成像技术在检测癌症方面具有更大的优势。为了测量弹性，将机械力作用于感兴趣的区域，并将测量到的组织形变呈现为一幅图像，即超声弹性成像。根据施加应力和测量应变方法的不同分为不同的方法。本章节将做简要介绍，并探讨它们的技术原理和特点及临床应用。

一、概述

传统超声成像通过接收声阻抗率不均匀界面的回声幅度来显示人体的解剖结构；然而，由于癌组织和正常组织之间的声阻抗率几乎相同，软组织中的癌症与周围组织不能清楚地描述出来，因此不能明确区分。目前正在研究测量软组织和癌症的其他内在超声特性差异，测量其他组织参数并以图像表示其值，这种方法称为组织参数成像技术。这些参数包括声速、衰减系数、散射体密度、非线性参数和弹性等。这些参数在病变组织中的值与正常组织中的值不同，差别为±10%，差异显著于声阻抗率。在反射式超声成像的情况下，准确测量这些参数并不容易；相对而言，弹性参量可以较容易地测量，因此弹性成像模式已成功应用于临床并商业化（李斌等，2017；孙晋红等，2019）。

弹性成像测量癌变组织相对于周围组织的“硬度”，并以硬度的空间分布成像。准静态弹性成像（quasi-static elastography）是最早应用于临床的弹性成像技术，它不能定量测量施加压力的大小，但可以用来定性区分软硬度。该技术向生物组织施加一个恒定的压力，根据超声回波信号并在空间上求导来计算应变程度。基于软组织的应变程度大于硬组织的应变程度的原理，可以定性重建出弹性图。基于静态弹性成像的方法，可以在普通 B 超图像上叠加一个定性显示组织弹性的彩色图，如图 17-17 所示（Gennisson et al.，2013）。由于测量方法的限制，静态弹性成像主要作用于体表器官，如乳房和甲状腺等。该技术较易实现，在乳腺病变的诊断上有广泛的应用。随着技术的发展，一些可定量的弹性成像手段也相继被开发应用。

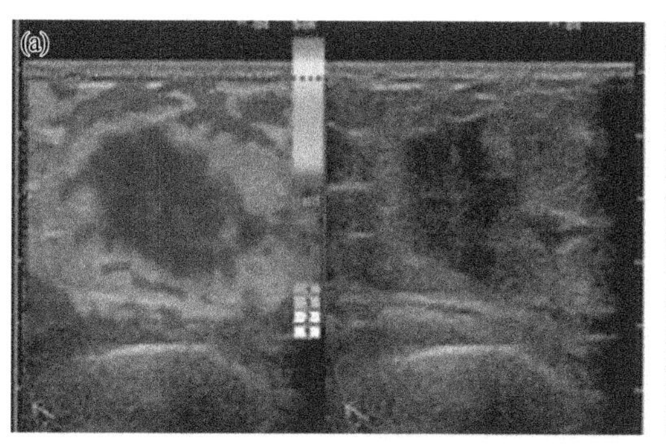

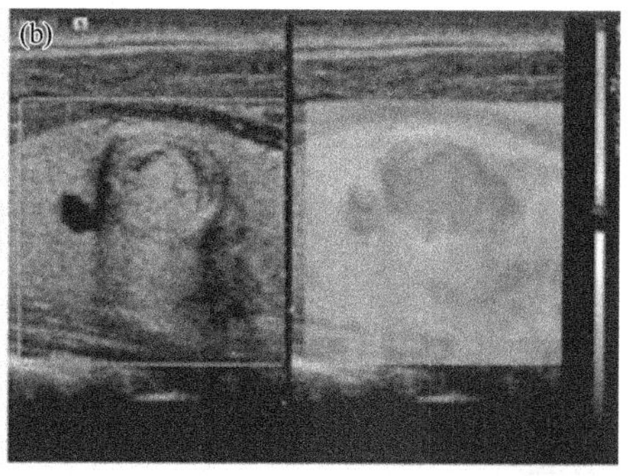

图 17-17　静态弹性成像图

（a）肿瘤；（b）甲状腺

二、弹性物理学

当组织受到外力的作用时，组织的变形量取决于其弹性。杨氏模量 E 被定义为

$$E = \frac{\sigma}{\varepsilon} = \frac{F}{\left(\frac{\Delta L}{L}\right)} \tag{17-1}$$

式中，σ 为施加的应力（stress）；ε 为应变（strain）；F 为单位面积施加的力；L 为组织在力方向上的尺度；ΔL 为压缩的尺度。由于力和位移的方向是相同的，杨氏模量也被称为压缩模量。剪切模量表示在一个表面固定，另一个表面可以自由移动的结构中的位移量。剪切模量 μ 的定义如下。

$$\mu = \frac{F}{\left(\frac{\Delta x}{L}\right)} \tag{17-2}$$

式中，Δx 为切向应变量。

在杨氏模量的情况下，介质要么压缩要么膨胀，而在剪切模量的情况下，介质只改变其形状而不改变其体积。图 17-18 显示了杨氏模量和剪切模量的概念。不同弹性成像方法的对比见表 17-1。

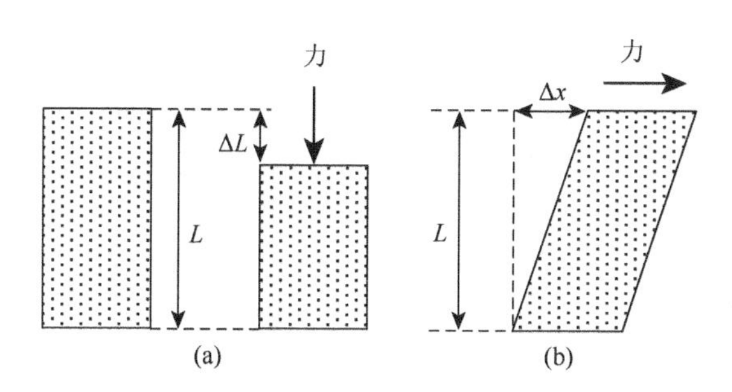

图 17-18　杨氏模量（a）和剪切模量（b）

表 17-1　根据不同工作频率和应力源对弹性成像方法进行的分类（Kwon and Jeong，2017）

工作频率	应力源	成像参数	成像方法
小于 5Hz	人工操作	应变	应变成像
正弦波小于 500Hz	机械振动	剪切模量	超声弹性成像
	声振荡辐射力	非线性（谐振频率）	振动声成像
脉冲	机械脉冲	剪切模量	瞬时弹性成像
	声辐射压力脉冲	最大位移	声辐射力成像

三、应变成像

应变成像（strain imaging）可用于诊断靠近人类皮肤位置如乳房、前列腺和甲状腺的癌症或肿瘤。应变成像中最重要的信号处理步骤是位移和位移梯度的估计。当对乳腺或前列腺进行压迫时，医生将超声波探头放在皮肤上，缓慢地推压它，然后释放。重复该动作，直到获得令人满意的应变图像。回声数据是在对其进行压缩之前和之后从一个感兴趣的介质区域获得的。当受到压缩时，介质中的散射体根据其弹性发生不同的位移。通过估计施加压缩前后所有成像点的位移，并计算相对于相邻成像点的位移变化，可以得到应变图像。图 17-19 所示为超声数据采集和应变估算过程。测量压缩前的某些感兴趣点和压缩后的那个点之间的距离，可以得到软区域和硬区域的应变 S_{soft} 和 S_{hard}，如下所示。

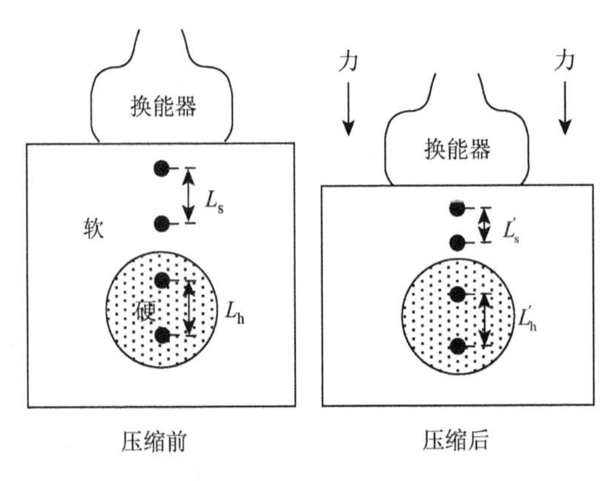

图 17-19　应变成像中的应变估计模型

$$S_{soft}=\frac{L_s-L_s'}{L_s},\quad S_{hard}=\frac{L_h-L_h'}{L_h} \tag{17-3}$$

式中，$S_{soft}>S_{hard}$；L_s 和 L_s' 分别为软组织在施压前后的尺寸；L_h 和 L_h' 分别是硬组织在施压前后的尺寸。

使用互相关、自相关或散斑模式跟踪等算法，可以从射频回波数据中估计出组织应变位移。应变成像的空间分辨率取决于数据窗口长度，通常小于几毫米。在对人体进行成像时，可实现的空间分辨率的下限被认为是 2mm。人体组织的泊松比约为 0.5，且不可压缩。受应力影响的感兴趣介质向施加应变方向以外的方向扩展。在大应力作用下，超声波传播介质中散射体的分布发生变化，从而增加了压缩前和压缩后回波信号之间的去相关性，导致位移估计误差较大。此外，超声波探头应放置在皮肤上，并沿着扫描线方向缓慢推压。超声技师对超声探头的操作技巧对应变图像的质量也有很大影响。

四、声波弹性成像（sonoelastography）

振动模式的变化很大程度上依赖于振动源频率和介质特性。人体软组织受垂直方向正弦谐波挤压振动时，由于形变会产生横波，横波的传播方向垂直于压力振动方向。硬组织的横波振动幅度比软组织的振动幅度要小，由此可以评估组织的软硬程度。图 17-20 为超声弹性成像的数据采集方案，振动为垂直方向，横波水平方向传播，与振动方向垂直。与直接估计组织硬度分布的方法相比，该方法很难获得高分辨率的硬度分布，没有优势。

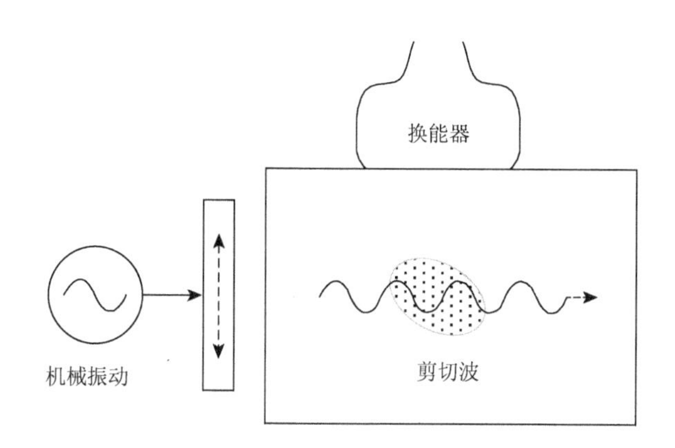

图 17-20　超声弹性成像的数据采集方案

五、声辐射压力

当使用超声波探头对人体施加应力时，弹性成像的质量取决于超声波技师的技能，而机械机制的使用增加了数据采集系统的复杂性。在使用机械谐波振动的情况下，由机械振动引起的噪声会使患者感到不适。高强度的超声波会产生辐射力，可以采用由高强度超声波引起的声辐射压力在选定焦点上的声辐射压力所产生的应力大小和位置的方法，实现弹性成像。这种方法的优点是，不需要超声波医生移动超声波探头，也不需要任何额外的机械设备。

当纵波向人体传播时，介质的振动方向与传播方向相同，并对组织施加一种力。这种力被称为声辐射压力（acoustic radiation pressure），并有以下关系：

$$F=\frac{W_{\text{absorbed}}}{c}=\frac{2\alpha I}{c} \tag{17-4}$$

式中，F 为声辐射压力；α 为组织的衰减系数；W_{absorbed} 为介质在给定空间位置吸收

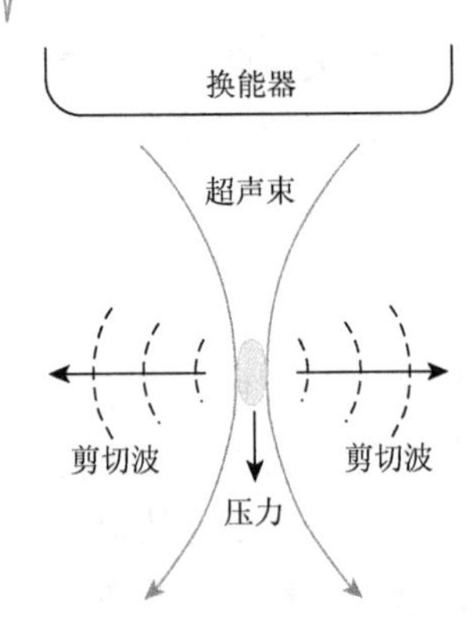

图 17-21　ARFI 和横波产生的推动

的功率；c 为组织的超声速度；I 为空间位置的时间平均声强。

图 17-21 显示了使用超声波如何激发声辐射压力成像（acoustic radiation pressure imaging，ARFI）脉冲并同时产生剪切波的原理。被挤压的组织恢复到原来的状态，产生一种机械振动，然后产生两个方向的横波，横波的传播方向垂直于超声波发射方向。基于声辐射压力且商业化应用的弹性成像技术主要有声辐射压力成像和横波弹性成像（shear wave elastography imaging，SWEI）两种，前者测量被压迫组织的位移，后者测量由声辐射压力产生的横波的传播速度。

（一）声辐射压力成像

当高强度聚焦超声波作用到小区域组织时，组织会受到声辐射压力的推压。受推压组织的最大位移代表其弹性，被推压组织恢复到原始状态所需的时间代表组织的黏度。图 17-22 显示了软硬组织随时间变化的不同位移，这取决于它们的弹性。硬组织位移的峰值比软组织位移的峰值来得更早。相比之下，软组织的最大位移大于硬组织。这一原理被用于 ARFI 成像，其原理是一个感兴趣的区域被高强度聚焦超声脉冲照射，并使用高帧率成像技术监测其运动。

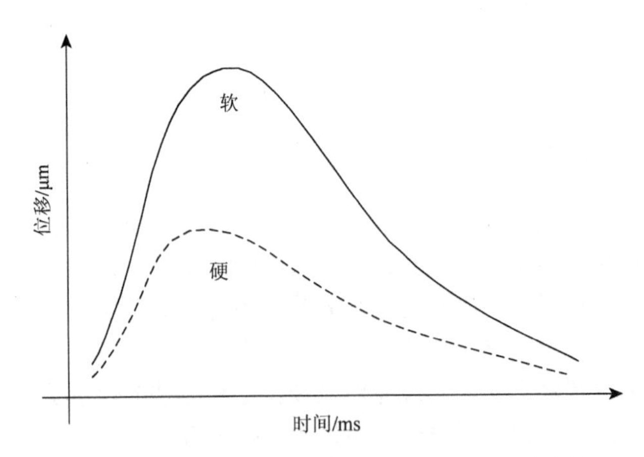

图 17-22　ARFI 诱导的软硬组织位移随时间的比较

组织的最大位移与弹性成正比，可以用于区分癌症，在 ARFI 技术中，承受声辐射压力推压的区域仅限于聚焦超声的焦点区域。因此，如果要获得大面积弹性图像，则数据采集时间较长，需要数秒时间。

（二）超音速成像

由 ARFI 在超声场的焦点处产生轴向振动的纵波，也产生横向振动的横波。横波以 1～10m/s 的速度缓慢传播，而纵波平均速度达到 1540m/s。因此，通过使用高帧频成像技术观察组织运动，可以测量横波速度。横波速度取决于组织的剪切模量。

由于剪切模量随介质类型的变化范围很大，因此测量剪切模量而不是杨氏模量有助于更清楚地识别病变。超音速成像（supersonic imaging）技术利用 ARFI 技术产生平面剪切波，并测量其在介质中的传播速度，以同时确定整个成像区域的剪切模量。图 17-23 显示了超音速成像技术下病变中平面剪切波的产生和传播。如果我们在轴向快速移动焦点并连续重复发射，产生的剪切波的波前叠加，形成平面剪切波。平面剪切波的波前在具有不同剪切模量的介质中以不同的速度传播。剪切模量可以通过平面剪切波的传播速度来确定，从而进一步估计出组织的软硬程度，用于疾病诊断。

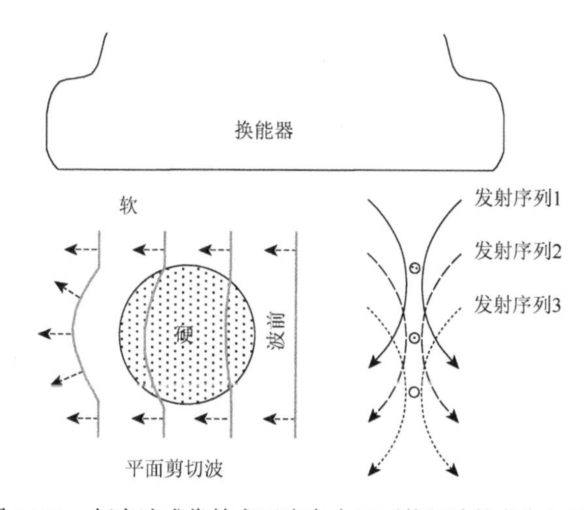

图 17-23　超音速成像技术下病变中平面剪切波的产生与传播

六、超声弹性成像技术的临床应用

随着超声弹性成像技术的产品化，超声弹性成像目前已被应用于肝、乳腺、甲状腺、前列腺等多种器官的疾病诊断中。由于它对组织病变过程中的硬度变化具有高敏感性，有望在肿瘤的良恶性诊断中发挥重要作用，并与普通 B 超、彩色多普勒等互补，提供丰富的诊断信息（Sigrist et al.，2017）。

（一）超声弹性成像在肝疾病中的应用

很多慢性肝病会导致肝硬化，纤维化是慢性肝病的重要病理变化。及时、准确的肝纤维化诊断评估对于肝硬化的提前控制、治疗至关重要。肝活检被认为是肝纤维化评估和分期的金标准，但它是有创的，容易漏检并可能带来并发症。大量的研究证据表明，通过无创的超声弹性成像可检测和定量评价肝纤维化与肝硬化程度。

瞬时弹性成像（TE）是第一个也是被研究最多的应用于肝的超声弹性诊断技术。研究显示 TE 能够区分轻微纤维化、严重纤维化和肝硬化，对于提前预防或治疗有重要意义。关于肝纤维化分期的截止阈值等临床统计数据如下。在慢性丙型肝炎患者中，肝硬度值高于 6.8～7.6kPa，预示高概率的明显纤维化（$F\geqslant 2$）；而预测肝硬化（$F=4$）的截止阈值为 11.0～13.6kPa。慢性丙型肝炎中 TE 的使用已得到欧洲肝脏研究协会的推荐。对其他慢性肝病中纤维化程度的诊断，TE 也给出了有意义的结果。国内也做了大量的相关研究，也肯定了弹性成像对肝纤维化等肝疾病诊断的价值。

（二）超声弹性成像在乳腺疾病中的应用

弹性成像已经被应用于乳腺疾病诊断，大部分乳腺癌相比于正常乳腺组织和良性结节有更高的硬度。正常组织的弹性模量一般位于 1～70kPa，而乳腺癌的弹性模量位于 15～500kPa。应变弹性成像用于肿瘤良恶性诊断一般采用 5 分评价打分准则。对于区分肿块良性、恶性的最佳截止点认为是在 3～4 分的边界上。研究显示在 B 超图像评估中加入弹性成像提供的信息可提高 BI-RADS 分类的准确性，BI-RADS 是“乳腺影像报告与数据系统”（breast imaging reporting and data system）的简称。

图 17-24 为筑波得分（Tsukuba score）的图形演示，病变显示为椭圆形，与周围组织相比，颜色表示病变的硬度（蓝色 = 增加，红色 = 减少）。随着筑波评分（1～5）的增加，病变发生恶性肿瘤的可能性更高。右边蓝绿红三色椭球是有些厂商提供的囊肿的弹性成像参考。

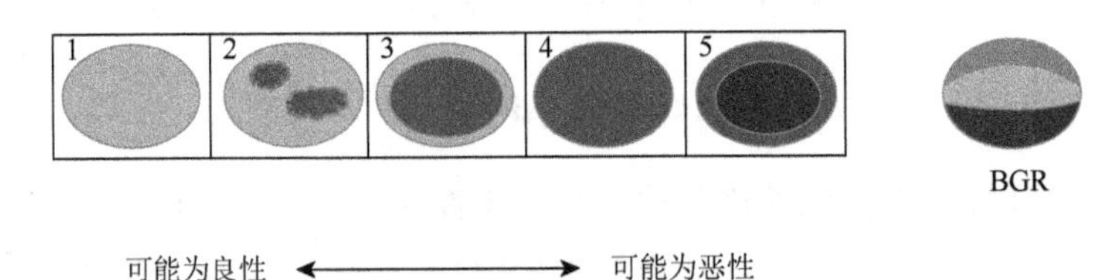

图 17-24 筑波得分的图形演示

BGR. 红绿蓝三基色

当二维切变波弹性成像（shear wave elastography，SWE）被应用于乳腺诊断中时，恶性肿瘤相比良性肿瘤大部分表现为硬且异质性更高，而且通常高的硬度在肿块的边缘或外围表现得最显著。有研究报道，2-D SWE 对乳腺肿块分类的影响，相比传统超声，提高了诊断的特异性而没有损失敏感性，并给出了最大剪切波速度的截止值建议。

图 17-25 为乳腺病灶的 B 超图像及叠加了同步切变波弹性成像的比较。其中红色表示硬组织，而蓝色表示较软的组织，常规 B 超图像中方框圈出的可疑的低回声病灶组织具有不规则边界，并伴有带棱角的边缘，以及后面的声影，弹性成像提示有恶性肿瘤倾向，病灶组织的硬度增加，后来活检被确诊为乳腺导管癌。国内也做了大量相关研究，显示超声弹性成像鉴别乳腺良性肿块与乳腺癌的灵敏度高达 95.96%，具有较高的准确度，可辅助诊断乳腺疾病。

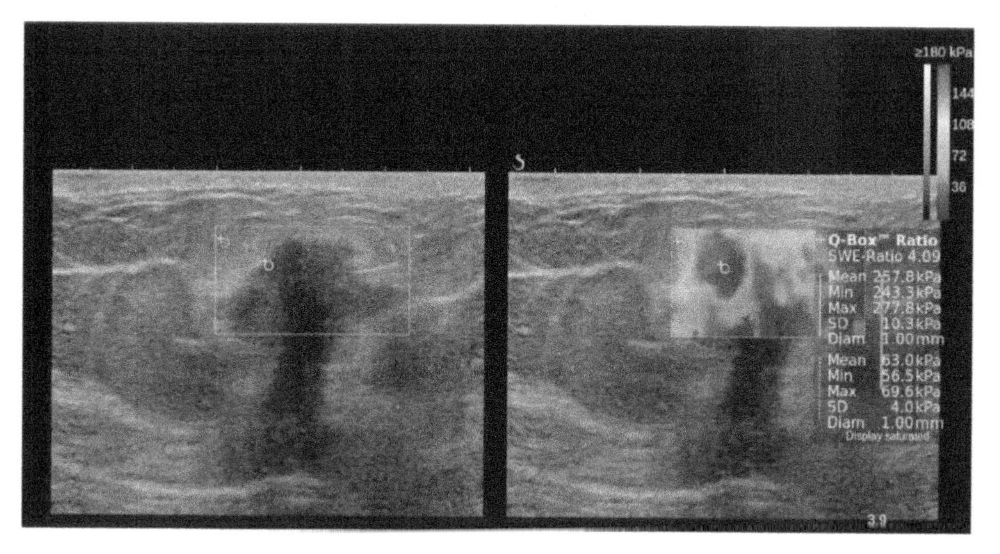

图 17-25　乳腺病灶的 B 超图像及叠加了同步切变波弹性成像的比较

扫一扫　看彩图

（三）超声弹性成像在甲状腺疾病中的应用

传统超声常被用于甲状腺结节的诊断，但有些恶性肿瘤不易于与常见的良性结节区分。而弹性成像提供组织硬度信息作为补充，有助于甲状腺疾病的诊断。甲状腺恶性病变比良性的明显更硬，有研究显示弹性成像对恶性甲状腺结节的诊断敏感性和特异性要高于传统超声，但是临床上，诊断的有效性仍有待进一步提高与完善。

图 17-26 为在 PhilipsiU22 系统上用应力弹性成像（strain elastography，SE）技术所得到的图像。结节呈低回声，在解剖 B 型图像上边界不明确。弹性图显示正常甲状腺组织编码为蓝色（软组织），结节编码为红色（硬组织），提示为恶性结节，组织学证实为甲状腺乳头状癌。

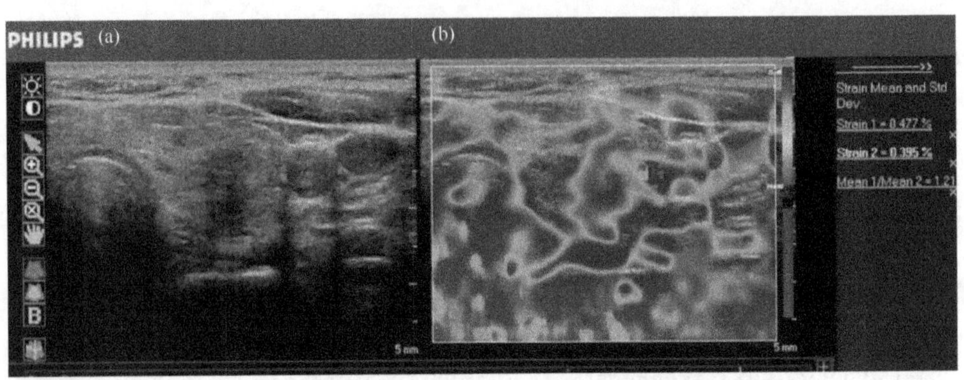

扫一扫 看彩图

图 17-26 左侧甲状腺结节的 B 型图像（a）和彩色编码弹性图（b）

除上述临床应用之外，也有研究报道了超声弹性成像在其他临床场景中的应用，如妇科、肌骨、血管及胃肠壁、淋巴结、胰腺等内窥式超声应用。作为一种新的超声成像模式，超声弹性成像提供了组织的硬度或弹性信息，弥补了常规超声的不足，为疾病诊断提供了新的方法。

第四节 其他医学超声的前沿技术

一、超声内窥镜

超声内窥镜是 B 超技术与内窥镜技术的结合，通俗地讲就是制作一条细长的 B 超探头借助现代内窥镜技术进行内脏近距离 B 超检查，可以更加细致地观察。超声内窥镜因在体内的管道或腔内直接接触病灶，缩短从体外进入病灶的声路，减少了声衰减，且可选用高频探头（20～40MHz），可清晰地显示细小病灶。目前，在消化道诊断中成效显著；并可引导某些经内窥镜的介入治疗。此外，超声腹腔镜，导管式超声食道检查，导管式超声尿道、膀胱、输尿管、肾盂检查，导管式超声阴道、宫颈、宫腔、输卵管检查均已在临床应用，如图 17-27 所示。

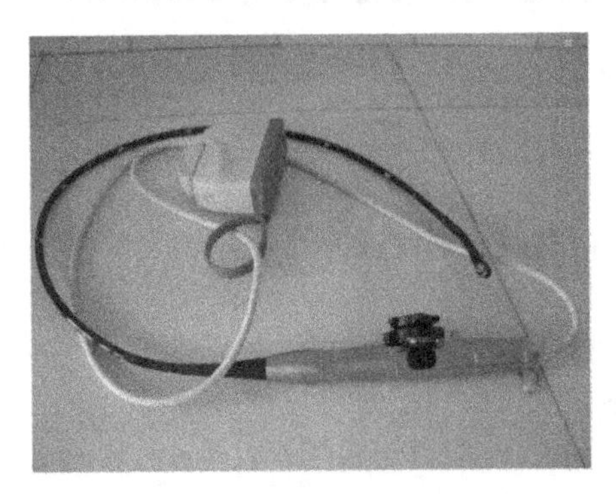

图 17-27 食道心脏超声探头

二、对比谐波和组织谐波成像

利用人体回声信号的二次谐波成分构成人体器官的图像，称为谐波成像

（harmonic imaging，HI）。其原理是在基频范围内消除了引起噪声的低频成分，使器官组织的边缘成像更清晰。对比谐波成像（contrast harmonic imaging，CHI）是指用超声造影剂的谐波成像。直径小于 10μm 的气泡增强的散射信号含有丰富的二次谐波，可以有效地抑制不含造影剂的组织（背景噪声）的回声。组织谐波成像（tissue harmonic imaging，THI）是利用超宽频探头，接收组织通过非线性产生的高频信号及组织细胞的谐波信号，对多频移信号进行实时平均处理，增强较深部组织的回声信号，改善图像质量，提高信噪比，因而能增强心肌和心内膜显示清晰度、微病变的显现力，以及增强肝内血流信号帮助鉴别肝内血管和了解肝内细小血管病变。在对肥胖、肋间隙狭窄、胸廓畸形、肺气肿及老年患者的心脏检查中，THI 技术在显影困难患者的心内膜边界显示更加清晰，心室壁运动的评价更为准确（Gibbs et al.，2013）。

如果基波频率是 4MHz，一部分能量将被转换为二次谐波（8MHz）和三次谐波（12MHz）频率及更高的谐波。谐波成像使用带宽较宽的换能器发射基波频率的超声，并探测二次谐波和基波频率的回声（图 17-28）。但是，基波频率产生的信号被过滤掉而不形成图像（图 17-29）。因为用于成像的频率范围较窄，所以需要较高的声能，并且脉冲长度要长于基波成像，这会导致轴向分辨力较差。这种成像方式在扫描深部组织时具有优势，它也可以与微泡造影成像联合应用。

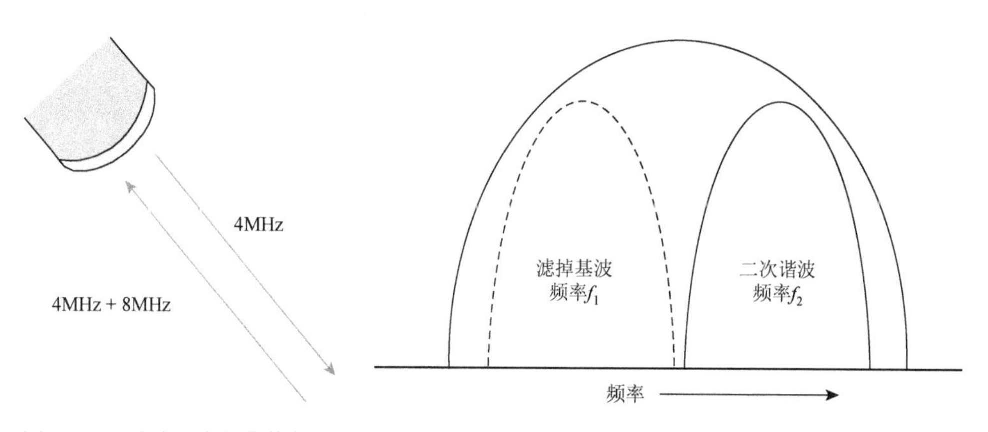

图 17-28　谐波成像接收换能器

图 17-29　谐波成像对回波的处理

三、宽幅成像

宽幅成像是指联合静态 B 超和实时成像的成像过程，目的是在单张静态图像上得到大的目标区域视野。宽幅成像通过在兴趣区域滑动换能器获得，并且获得的图像自动地组合在一起。结果是单个片层图像覆盖整个兴趣区，如 Achilles 肌腱全长的图像，图像特征识别软件被用于联合成像（图 17-30 和图 17-31）。

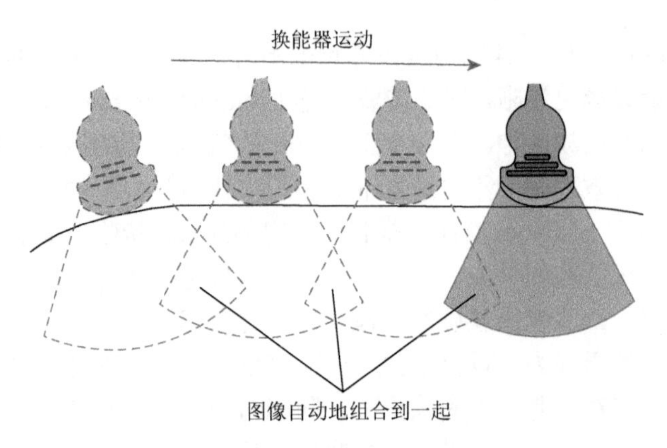

图 17-30　宽幅成像自动组合

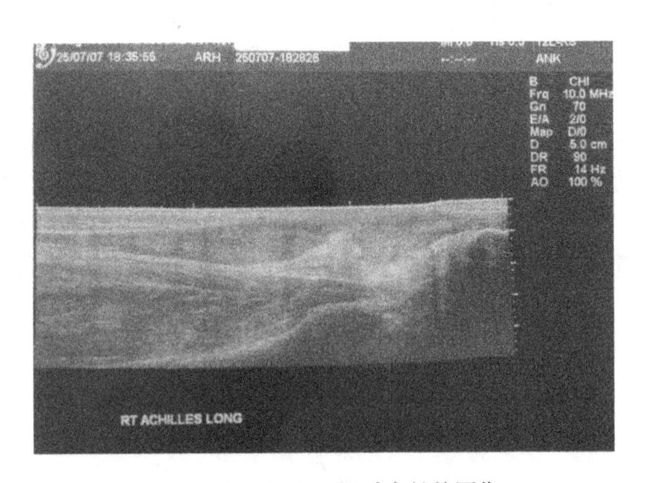

图 17-31　Achilles 肌腱全长的图像

四、脉冲反转成像

这种成像模式用于增加超声对造影剂的敏感性。一般 B 型成像一次只能发射一个超声脉冲。脉冲反转成像一次发射两个脉冲，第二个脉冲是第一个的反转复制图（图 17-32）。当换能器探测到来自这两个脉冲的回波时，它们叠加在一起。

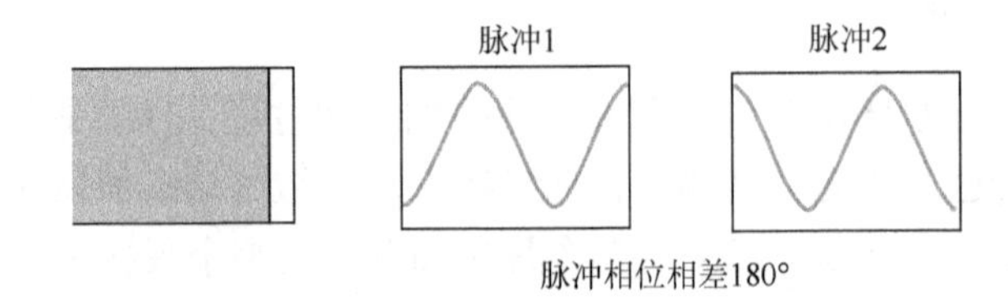

图 17-32　相差 180°的两个发射信号

正常组织反射的回声被探测到后相互叠加，彼此抵消（图 17-33），但是来自微泡的回声不会彼此抵消，因为微泡产生谐波频率（图 17-34），这导致超声图像内微泡产生的对比度明显增强。这在小血管的检查中尤其有用，微泡在小血管内运动缓慢，因此它们在连续发射的脉冲之间不会移动得太快，图像增强效果明显。

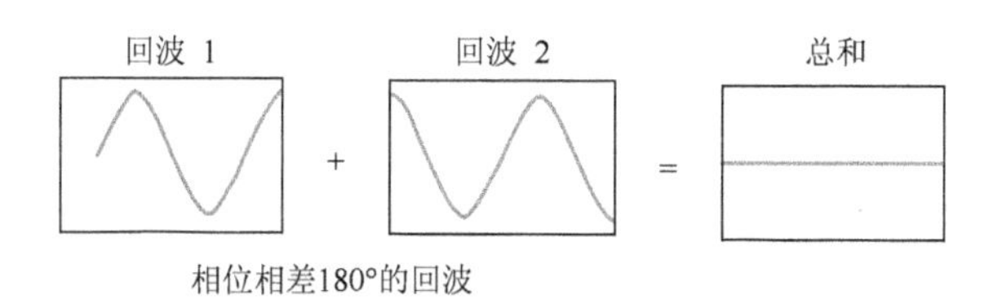

图 17-33　无畸变回波的叠加（如正常组织回波）

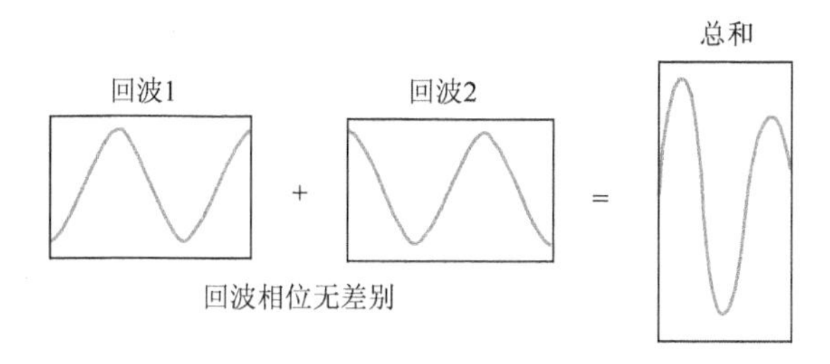

图 17-34　有畸变回波的叠加（如微泡的回波）

五、哺乳动物细胞基因表达的超声成像

哺乳动物细胞基因表达的超声成像的原理是，向细胞内导入基因序列，在细胞内产生气体囊泡，起到超声造影剂的效果，从而可以对活体动物的基因表达进行高分辨率超声成像（Farhadi et al.，2019）。

研究表明，一些在水中生存的细菌为了提高细胞浮力，可以在细胞内表达充满空气的蛋白质纳米结构，这种气泡结构如果在组织中表达，将会成为很好的超声造影剂，提取出这种制造气泡的基因，把基因转导入哺乳动物的目标细胞，并且正确转录、翻译，复制纳米蛋白气泡功能。经过一系列的生物工程实验，并不断进行筛选，最终从细菌的基因簇中设计了一种哺乳类声波表达基因（mammalian acoustic reporter gene，mARG），将其导入哺乳动物细胞会使细胞表达出充有气体的纳米蛋白结构（气体囊泡），可用于超声造影。图 17-35 给出了在小鼠体内进行实验的结果，在小鼠左侧植入 mARG-人胚胎肾（HEK）细胞，右侧植入对照细胞。诱导基因表达 4 天后，在接种 mARG-HEK 细胞的侧翼观察到清晰的超声造影，而对侧没有这种现象。该研究初步实现了用超声监测活体内细胞的位置和功能，应用潜力十分巨大。

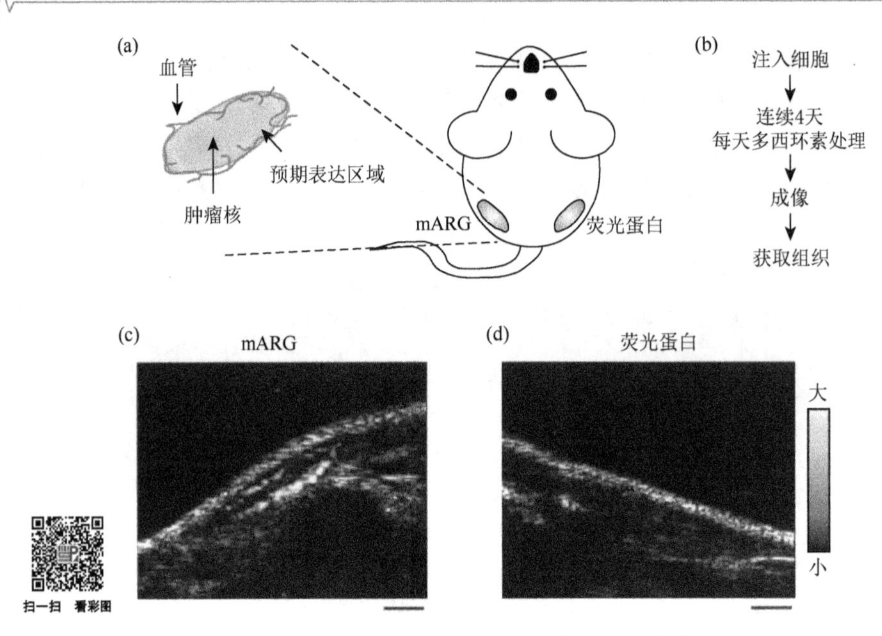

图 17-35 基因表达的超声成像小鼠体内实验

（a）实验过程示意图；（b）实验流程图；（c）有基因表达的结果；（d）无基因表达的对照

思考与练习题

1. 请构建模型，分析经颅超声刺激过程中超声的热效应。超声辐照引起的组织温度的上升是否会对实验结果产生影响？

2. 如何提高经颅超声刺激的空间分辨率？

3. 经颅超声刺激还有哪些潜在的临床应用？

4. 请调研医学超声研究领域的最新进展。

5. 相对于常规 B 超图像，弹性成像的优势是什么？

6. 弹性成像的优势是基于组织的________差异。

A. 声阻抗率　　B. 硬度　　C. 声速　　D. 散射

7. 弹性成像对软组织施加的压力可以是________。

A. 技师的按压　　B. 外界机械压力

C. 聚焦超声的声辐射压

参考文献

郭腾飞. 2014. 经颅超声刺激在缺血性脑损伤中的保护研究. 上海：上海交通大学硕士学位论文

李斌，李德来，杨金耀，等. 2017. 超声弹性成像技术研究现状. 北京生物医学工程，36（5）：535～539

孙晋红，潘莹，胡燕娴，等. 2019. 超声弹性成像在临床上的应用. 科技与创新，（8）：8～11

Bachu V S，Kedda J，Suk I，et al. 2021. High-intensity focused ultrasound：A review of mechanisms and clinical applications. Annals of Biomedical Engineering，49（9）：1975～1991

Farhadi A，Ho G H，Sawyer D P，et al. 2019. Ultrasound imaging of gene expression in mammalian cells. Science，365：1469～1475

Gennisson J L，Deffieux T，Fink M，et al. 2013. Ultrasound elastography：Principles and techniques. Diagnostic and Interventional Imaging，94（5）：487～495

Gibbs V，Cole D，Sassano A. 2013. 超声物理基础必读. 戴晴，孟华主译. 北京：人民军医出版社：85～88

Harvey E N. 1929. The effect of high frequency sound waves on heart muscle and other irritable tissues. American Journal of Physiology，91（1）：284～290

Kwon S J，Jeong M K. 2017. Advances in ultrasound elasticity imaging. Biomedical Engineering Letters，7（2）：1～9

Sigrist R，Joy L，El K A，et al. 2017. Ultrasound elastography：Review of techniques and clinical applications. Theranostics，7（5）：1303

第十八章

医学超声实验

第一节　超声实验与操作规范

一、实验规范

1）学生不能使用超声仪器做任何与教学实验无关的事情；

2）实验设备不准外借或者让外人使用；

3）做实验时，应在老师的指导和预习操作指南的前提下操作仪器，切勿盲目使用，以防造成不必要的人身伤害或者仪器损坏；

4）在实验过程中，不要喧哗或追逐打闹，认真完成实验内容后井然有序地离开；

5）每 3～5 人一组。

二、操作规范

1）开机之前检查各种连线及探头是否已正确连接，最后再打开电源开关；

2）切忌在开机状态下拔、插连接器插头，以免损坏探头和主机；

3）探头应避免跌落、碰撞，以免损坏探头（探头为贵重物品，也很脆，属于易碎品）；

4）如果遇到探头的声窗或壳体破损，以及任何实验设备异常声响、烧焦、火花、进水等情况，应立即停止实验，切断电源。

三、实验 B 超仪器和环境简介

本实验使用的是深圳开立生物医疗科技股份有限公司生产的 SonoScape S2N 超声彩色多普勒诊断仪，具有如下特点。

1）应用数字控制和扫描变换器（DSC），采用数字波束合成（DBF）、实时动态孔径成像（RDA）、实时动态声速变迹（DRA）、实时逐点动态接收聚焦（DRF）、数控动态频率扫描（DFS）、帧相关等技术；

2）具有 B、B/M、D 等多种诊断显示模式；

3）支持腹部凸阵探头和高频多普勒线阵等多种选配探头；

4）图像可通过 USB 口存储到 U 盘；

5）适用于腹部脏器、心脏、浅表血管等的超声检查。

实验装置如图 18-1 所示，主要包括带超声换能器的超声彩色多普勒诊断仪、实验用水盆、耦合剂及实验样品等。

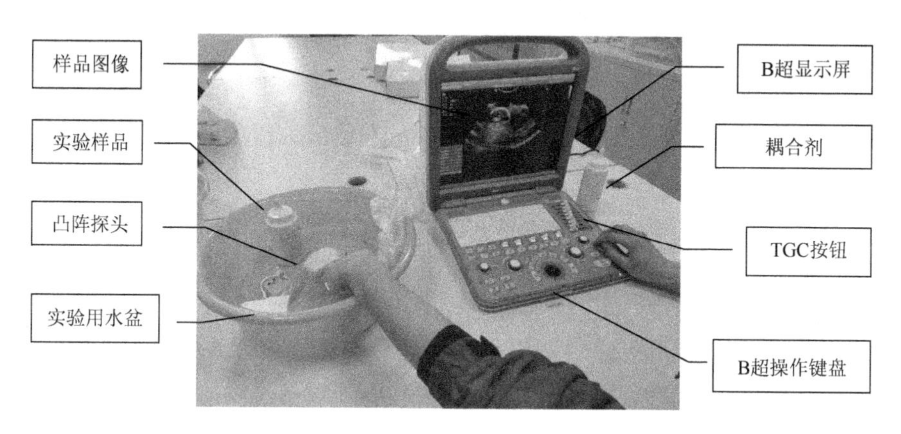

图 18-1　实验装置图

四、实验要求

记录原始实验数据，实验完成之后，根据实验内容和要求，分析、整理、撰写实验报告，并按时提交。

第二节　B 超成像的基本操作

一、实验目的

通过对仪器动手操作，熟悉 B 超的工作流程，加深对 B 超结构与工作原理的理解；通过比对超声波在空气和水中传播的差异，加深对超声波传播特性的理解；分析验证超声脉冲频率对提高图像分辨力的作用；熟悉并掌握 B 超仪器的图像存储及测量等功能（图 18-2）。

二、实验内容

1）在 B 超模式下，先将实验样品（如耦合剂）放置在空气中，采集超声探头对样品成像，观察 B 超仪器显示屏图像并将其存至 U 盘；然后将耦合剂瓶放至水中，再通过 B 超探头辐照成像，观察 B 超仪器显示屏图像并将其存至 U 盘。比较两种情况下 B 超成像的区别并分析其原因，给出解释。

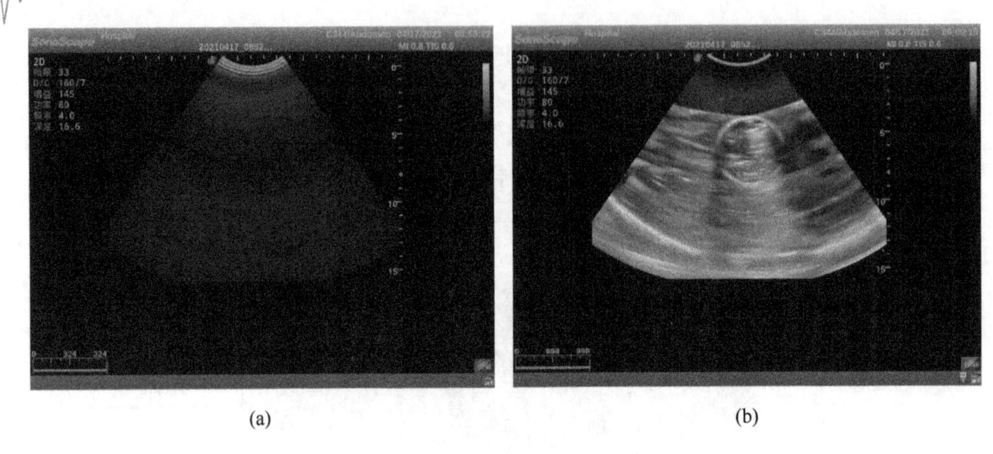

(a) (b)

图 18-2　样品超声图像

(a) 样品置于空气中的图像；(b) 样品置于水中的图像

2）打开仪器的菜单，通过调整焦点间距、线密度、动态范围、功率、频率、灰阶曲线等参数，获得视觉最佳的样品图像，如图 18-3 所示。在水中利用 B 超仪器的测量功能，测量样品（耦合剂瓶）的轮廓周长、口径、面积等，并与实际值做比较，分析 B 超测量误差的来源等，最后撰写实验报告。

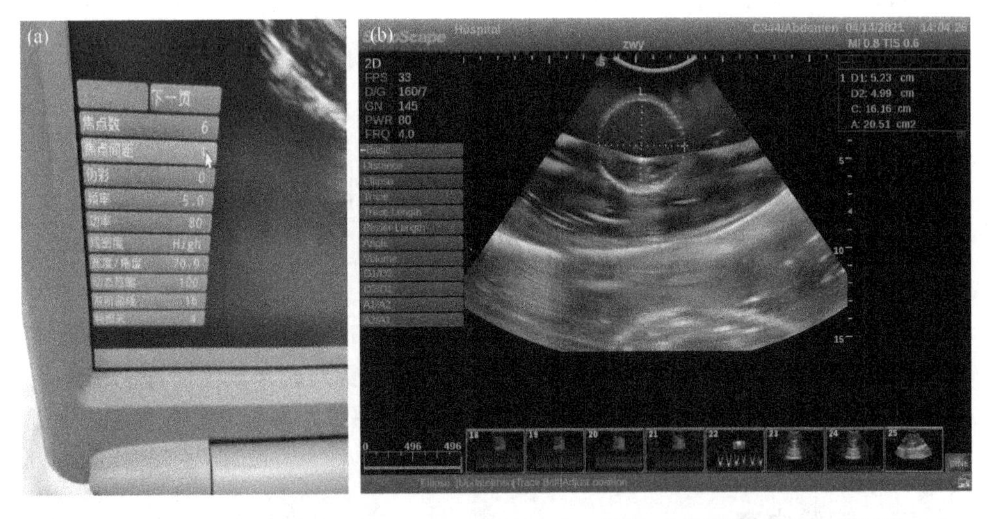

图 18-3　仪器菜单中可调节的参数（a）及对样品直径、周长、面积等几何尺寸的测量（b）

3）将样品（如金属细丝等）放置在水中，设置 B 超的不同聚焦位置，采集不同焦距下的 B 超图像，如图 9-7 所示，验证并分析说明聚焦是如何提高横向分辨力的？（也可自己设计实验。）

第三节　数字B超关键技术原理验证

一、实验目的

通过实际操作，验证并理解数字 B 超关键技术原理，如 TGC 调节、增益调节、动态范围调节、帧相关等，并获得最佳清晰度的 B 超图像。

二、实验内容

1）为补偿超声波随距离产生的衰减，数字 B 超实现了时间增益补偿（time gain compensation，TGC）随距离的补偿曲线，如图 18-4 所示。

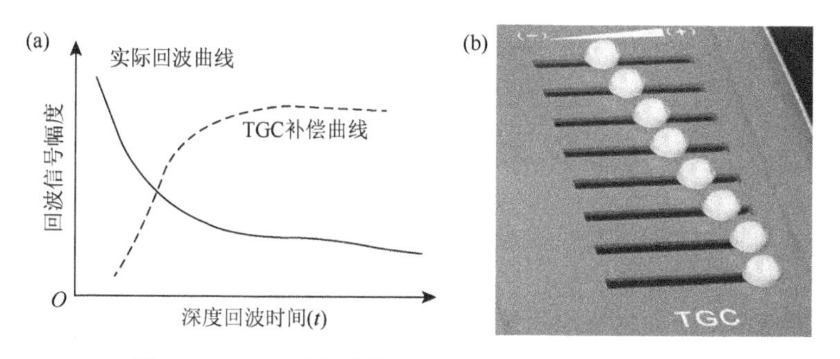

图 18-4　TGC 补偿曲线（a）及 TGC 调节拨键（b）

在 B 超模式下，将实验样品放至水中，再通过 B 超探头照射成像，观察并记录 B 超仪器显示图像。然后通过调节 B 超仪器的 TGC 调节按钮，观察并记录不同 TGC 配置模式下的 B 超图像。分析验证 TGC 的原理，以及对图像质量的影响，并将 TGC 调整到合适的位置，以获取最佳清晰度的 B 超图像，示例如图 18-5 所示。

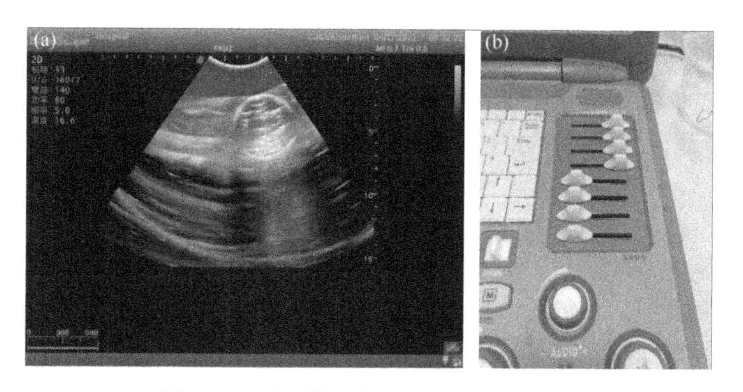

图 18-5　同一样品在不同 TGC 下的图像

（a）B 超图像；（b）与（a）对应的 TGC 开关的位置

2）可以通过调节增益，控制整体图像区域的增强和减弱；顺时针旋转增益加强，逆时针旋转增益减弱，增益一般不处于最大状态。一般情况下调节至全部增益的 4/5。如果此时图像增益仍然偏弱，可适度增大增益，以达到预期的图像效果。采集不同增益下的 B 超图像，分析增益调节对图像质量的影响，学习如何通过调节增益，获取更容易识别被测样品细节的图像，如图 18-6 所示。

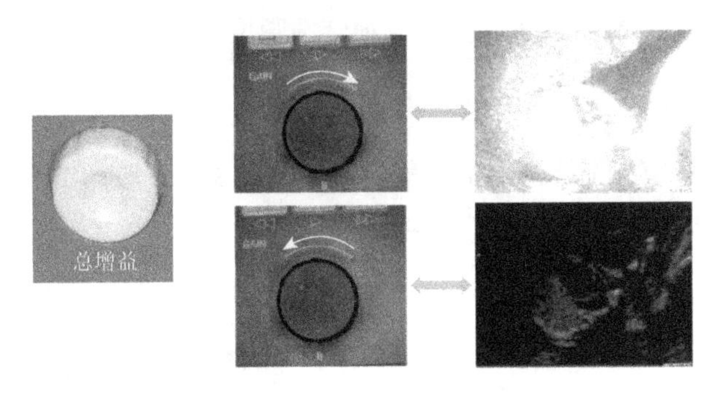

图 18-6　增益调节及对图像显示的影响

3）采集不同帧相关参数下的图像，分析验证帧相关参数对图像质量的影响。

第四节　B 超图像伪影与气泡对成像的影响

一、实验目的

构建产生伪影的模型，理解 B 超成像伪影产生的物理原因，并避免因为伪影产生误诊和漏诊；分析气泡对超声成像的影响，并理解超声造影剂的工作原理。

二、实验内容

利用超声仪器采集结石模型的 B 超图像，进一步了解 B 超的结构与工作原理。思考如何通过仪器原理设计或者图像处理消除伪影对图像质量的影响。

1）在 B 超模式下，在水中构建产生伪影的模型（至少三种）（如旁瓣伪影、多次反射伪影、侧壁超声失落伪影等），采集伴有伪影的图像，能够理解产生伪影的原因，给出解释，并避免伪影对诊断的影响。图 18-7 为镜像伪影。

2）构建结石模型，结石模型可以通过给注满水或者超声耦合剂的乒乓球塞入一个小石子来模拟。分析该模型的声像图，并分析该模型中存在哪些伪影。参考示例如图 18-8 所示。

3）构建造影剂模型，比如在一支试管中倒入掺杂了面粉的水，另外一支试管装满清水，比较两种情况的声像图（图 18-9），加深对超声造影剂工作原理的理解。

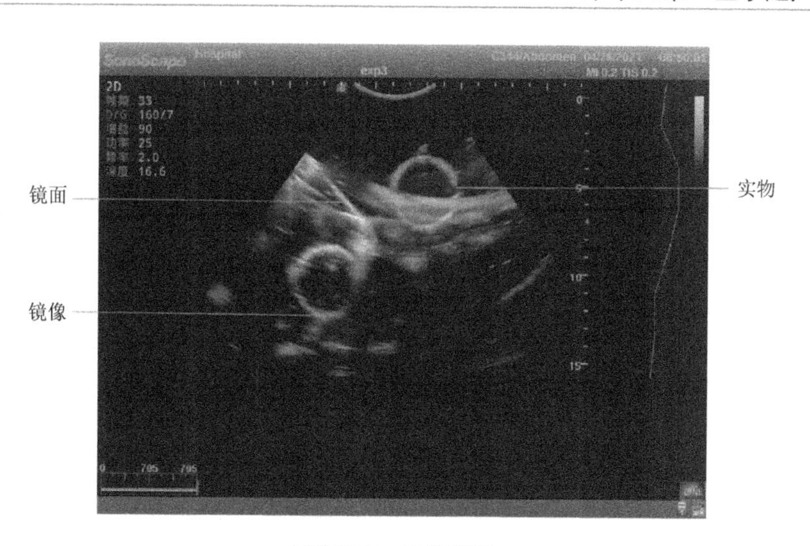

图 18-7　镜像伪影

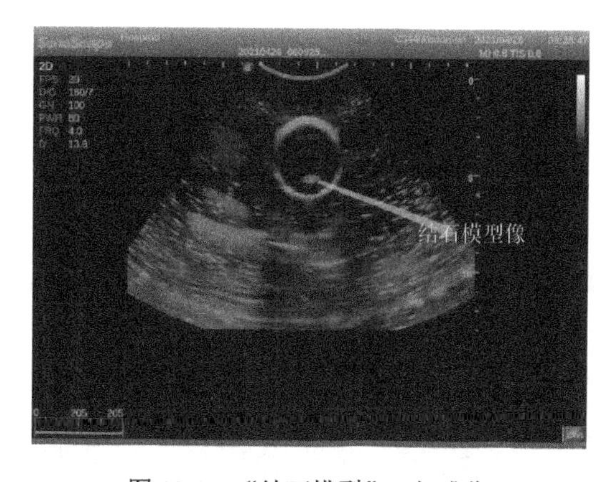

图 18-8　“结石模型”B 超成像

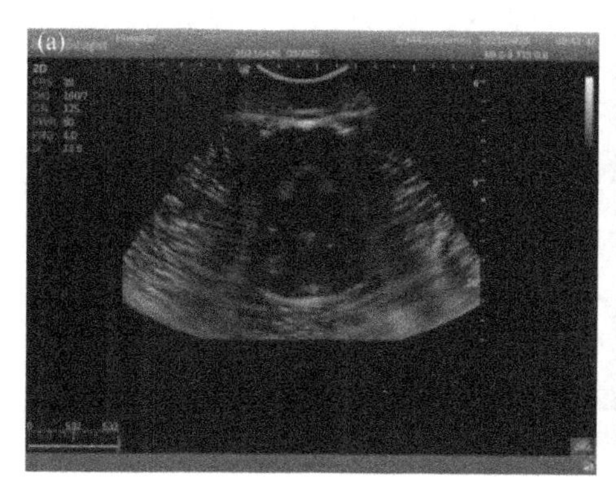

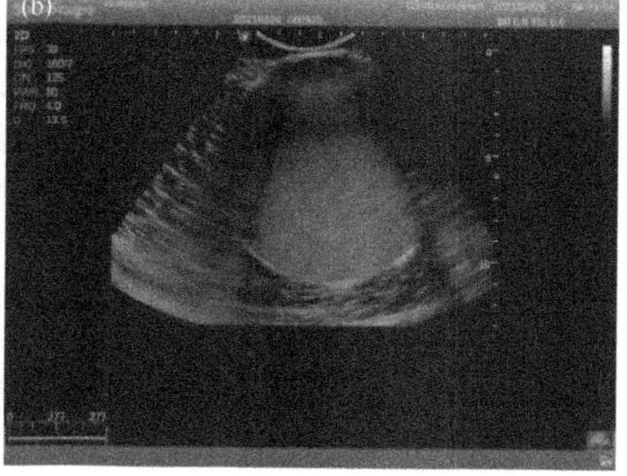

图 18-9　未加造影剂的图像（a）和用面粉模拟造影剂的图像（b）

第五节　B/M/D 模式综合实验

一、实验目的

通过 M 超模式和 D 超模式的操作，加深对这两种模式成像机理的理解。

二、实验内容

1）在 B/M 模式下，在水池中构建运动物体模型，观察 B 超仪器显示屏图像，以及 M 超的运动轨迹，并测量运动物体的平均速度及周期运动的频率（模拟心率），可用手指在水中来回滑动模拟周期移动目标（注意是在声束方向移动），如图 18-10 所示。

2）试着观察记录颈动脉及肾等人体的 B 超图像。通过 B 超图像了解人体脏器的结构，体会超声成像的原理。图 18-11 所示为颈动脉的正向流和反向流。

3）记录颈动脉的彩色多普勒图像，掌握取样容积的选取等技术，并分析血流的流向、流速，解读声谱图各参数的含义，知道如何消除脉冲重复频率过小带来的 D 超伪影等。

扫一扫　看彩图

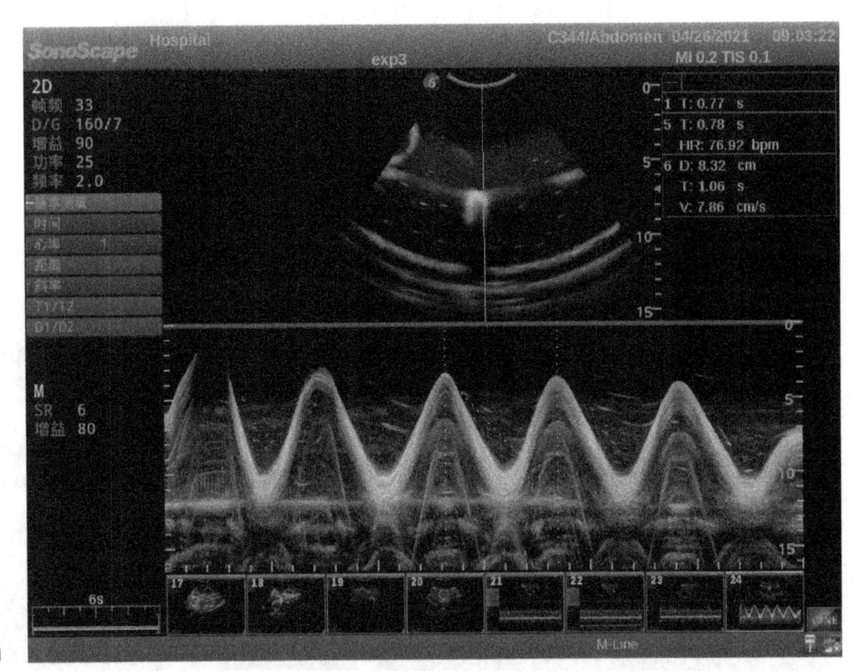

图 18-10　M 超的图像

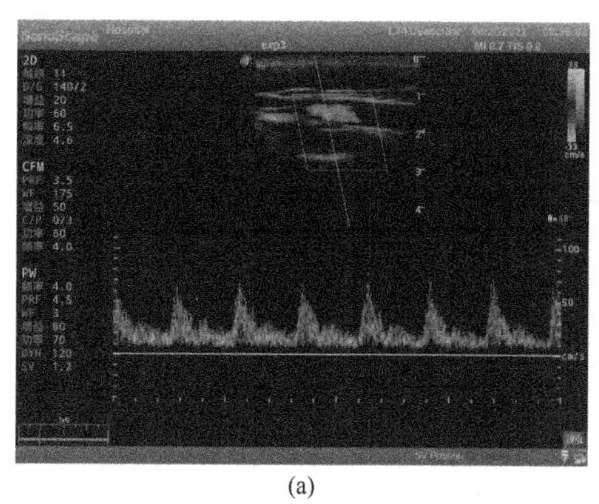

(a)

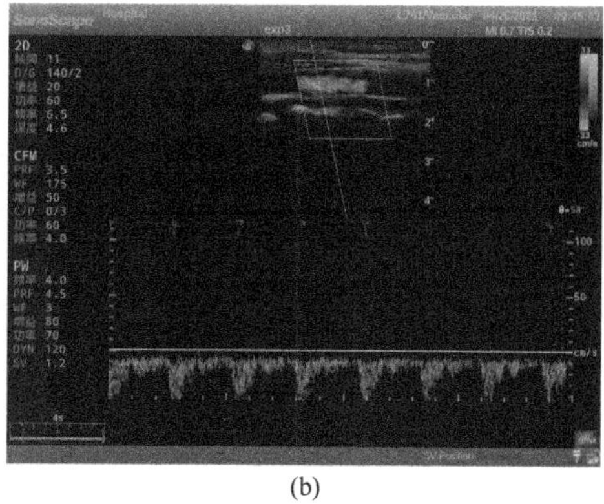

(b)

图 18-11　颈动脉的正向流（a）和反向流（b）

扫一扫　看彩图

思考与练习题

1. 超声波在空气中和水中的传播特性有什么差异？

2. B 超对被测样品的测量值与实物的实际尺寸的差异如何？哪些因素会带来测量误差？

3. 如何通过对 B 超仪器的操作提高对被测样品的横向和纵向分辨力？

4. 分析实验过程中产生伪影的机理。

5. 除了本书介绍的伪影场景，你认为还有哪些因素可能会影响 B 超图像质量，产生伪影？

6. 如何通过改进 B 超仪器的硬件设计或者通过图像处理的手段消除图像伪影？

7. 了解结石成像的机理。

8. 超声造影剂的工作原理是什么？

9. 为什么要实现 TGC 的功能？时间增益补偿具体如何实现？

10. 帧相关是如何改善图像质量的？在实际诊断过程中，帧相关有什么负面影响？

11. M 超的工作原理是什么？

12. 解读彩色多普勒图像及声谱图中各参数的含义。

参考文献

牛金海. 2020. 超声原理及生物医学工程应用. 2 版. 上海：上海交通大学出版社